国家卫生和计划生育委员会"十三五"规划教材

全国高等中医药教育教材

供护理学等专业用

妇产科护理学

第 2 版

主　编　单伟颖

副主编　康　健　胡忠华

编　委（按姓氏笔画为序）

王　炯（长治医学院）　　　　　　胡忠华（成都中医药大学）

吉彬彬（湖南中医药大学）　　　　姚　洁（陕西中医药大学）

杜　静（山东中医药大学）　　　　夏　杰（上海中医药大学）

杨　明（广州中医药大学）　　　　郭艳巍（承德医学院附属医院）

张英艳（齐齐哈尔医学院）　　　　黄海超（天津中医药大学）

陆旭亚（浙江中医药大学）　　　　康　健（南京中医药大学）

单伟颖（承德医学院）

秘　书　徐勤勤（承德医学院）

人民卫生出版社

图书在版编目（CIP）数据

妇产科护理学/单伟颖主编.—2版.—北京：人民卫生出版社，2016

ISBN 978-7-117-22515-1

Ⅰ.①妇…　Ⅱ.①单…　Ⅲ.①妇产科学-护理学-中医学院-教材　Ⅳ.①R473.71

中国版本图书馆 CIP 数据核字（2016）第 094360 号

| 人卫智网 | www.ipmph.com | 医学教育、学术、考试、健康，购书智慧智能综合服务平台 |
| 人卫官网 | www.pmph.com | 人卫官方资讯发布平台 |

妇产科护理学
第 2 版

主　　编：单伟颖

出版发行：人民卫生出版社（中继线 010-59780011）

地　　址：北京市朝阳区潘家园南里 19 号

邮　　编：100021

E - mail：pmph @ pmph.com

购书热线：010-59787592　010-59787584　010-65264830

印　　刷：北京人卫印刷厂

经　　销：新华书店

开　　本：787×1092　1/16　印张：25

字　　数：576 千字

版　　次：2012 年 6 月第 1 版　2016 年 6 月第 2 版
　　　　　2018 年 1 月第 2 版第 2 次印刷（总第 7 次印刷）

标准书号：ISBN 978-7-117-22515-1/R·22516

定　　价：54.00 元

打击盗版举报电话：010-59787491　E-mail：WQ @ pmph.com
（凡属印装质量问题请与本社市场营销中心联系退换）

《妇产科护理学》网络增值服务编委会

修订说明

为了更好地贯彻落实《国家中长期教育改革和发展规划纲要(2010-2020)》《医药卫生中长期人才发展规划(2011-2020)》《中医药发展战略规划纲要(2016-2030年)》和《国务院办公厅关于深化高等学校创新创业教育改革的实施意见》精神,做好新一轮全国高等中医药教育教材建设工作,全国高等医药教材建设研究会、人民卫生出版社在教育部、国家卫生和计划生育委员会、国家中医药管理局的领导下,在上一轮教材建设的基础上,组织和规划了全国高等中医药教育本科国家卫生和计划生育委员会"十三五"规划教材的编写和修订工作。

本轮教材修订之时,正值我国高等中医药教育制度迎来60周年之际,为做好新一轮教材的出版工作,全国高等医药教材建设研究会、人民卫生出版社在教育部高等中医学本科教学指导委员会和第二届全国高等中医药教育教材建设指导委员会的大力支持下,先后成立了第三届全国高等中医药教育教材建设指导委员会、首届全国高等中医药教育数字教材建设指导委员会和相应的教材评审委员会,以指导和组织教材的遴选、评审和修订工作、确保教材编写质量。

根据"十三五"期间高等中医药教育教学改革和高等中医药人才培养目标,在上述工作的基础上,全国高等医药教材建设研究会和人民卫生出版社规划、确定了首批中医学(含骨伤方向)、针灸推拿学、中药学、护理学4个专业(方向)89种国家卫生和计划生育委员会"十三五"规划教材。教材主编、副主编和编委的遴选按照公开、公平、公正的原则,在全国50所高等院校2400余位专家和学者申报的基础上,2200位申报者经教材建设指导委员会、教材评审委员会审定和全国高等医药教材建设研究会批准,聘任为主审、主编、副主编、编委。

本套教材主要特色包括以下九个方面:

1. **定位准确,面向实际** 教材的深度和广度符合各专业教学大纲的要求和特定学制、特定对象、特定层次的培养目标,紧扣教学活动和知识结构,以解决目前各院校教材使用中的突出问题为出发点和落脚点,对人才培养体系、课程体系、教材体系进行充分调研和论证,使之更加符合教改实际、适应中医药人才培养要求和市场需求。

2. **夯实基础,整体优化** 以培养高素质、复合型、创新型中医药人才为宗旨,以体现中医药基本理论、基本知识、基本思维、基本技能为指导,对课程体系进行充分调研和认真分析,以科学严谨的治学态度,对教材体系进行科学设计、整体优化,教材编写综合考虑学科的分化、交叉,既要充分体现不同学科自身特点,又应当注意各学科之间有机衔接;确保理论体系完善,知识点结合完备,内容精练、完整,概念准确,切合教学实际。

3. **注重衔接,详略得当** 严格界定本科教材与职业教育教材、研究生教材、毕业后教育教材的知识范畴,认真总结、详细讨论现阶段中医药本科各课程的知识和理论框架,使其在教材中得以凸显,既要相互联系,又要在编写思路、框架设计、内容取舍等方面有一定的

4

区分度。

4. **注重传承，突出特色** 本套教材是培养复合型、创新型中医药人才的重要工具，是中医药文明传承的重要载体，传统的中医药文化是国家软实力的重要体现。因此，教材既要反映原汁原味的中医药知识，培养学生的中医思维，又要使学生中西医学融会贯通，既要传承经典，又要创新发挥，体现本版教材"重传承、厚基础、强人文、宽应用"的特点。

5. **纸质数字，融合发展** 教材编写充分体现与时代融合、与现代科技融合、与现代医学融合的特色和理念，适度增加新进展、新技术、新方法，充分培养学生的探索精神、创新精神；同时，将移动互联、网络增值、慕课、翻转课堂等新的教学理念和教学技术、学习方式融入教材建设之中，开发多媒体教材、数字教材等新媒体形式教材。

6. **创新形式，提高效用** 教材仍将传承上版模块化编写的设计思路，同时图文并茂、版式精美；内容方面注重提高效用，将大量应用问题导入、案例教学、探究教学等教材编写理念，以提高学生的学习兴趣和学习效果。

7. **突出实用，注重技能** 增设技能教材、实验实训内容及相关栏目，适当增加实践教学学时数，增强学生综合运用所学知识的能力和动手能力，体现医学生早临床、多临床、反复临床的特点，使教师好教、学生好学、临床好用。

8. **立足精品，树立标准** 始终坚持中国特色的教材建设的机制和模式；编委会精心编写，出版社精心审校，全程全员坚持质量控制体系，把打造精品教材作为崇高的历史使命，严把各个环节质量关，力保教材的精品属性，通过教材建设推动和深化高等中医药教育教学改革，力争打造国内外高等中医药教育标准化教材。

9. **三点兼顾，有机结合** 以基本知识点作为主体内容，适度增加新进展、新技术、新方法，并与劳动部门颁发的职业资格证书或技能鉴定标准和国家医师资格考试有效衔接，使知识点、创新点、执业点三点结合；紧密联系临床和科研实际情况，避免理论与实践脱节、教学与临床脱节。

本轮教材的修订编写，教育部、国家卫生和计划生育委员会、国家中医药管理局有关领导和教育部全国高等学校本科中医学教学指导委员会、中药学教学指导委员会等相关专家给予了大力支持和指导，得到了全国 50 所院校和部分医院、科研机构领导、专家和教师的积极支持和参与，在此，对有关单位和个人表示衷心的感谢！希望各院校在教学使用中以及在探索课程体系、课程标准和教材建设与改革的进程中，及时提出宝贵意见或建议，以便不断修订和完善，为下一轮教材的修订工作奠定坚实的基础。

全国高等医药教材建设研究会
人民卫生出版社有限公司
2016 年 3 月

全国高等中医药教育本科
国家卫生和计划生育委员会"十三五"规划教材
教材目录

1	中国医学史(第2版)	主编	梁永宣
2	中医各家学说(第2版)	主编	刘桂荣
3	*中医基础理论(第3版)	主编	高思华 王 键
4	中医诊断学(第3版)	主编	陈家旭 邹小娟
5	中药学(第3版)	主编	唐德才 吴庆光
6	方剂学(第3版)	主编	谢 鸣
7	*内经讲义(第3版)	主编	贺 娟 苏 颖
8	*伤寒论讲义(第3版)	主编	李赛美 李宇航
9	金匮要略讲义(第3版)	主编	张 琦 林昌松
10	温病学(第3版)	主编	谷晓红 冯全生
11	*针灸学(第3版)	主编	赵吉平 李 瑛
12	*推拿学(第2版)	主编	刘明军 孙武权
13	*中医内科学(第3版)	主编	薛博瑜 吴 伟
14	*中医外科学(第3版)	主编	何清湖 秦国政
15	*中医妇科学(第3版)	主编	罗颂平 刘雁峰
16	*中医儿科学(第3版)	主编	韩新民 熊 磊
17	*中医眼科学(第2版)	主编	段俊国
18	中医骨伤科学(第2版)	主编	詹红生 何 伟
19	中医耳鼻咽喉科学(第2版)	主编	阮 岩
20	中医养生康复学(第2版)	主编	章文春 郭海英
21	中医英语	主编	吴 青
22	医学统计学(第2版)	主编	史周华
23	医学生物学(第2版)	主编	高碧珍
24	生物化学(第3版)	主编	郑晓珂
25	正常人体解剖学(第2版)	主编	申国明

61	实验针灸学(第2版)	主编	余曙光	徐 斌
62	推拿手法学(第3版)	主编	王之虹	
63	*刺法灸法学(第2版)	主编	方剑乔	吴焕淦
64	推拿功法学(第2版)	主编	吕 明	顾一煌
65	针灸治疗学(第2版)	主编	杜元灏	董 勤
66	*推拿治疗学(第3版)	主编	宋柏林	于天源
67	小儿推拿学(第2版)	主编	廖品东	
68	正常人体学(第2版)	主编	孙红梅	包怡敏
69	医用化学与生物化学(第2版)	主编	柯尊记	
70	疾病学基础(第2版)	主编	王 易	
71	护理学导论(第2版)	主编	杨巧菊	
72	护理学基础(第2版)	主编	马小琴	
73	健康评估(第2版)	主编	张雅丽	
74	护理人文修养与沟通技术(第2版)	主编	张翠娣	
75	护理心理学(第2版)	主编	李丽萍	
76	中医护理学基础	主编	孙秋华	陈莉军
77	中医临床护理学	主编	胡 慧	
78	内科护理学(第2版)	主编	沈翠珍	高 静
79	外科护理学(第2版)	主编	彭晓玲	
80	妇产科护理学(第2版)	主编	单伟颖	
81	儿科护理学(第2版)	主编	段红梅	
82	*急救护理学(第2版)	主编	许 虹	
83	传染病护理学(第2版)	主编	陈 璇	
84	精神科护理学(第2版)	主编	余雨枫	
85	护理管理学(第2版)	主编	胡艳宁	
86	社区护理学(第2版)	主编	张先庚	
87	康复护理学(第2版)	主编	陈锦秀	
88	老年护理学	主编	徐桂华	
89	护理综合技能	主编	陈 燕	

注:①本套教材均配网络增值服务;②教材名称左上角标有"*"者为"十二五"普通高等教育本科国家级规划教材。

第三届全国高等中医药教育教材
建设指导委员会名单

顾　　问	王永炎	陈可冀	石学敏	沈自尹	陈凯先	石鹏建	王启明
	秦怀金	王志勇	卢国慧	邓铁涛	张灿玾	张学文	张　琪
	周仲瑛	路志正	颜德馨	颜正华	严世芸	李今庸	施　杞
	晁恩祥	张炳厚	栗德林	高学敏	鲁兆麟	王　琦	孙树椿
	王和鸣	韩丽沙					

主任委员　张伯礼

副主任委员　徐安龙　徐建光　胡　刚　王省良　梁繁荣　匡海学　武继彪
　　　　　　　王　键

常务委员（按姓氏笔画为序）

马存根	方剑乔	孔祥骊	吕文亮	刘旭光	许能贵	孙秋华
李金田	杨　柱	杨关林	谷晓红	宋柏林	陈立典	陈明人
周永学	周桂桐	郑玉玲	胡鸿毅	高树中	郭　娇	唐农
黄桂成	廖端芳	熊　磊				

委　　员（按姓氏笔画为序）

王彦晖	车念聪	牛　阳	文绍敦	孔令义	田宜春	吕志平
安冬青	李永民	杨世忠	杨光华	杨思进	吴范武	陈利国
陈锦秀	徐桂华	殷　军	曹文富	董秋红		

秘 书 长　周桂桐（兼）　王　飞

秘　　书　唐德才　梁沛华　闫永红　何文忠　储全根

9

全国高等中医药教育本科
护理学专业教材评审委员会名单

前　言

为更好地贯彻落实《国家中长期教育改革和发展规划纲要》和《医药卫生中长期人才发展规划(2011-2020年)》以及《国务院关于扶持和促进中医药事业发展的若干意见》《教育部等六部门关于医教协同深化临床医学人才培养改革的意见》文件精神,2015年7月在厦门召开了全国高等中医药院校国家卫生计生委"十三五"规划教材主编人会议。本教材由十二所高等医学院从事妇产科护理学教学和临床的一线教师共同编写而成,供全国高等中医药院校护理学专业本科学生及在职护士学习使用,也可作为从事各层次护理专业教学人员教学参考书。

本教材是国家卫生和计划生育委员会"十三五"规划教材、全国高等医药教材建设研究会规划教材和全国高等中医药教育教材。

教材共23章。第1章~第2章是妇产科护理学相关知识概述,第3章是妇科护理病历介绍,第4章~第12章系统介绍产科护理学具体内容,第13章~第19章详细介绍妇科护理学知识和内容,第20章是计划生育知识,第21章是妇女保健知识,第22章~第23章为妇产科护理学操作技术和特殊诊疗技术及护理。本套教材除主教材外,还附有网络增值服务,供教师教学和学生课后复习使用。网络增值服务由教学课件、教材复习思考题答案、习题集及模拟试卷四部分组成。

本版教材基于上版教材进一步更新、完善和修订,本次修订有以下特色:第一,注重知识更新,完善并修订教材内容。以突出基本理论、基本知识和基本技能为根本,加入或更新已有定论的新知识、新理论、新技术与新进展。第二,突出实用型人才培养。本教材体现护理专业临床应用型人才培养目标,以护理程序为主线,体现"整体护理"。第三,遵循护理程序,体现护理专业特色。编写体例中,按照护理程序主要框架呈现内容,护理评估中包括生理评估与心理社会评估。护理措施包括一般护理、心理护理、缓解症状的护理、健康教育等。第四,传承与创新,体现时代性和中医特色。将目前临床、科研有关的理论和最前沿的内容及某些疾病的临床中医内容,包括理念、思维方式、疾病的中医特色等加入了知识链接及知识拓展中。

本教材主编主要负责制定编写计划、组建编写团队、监控编写质量、审定稿等任务;副主编负责协助主编进行有关工作并审定部分稿件等任务;编者主要职责是完成个人所分配的编写任务,具体任务详见各章节后作者签名。

本教材编写过程得到人民卫生出版社及参编院校领导和同仁的大力支持和帮助,在此谨致真诚的谢意。特别感谢第1版教材的编者为我们提供的思路和打下的良好基础。

教材内容尚需接受课堂教学和医院临床工作实践的检验,热情欢迎专家、同行和广大师生提出宝贵意见,以便不断修订完善。

编　者
2016年3月

目　　录

第一章

绪　论

学习目的

通过对妇产科护理学发展史、范畴、特点及学习方法等相关知识学习，了解相应知识并为本课程后续学习奠定基础。

学习要点

妇产科护理学发展史、妇产科护理学的范畴及其特点。

妇产科护理学是护理学的一个亚学科，它是与内科护理学、外科护理学及儿科护理学并列的护理专业临床主干课程，是临床护理学中涉及面较广、独立性及专业性较强的一门学科。

一、妇产科护理学发展史

妇产科护理起源于产科护理，在古代，助产工作由有经验的妇女承担，接生时，用锐利的贝壳和石头切割脐带，无相关消毒措施及医疗设备，因此，产科并发症、产妇及新生儿的发病率和死亡率极高，这就是早期的产科及产科护理雏形。大约在公元前1500年，古埃及Ebers古书中就记载了古埃及民间对缓解分娩阵痛的处理、胎儿性别的判断以及一些妇科疾病的处理方法，从而成为最早记述包含医学、妇产科学及妇产科护理学发展的史书。公元前460年，在"医学之父"希波克拉底（Hippocrates）的医学著作中记录了古希腊的妇产科学及反对堕胎的誓言。公元前50-公元前25年，古罗马的Celsus描述了子宫的结构，并记载了使用烙术治疗宫颈糜烂的方法。公元500年，印度外科学家Susruta首次报告了产褥感染，并分析原因，强调助产人员在接生前必须修剪指甲和洗净双手。此后，随着社会的进步和医学科学的发展，医学和护理学逐渐摆脱宗教和神学的色彩。12世纪后，医学堂的建立，助产知识开始有了较为广泛的传播，同时也有了简易的妇产科解剖学教材。14世纪，埃及医学资料记载了利用尿液检测妊娠的方法。1625年，H·VanRoonhyze编著了《现代妇科和产科学》，书中描述了为子宫破裂和宫外孕者施行剖宫产术的相关内容。此后，剖腹探查术开始兴起。1848年英国产科医师Simpson首次报道了产钳的构造及使用。W·Hunter（1718-1783年）医师开始把妇科学与外科学结合起来。C·White（1728-1813年）首先提出产科无菌手术的概念和产褥感染的理论。19世纪，手术麻醉镇痛的使用、产房与手术室消毒的开展以及手术橡胶手套的应用等均加快了产科及妇科手术的发展。

我国最早有关妇产科疾病的记录是在公元前1300-公元前1200年间,甲骨文撰写的卜词中有王妃分娩时染疾的记载。公元210-285年,在太医令王叔和所著《脉经》中也有不少关于妇科疾病病因和诊断的描述。公元610年,巢元方的《诸病源候论》中记录了关于妊娠病、产病、难产及产后病等产科疾病病因、病理方面的解释。公元581-682年,孙思邈所著《备急千金要方》,其中有三卷专论《妇人方》:上卷论妊娠,中卷论杂病,下卷论调经。唐朝大中初年(公元8世纪中叶)昝殷所著《经效产宝》是我国现存最早的一部中医妇产科学专著。自宋朝至清朝的大约1000年间,随着中医学的发展,妇产科学也发展到一定规模,妇产科专著逐渐增多,其中以宋代陈子明的《妇人大全良方》及清代乾隆御纂的《医宗金鉴·妇科心法要诀》的内容较为系统、详尽,反映了我国当时中医妇产科学的发展水平。

妇产科护理学的真正发展始于近代,由于分娩场所的变迁以及服务对象对分娩过程服务需求的不断提高,参与产科护理的人员结构和性质发生了根本性变化。当分娩场所由家庭转移到医院时,需要一批受过专业训练且具备特殊技能的护理人员参与产科护理工作,由此,助产工作开始规范化。19世纪末,西医妇产科学开始渗入我国医疗实践。1929年,我国在北平(现北京)成立了第一所国立助产学校。1949年以后,党和政府高度重视妇女儿童保健工作,随着人口出生率的不断增长,综合医院妇产科和妇产科专科医院规模越来越大,大批助产士应运而生。20世纪以来,在著名妇产科学家林巧稚、王淑贞等教授的带领下,我国妇产科学得到了飞跃发展。随着妇产科学的发展,妇产科护理学的内涵也在不断扩大。围生医学的发展、产前诊断技术的进步以及人类辅助生殖技术的成熟,使产科护理理念日益更新,产科护理学的范畴也不断扩大。而伴随着外科微创技术的发展、医疗设备的进步以及各种新药物的研制,各类妇科疾病的诊治水平不断提高,随之针对妇科患者的护理技术水平也相应提高。此外,妇女保健学的建立、计划生育措施的改进、孕产妇及胎儿监护仪器的应用以及循证护理学的发展等,都对妇产科护理学提出了更高、更广泛的要求,同时也为妇产科护理学的未来发展开辟了广阔的空间。

世界卫生组织于1978年提出"2000年人人享有卫生保健"的战略目标,使护士的角色进一步扩大。妇产科护理工作也由单纯的"疾病护理"转变为"以人的健康为中心的护理",护士的工作场所由医院扩大到了社区和家庭,护士的职责从传统、被动地执行医嘱扩展到为服务对象提供系统化的整体护理,从生理、心理、社会、精神、文化与发展等多方面全面评估护理对象,制定和实施个体化护理方案,不断提高护理水平,从而满足护理对象的需求。近年来,"以家庭为中心的产科护理"(family centered maternity care)的提出与发展,代表了妇产科护理的发展趋势,是当代护理学中最具有典型意义的整体化护理。"以家庭为中心的产科护理"主要是指确定并针对个案、家庭、新生儿在生理、心理、社会等方面的需要及调适,向他们提供具有安全性和高质量的健康照顾,尤其强调提供促进家庭成员间的凝聚力和维护身体安全的母婴照顾。

二、妇产科护理学的范畴

妇产科护理学是一门诊断及处理女性对现存的和潜在的健康问题反应的一门学科,是为妇女健康提供服务的科学,也是现代护理学的重要组成部分。妇产科护理学的研究对象包括生命各阶段不同健康状况的女性,以及相关的家庭及社会成员。其范畴主要包括产科护理学、妇科护理学、计划生育指导和妇女保健等内容。

产科护理学(obstetrics nursing)是研究妊娠及分娩过程中母亲和胎儿以及产褥过程中母亲和新生儿现存和潜在健康问题的反应的学科。通常包括生理产科护理学(妊娠生理、正常分娩及产褥期护理)、病理产科护理学(妊娠并发症的护理、妊娠合并症的护理、异常分娩的护理、分娩期并发症的护理及异常产褥的护理等)、胎儿护理学(正常与异常生长胎儿的护理)及早期新生儿护理学四大部分。

妇科护理学(gynecology nursing)是研究非孕期女性生殖系统现存和潜在健康问题的反应的学科。主要包括女性生理、女性生殖系统炎症的护理、女性生殖系统肿瘤的护理、生殖内分泌疾病的护理、生殖器官损伤与畸形及其他一些特有疾病的护理等内容。

计划生育(family planning)主要研究女性生育的调控。主要包括生育时期的选择、妊娠的预防以及非意愿妊娠的处理等内容。

妇女保健(women health care)是以群体为服务对象,以妇女各期保健和生殖健康为中心,预防为主,达到维护和促进妇女健康的目的。

三、妇产科护理学的特点

妇产科护理学作为一门独立的学科,其研究内容及研究对象有其特殊之处,该学科特点可归纳为以下几个方面。

第一,研究内容的整体性。妇产科护理学虽然主要讲述女性独特的生理、心理和病理状况,但女性生殖器官作为女性身体的重要组成部分,与身体其他脏器和系统均有着密切的联系。以妇女月经来潮为例,其不仅仅是子宫内膜发生的变化,同时也是大脑皮质-下丘脑-垂体-卵巢等一系列神经内分泌调节,并作用于子宫的结果,其中任何一个环节的功能出现异常,均能影响正常月经的来潮。另外,妇产科护理学虽然人为地将其分为产科护理学、妇科护理学、计划生育和妇女保健四个部分,但它们之间并不是彼此孤立的,而是通过共同的基础,即女性生殖系统的生理与病理,有机地联系在一起。一些产科疾病和妇科疾病多有互为因果的关系,在护理内容与方法上也有许多共同之处。例如,分娩时骨盆底软组织损伤可导致子宫脱垂的发生;慢性输卵管炎症又能够引起输卵管妊娠等。

第二,妇产科护理学不仅是临床护理学,同时也是预防医学。许多妇产科疾病可通过预防措施减轻或早期发现。本教材中涉及预防医学的内容随处可见,除了专有的"妇女保健"一章之外,妊娠期妇女定期的产前检查能够预防妊娠并发症的发生,分娩期妇女恰当的护理能够预防难产和减少产伤,各章节中有关疾病的健康教育、遗传咨询和遗传筛查等内容的安排,为及早发现胎儿遗传性疾病和先天畸形等提供预防指导,另外,计划生育相关内容的安排,为生育期女性和家庭预防不良妊娠并提高人口素质提供了很好的预防保健知识。

第三,妇产科护理学具有较强的理论基础。妇产科护理学不仅具有医学特征,而且还具有独立和日趋完整的护理及相关理论体系。例如家庭理论、Orem 自我护理模式、Roy 的适应模式及 Maslow 人类基本需要层次论等,都是妇产科护理活动的指导理论。例如,强调"针对个案不同需求提供不同层次服务,最终使其具备不同程度的自理能力"体现了 Orem 自我护理模式的思想。

第四,护理对象的特殊性与兼顾性。妇产科护理学的服务对象主要是女性,涉及女性一生的各个阶段。而女性在不同阶段有着不同的生理、心理与社会变化,为此,为不同时期女性提供护理措施时,应注重女性不同时期的特点。女性患者易出现害羞、焦虑、情绪不稳定、忧郁等心理问题,而很多心理问题恰恰又是妇产科疾病重要的致病相关因素,如产后抑郁、月经失调等疾病;而且患者患病部位的隐私性,也是妇产科护理工作者需要注意的方面。此外,产科护理对象既包括母亲也包括其胎儿与新生儿,这两者在生理与病理变化上既相互独立也相互影响,作为产科护理工作者在考虑护理问题与护理措施时既要保护孕、产妇健康和安全,也要保障胎儿在宫内的正常发育以及新生儿的健康,两者同样重要而且密切相关。

第五,护理对象的广泛性。近年来,妇产科护理学特别是产科护理学越来越提倡"以家庭为中心"的护理理念,妊娠、分娩以及产褥已不仅仅是孕妇、产妇的个人行为,而是孕、产妇及其家庭成员以及相关支持系统共同参与的家庭行为,为此,在护理工作中,既要考虑孕妇、产妇、胎儿、新生儿等个体的生理、心理方面的变化和需求,还要考虑到对家庭成员提供相应的护理支持,鼓励家庭成员积极参与妊娠、分娩的全过程,以促进产后新家庭的建立与和谐发展。

四、妇产科护理学的学习方法

学习妇产科护理学主要在于学好理论知识和掌握护理技能,为患者提供减轻痛苦、促进康复的护理活动,帮助护理对象尽快获得生活自理能力,为健康女性提供自我保健知识、预防疾病并维持其健康状态。妇产科护理学科的发展以及护理工作内容的扩展,对从事妇产科护理工作的护士在文化基础水平、专业实践能力、工作经验、责任心及职业道德等方面提出了更高的要求,学习妇产科护理学除了具备医学基础学科和社会人文学科知识外,还需具有护理学基础、内科护理学、外科护理学等相关知识的铺垫。而且,我们必须充分认识到妇产科护理学是一门实践性很强的学科,因此,在学习的全过程中强调理论与实践密切结合。

女性的生理及病理变化和其他系统有着密切的关系,妇产科护理学的学习方法应统筹兼顾妇产科护理学本学科特点以及相关学科知识。无论是妇科知识还是产科知识,均具有很多共同的基础,且与临床其他课程密切相连,因此既要掌握妇科、产科各部分内容的特点,又要将妇产科护理学作为整体来考虑。另外,妇产科护理学服务对象的患病部位多为女性机体隐私部位,在临床见习或实习时,要特别注意有意识地保护患者隐私,注重尊重患者。最后,许多妇产科护理技能操作不是在直视下进行,因此需要学生在进行基本技能操作之前掌握相关理论知识、操作注意事项,以免误伤。产科护理往往关系到母婴的安危,应高度重视。

学习小结

1. 学习内容

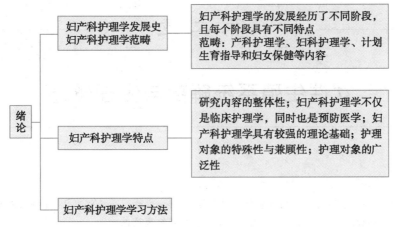

2. 学习方法

通过聆听讲授、比较分析及文献查阅,学习妇产科护理学范畴及特点。

(单伟颖)

复习思考题

通过比较分析,试述妇产科护理学发展史、研究范畴及特点。

第二章

女性生殖系统解剖与生理概述

学习目的

通过对女性生殖系统解剖与生理知识学习,了解女性生殖系统解剖、生理特点以及与妇产科临床护理之间的关系,为本课程后续章节学习奠定理论基础。

学习要点

女性内外生殖器官构成及解剖特点、骨盆及骨盆底组成及功能、月经的临床表现及月经周期的调节等。

第一节　女性生殖系统解剖

女性生殖系统包括内、外生殖器官及其相关组织。骨盆及盆底组织与分娩关系密切。盆腔内其他毗邻器官以及周围血管、淋巴、神经等也密切相关,而且与生殖器官生理病理变化相互影响。因此,本节对以上内容一并介绍。

一、外生殖器

女性外生殖器(external genitalia)指生殖器官的外露部分,又称外阴(vulva),位于两股内侧之间,前、后以耻骨联合和会阴为界(图 2-1)。

(一)阴阜

阴阜(mons pubis)为耻骨联合前面隆起的脂肪垫。青春期该部位开始生长呈倒置三角形分布的阴毛。阴毛为第二性征之一,其疏密、粗细、色泽存在种族及个体差异。

(二)大阴唇

大阴唇(labium majus)为邻近两股内侧一对纵行隆起的皮肤皱襞。起自阴阜止于会阴。大阴唇外侧面同皮肤,有阴毛生长,内含皮脂腺和汗腺;其内侧面湿润似黏膜。大阴

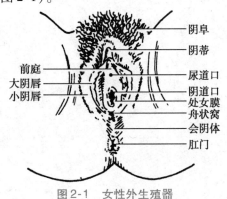

图 2-1　女性外生殖器

唇皮下脂肪层内含丰富血管、淋巴管和神经,局部外伤后易形成血肿。未产妇女两侧

笔记

6

大阴唇自然合拢,经产妇女大阴唇向两侧自然分开,绝经后妇女大阴唇呈萎缩状。

（三）小阴唇

小阴唇(labium minus)指位于大阴唇内侧一对较薄的皮肤皱襞。湿润、色褐、无毛,富含神经末梢,较敏感。两侧小阴唇前端相互融合,分为前后两叶,前叶形成阴蒂包皮,后叶与大阴唇后端在正中线会合形成阴唇系带,经产妇受分娩影响此系带已不明显。

（四）阴蒂

阴蒂(clitoris)位于两侧小阴唇顶端的联合处,与男性阴茎同源,由海绵体构成,在性兴奋时勃起。阴蒂分为三部分,前为阴蒂头,中为阴蒂体,后为两阴蒂脚。仅阴蒂头显露于外阴,富含神经末梢,对性刺激敏感。

（五）阴道前庭

阴道前庭(vaginal vestibule)为两侧小阴唇之间所形成的菱形区,前为阴蒂、后为阴唇系带,其内有尿道外口和阴道口。阴道口与阴唇系带之间有一浅窝,称舟状窝,又称阴道前庭窝,受分娩影响经产妇舟状窝常消失。前庭内有以下组织:

1. 前庭球(vestibular bulb) 位于前庭两侧,由具勃起性的静脉丛构成,浅层被球海绵体肌覆盖,又称球海绵体。

2. 前庭大腺(major vestibular gland) 又称巴多林腺,如黄豆大小,左右各一,位于大阴唇后部。腺管细长为 1～2cm,向内侧开口于前庭后方小阴唇与处女膜之间的沟内,性兴奋时分泌黄白色黏液起润滑作用。正常情况下不能触及此腺,若腺管开口阻塞或感染,可形成前庭大腺囊肿或脓肿。

3. 尿道外口(external orifice of urethra) 位于阴蒂头后下方、前庭前部,为尿道开口,呈不规则圆形。其后壁有一对并列腺体,称尿道旁腺,可分泌黏液润滑尿道口,此腺常为细菌潜伏之处。

4. 阴道口及处女膜(vaginal orifice and hymen) 阴道口位于前庭后部,尿道口后方,其大小、形状常不规则。阴道口周缘覆有一层较薄黏膜,称处女膜。膜上有一孔,多在中央,其形状、大小及膜的厚薄因人而异。初次性交或剧烈运动可使处女膜破裂,阴道分娩后仅留有处女膜痕。

二、内生殖器

女性内生殖器(internal genitalia)包括阴道、子宫、输卵管及卵巢,后两者合称子宫附件(uterine adnexa)(图 2-2)。

（一）阴道

阴道(vagina)为性交器官、月经血排出及胎儿娩出的通道。

1. 位置和形态 位于真骨盆下部中央。上端包绕宫颈,下端开口于阴道前庭后部,前与膀胱和尿道相邻,后与直肠贴近。前壁长 7～9cm,后壁长 10～12cm,呈上宽下窄、前短后长的肌性管道。子宫颈与阴道之间的圆周状隐窝,称阴道穹窿(vaginal fornix),按其位置分为前、后、左、右 4 部分,其中后穹窿最深,与盆腹腔最低位置的直肠子宫陷凹相邻,临床上可经此穿刺、引流或实施手术。

2. 组织结构 阴道壁由黏膜层、肌层和纤维组织膜构成。阴道黏膜呈淡红色,由复层鳞状上皮细胞覆盖,无腺体。青春期后受性激素影响发生周期性变化,并形成较

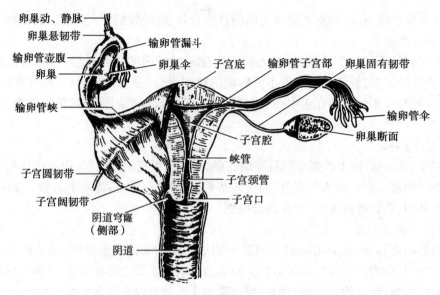

图2-2 女性内生殖器

多横纹皱襞,具有较强的伸展性。幼女及绝经后因缺乏性激素,阴道黏膜薄、皱襞少、伸展性小、抵抗力低、易感染。阴道肌层由内环和外纵两层平滑肌构成,肌层外覆一层纤维组织膜。阴道壁富有静脉丛,损伤后易出血或形成血肿。

（二）子宫

子宫(uterus)是月经血产生的器官;性交后,子宫为精子到达输卵管的通道;受孕后,子宫是孕育胚胎和胎儿的场所;分娩时,子宫有效的收缩是胎儿、胎盘娩出的主要力量。

1. 位置和形态 子宫是以肌肉为主且壁厚的空腔器官,位于盆腔中央。前为膀胱,后为直肠,下接阴道,两侧连接输卵管。在膀胱空虚状态下,正常成人子宫一般呈轻度前倾前屈位。

成年未孕女性子宫呈前后略扁的倒置梨形,重50～70g,长7～8cm,宽4～5cm,厚2～3cm,宫腔容量约5ml。子宫上部较宽,称为宫体(corpus uteri),其上端隆突部分称为宫底(fundus uteri),宫底两侧为子宫角(cornua uteri),与输卵管相接。子宫下部较窄呈圆柱状,称为宫颈(cervix uteri)。宫颈下端1/3伸入阴道内的部分称为宫颈阴道部;宫颈上2/3两侧与子宫主韧带相连,称为宫颈阴道上部。宫体与宫颈的比例随年龄及卵巢功能而发生变化,青春期前为1:2,生育期为2:1,绝经后为1:1。

子宫腔为上宽下窄的三角形,两侧与输卵管管腔相通,下端与宫颈管腔相通。子宫体与宫颈之间形成最狭窄的部分称为子宫峡部(isthmus uteri),非孕期长约1cm,其上端因解剖上较狭窄,称为解剖学内口;其下端因黏膜组织在此处由宫腔内膜转变为宫颈黏膜,称为组织学内口。宫颈内腔呈梭形,称为宫颈管(cervical canal),其下端称为子宫颈外口(图2-3),通向阴道,未经阴道分娩的妇女宫颈外口多呈圆形;经阴道分娩的妇女子宫颈外口呈一字形横裂,被分为前唇和后唇。

2. 组织结构

（1）宫体:宫体壁由3层组织构成,由内向外依次为子宫内膜、肌层和浆膜层。

1）子宫内膜为一层粉红色黏膜组织,衬于宫腔表面的2/3内膜称为功能层,紧靠

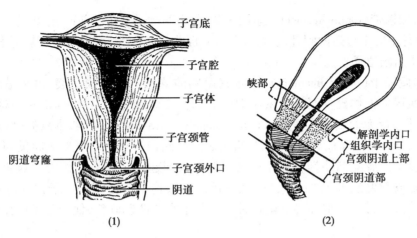

图 2-3 子宫各部

(1)冠状断面 (2)矢状断面

肌层的 1/3 内膜称为基底层。青春期后受卵巢激素影响功能层发生周期性变化,基底层对卵巢激素不敏感而无周期性变化。

2)子宫肌层为子宫壁最厚的一层,由平滑肌束及少量弹力纤维、胶原纤维组成,其内有血管穿行。肌束纵横交错,大致分为 3 层:内层肌纤维环形排列,痉挛性收缩可形成子宫收缩环;中层肌纤维交叉排列,在血管周围形成"8"字形围绕血管,收缩时可压迫血管,有效制止子宫出血;外层肌纤维纵行排列,极薄,是子宫收缩的起始点。

3)子宫浆膜层为覆盖宫底及其前后壁的脏腹膜,与肌层紧贴。在子宫前壁近子宫峡部处,腹膜与子宫壁结合较疏松,向前返折覆盖膀胱,形成膀胱子宫陷凹,并继续向上与前腹壁腹膜相连续;在子宫后壁至宫颈后方及阴道后穹窿处腹膜折向直肠,形成直肠子宫陷凹,并向上与后腹膜相连续。

(2)宫颈:主要由结缔组织构成,亦含少量平滑肌纤维、血管及弹力纤维。宫颈管黏膜上皮被覆单层高柱状上皮,黏膜层内有许多腺体,分泌碱性黏液且受性激素影响发生周期性变化,可形成黏液栓阻塞宫颈管,防止病原体的入侵。宫颈阴道部为复层鳞状上皮覆盖,表面光滑。子宫颈外口鳞状上皮与柱状上皮交接之处为子宫颈癌好发部位。

3. 子宫韧带 共有 4 对,即圆韧带、阔韧带、主韧带及宫骶韧带。4 对韧带和骨盆底肌肉、筋膜共同支托承载,以维持子宫的正常位置(图 2-4)。

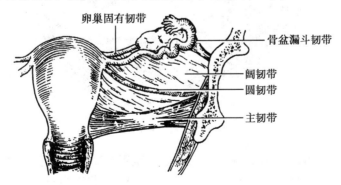

图 2-4 子宫各韧带

（1）圆韧带（round ligament）：呈圆索状，起于两侧子宫角的前面、输卵管近端的下方，向前外下方走行达两侧骨盆壁，再穿过腹股沟管止于大阴唇前端。其作用是维持子宫处于前倾位置。

（2）阔韧带（broad ligament）：即子宫两侧的翼状双层腹膜皱襞，由覆盖子宫前后壁的腹膜向两侧延伸至骨盆壁所形成。阔韧带上缘游离，内 2/3 部包裹输卵管，外 1/3 部移行为骨盆漏斗韧带（infundibulopelvic ligament）或称卵巢悬韧带（suspensory ligament of ovary）。卵巢内侧与宫角之间的阔韧带移行增厚形成卵巢固有韧带或卵巢韧带。骨盆漏斗韧带和卵巢固有韧带共同起固定卵巢的作用。阔韧带中有丰富的血管、神经、淋巴管及大量疏松结缔组织，称为宫旁组织。子宫动静脉和输尿管均从阔韧带基底部穿过。阔韧带可限制子宫向两侧倾斜，使子宫保持在骨盆腔正中位置。

（3）主韧带（cardinal ligament）：又称宫颈横韧带，横行于宫颈两侧和骨盆侧壁之间，是一对短而坚韧的平滑肌与结缔组织纤维束。主韧带是固定宫颈位置、防止子宫向下脱垂的主要结构。

（4）宫骶韧带（uterosacral ligament）：起于宫体与宫颈交界处后面的上外侧方，向两侧绕过直肠到达第 2、3 骶椎前面的筋膜。宫骶韧带将宫颈向后向上牵引，维持子宫处于前倾位置。

（三）输卵管

输卵管（oviduct）为精子与卵子结合场所及向宫腔内运送受精卵的管道。

1. 位置和形态　是一对细长而弯曲的肌性管道，位于子宫阔韧带的上缘内。其内侧与宫角相连，通于宫腔；外端游离，开口于腹腔，与卵巢相近。输卵管全长 8 ~ 14cm，根据形态由内向外可分为 4 部分（图 2-5）：①间质部：指与子宫角相连的部分，长约 1cm，管腔狭窄；②峡部：在间质部外侧，长 2 ~ 3cm，直而细，管腔较窄；③壶腹部：在峡部外侧，长 5 ~ 8cm，管腔较宽大，为精子和卵子结合的主要场所；④伞部：为输卵管的末端，长度不一，多为 1 ~ 1.5cm，为游离端呈漏斗状，有许多指状突起，有"拾卵"作用。

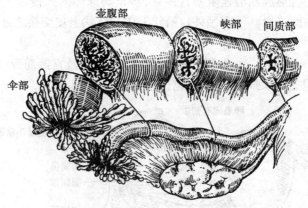

图 2-5　输卵管各部

2. 组织结构　输卵管壁由黏膜层、肌层和浆膜层 3 层结构组成。内层为黏膜层，由单层高柱状上皮组成，分为纤毛细胞、无纤毛细胞、楔状细胞及未分化细胞 4 种。其中纤毛细胞形成的纤毛向宫腔方向摆动有助于运送卵子和受精卵;无纤毛细胞有分泌作用,又称分泌细胞;楔状细胞可能为无纤毛细胞的前身;未分化细胞是上皮的储备细胞,又称游走细胞。输卵管黏膜受性激素影响,也可发生周期性变化,但不如子宫内膜明显。中层为平滑肌层,由内环行、外纵行的两层平滑肌组成,肌层有节律的收缩,可引起输卵管由远端向近端蠕动。外层为浆膜层,为阔韧带上缘腹膜包绕输卵管所形成。

（四）卵巢

卵巢(ovary)是产生与排出卵子并分泌性激素的器官,具有生殖和内分泌功能。

1. 位置和形态　卵巢位于输卵管的后下方,由外侧的骨盆漏斗韧带以及内侧的卵巢固有韧带悬于盆壁与子宫之间,借助卵巢系膜与阔韧带相接。成年女性卵巢大小约4cm×3cm×1cm,重5~6g,扁椭圆形,呈灰白色。青春期前,卵巢表面光滑;青春期排卵后,表面逐渐变得凹凸不平;绝经后卵巢萎缩变小、变硬。

2. 组织结构　卵巢表面被单层立方上皮所覆盖,称为生发上皮;其内有一层纤维组织称卵巢白膜。白膜下为卵巢实质,分为皮质与髓质。皮质在外,为卵巢的主体,内有发育程度不同的各级卵泡、黄体及其退化后形成的残余结构以及间质组织;髓质在中心,无卵泡,含疏松结缔组织及丰富的血管、神经、淋巴管及少量平滑肌纤维(图2-6)。卵巢无腹膜覆盖的组织结果特点有利于排卵,但卵巢恶性肿瘤时易于播散。

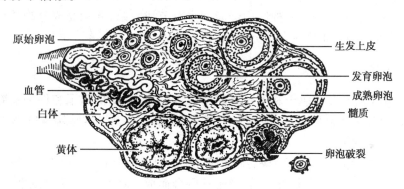

图2-6　卵巢的构造

知识链接

女性生殖器官的中医学名称

《素问·五藏别论》:"脑、髓、骨、脉、胆、女子胞,此六者,地气之所生也,皆藏于阴而象于地,故藏而不泻,名曰奇恒之府。"这是我国古籍中对女子生殖脏器的最早记载。

阴户、玉门为女性外生殖器的中医学名称。阴户又名四边,系指阴蒂、阴唇、阴唇系带及阴道前庭。玉门又名龙门、胞门与西医学中的阴道口、处女膜部位相近。

阴道、子门是女性内生殖器的一部分。"阴道"一词是中医学中固有的解剖名词,其解剖位置与西医学一致。子门又名"胞门"、"子户",至子宫颈口的部位。

胞宫又称子宫、女子胞、子处、子脏、血室及胞室等,是女性的主要生殖器官,和西医学中子宫及其双侧输卵管、卵巢相对应。

三、血管、淋巴及神经

（一）血管

女性内、外生殖器官的血液供应主要来自卵巢动脉、子宫动脉、阴道动脉及阴部内动脉。盆腔静脉均与同名动脉伴行，但数目较动脉多，在相应器官及其周围形成静脉丛，互相吻合，故盆腔静脉感染容易蔓延。

（二）淋巴

女性生殖器官和盆腔有丰富的淋巴系统，淋巴结通常沿相应的血管排列，主要分为外生殖器淋巴与盆腔淋巴两组。外生殖器淋巴分为浅和深两部分，即腹股沟浅淋巴结和腹股沟深淋巴结。盆腔淋巴分为3组，即髂淋巴组（包括闭孔、髂内、髂外及髂总淋巴结）、骶前淋巴组和腰淋巴组。当生殖器官感染或出现癌瘤时，常沿其各自回流的淋巴管传播，导致相应淋巴结肿大。

（三）神经

女性内、外生殖器官由躯体神经和自主神经共同支配。外生殖器主要受阴部神经支配，由第Ⅱ、Ⅲ、Ⅳ骶神经分支组成，包括感觉和运动神经纤维。沿阴部内动脉，在坐骨结节内侧下方分成3支，分布于会阴、阴唇及肛门周围。内生殖器主要受交感神经与副交感神经支配。交感神经纤维从腹主动脉前神经丛发出，下行入盆腔后分为卵巢神经丛及骶前神经丛，分别分布于卵巢、输卵管以及子宫和膀胱上部等。子宫平滑肌具有自动节律性，完全切除其神经后仍能产生有节律收缩，并能完成分娩活动。临床可见低位截瘫产妇仍能完成自然分娩病例。

四、骨盆

骨盆（pelvis）是介于躯干和下肢之间的骨性连接，是支持躯干和保护盆腔脏器的重要器官，同时又是胎儿娩出时必经的骨性产道，其大小、形状直接影响分娩过程。

（一）骨盆的组成

1. 骨盆的骨骼　骨盆由四块骨骼相连构成：骶骨、尾骨位于后方，两块髋骨位于左右两侧。每块髋骨又由髂骨、坐骨及耻骨融合而成；骶骨由5~6块骶椎合成；尾骨由4~5块尾椎合成（图2-7）。

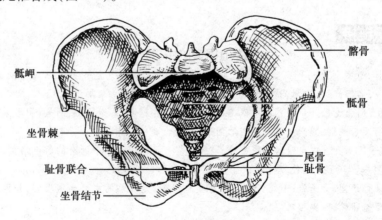

图 2-7　女性正常骨盆（前上观）

2. 骨盆的关节　包括耻骨联合(pubic symphysis)、骶髂关节(sacroiliac joint)和骶尾关节(sacrococcygeal joint)。骨盆前方,两耻骨之间有纤维软骨连接形成耻骨联合,妊娠期受女性激素影响变松动,分娩过程中可出现轻度分离,有利于胎儿娩出;骨盆后方,骶骨和髂骨之间的连接称为骶髂关节;骶骨与尾骨之间的连接形成骶尾关节,此关节有一定活动度,分娩时尾骨后移可加大出口前后径。

3. 骨盆的韧带　骨盆各关节周围均有韧带附着,但其中 2 对与分娩关系密切,较为重要。一对是骶、尾骨与坐骨结节之间的骶结节韧带,位于骨盆后方;另一对是骶、尾骨与坐骨棘之间的骶棘韧带(图 2-8),位于骶结节韧带前方。该韧带宽度是对中骨盆是否狭窄进行判断的重要指标。韧带在孕期受激素影响变松弛,有助于分娩。

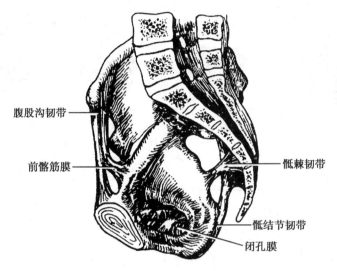

图 2-8　骨盆的韧带

（二）骨盆的分界

以耻骨联合上缘、髂耻缘及骶岬上缘的连线为界,将骨盆分为上下两部分。上方为假骨盆又称大骨盆,为腹腔的一部分,前为腹壁下部,两侧为髂骨翼,后为第 5 腰椎。假骨盆与产道无直接关系,但测量其某些径线长短可间接了解真骨盆大小。下方为真骨盆又称小骨盆或骨产道(bony birth canal),为胎儿娩出的骨产道。

真骨盆有上、下两口,上口为骨盆入口,下口称骨盆出口,两口之间为前浅后深、上宽下窄的骨盆腔(pelvic cavity)。其前壁为耻骨联合及耻骨支,后壁为骶骨、尾骨,两侧为坐骨、坐骨棘和骶棘韧带。骨盆腔内有重要的骨性标志,即骶岬、坐骨棘、耻骨弓。第 1 骶椎向前凸出形成骶岬,为产科骨盆内测量的重要标志;坐骨棘位于真骨盆中部,可经肛诊或阴道内诊触及;耻骨两降支的前部相连构成耻骨弓,之间夹角正常为90°～100°。

（三）骨盆的类型

骨盆的形态及大小受遗传、营养、生长发育及疾病等多因素影响,存在个体差异。按 Callwell 与 Moloy 分类法,将骨盆分为 4 种类型(图 2-9)。

1. 女型　骨盆入口横径较前后径稍长,呈横椭圆形。骨盆侧壁直,两侧坐骨棘间径≥10cm,耻骨弓较宽。为女性正常骨盆形态,在我国妇女中最常见。

2. 扁平型　骨盆入口前后径短而横径长,呈扁椭圆形,耻骨弓宽,骶骨失去正常弯度,变直向后翘或深弧型,骨盆浅。在我国妇女中较常见。

3. 类人猿型　骨盆入口呈长椭圆形,骨盆入口、中骨盆及骨盆出口的横径均缩短,前后径略长。骨盆两侧壁稍内聚,坐骨棘较突出,耻骨弓较窄,骶骨向后倾斜,形成骨盆前部较窄而后部较宽的特点。骶骨通常有6节且较直,此类型骨盆腔往往较其他型深。在我国妇女中较少见。

4. 男型　骨盆入口略呈三角形,两侧壁内聚,坐骨棘突出,耻骨弓角度小,骶骨较直而前倾,此型骨盆呈漏斗状,常造成难产。在我国妇女中较少见。

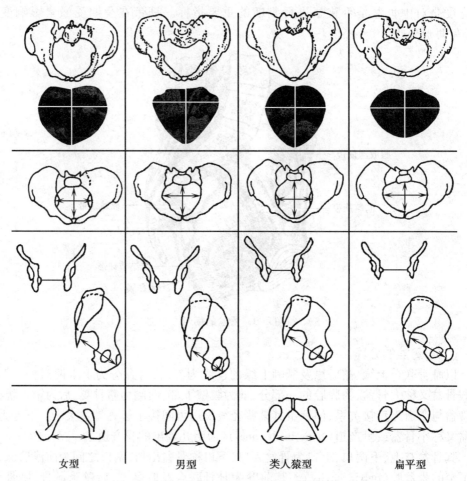

| 女型 | 男型 | 类人猿型 | 扁平型 |

图 2-9　骨盆的 4 种基本类型

五、骨盆底

骨盆底(pelvic floor)由多层肌肉和筋膜组成,封闭骨盆出口,主要功能为承载盆腔脏器并保持其正常位置。骨盆底的前方为耻骨联合下缘,后方为尾骨尖,两侧为耻骨降支、坐骨升支及坐骨结节。以两侧坐骨结节前缘的连线为界,将骨盆底分为前后两部分:前部为尿生殖三角,有尿道和阴道通过;后部为肛门三角,有肛管通过。骨盆底由外向内有3层组织(图2-10)。

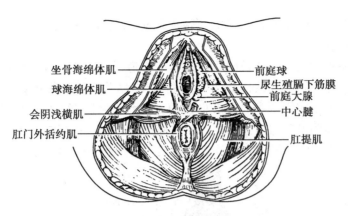

坐骨海绵体肌——　　　　　　　——前庭球
球海绵体肌——　　　　　　　　——尿生殖膈下筋膜
　　　　　　　　　　　　　　　——前庭大腺
会阴浅横肌——　　　　　　　　——中心腱
肛门外括约肌——　　　　　　　——肛提肌

图 2-10　骨盆底

（一）外层

外层即浅层筋膜与肌肉。在外生殖器、会阴皮肤及皮下组织下面，由一层会阴浅筋膜及其深面 3 对肌肉（球海绵体肌、坐骨海绵体肌和会阴浅横肌）和肛门外括约肌组成，其肌腱会合于阴道外口与肛门之间，形成中心腱。

（二）中层

中层即泌尿生殖膈。由上、下两层坚韧筋膜及其间的一对会阴深横肌及尿道括约肌组成，覆盖于骨盆出口前三角平面上，其中有尿道及阴道穿过。

（三）内层

内层即盆膈。为骨盆底最内层，由肛提肌及其内、外面的筋膜组成，最为坚韧，尿道、阴道及直肠贯通其中。肛提肌构成骨盆底的大部，在骨盆底肌肉中起最重要的支持作用。另外，由于部分肌纤维在阴道及直肠周围密切交织，有加强肛门与阴道括约肌的作用。

会阴（perineum）有广义和狭义之分。广义的会阴是指封闭骨盆出口的所有软组织。狭义的会阴是指阴道口与肛门之间的软组织，又称会阴体（perineal body），由外向内逐渐变窄呈楔状，厚 3~4cm，其表面为皮肤及皮下脂肪，内层为会阴中心腱。会阴的伸展性较大，妊娠期受激素等因素影响，会阴组织会变软而有利于分娩，但分娩时要注意保护会阴，避免发生裂伤。

六、邻近器官

女性生殖器官与盆腔其他器官不仅在解剖位置上相邻，而且血管、淋巴及神经也有密切联系。当某一器官出现病变时，常累及其邻近器官。

（一）尿道

尿道（urethra）位于耻骨联合和阴道前壁之间，为一长为 4~5cm 肌性管道，从膀胱三角尖端开始，穿过泌尿生殖膈，终止于阴道前庭部的尿道外口。女性尿道短而直，又接近阴道，易发生泌尿系统感染。

（二）膀胱

膀胱（urinary bladder）位于耻骨联合与子宫之间，为一囊状肌性器官，其大小、形状、位置可因充盈状态及邻近器官的情况而变化。膀胱充盈时可凸向骨盆腔甚至腹腔，会妨碍妇科检查，或手术中易误伤，故妇科检查及手术前须排空膀胱；相反，如果经腹部行盆腔器官 B 型超声检查,则需使膀胱充盈以便清晰探查。

（三）输尿管

输尿管（ureter）为一对细长的肌性圆索状管道,长约 30cm,粗细不一。输尿管自肾盂起始后在腹膜后沿腰大肌前偏中线下行,于骶髂关节处经髂外动脉起点前方进入骨盆腔继续下行,于阔韧带基底部转向前内方,距宫颈外侧约 2cm 处,在子宫动脉后方与之交叉,再经阴道侧穹窿顶端绕向前方而进入膀胱。在行结扎子宫动脉、高位结扎卵巢血管或其他相关手术时,应注意避免损伤输尿管（图 2-11）。

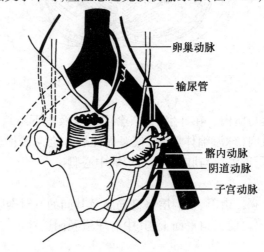

图 2-11　输尿管与子宫动脉的关系

（四）直肠

直肠（rectum）位于盆腔后部,上接乙状结肠,下接肛管,前为子宫及阴道,后为骶骨,全长 15～20cm。肛管长 2～3cm,终于肛门,其周围有肛门内、外括约肌及肛提肌。阴道分娩时,应注意保护会阴以防止损伤肛管。

（五）阑尾

阑尾（vermiform appendix）通常位于右髂窝内,上接盲肠,远端游离,长 7～9cm,其位置、长短、粗细变化颇大,有甚者下端可达右侧输卵管及卵巢部位,因此,女性患阑尾炎时有可能会累及右侧附件及子宫,应注意鉴别。妊娠期阑尾位置可随妊娠月份增加而逐渐向上向外移位,妊娠期合并阑尾炎的妇女其临床表现可能不典型,容易延误诊断。

第二节　女性生殖系统生理

一、女性一生各阶段的生理特点

女性一生从胎儿形成到衰老是一个渐进的过程,体现了下丘脑-垂体-卵巢轴功能发育、成熟和衰退的过程。根据女性一生的生理特点,可将其划分为胎儿期、新生儿期、儿童期、青春期、性成熟期、绝经过渡期和绝经后期等 7 个阶段,但各个相邻阶段间并无截然界限。可受遗传、营养、环境等因素影响而存在个体差异。

（一）胎儿期

胎儿期（fetal period）指自精卵结合第 9 周起至分娩。受精卵是由父系和母系来源的 23 对（46 条）染色体组成，其中一对染色体决定性别，称性染色体。XX 合子发育为女性。胚胎 6 周后原始性腺开始发育，胚胎 8～10 周性腺组织出现卵巢结构。卵巢形成后，因无雄激素，两条副肾管发育成女性生殖道。

（二）新生儿期

新生儿期（neonatal period）指出生后 4 周内的时期。刚出生的女性新生儿常表现为外阴较丰满、乳房略隆起甚至少许泌乳，原因在于女性胎儿在母体内受来自胎盘及母体性腺所产生的女性激素影响所致。出生后脱离母体环境，新生儿血中女性激素水平迅速下降，可出现少量阴道流血。这些生理变化短期内均能自然消退，属正常生理现象。

（三）儿童期

儿童期（childhood）指从出生 4 周到 12 岁左右。儿童早期（约 8 岁之前），体格持续增长发育，但因性腺轴功能处于抑制状态，生殖器仍为幼稚型，表现为阴道狭长、上皮薄、无皱襞，细胞内缺乏糖原；子宫小，宫颈较长，约占子宫全长的 2/3，子宫肌薄；输卵管细且弯曲；卵巢长而窄，卵泡低度发育即退化；子宫、输卵管及卵巢均位于腹腔内。儿童晚期（约 8 岁之后），性腺轴抑制状态解除，卵巢内的卵泡有一定发育并分泌性激素，但仍未达到成熟而排卵。生殖器官开始发育并逐渐降至盆腔，女性特征开始呈现。

（四）青春期

青春期（adolescence or puberty）是从儿童期到成人阶段的转变期，世界卫生组织（WHO）规定为 10～19 岁。这一时期性腺轴被激活，生殖器官、内分泌及体格逐渐发育成熟，并获得成熟的生殖能力。这一时期的生理特点有：

1. 生长加速　青春期少女身高迅速增长，月经初潮后生长变缓慢。

2. 第一性征发育　即内、外生殖器官发育。在促性腺激素的作用下，卵巢发育并分泌雌孕激素，生殖器官从幼稚型变为成人型。阴阜隆起，大、小阴唇肥厚着色。阴道长度、宽度均增加，黏膜变厚出现皱襞，上皮内糖原含量增加，酸性度提高。子宫增大，宫体宫颈比例变为 2:1。输卵管变粗，弯曲度减小。卵巢增大，皮质内有不同发育阶段的卵泡。此时女性初步具备生育能力，但生殖功能还未完善。

3. 第二性征出现　除生殖器官以外，其他女性特有征象即第二性征开始出现并不断发育成熟，如乳房丰满而隆起，出现阴毛及腋毛，音调变高，骨盆横径发育大于前后径，肩、胸、髋部皮下脂肪增多，显现女性特有体态。

4. 月经来潮　女性第一次月经来潮称为月经初潮，为青春期的重要标志。月经来潮提示卵巢产生的雌激素已经达到一定水平并有明显波动，足以促使子宫内膜增殖并发生相应变化而引起月经。但由于中枢对雌激素的正反馈机制尚未成熟，卵泡虽能发育成熟但多无排卵，因此月经周期多不规律。

（五）性成熟期

性成熟期（sexual maturity）又称生育期，是指卵巢功能成熟，发生周期性排卵和性激素分泌的时期，一般约从 18 岁开始，持续 30 年左右。此期卵巢生殖功能和内分泌功能最为旺盛。乳房及生殖器官各部分在卵巢分泌的性激素作用下也发生周期性

笔记

变化。

（六）绝经过渡期

绝经过渡期（menopausal transition period）指从开始出现绝经趋势至最后一次月经来潮的时期。可始于40岁，此期长短因人而异，是由性成熟期向老年阶段的过渡时期。由于卵巢功能逐渐衰退，卵泡不能发育成熟排卵，因此绝经前的一段时间月经常不规律。女性生命中最后一次月经，称绝经（menopause），提示卵巢功能耗竭。WHO将卵巢功能开始衰退直至绝经后1年的时期，称为围绝经期（perimenopausal period），此时由于雌激素不足，可出现潮热出汗、情绪不稳定、失眠头痛等症状。

（七）绝经后期

绝经后期（postmenopause）指绝经后的生命时期。卵巢功能衰竭，雌激素水平下降，不足以维持女性第二性征，生殖器官进一步萎缩老化。骨代谢失常，易引起骨质疏松和骨折。

二、月经及其临床表现

（一）月经

月经（menstruation）是指子宫内膜随卵巢周期性变化发生的周期性脱落及出血，是女性生殖功能成熟的重要标志。月经第一次来潮称为月经初潮。女性月经初潮时间受遗传、营养、体重等因素影响，具有个体差异，但多在13～14岁，近年有提前趋势。

（二）月经周期、经期及经量

月经出血的第1日计为月经周期的开始，相邻两次月经第1日之间的时间间隔为一个月经周期（menstrual cycle），周期长短因人而异，一般为21～35日，平均28日。每次月经持续的天数为经期，一般为2～8日，平均为4～6日。经期长短个体差异很大，但自身的持续时间基本一致。每次月经的总失血量为经量，正常为20～60ml，一般认为每月失血量超过80ml即为病理状态。

（三）月经血的特征

月经血开始时量不多，呈暗红色，此后逐渐变为鲜红色，终末期呈棕色。月经血除血液外，还包括子宫内膜碎片、宫颈黏液、脱落的阴道上皮细胞及前列腺素和大量的纤溶酶。因纤溶酶的溶解作用，月经血不凝固，但出血量多时可出现凝血块。

（四）正常月经期的临床表现

月经期一般无特殊症状。但由于经期盆腔充血及前列腺素的作用，有些妇女可表现为盆腔不适、腰痛、全身乏力，并出现腹泻等胃肠功能紊乱症状，有些妇女还会出现如头痛、易于激动等轻度神经系统不稳定症状，但一般不严重，不会影响正常的工作和学习。

三、卵巢周期性变化及其分泌的激素

卵巢是女性体内最大的一对性腺，具有两种主要功能：一为生殖功能，可产生卵子

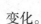

并排卵;另一为内分泌功能,可合成并分泌女性激素。

（一）卵巢的周期性变化

自青春期开始至绝经前,卵巢在形态和功能上发生的周期性变化称为卵巢周期(ovarian cycle),可分为卵泡期(从月经第 1 日至卵泡发育成熟)和黄体期(从排卵至下次月经前)。

1. 卵泡的发育及成熟　新生儿出生时卵巢内约有 200 万个卵泡,经历儿童期至青春期后只剩下约 30 万个卵泡,儿童期多数卵泡退化。生育期妇女每个月经周期会有一批(3～11 个)卵泡发育,但通常只有一个优势卵泡发育成熟并排卵,其余卵泡发育到一定程度后通过细胞凋亡机制而自行退化,称卵泡闭锁。妇女一生中一般只有400～500 个卵泡发育成熟并排卵。卵泡的生长过程可分为始基卵泡、窦前卵泡、窦卵泡及排卵前卵泡 4 个阶段(图 2-12,图 2-13)。

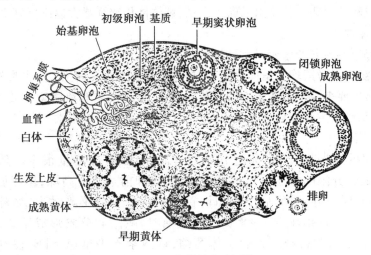

图 2-12　卵巢的生命周期

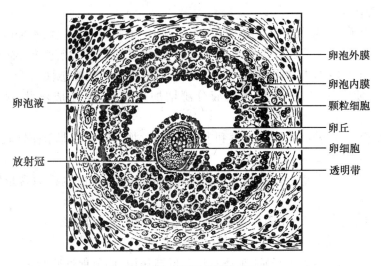

图 2-13　发育成熟的卵泡

2. 排卵　卵细胞及其周围卵丘颗粒细胞随着卵泡壁破裂而被排出的过程称为排卵(ovulation)。发育成熟的卵泡逐渐移向并突出于卵巢表面,近卵巢表面的卵泡壁变薄,最终卵泡壁破裂,卵细胞连同透明带、放射冠及小部分卵丘内的颗粒细胞被排出,进入腹腔。排出的卵子经输卵管伞部捡拾,进入输卵管管腔。一般两侧卵巢交替排卵,但也可由一侧卵巢连续排出。排卵多发生在下次月经来潮前14日左右。

3. 黄体形成及退化 排卵后,卵泡液流出,腔内压力下降,残余的卵泡壁塌陷,卵泡壁的卵泡颗粒细胞和卵泡内膜细胞向内侵入,周围由结缔组织组成的卵泡外膜包围,外观色黄,称为黄体。卵泡颗粒细胞和内膜细胞转化为颗粒黄体细胞和卵泡膜黄体细胞,产生大量的孕激素和雌激素。排卵后7~8日(相当于月经周期第22日左右)黄体体积和功能达最高峰,直径约1~2cm。排卵后如未受孕,于排卵后9~10日黄体开始退化,并逐渐被纤维组织所替代,因外观色白而被称为白体。在非妊娠卵巢周期中,黄体的寿命仅限于14日,黄体萎缩后月经来潮,卵巢中又有新的一批卵泡开始发育,形成新的周期。若排出的卵子受精,黄体体积继续增大以维持妊娠,直至胎盘功能建立后才退化。

(二)卵巢性激素的分泌及生理作用

卵巢分泌的性激素均为甾体激素,主要包括雌激素和孕激素,及少量雄激素。卵泡期,雌激素主要来源于卵泡膜细胞。黄体期,大量孕激素和雌激素主要来源于黄体细胞。女性雄激素主要来自于肾上腺。卵巢也能分泌少量雄激素。

1. 雌激素

(1)分泌的周期性变化:卵泡开始发育时,雌激素分泌量很少。随着卵泡发育,卵泡膜细胞分泌的雌激素量逐渐增加,于排卵前达第1高峰;排卵后循环中的雌激素出现暂时下降,排卵后1~2日,黄体细胞开始分泌雌激素,循环中雌激素水平又逐渐上升,在排卵后7~8日黄体成熟时,雌激素分泌形成第2高峰,但第2高峰均值低于第1高峰。此后黄体萎缩,雌激素水平迅速下降,在月经期降至最低水平。

(2)生理作用

1)子宫内膜:参与月经后子宫内膜的修复,促使子宫内膜发生增殖期改变。

2)子宫肌:促使子宫平滑肌细胞增生和肥大,使肌层增厚;增进子宫血供,有助于子宫发育;使子宫收缩力加强,并提高子宫平滑肌对催产素的敏感性。

3)宫颈:使宫颈口松弛,宫颈黏液分泌增加且稀薄,易拉成丝状,有利于精子通过。

4)输卵管:促进输卵管肌层发育和上皮的分泌,加强输卵管肌节律性收缩。

5)卵巢:促进卵巢内卵泡的发育。

6)阴道上皮:使阴道上皮细胞增生和角化,黏膜变厚,细胞内糖原含量增加,使阴道维持酸性环境。

7)外生殖器:促进大、小阴唇发育,使之发育、丰满、着色加深。

8)乳房:促进乳腺腺管增生,使乳头、乳晕着色。

9)下丘脑及垂体:对下丘脑、垂体有正负反馈作用,调节促性腺激素的分泌。

10)代谢作用:促进水钠潴留;调节血脂代谢,使血浆总胆固醇下降,有利于防止冠状动脉硬化;调节钙磷代谢,促进钙、磷在骨质中的沉积,以维持正常骨质。

2. 孕激素

（1）分泌的周期性变化：卵泡早期无孕激素分泌，排卵前成熟卵泡开始少量分泌；排卵后黄体形成，孕激素分泌量开始增加，在排卵后 7 ~ 8 日黄体成熟时，分泌量达最高峰，此后逐渐下降，到月经来潮时降至卵泡期水平。

（2）生理作用

孕激素通常是在雌激素作用的基础上发挥效应。

1）子宫内膜：使增殖期内膜转化为分泌期内膜，为受精卵着床做好准备。

2）子宫肌：使子宫平滑肌兴奋性及妊娠子宫对缩宫素的敏感性均降低，从而减少子宫收缩，有利于胚胎和胎儿在宫内生长发育。

3）宫颈：使宫颈口闭合，黏液分泌量减少、性状变黏稠。

4）输卵管：抑制输卵管肌节律性收缩。

5）阴道上皮：使阴道上皮细胞脱落加快。

6）乳房：促进乳腺小叶及腺泡发育。

7）下丘脑及垂体：对下丘脑具有负反馈作用，抑制促性腺激素的分泌。

8）代谢作用：促进水钠排泄。

9）体温：兴奋下丘脑体温调节中枢，使排卵后基础体温升高 0.3 ~ 0.5℃。临床上可将基础体温的此变化特点作为判定排卵日期的重要指标之一。

3. 雄激素

（1）分泌的周期性变化：女性机体中的雄性激素主要来自于肾上腺。卵巢也能分泌部分雄性激素，主要包括睾酮、雄烯二酮和脱氢表雄酮。排卵前循环中雄激素水平升高。

（2）生理作用

1）对生殖系统功能的影响：是维持女性正常生殖功能必不可少的激素之一。青春期时，雄激素可促进阴阜、阴蒂和阴唇的发育以及阴毛、腋毛的生长；排卵前雄激素可促进非优势卵泡退化和优势卵泡的生长；此外，雄激素还可提高女性性欲。

2）对机体代谢功能的影响：雄激素可促进蛋白质合成，维持肌肉生长，刺激骨髓中红细胞增生；性成熟前促进长骨生长，性成熟期后促进骨骺闭合；促进肾对水、钠的重吸收并保留钙。

四、子宫内膜及其他生殖器的周期性变化

（一）子宫内膜的周期性变化

卵巢的周期性变化使女性生殖器官也随之发生相应的周期性改变，其中以子宫内膜的周期性变化最显著（图 2-14）。子宫内膜分为功能层和基底层，功能层受卵巢激素的影响，发生增殖、分泌和脱落的变化；基底层不受卵巢激素影响，不发生脱落，基底层在月经后对内膜进行修复，再生出新的功能层。以一个正常月经周期 28 日为例，其组织形态呈 3 期改变：

1. 增殖期（proliferative phase）　月经周期第 5 ~ 14 天，对应卵巢周期的卵泡发育、成熟阶段。在雌激素作用下，子宫内膜基底层细胞开始增生并修复脱落的功能层，内膜增厚，腺体增多，间质表现为不同程度的水肿。

2. 分泌期（secretory phase）　月经周期第 15 ~ 28 天，与卵巢黄体期对应。排卵后，黄体形成，在黄体产生的孕激素和雌激素作用下，子宫内膜在增殖期的基础上进一

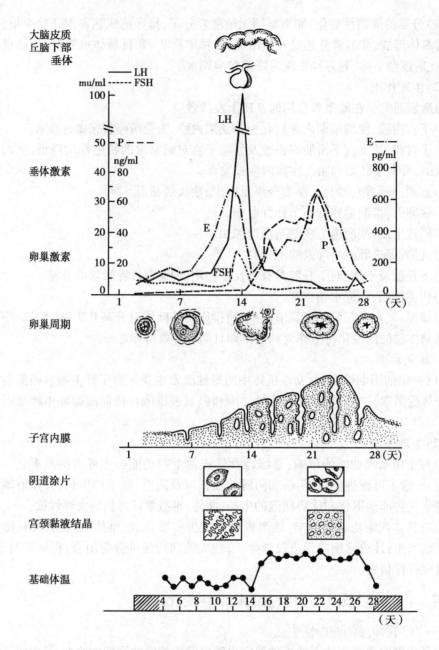

图 2-14　月经周期中激素、卵巢、子宫内膜、阴道涂片、
宫颈黏液及基础体温的周期性变化

步增厚,腺体增大且弯曲明显,分泌糖原进入宫腔,间质更加水肿、疏松,螺旋小动脉增生、卷曲。此时,有利于受精卵着床。

3. 月经期(menstrual phase)　月经周期第 1～4 日。如卵子未受精,黄体退化,雌、孕激素撤退,螺旋小动脉持续痉挛,子宫内膜组织缺血坏死、剥脱,月经来潮。

（二）其他生殖器官的周期性变化

1. 阴道黏膜的周期性变化　在卵巢激素作用下,阴道黏膜也发生周期性改变。排卵前,阴道上皮在雌激素影响下,黏膜增厚,表层细胞角化,其程度在排卵前最明显。

角化细胞内富含糖原,寄生在阴道内的乳酸菌可将糖原分解成乳酸,保持阴道内的酸性环境,可防止致病菌的繁殖。排卵后,在孕激素的作用下,表层细胞脱落。临床上借助阴道脱落细胞变化可了解体内雌激素水平及卵巢有无排卵。

2. 宫颈黏液的周期性变化 宫颈腺细胞分泌的黏液在卵巢激素影响下有明显的周期性改变。随着卵泡的发育、成熟,雌激素水平逐渐升高,宫颈黏液分泌量也不断增加、稀薄、透明,至排卵期拉丝度可达 10cm 以上。取黏液涂片,干燥后可见羊齿植物叶状结晶,这种结晶于排卵期最为典型。排卵后,受孕激素影响,黏液分泌量逐渐减少,黏稠,拉丝度差、易断裂。宫颈黏液涂片检查发现羊齿植物叶状结晶逐步模糊不清,至月经周期第 22 日左右完全消失,形成排列成行的椭圆体。依据宫颈黏液变化可了解卵巢功能。

3. 输卵管的周期性变化 受性激素调控,输卵管在形态和功能上也有周期性变化,与子宫内膜的变化类似,但不如子宫内膜明显。

五、月经周期的调节

月经周期的调节是一个极其复杂的过程,主要涉及下丘脑、垂体和卵巢,此三者互相调节、互相影响构成了女性神经内分泌系统,称为下丘脑-垂体-卵巢轴(hypothalamic-pituitary-ovarian axis,HPO),调节着女性的月经周期。

(一)下丘脑

下丘脑弓状核神经细胞以脉冲式方式分泌促性腺激素释放激素(gonadotropin releasing hormone,GnRH),通过垂体门脉系统输送到腺垂体,调节垂体促性腺激素的合成和释放。GnRH 的分泌受垂体促性腺激素和卵巢性激素的反馈调节(包括起促进作用的正反馈和起抑制作用的负反馈),也受神经递质的调节。

(二)垂体

在下丘脑 GnRH 的调控下,腺垂体分泌的直接与生殖调节有关的激素有促性腺激素和催乳素(prolactin,PRL)。促性腺激素包括促卵泡激素(follicle-stimulating hormone,FSH)和黄体生成素(luteinizing hormone,LH)。FSH 主要作用为刺激卵泡发育,并与少量 LH 协同作用促进卵泡成熟。LH 主要功能是促使卵泡最终成熟及排卵,在黄体期 LH 可维持黄体功能以刺激孕激素和雌激素的合成分泌。催乳素具有促进乳汁合成的功能。

(三)卵巢

在垂体 FSH 和 LH 的调控下合成并分泌雌、孕激素,作用于其他生殖器官。

(四)月经周期的调节机制

卵巢在促性腺激素作用下发生周期性排卵和分泌;卵巢产生的性激素对下丘脑和垂体又具有反馈调节作用(图 2-15)。促进下丘脑、垂体分泌激素增加的作用,称为正反馈;反之,使下丘脑、垂体分泌激素减少者,称为负反馈。

1. 卵泡期 月经周期的黄体萎缩后,雌、孕激素降至最低水平,对下丘脑和垂体的抑制作用解除,下丘脑开始分泌 GnRH,通过垂体门脉系统作用于腺垂体使 FSH 分泌增加,促进卵泡发育,雌激素分泌量随之增加,子宫内膜发生增殖期变化。随着雌激素分泌的不断增加,其对下丘脑产生负反馈作用以抑制下丘脑 GnRH 的分泌,进而使垂体 FSH 分泌减少。随着卵泡逐渐发育至排卵前接近成熟,雌激素分泌达高峰,对下

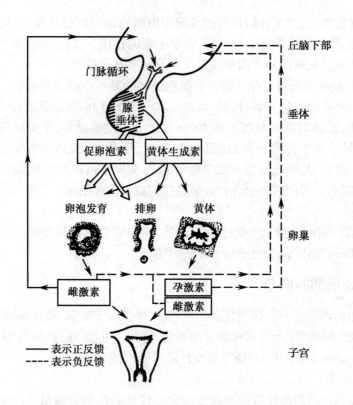

图 2-15　下丘脑-垂体-卵巢轴生殖激素的反馈调节

丘脑和垂体产生正反馈作用,促使垂体促性腺激素分泌增加,形成了 LH 与 FSH 的峰值,LH 与 FSH 协同促进成熟卵泡破裂排卵。

2. 黄体期　排卵后,FSH 与 LH 急剧下降,在少量 FSH 与 LH 作用下,黄体形成并逐渐发育成熟。黄体主要分泌孕激素,也分泌雌激素,使子宫内膜在增殖期基础上发生分泌期变化。排卵后第 7～8 天雌、孕激素分泌出现峰值,大量雌、孕激素对下丘脑和垂体产生负反馈作用,使垂体 LH 与 FSH 分泌量减少,此时黄体开始萎缩,雌、孕激素水平降低,子宫内膜失去雌、孕激素支持,发生剥脱出血,月经来潮。雌、孕激素的减少,解除了对下丘脑、垂体的抑制作用,FSH 回升,继而又有新的卵泡发育,开始新的一个周期。

🌐 **知识链接**

中医关于月经产生及调节的认识

　　李时珍在《本草纲目·妇人月水》中指出:"女子,阴类也。以血为主。其血上应太阴,下应海潮。月有盈亏,潮有朝夕,月事一月一行,与之相符。故谓之月信、月水、月经"。中医认为月经的产生是肾气、天癸、冲任、气血协调作用于胞宫而出现的定期藏泻结果。《素问·上古天真论》指出:"女子七岁,肾气盛……;二七而天癸至,任脉通,太冲脉盛,月事以时下,故有子……;七七任脉虚,太冲脉衰少,天癸竭,地道不通,故形坏而无子也"。说明肾气充盛、天癸泌至、冲任通盛与月经来潮有着密切的关系。在月经产生过程中肾起主导作用。天癸的至竭是导致月经来潮与停闭的重要因素,是月经产生的动力。在天癸的作用下,冲脉广聚脏腑之气血,任脉所司精、血趋于旺盛,并下注于胞宫,使月经来潮。

笔记

学习小结

1. 学习内容

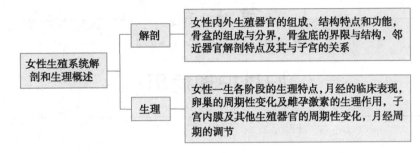

2. 学习方法

通过复习女性生殖系统解剖与生理,借助骨盆模型、内生殖器官模型及解剖图片讲授生殖器官的组成、结构特点及功能,骨盆及骨盆底的构成。采用多媒体课件并结合临床案例,讲解女性一生各阶段生理特点、月经的临床表现、卵巢周期变化及其性激素的生理功能、内生殖器官的周期性变化和月经周期的调节等知识点。月经周期调节机制是本章学习的难点,学习中注意下丘脑、垂体、卵巢、子宫内膜间相互关系,重视调节机制中的神经内分泌的统一作用。

(黄海超)

复习思考题

1. 试述女性生殖器官解剖生理知识与妇产科临床护理的关系。
2. 试述月经产生及其周期调节的主要机制。
3. 试述因疾病切除垂体后的患者,经过治疗是否还能产生月经。

笔记

第三章

妇科护理病历

学习目的

通过本章的学习,学生应学会为妇科患者采集病史、体格检查、进行心理社会评估,并能根据不同服务对象的需要确定护理诊断、制订护理计划,为培养妇科临床护理人员奠定基础。

学习要点

病史采集、体格检查等。

一、概述

妇科护理病历是记录妇科服务对象的健康资料、护理诊断、预期目标、护理措施及评价的专业文件。护理病历书写是指护士通过病史采集、体格检查、查阅医疗病历、心理测量等方法获得有关资料,并进行归纳、分析、整理形成护理活动记录的行为。病历书写要求客观、真实、准确、及时和完整。护理人员书写妇科护理病历时,应以护理程序为指导,通过护理评估确定护理诊断,并进一步确定预期目标、护理措施,在实施了护理措施后,应及时做出护理评价。

二、护理评估

护理评估是护理程序的第一步,是指收集有关护理对象生理、心理、社会方面的健康资料,并进行分析、整理、判断的过程。通过细致全面的护理评估可发现和确认护理对象的护理问题或护理需要。妇科护理评估包括病史采集、体格检查、查阅辅助检查结果和心理社会评估。

（一）病史采集

1. 病史采集方法　女性生殖系统疾病常常涉及患者的隐私和与性生活有关的内容,收集资料时可能会使患者感到害羞,因此采集病史时,护士应做到态度和蔼、语言亲切、关心尊重护理对象。为正确判断妇科病情,应与患者融洽交流,耐心细致地询问病情。询问病史应有目的性,勿遗漏关键性的病史内容,以免造成漏诊或误诊,同时应避免暗示和主观臆测。护士要学会用通俗的语言和患者交谈,尽量少用医学术语。对病情严重的患者在初步了解病情后,应立即抢救,以免贻误治疗。外院转诊者,应索阅病情介绍作为重要参考资料。对于无法自己口述的危重患者,可询问最了解其病情的

26

家属或亲友。在询问病史时要考虑患者的隐私权,遇有不愿说出真情者,切不可反复追问。与性生活有关的情节,可先行检查,明确病情后再补充询问与性生活有关的问题。

2. 病史采集内容

(1)一般项目:包括患者的姓名、性别、年龄、民族、籍贯、职业、婚姻、住址、入院日期、入院方式、病史记录日期、病史陈述者及其可靠程度。若病史陈述者非患者本人,应注明陈述者与患者的关系。

(2)主诉:是指促使患者就诊的主要症状(或体征)及其持续时间。确切的主诉常可帮助初步估计疾病的大致范围、病情轻重与急缓。记录主诉力求简明扼要,通常不超过 20 字,尽可能用患者自己的语言。妇科临床常见症状有外阴瘙痒、阴道流血、白带异常、闭经、下腹痛、下腹部包块以及不孕等。若患者有停经、阴道流血及腹痛 3 种主要症状,应按其发生时间的顺序,将主诉书写为:停经×日,阴道流血×日,腹痛×小时。若患者就诊时无任何自觉症状,仅妇科普查时发现子宫肌瘤,主诉应据实写为:普查发现"子宫肌瘤"×日。

(3)现病史:是病史的主体部分,指患者患病后的全过程。护士应以主诉症状为核心,按时间顺序进行询问。现病史一般包括以下 7 个方面:

1)起病情况与患病的时间:询问起病时间、病因、诱因、最初症状及其严重程度。如先后出现几个症状则需追溯到首发症状,并按时间顺序询问整个病史后分别记录。

2)主要症状及其发展变化情况:询问发病性质、部位、程度、持续时间、导致症状变化的可能原因。

3)伴随症状:在主要症状基础上又同时出现的一系列其他症状称伴随症状。伴随症状通常是鉴别的依据,因此应详细询问伴随症状及其与主要症状间的关系。

4)诊疗经过及效果:患者于本次就诊前已经接受过其他医疗单位诊治时,应询问何时、在何医院接受过哪些检查和治疗,结果如何。

5)一般情况的变化:一般情况如情绪、精神、食欲、睡眠、体重及大小便等均应详细询问。

6)与本次发病有关的既往发病情况及其诊疗经过。

7)曾采取的护理措施及其效果。

(4)既往史:是指患者过去的健康和疾病情况。内容包括以往一般健康状况、疾病史、预防接种史、手术外伤史、输血史、药物及食物过敏史(说明对何种药物、食物过敏)。若患过某种疾病,应记录疾病名称、患病时间及诊疗转归。

(5)月经史:应询问初潮年龄、月经周期及经期持续时间、经量(经量可询问每日更换卫生巾次数)、经期伴随症状(如乳房胀痛、水肿、精神抑郁或易激动等,有无痛经及疼痛部位、性质、程度以及痛经起始和消失时间)。记录格式为:初潮年龄$\frac{\text{经期}}{\text{月经周期}}$。如:12 岁初潮,月经周期29 ~ 31 日,持续 4 ~ 5 日,可简写为$12\frac{4 \sim 5}{29 \sim 31}$。常规询问并记录末次月经(LMP)的起始日期及其经量和持续时间。若末次月经流血情况不同于以往正常月经时,还应问准前次月经(PMP)起始日期。绝经后患者应询问绝经年龄,绝经后有无阴道流血、阴道分泌物增多或其他不适。

(6)婚育史:记述未婚或已婚,询问婚次及每次结婚年龄、是否近亲结婚(直系血亲及三代旁系血亲）、男方健康状况、有无性病史及双方性生活情况等。生育情况包括足月产、早产、流产次数以及现存子女数（可简写为足-早-流-存或孕$_x$产$_x$或G_xP_x），如足月产 0 次，早产 1 次，流产 1 次，现存子女 1 人，可记录为 0-1-1-1 或孕$_2$产$_1$或 G_2P_1。询问分娩方式，有无难产史，新生儿出生情况，有无产后大量出血或产褥感染史，自然流产或人工流产情况，末次分娩或流产的日期、采用何种计划生育措施及其效果等。

（7）个人史：询问患者的生活和居住情况、出生地和曾居住地区、有无烟酒嗜好、有无毒品使用史、自理程度、生活方式、卫生习惯等。

（8）家族史：询问患者的双亲、兄弟姐妹及子女的健康情况，了解家庭成员有无遗传性疾病（如血友病、白化病等）、可能与遗传有关的疾病（如糖尿病、高血压等）以及传染病（如结核等），应特别注意是否有与患者同样的疾病。

（二）体格检查

妇科患者的体格检查包括全身检查、腹部检查和盆腔检查。

1. 全身检查　常规测量体温、脉搏、呼吸及血压，必要时测量体重和身高；观察患者神志、精神状态、面容、体态、步态、全身发育及毛发分布情况；检查皮肤、浅表淋巴结（特别是左锁骨上淋巴结和腹股沟淋巴结）、头部器官、颈（注意甲状腺是否肿大）、乳房（注意其发育、皮肤有无凹陷、有无包块、分泌乳汁或液体）、心、肺、脊柱及四肢等。

2. 腹部检查　为妇科体格检查的重要组成部分，应在盆腔检查前进行。视诊腹部形状（平坦、饱满、隆起或呈凹陷等），观察腹壁有无水肿、瘢痕、静脉曲张、妊娠纹、腹壁疝、腹直肌分离等。触诊腹壁厚度，肝、脾、肾有无增大及压痛，腹部有无压痛、反跳痛和肌紧张，能否触到包块及其部位、大小（以"cm"为单位表示或相当于妊娠月份表示，如包块相当于妊娠 3 个月大）、形状、质地、活动度、表面是否光滑以及有无压痛等。叩诊时应注意鼓音和浊音分布范围，有无移动性浊音。必要时听诊了解肠鸣音情况。若合并妊娠，应测量腹围、子宫底高度，检查胎位、听诊胎心及判断胎儿大小等。

3. 盆腔检查　又称为妇科检查，为妇科特有的检查。检查前需要准备无菌手套、阴道窥器、肥皂水和生理盐水等。

（1）基本要求

1）护士应关心体贴被检查的患者，做到态度严肃、语言亲切、检查仔细、动作轻柔。检查前向患者做好解释工作，告知患者盆腔检查可能引起不适，但不必紧张。

2）除尿失禁患者外，检查前均应排空膀胱，必要时导尿。大便充盈者应于排便或灌肠后检查。

3）为避免感染或交叉感染，置于臀部下面的垫单或纸单、无菌手套和检查器械应一人一换。

4）除尿瘘患者有时需取膝胸卧位外，一般妇科检查患者应取膀胱截石位，臀部置于台缘，头部略抬高，两手平放于身旁，使腹肌松弛。检查者一般面向患者，立在患者两腿之间。不宜搬动的危重患者，可在病床上检查。

5）经期避免行盆腔检查，但若是异常阴道流血则必须检查。检查前应注意消毒外阴，以防发生感染。

6）对无性生活的患者禁做阴道窥器及双合诊检查，可行直肠-腹部诊。确有检查必要时，应先征得患者及家属同意后方可做阴道窥器或双合诊检查。

7)男护士对患者进行妇科检查时,应有一名女性医护人员在场,以减轻患者紧张心理和避免发生不必要的误会。

8)腹壁肥厚、高度紧张不合作患者,若盆腔检查不满意时,可行 B 型超声检查,必要时可在麻醉下进行盆腔检查。

(2)检查方法及步骤

1)外阴部检查:观察外阴发育及阴毛多少、色泽和分布情况(女性型或男性型),有无畸形、皮炎、溃疡、赘生物或肿块,观察皮肤和黏膜色泽与质地,有无色素减退及增厚或萎缩。分开小阴唇,暴露阴道前庭观察尿道口和阴道口。观察尿道口周围黏膜色泽及有无赘生物,注意处女膜是否完整。无性生活者处女膜一般完整未破,其阴道口勉强可容示指;有性生活者阴道口能容两指通过;经产妇的处女膜因受分娩的影响仅余残痕。必要时还可让患者用力向下屏气,观察有无阴道前后壁膨出、子宫脱垂或压力性尿失禁等。

2)阴道窥器检查:无性生活者未经本人及家属同意,禁用窥器检查。临床常用鸭嘴形阴道窥器,可以固定,便于阴道内治疗操作。阴道窥器有大小之分,应根据阴道宽窄选用。使用阴道窥器检查时,要注意阴道窥器的结构特点,以免漏诊。正确放置阴道窥器的方法是:先将窥器前后两叶前端合拢,表面涂润滑剂(若拟行宫颈细胞学检查或取阴道分泌物行涂片检查时,不应用润滑剂,改用生理盐水润滑,以免影响涂片质量)以利插入,避免损伤;检查者用一手拇指和示指将两侧小阴唇分开,另一手持窥器避开敏感的尿道周围区,斜行沿阴道侧后壁缓慢插入阴道内,边推进边将窥器两叶转正并逐渐张开两叶,暴露宫颈、阴道壁及穹窿部,然后旋转窥器,充分暴露阴道各壁(图 3-1)。冬天气温较低时,可将窥器前端置于 40~45℃润滑剂中预热,防止因窥器温度影响检查效果。取出窥器时同样应先将两叶合拢后再沿阴道侧后壁退出,以免阴道壁黏膜和小阴唇被夹入两叶侧壁间而引起疼痛不适。

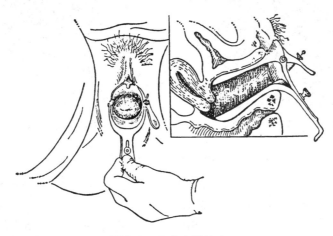

图 3-1　阴道窥器检查

阴道窥器放置好后,应进行阴道与宫颈的视诊。视诊阴道时应旋转阴道窥器,仔细检查阴道四壁及穹窿,避免由于窥器两叶的遮盖而造成漏诊。阴道视诊时应注意观察阴道前后壁、侧壁及穹窿黏膜颜色、皱襞,有无溃疡、赘生物、囊肿、阴道隔及双阴道等;注意观察阴道内分泌物的量、性质、色泽及有无臭味;阴道分泌物异常者应做滴虫、假丝酵母菌、淋菌等检查。宫颈视诊时应注意观察宫颈大小、颜色、外口形状,有无出血、撕裂、糜烂、外翻、腺囊肿、息肉、赘生物,宫颈管内有无出血或分泌物;同时可采集宫颈外口鳞-柱交接部脱落细胞行宫颈细胞学检查。

　　3)双合诊:是盆腔检查中最重要的项目。检查者一手的两指或一指放入阴道,另一手在腹部配合检查,称为双合诊。双合诊的目的是检查阴道、宫颈、宫体、附件、宫旁结缔组织以及骨盆腔内壁有无异常。双合诊时,检查者戴无菌手套,一手示、中两指蘸润滑剂,顺阴道后壁轻轻插入,检查阴道通畅度、深度、弹性,有无畸形、瘢痕、肿块及阴道穹窿情况。再扪触宫颈大小、形状、硬度以及外口情况,有无接触性出血及宫颈举痛。扪清宫颈情况后,检查者可将阴道内手指置于宫颈后方,另一只手掌心朝下手指平放在患者腹部平脐处,当阴道内手指向上向前方抬举宫颈时,腹部的手向下向后按压腹壁,并由脐部逐渐向耻骨联合部位移动,通过内、外手指的相互协调配合,扪清子宫位置、形状、大小、软硬度、活动度及有无压痛(图3-2)。扪清子宫后,检查者应将阴道内手指置于两侧穹窿部并尽可能往上向盆腔深部扪触,腹部的手从同侧下腹壁髂嵴水平开始由上往下按压腹壁,与阴道内手指相互配合,以触摸该侧子宫附件区有无肿块、增厚或压痛(图3-3)。正常卵巢偶可扪及,触后稍有酸胀感。正常输卵管不能扪及。

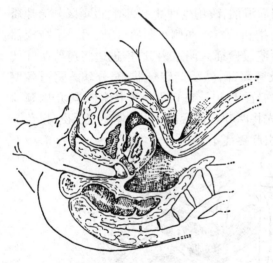

图3-2　双合诊(检查子宫)

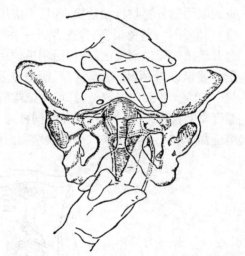

图3-3　双合诊(检查附件)

　　4)三合诊:经直肠、阴道、腹部联合检查,称为三合诊。检查者将一手示指放入阴道、中指插入直肠以替代双合诊时的阴道内两指,其余检查步骤与双合诊时相同(图3-4),三合诊是对双合诊检查不足的重要弥补。通过三合诊能了解后倾或后屈子宫大小,发现子宫后壁、直肠子宫陷凹、宫骶韧带和盆腔后部的病变,估计病变范围及其与子宫或直肠的关系,扪诊阴道直肠隔,了解骶骨前方或直肠内有无

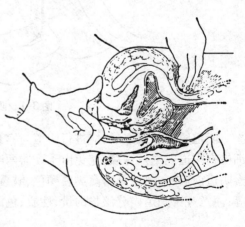

图3-4　三合诊

笔记

病变。

5）直肠-腹部诊：检查者一手示指伸入直肠，另一手在腹部配合检查称为直肠-腹部诊。适用于无性生活史、阴道闭锁、经期或有其他原因不宜行双合诊的患者。

行双合诊、三合诊或直肠-腹部诊时，应掌握以下注意事项：①当两手指放入阴道后，若患者感到疼痛不适，可用示指替代双指进行检查；②三合诊时，在将中指伸入肛门时，可嘱患者像解大便一样用力向下屏气，使肛门括约肌放松以利中指进入，这样可减轻患者疼痛和不适感；③若患者腹肌紧张，可边检查边与患者交谈，使其张口呼吸而使腹肌放松；④当无法查明盆腔内解剖关系时，应停止检查，如继续强行扪诊，不仅患者难以耐受，且往往徒劳无益。

（3）记录：盆腔检查结束后，应将检查结果按下列解剖部位先后顺序进行记录。

1）外阴：记录外阴发育情况及婚产式（未婚、已婚未产或经产）。有异常发现时，应仔细描述。

2）阴道：记录阴道是否通畅，黏膜情况，分泌物量、色、性状以及有无臭味。

3）宫颈：记录宫颈大小、硬度，有无柱状上皮异位、撕裂、息肉、腺囊肿，有无接触性出血、宫颈举痛等。

4）宫体：记录子宫位置、大小、硬度、活动度，有无压痛等。

5）附件：记录附件区有无肿块、增厚或压痛。若扪及肿块，应描述其位置、大小、硬度、表面光滑度、活动度，有无压痛以及与子宫和骨盆壁的关系。左右两侧情况应分别记录。

（三）查阅辅助检查结果

抄录实验室检查及各种特殊诊断仪器的检查结果。外院检查结果应注明医院名称及检查日期。

（四）心理社会评估

根据 Gordon 提出的功能性健康型态护理评估理论框架，将妇科患者心理社会评估内容分为以下四个方面。

1. 自我健康感知型态的评估　了解对象对自身健康的认识，对自己所患疾病的认识和态度，对治疗、护理的期望与感受，是否存在一些不健康的生活方式。

2. 自我概念型态的评估　了解对象住院后是否可能发生身体器官或功能的改变，以致对形象和生活方式有所影响，患者是否对自我有消极的看法，或认为自己不能应对目前的情境。评价服务对象有无焦虑、恐惧、沮丧、愤怒等情绪反应，是否有负罪感、无用感、孤独无助感等心理感受。

3. 压力与压力应对型态评估　了解对象近期有无重大生活事件，应对能力、应对方式、应对效果及支持系统等。

4. 价值与信念型态评估　了解对象的人生观、价值观以及宗教信仰等。

三、常见的护理诊断/医护合作性问题

护理诊断是关于个人、家庭、社区对现存的或潜在的健康问题的一种临床判断，是护士为达到预期的结果选择护理措施的基础。护理诊断是护士独立采取措施能够解决的问题。当妇科护士通过评估全面收集了服务对象的健康资料后，应对资料加以分析，确认健康问题、形成护理诊断。护理诊断可分为现存的、潜在的、健康的

和综合的几种类型。我国目前使用的是北美护理诊断协会（NANDA）认可的护理诊断。

合作性问题是指需要护士观察和监测以及时发现的某些疾病过程中的并发症。这些并发症需要护士与其他健康保健人员尤其是医生共同合作解决。对合作性问题，护理措施的重点是监测。

确认相应的护理诊断和合作性问题后，应按照其重要性和紧迫性排列先后顺序，使护士能根据其轻重缓急采取相应措施。

四、预期目标

预期目标也称预期结果，是指通过护理照顾之后，护士期望患者能够达到的健康状态或在行为上的改变，也是护理效果评价的标准。根据实现目标所需时间的长短将预期目标分为短期目标和长期目标两种。

1. 长期目标　指需要相对较长时间（数周、数月）才能达到的目标。常常用于妇科慢性炎症患者、术后康复患者。

2. 短期目标　指在较短的时间内（几小时、几天）能够达到的目标，适用于住院时间较短、病情变化快者。

五、护理措施

护理措施是指有助于实现预期目标的护理活动及其具体实施方法。护士应针对护理诊断提出的原因，结合服务对象的具体情况，运用护理知识和经验制订护理措施。

1. 护理措施的分类　护理措施可分为三类。

（1）依赖性护理措施：指护士执行医嘱的护理活动。但是护士不是盲目地执行医嘱，还应能判断医嘱的正确与否。

（2）协作性护理措施：指护士与其他医务人员共同合作完成的护理活动。例如与营养师一起制订符合服务对象病情的饮食计划。

（3）独立性护理措施：指护士运用护理知识和技能可以独立完成的护理活动。包括生活护理、健康教育、心理护理等。

2. 制订护理措施的注意事项　①护理措施必须具有一定的理论依据；②护理措施应有针对性；③护理措施应切实可行、因人而异；④护理措施应以保证服务对象的安全为前提；⑤护理措施应具体、细致、完整，一项完整的护理措施应包括日期、具体做什么、怎样做、执行时间和签名；⑥鼓励服务对象参与制订护理措施，这样可使服务对象更乐于接受与配合，保证护理措施的最佳效果。

六、护理评价

护理评价是护理程序的最后一个步骤，是对整个护理效果的鉴定。护理评价是指按预期目标所规定的时间，将护理后服务对象的健康状况与预期目标进行比较并做出评定和修改。通过及时准确的护理评价可以了解服务对象对健康问题的反应、验证护理效果、调控护理质量、积累护理经验。实施护理评价后，应对目标部分实现或未实现的原因进行分析，找出问题所在，重新收集服务对象资料，调整护理诊断和护理计划。

学习小结

1. 学习内容

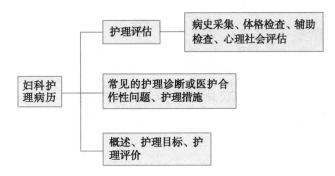

2. 学习方法

通过聆听讲授、临床见习及与内外科病历比较分析等方法重点掌握妇科患者的护理评估,在护理评估中注意结合视频观摩和实验室训练、临床见习重点理解病史内容、体格检查(特别是盆腔检查)的内容及基本要求,学会采集病史和体格检查。

(康 健)

复习思考题

1. 试述妇科护理病历中的病史内容。
2. 试述双合诊的操作步骤。
3. 试述阴道窥器的正确使用方法。

第四章

妊娠期妇女的护理

学习目的

通过学习妊娠生理、妊娠期母体变化、妊娠诊断、妊娠期管理及分娩准备等相关知识,能对妊娠期妇女做出正确护理及相应的健康指导,为今后从事妊娠期妇女护理工作奠定基础。

学习要点

妊娠发生过程,胎儿附属物内容及主要功能,早、中、晚期妊娠诊断要点,分娩准备等。

第一节　妊娠生理

妊娠(pregnancy)是胚胎和胎儿在母体内生长发育的过程。成熟卵子受精是妊娠的开始,胎儿及其附属物自母体排出是妊娠的终止。妊娠全过程平均约为40周,是一个非常复杂而又协调的生理过程。

一、受精与着床

(一)受精

受精(fertilization)是精子穿入卵子并与卵子结合的过程。受精通常发生在输卵管的壶腹部,排卵后12小时之内。整个过程约需24小时。

精液射入阴道后,精子经宫颈管、子宫腔进入输卵管腔,此过程中精子顶体表面的糖蛋白被生殖道分泌物中的α、β淀粉酶降解,解除了精子顶体酶上的"去获能因子"从而获得受精能力,此过程称为精子获能(capacitation),需7小时左右。卵子从卵巢排出,经输卵管伞部进入输卵管内,停留在输卵管处等待受精。精子顶体外膜破裂释放出顶体酶,溶解卵子外周的放射冠和透明带,称为顶体反应(acrosome reaction)。借助酶的作用,精子穿过放射冠和透明带,精子头部与卵子表面接触,精子进入卵子内,卵原核与精原核融合,核膜消失,染色体相互混合,形成合子(zygote),完成受精过程。

(二)受精卵的输送与发育

受精后30小时,受精卵借助输卵管蠕动、纤毛推动向宫腔方向移动,同时开始进行有丝分裂,形成多个子细胞,称为卵裂球。受精后50小时为8个细胞阶段;72小时分裂为16个细胞的实心细胞团,称桑椹胚,随后早期囊胚形成;受精后第4日早期囊胚进入宫腔;第5~6日早期囊胚的透明带消失,总体积迅速增大,继续分裂发育形成

34

晚期囊胚。

（三）着床

受精后第6~7日开始,晚期囊胚透明带消失后逐渐埋入并被子宫内膜覆盖的过程,称受精卵植入(imbed),也称受精卵着床(implantation)(图4-1)。受精卵着床经过定位、黏附和侵入3个过程。

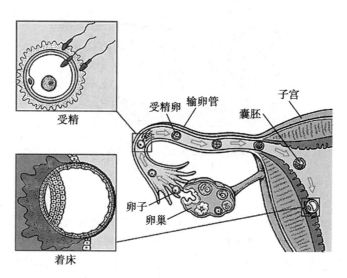

图4-1　受精及受精卵发育、输送与着床

受精卵着床必须具备四个条件:①透明带消失;②囊胚细胞滋养细胞分化出合体滋养细胞;③囊胚和子宫内膜同步发育并功能协调;④孕妇体内有足够量的孕酮。子宫有一个极短的敏感期允许受精卵着床。

（四）蜕膜的形成

受精卵着床后,子宫内膜迅速发生蜕膜样变,此时的子宫内膜称为蜕膜(decidua),具有保护及营养胚胎的功能。按蜕膜与受精卵的位置关系,将蜕膜分为3部分(图4-2)。

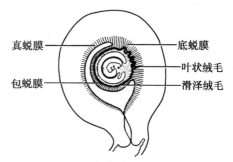

图4-2　早期妊娠的子宫蜕膜
与绒毛的关系

1. 底蜕膜(decidua basalis)　指与囊胚及滋养层接触的蜕膜,以后发育成为胎盘的母体部分。

2. 包蜕膜(decidua capsularis)　指覆盖在囊胚上面的蜕膜。约在妊娠12周左右包蜕膜和真蜕膜相贴近逐渐融合,子宫腔消失。

3. 真蜕膜(decidua vera)　又称壁蜕膜。指底蜕膜及包蜕膜以外覆盖子宫腔其他部分的蜕膜。

二、胎儿附属物的形成与功能

胎儿附属物是指宫腔内胎儿以外的组织,包括胎盘、胎膜、脐带和羊水,它们对维持胎儿宫内的生命及生长发育起重要作用。

（一）胎盘

1. 胎盘的构成 胎盘（placenta）由胎儿部分的羊膜和叶状绒毛膜以及母体部分的底蜕膜构成，是母体与胎儿间进行物质交换的重要器官（图4-3）。

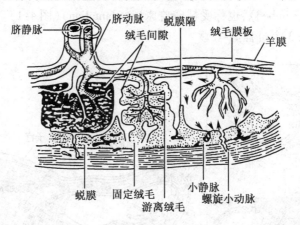

图4-3 胎盘模式图

（1）羊膜（amnion）：为附着在胎盘胎儿面的半透明薄膜，在胎盘的最内层，构成胎盘的胎儿部分。附着于绒毛膜板表面，光滑，无血管、神经及淋巴管。

（2）叶状绒毛膜（chorion frondosum）：为胎盘的主要结构，构成胎盘的胎儿部分。晚期囊胚着床后，着床部位的滋养层细胞迅速分裂增殖，内层为细胞滋养细胞，外层为合体滋养细胞，由细胞滋养细胞分化而来。在滋养层内面有一层细胞称胚外中胚层，与滋养层共同组成绒毛膜。

在胚胎早期整个绒毛膜表面的绒毛发育均匀，随后与底蜕膜接触的绒毛因营养丰富，高度发育，称叶状绒毛膜；胚胎表面其余部分绒毛因缺乏血液供应而退化萎缩，称平滑绒毛膜，与羊膜共同组成胎膜；绒毛滋养层合体细胞溶解周围的蜕膜形成绒毛间隙，多数绒毛游离其中，称游离绒毛；少数绒毛紧紧附着于蜕膜深部起固定作用，称固定绒毛。

（3）底蜕膜：构成胎盘的母体部分，占胎盘很小部分。底蜕膜表面覆盖来自固定绒毛的滋养层细胞与底蜕膜共同形成绒毛间隙的底，称蜕膜板。从此板向绒毛膜伸出蜕膜间隔，不超过胎盘厚度的2/3，将胎盘母体面分成肉眼可见的20个左右母体叶。

2. 胎盘的循环 底蜕膜的螺旋小动脉和小静脉开口于绒毛间隙，动脉内较高的压力把血液喷入绒毛间隙，再散向四周，经蜕膜小静脉回流入母体血循环，故绒毛间隙中充满母血；胎儿血自脐动脉入绒毛毛细血管网，经与绒毛间隙的母血进行物质交换，再经脐静脉入胎体内。故胎盘有母体和胎儿两套血液循环系统，血液在各自封闭的管道内循环，互不相混。母儿间物质交换是在绒毛间隙进行，间隔有绒毛毛细血管壁、绒毛间质及绒毛表面细胞层，以渗透、扩散和细胞选择的方式进行。

3. 胎盘的结构 妊娠足月胎盘呈盘状，多为圆形或椭圆形，重约450～650g，直径16～20cm，中央厚，边缘薄，平均厚约2.5cm。胎盘的母体面粗糙，呈暗红色，因蜕膜间隔形成若干不规则的浅沟，将其分为若干个胎盘小叶。胎盘的胎儿面光滑，呈灰白色，表面为羊膜，近中央或稍偏处有脐带附着。

4. 胎盘的功能 胎盘介于胎儿与母体之间，是维持胎儿在母体宫腔内生长发育的重要器官,具有物质交换、防御、合成以及免疫等功能。

(1)物质交换功能:包括气体交换、营养物质供应和排出胎儿代谢产物。胎盘的物质交换及转运方式主要有:①简单扩散:即低分子量的物质由高浓度区向低浓度区扩散,不消耗能量。如 O_2、CO_2、水、钠钾电解质等;②易化扩散:也是自高浓度区向低浓度区扩散,不消耗能量,但需借助于细胞膜上的载体才能完成。如葡萄糖的转运;③主动运输:指借助于细胞膜上的泵蛋白使物质由低浓度区向高浓度区运输,此过程需消耗能量。如氨基酸、水溶性维生素、钙、铁等;④其他:较大的物质可通过血管合体膜的裂隙,或通过细胞质膜的内陷吞噬后,继之膜融合,形成小泡向细胞内移动等方式转运。如大分子蛋白质,免疫球蛋白等。

1)气体交换:母儿间的 O_2 和 CO_2 在胎盘中以简单扩散方式交换,相当于胎儿呼吸系统的功能。

2)营养物质供应:替代胎儿的消化系统的功能。葡萄糖是胎儿代谢的主要能源,以易化扩散方式通过胎盘;氨基酸浓度胎血高于母血,以主动运输方式通过胎盘;脂肪酸能较快地以简单扩散方式通过胎盘;电解质及维生素多数以主动运输方式通过胎盘;胎盘中含有多种酶,可将复杂化合物分解为简单物质(如脂质分解为自由脂肪酸)后供给胎儿,也能将简单物质合成(如氨基酸合成为蛋白质)后供给胎儿。

3)代谢功能:胎盘替代胎儿的泌尿系统功能,排出胎儿代谢产物。如尿素、尿酸、肌酐、肌酸等,经胎盘进入母血,由母体排出体外。

(2)防御功能:胎盘可通过阻止母血中某些有害物质进入胎儿血液的方式完成防御功能,但这种防御功能极为有限。各种病毒(如风疹病毒、流感病毒、巨细胞病毒等)及分子量小的对胚胎及胎儿有害的药物,均可通过胎盘影响胎儿、致畸甚至死亡。而细菌、弓形虫、衣原体、螺旋体等虽不能通过胎盘屏障,但可先侵犯胎盘,破坏绒毛结构形成病灶后再进入胎体感染胚胎及胎儿。母血中某些免疫物质如 IgG 可以通过胎盘,使胎儿得到抗体,出生后短时间内获得被动免疫力。

(3)合成功能:胎盘是一个具有内分泌功能的器官,具有合成激素和酶的能力。激素有蛋白激素(如人绒毛膜促性腺激素、人胎盘催乳素等)和甾体激素(如雌激素、孕激素等);酶有缩宫素酶和耐热性碱性磷酸酶等。

1)人绒毛膜促性腺激素(human chorionic gonadotropin,HCG):受精后第 6 日受精卵滋养层形成时,胚胎合体滋养细胞即开始分泌 HCG,受精 10 日后可用放射免疫法自母体血清中测出,成为诊断早孕的最敏感方法。着床后的 10 周时分泌达高峰,持续 10 日左右迅速下降,产后 2 周内消失。

HCG 的功能有:①维持月经黄体寿命,使月经黄体增大发育成妊娠黄体,增加甾体激素的分泌以维持妊娠;②促进雄激素芳香化转化为雌激素,同时刺激孕酮形成;③抑制植物血凝素对淋巴细胞的刺激作用,HCG 能吸附于滋养细胞表面,避免胚胎滋养层细胞被母体淋巴细胞攻击;④刺激胎儿睾丸分泌睾酮,促进男胎性分化;⑤能与母体甲状腺细胞 TSH 受体结合,刺激甲状腺活性。

2)人胎盘催乳素(human placental lactogen,HPL):由合体滋养层细胞分泌,于妊娠 5~6 周用放免法可在母体血浆中测出。HPL 随妊娠进展分泌量持续增加,至妊娠 34~36 周达高峰,并维持至分娩,产后迅速下降,约在产后 7 小时即不能测出。

HPL 的主要功能有:①促进乳腺腺泡发育,刺激乳腺上皮细胞合成乳白蛋白等,为产后泌乳做准备;②有促胰岛素生成作用,使母血胰岛素浓度增高,促进蛋白质合成;③通过脂解作用,提高游离脂肪酸、甘油浓度,抑制母体对葡萄糖的摄取,使多余的葡萄糖运送给胎儿,成为胎儿的主要能源,也成为蛋白合成的来源;④抑制母体对胎儿的排斥作用。可以认为,HPL是通过母体促进胎儿发育的"代谢调节因子"。

3)雌激素和孕激素:妊娠早期由卵巢中的妊娠黄体产生,妊娠8～10周后主要由胎盘合成。雌激素与孕激素协同作用,对子宫内膜、子宫肌层、乳腺的变化起重要作用,共同参与妊娠期母体各系统的生理变化。

4)其他:胎盘能合成缩宫素酶、耐热性碱性磷酸酶、细胞因子与生长因子等,对胚胎、胎儿的营养及免疫保护有一定作用。

(4)免疫功能:胎儿是同种半异体移植物。正常妊娠母体能容受、不排斥胎儿,其具体机制目前尚不清楚,可能与早期胚胎组织无抗原性、母胎界面的免疫耐受以及妊娠期母体免疫力低下有关。

(二)胎膜

胎膜(fetal membranes)由绒毛膜和羊膜组成,对胎儿起着一定的保护作用。胎膜外层为绒毛膜,与包蜕膜相邻的绒毛在发育过程中因缺乏营养供应而逐渐退化,称平滑绒毛膜,至妊娠晚期与羊膜紧密相贴,但可与羊膜完全分开。胎膜内层为羊膜,羊膜部分覆盖胎盘的胎儿面,为半透明无血管的薄膜,与覆盖胎盘、脐带的羊膜层相连接。

(三)脐带

脐带(umbilical cord)是连接胎儿与胎盘间的条索状组织,由胚胎发育过程中的体蒂发展而来。脐带一端连接胎儿腹壁脐轮,另一端附着于胎盘的胎儿面,胚胎及胎儿借助于脐带悬浮于羊水中。足月胎儿的脐带长30～100cm,平均约55cm,直径0.8～2.0cm,表面有羊膜覆盖呈灰白色。内有一条管腔大而管壁薄的脐静脉和两条管腔小而管壁厚的脐动脉,因脐血管较长,使脐带呈螺旋状迂曲。血管周围为含水量丰富的胶样组织,有保护脐血管的作用,称华通胶。脐带是母体与胎儿进行气体交换、营养物质供应及代谢产物排出的重要通道,脐带受压使血流受阻时,可致胎儿缺氧,甚至危及胎儿生命。

(四)羊水

羊水(amniotic fluid)为充满于羊膜腔内的液体。

1. **羊水的来源**　主要有两种途径:①母体血清经胎膜进入羊膜腔的透析液是妊娠早期羊水的主要来源;②来源于胎儿的代谢产物。妊娠中期以后,胎儿肾脏已有排泄功能,产生胎尿,成为羊水的主要来源;③妊娠晚期胎儿肺参与羊水的生成,每日600～800ml液体从肺泡分泌至羊膜腔。

2. **羊水的吸收**　①约50%由胎膜完成;②胎儿吞咽羊水。第3～4个月的胎儿已有吞咽动作,妊娠足月胎儿每24小时可吞咽羊水500～700ml;③胎盘及脐带表面羊膜上皮吸收;④胎儿体表皮肤的吸收,但量很少。妊娠中期后,表皮细胞逐渐角化,吸收羊水功能亦减退。

3. **母体、胎儿、羊水三者间的液体平衡**　羊水在羊膜腔内不断进行液体交换,以保证羊水不断更新且保持羊水量相对恒定。母儿间的液体交换主要通过胎盘,每小时约3600ml;母体与羊水的交换主要通过胎膜,每小时约400ml;羊水与胎儿间主要通过胎儿消化管、呼吸道、泌尿道以及角化前皮肤进行交换。

4. 羊水量、性状及成分　羊水量随妊娠进展渐增,妊娠38周约1000ml,此后羊水量逐渐减少,妊娠40周羊水量约800ml,过期妊娠羊水量明显减少,可至300ml以下。妊娠早期羊水为无色澄清液体,弱碱性;足月时略浑浊,内含胎脂、少量激素、胎儿脱落的上皮细胞、毳毛及消化道、呼吸道分泌产物等有形成分。妊娠足月时羊水比重为1.007~1.025,pH值约为7.20。利用羊膜腔穿刺抽取羊水,进行细胞学、染色体和酶化学分析,可诊断胎儿某些先天性畸形和其他遗传疾病,并了解胎儿宫内发育状况。

5. 羊水的功能

(1)保护胎儿:①缓和腹部外来压力或冲击,避免胎儿直接受到损伤;②使临产后宫缩产生的压力均匀分布,防止胎儿局部受压所致的胎儿窘迫;③羊水能稳定羊膜腔内温度;④保持胎儿体内水平衡;⑤防止胎儿肢体粘连。

(2)保护母体:①减少胎动带给母体的不适感;②在分娩过程中,羊水形成前羊水囊扩张宫口及阴道;③破膜后羊水冲洗阴道,减少感染机会。

三、胚胎、胎儿发育特征及胎儿生理特点

(一)胚胎、胎儿发育分期

妊娠从末次月经第1日开始算起,通常比排卵或受精时间提前2周,比着床时间提前3周。全过程约为280日,即40周。妊娠10周(受精后8周)内的人胚称胚胎,是器官分化、形成的时期。自妊娠11周(受精后9周)起称胎儿,是生长、成熟的时期。

(二)胚胎、胎儿发育特征

以4周(一个妊娠月)为一个孕龄,对胚胎、胎儿发育特征进行描述如下:

4周末:可以辨认出胚盘与体蒂。

8周末:胚胎初具人形,头约占整个胎体的一半。能分辨出眼、耳、鼻、口、手指及足趾。心脏已形成,超声显像可见早期心脏且有搏动。

12周末:胎儿身长约9cm,体重约20g。外生殖器已发育。胎儿四肢可活动。

16周末:胎儿身长约16cm,体重约110g。从外生殖器可确认胎儿性别。开始出现呼吸运动,皮肤菲薄,头发已长出。部分孕妇已能自觉胎动。

20周末:胎儿身长约25cm,体重约320g。开始出现吞咽、排尿功能,能听到胎心。自20周至满28周前娩出的胎儿,称有生机儿。

24周末:胎儿身长约30cm,体重约630g。各脏器均已发育,开始有皮下脂肪,但量少。出生后可有呼吸,但生存力极差。

28周末:胎儿身长约35cm,体重约1000g。皮下脂肪沉积不多,眼睛半张开。有呼吸运动,此期出生新生儿易患特发性呼吸窘迫综合征,加强护理可存活。

32周末:胎儿身长约40cm,体重约1700g。面部毳毛已脱,生活力尚可。

36周末:胎儿身长约45cm,体重约2500g。皮下脂肪发育良好,指(趾)甲已达指(趾)端。出生后能啼哭及吸吮,生活力良好,基本能存活。

40周末:胎儿身长约50cm,体重约3400g。发育成熟,皮肤粉红,头发长度>2cm,外观体形丰满,男性睾丸已降至阴囊内,女性大小阴唇发育良好。出生后哭声响亮,吸吮能力强,能很好存活。

知识链接

胎儿身长与妊娠月数的关系

常用胎儿身长作为判断胎儿妊娠月数的依据。妊娠前 5 个月胎儿身长(cm) = 妊娠月数平方,妊娠后 5 个月的胎儿身长(cm) = 妊娠月数 ×5。

（三）胎儿生理特点

1. 循环系统

（1）解剖学特点:脐静脉 1 条和脐动脉 2 条,动脉导管出生后闭锁为动脉韧带,卵圆孔在出生后 6 个月完全闭锁。

（2）血循环特点:胎儿体内无纯动脉血,而是动静脉混合血。进入心、肝、头部及上肢的血液,含氧量较高、营养较丰富以适应需要;注入肺及身体下半部的血液,含氧量及营养较少。

2. 血液系统

（1）红细胞生成:妊娠早期红细胞主要来自卵黄囊,妊娠 10 周时在肝脏,以后以骨髓、脾为主要造血器官。妊娠 32 周以后的早产儿及妊娠足月儿的红细胞数均增多,约为 $6.0 \times 10^{12}/L$。胎儿红细胞生命周期短,仅为成人的 2/3,需不断生成红细胞。

（2）血红蛋白生成:妊娠前半期均为胎儿血红蛋白,含胎儿血红蛋白的红细胞对氧有较高的亲和力。至妊娠最后 4 ~ 6 周,成人血红蛋白增多,至临产时胎儿血红蛋白仅占 25%。

（3）白细胞生成:妊娠 12 周胸腺、脾产生淋巴细胞,成为体内抗体的主要来源。妊娠足月时白细胞计数可达 $(15 \sim 20) \times 10^{9}/L$。

3. 呼吸系统　胎儿的呼吸功能是通过母儿血液在胎盘进行气体交换完成的。B 型超声于妊娠 11 周可观察到胎儿胸壁运动,妊娠 16 周出现能使羊水进出呼吸道的呼吸运动,频率为 30 ~ 70 次/分。胎儿窘迫时出现大喘息样呼吸或暂时停止。

4. 神经系统　胎儿大脑随妊娠进展逐渐发育长大,胚胎期脊髓已长满椎管,但随后的生长缓慢。妊娠 24 ~ 26 周胎儿在宫内已能听见一些声音,妊娠 28 周胎儿对光开始出现反应,对形象及色彩的视觉出生后才逐渐形成。

5. 消化系统

（1）胃肠道:妊娠 11 周小肠有蠕动,妊娠 16 周胃肠功能基本建立,胎儿能吞咽羊水,吸收水分、氨基酸、葡萄糖及其他可溶性营养物质。

（2）肝脏:胎儿肝内缺乏许多酶,不能结合因红细胞破坏产生的大量游离胆红素,胆红素大部分由母体肝脏代谢后排出,少部分在肝内结合,经胆道氧化成胆绿素排入肠道。胆绿素的降解产物导致胎粪呈黑绿色。

6. 泌尿系统　妊娠 11 ~ 14 周胎儿肾脏有排尿功能,妊娠 14 周胎儿膀胱内已有尿液。胎儿通过排尿参与羊水的循环。

7. 内分泌系统　胎儿甲状腺是最早发育的内分泌腺,于妊娠第 6 周开始发育,妊娠 12 周已能合成甲状腺激素。胎儿肾上腺发育良好,胎儿肾上腺皮质主要由胎儿带组成,能产生大量甾体激素,与胎儿肝、胎盘、母体共同完成雌三醇合成。妊娠 12 周胎儿胰腺开始分泌胰岛素。

第二节 妊娠期母体变化

一、生理变化

在胎盘产生的激素及神经内分泌激素影响下,孕妇体内各系统发生一系列生理变化以适应胎儿生长发育的需要并为分娩做准备。

(一)生殖系统

1. 子宫 是妊娠期及分娩后变化最大的器官。

(1)子宫重量、容量和形状的改变:子宫体明显增大变软,至妊娠足月时子宫体积达 35cm×25cm×22cm,容量增至 5000ml 左右,子宫重量可增至 1100g 左右。子宫增大不是由于细胞数目的增加,主要是肌细胞的肥大,胞质内充满具有收缩活性的肌动蛋白和肌浆球蛋白,为临产后子宫收缩提供物质基础。子宫肌壁厚度非妊娠时约1cm,妊娠中期逐渐增厚达 2.0~2.5cm,妊娠末期又渐薄,至足月厚度约 1.0~1.5cm。随着子宫体积的改变,子宫形状亦发生较大的变化,由非孕时的倒置梨形,至孕 12 周时呈球形,孕晚期的长椭圆形至足月。

(2)子宫位置的改变:妊娠 12 周前子宫位于盆腔内,随着子宫增大,从盆腔上升入腹腔并轻度向右旋转,与盆腔左侧有乙状结肠及直肠占据有关。

(3)子宫收缩及子宫胎盘血流的改变:自妊娠 12~14 周起,子宫可出现不规律无痛性收缩,特点为宫缩稀发、不规律和不对称,随妊娠进展而逐渐加强,但宫缩时宫腔内压力通常为 5~25mmHg,持续时间不超过 30 秒,不伴有宫颈的扩张,这种生理性无痛宫缩称为 Braxton Hicks 收缩。子宫血流灌注随妊娠进展而增加,孕早期为 50ml/min,孕 28 周时增至 185ml/min,足月妊娠时可达 450~650ml/min,其中 80%~85%供应胎盘。

(4)子宫峡部:子宫峡部非孕时长约 1cm,随妊娠进展逐渐拉长并变薄,扩展成宫腔的一部分,分娩时可进一步伸展至 7~10cm,成为产道一部分,称为子宫下段。此处肌层薄,出血少,临床上常将此处选作剖宫产切口。在有梗阻性分娩发生时,易在该处发生破裂。

(5)子宫颈:妊娠早期宫颈水肿、血管增多、宫颈变软,外观呈蓝色。宫颈管内腺体肥大,黏液分泌增多,形成黏稠的黏液栓,防止病原菌入侵,保护宫颈不受感染。宫颈鳞柱上皮交接部外移,外观色红如糜烂状,称假性糜烂。

2. 卵巢 受孕后卵巢黄体因受 HCG 刺激继续生长成为妊娠黄体,是产生雌、孕激素的主要器官,对维持早期妊娠有重要作用。妊娠期间卵巢停止排卵和新卵泡发育,妊娠 10 周后胎盘取代黄体功能,黄体开始萎缩。

3. 输卵管 妊娠期间输卵管伸长,肌细胞无明显肥大,肌层或黏膜层有时可出现蜕膜细胞。

4. 阴道 妊娠期间阴道肌层肥厚,其周围结缔组织变软,黏膜增厚,有利于分娩时阴道的充分伸展与扩张。受内分泌因素影响,阴道分泌物增多呈白色糊状,阴道上皮细胞糖原含量增加,自净作用增强。

5. 外阴 妊娠期外阴、大小阴唇的肌肉及血管均增加,同时结缔组织变软,分娩时可充分扩张利于胎儿娩出;外阴部充血,皮肤增厚,大小阴唇色素沉着呈褐色;小阴唇皮脂腺分泌增多,外阴多潮湿。

（二）乳房

妊娠早期孕妇会感觉到乳房肿胀、疼痛,乳房充血,浅静脉明显可见。腺泡增生致乳腺增大,乳头增大变黑,易勃起,乳晕着色,乳晕外围的皮脂腺肥大形成散在的结节状小隆起,称蒙氏结节(Montgomery's tubercles)。妊娠晚期挤压乳房时,可有少许黄色稀薄液体溢出,称初乳(colostrum)。

（三）循环及血液系统

1. 心脏　妊娠期因子宫增大膈肌抬高,心脏向左、上、前方移位,心尖搏动向左移位 1～2cm。由于心脏移位,大血管轻度扭曲,及血容量增加等原因,部分孕妇可在心尖区闻及Ⅰ～Ⅱ级柔和吹风样收缩期杂音。

2. 心排出量和血容量　为维持胎儿生长发育的需要,心排出量自妊娠 10 周开始增加,至 32～34 周达高峰,持续至分娩,左侧卧位测量心排出量较未孕时约增加30%。血容量于妊娠 6～8 周开始增加,至 32～34 周达高峰,增加 40%～45%,约增加1450ml,维持此水平至分娩。血容量增加包括血浆及红细胞增加,其中血浆增加多于红细胞增加,使血液稀释,出现生理性贫血。

3. 血压　妊娠早期及中期,血压偏低。妊娠晚期,血压轻度升高。孕妇血压受体位影响,坐位时血压略高于仰卧位。

4. 静脉压　妊娠中期后盆腔回流至下腔静脉的血量增加,增大的子宫压迫下腔静脉使血液回流受阻,因此孕妇易发生下肢、外阴静脉曲张和痔。侧卧位能减轻子宫的压迫,改善静脉回流。若孕妇长时间处于仰卧位姿势,能引起回心血量减少,心排出量减少,血压下降,称为仰卧位低血压综合征(supine hypotensive syndrome)。

5. 血液成分

（1）红细胞:妊娠期骨髓不断产生红细胞,网织红细胞轻度增多。但由于血液稀释,红细胞计数及血红蛋白值均下降,分别约为 $3.6\times10^{12}/L$ 及 110g/L,血细胞比容下降至 $0.31\sim0.34$。孕妇储备铁约为 0.5g,为适应红细胞增加、胎儿生长发育及孕妇各器官生理变化的需要,应在妊娠中期后开始补充铁剂,防止缺铁性贫血发生。

（2）白细胞:妊娠期白细胞轻度增加,约为 $(5\sim12)\times10^9/L$,有时可达 $15\times10^9/L$。临产及产褥期白细胞计数也显著增加,一般 $(14\sim16)\times10^9/L$,有时可达 $25\times10^9/L$。主要为中性粒细胞增多。

（3）凝血因子:妊娠期凝血因子Ⅱ、Ⅴ、Ⅶ、Ⅸ、Ⅹ增加,使血液处于高凝状态,对预防产后出血有利。血小板数无明显改变。

（4）血浆蛋白:由于血液稀释,血浆蛋白于妊娠早期开始降低,至妊娠中期血浆蛋白约为 60～65g/L,主要为白蛋白减少,约为 35g/L,持续此水平直至分娩。

（四）泌尿系统

妊娠期肾脏略增大,肾血浆流量(renal plasma flow,RPF)及肾小球滤过率(glomerular filtration rate,GFR)于整个妊娠期间均增加,RPF 比非孕时约增加35%,GFR 约增加50%。RPF 与 GFR 均受体位影响,孕妇仰卧位时尿量增加,故夜尿量多于日尿量。由于 GFR 增加,肾小管对葡萄糖的重吸收能力不能相应增加,约 15% 的孕妇餐后出现妊娠生理性糖尿,应与真性糖尿病相鉴别。

受孕激素影响,泌尿系统平滑肌张力降低,肾盂及输尿管轻度扩张,输尿管增粗及蠕动减弱,尿流缓慢,且右侧输尿管受右旋子宫压迫,加之输尿管有尿液逆流现象,孕妇易患急性肾盂肾炎,以右侧多见。

（五）呼吸系统

妊娠早期即表现为肋骨展平,肋膈角增大,胸廓横径及前后径增加,膈肌升高而致胸廓容量增加。孕妇耗氧量于妊娠中期增加 10% ~20%,肺通气量约增加 40%,有过度通气现象,有利于为孕妇及胎儿提供所需的氧。妊娠后期子宫增大,膈肌活动幅度减少,胸廓活动加大,呼吸以胸式呼吸为主,维持正常的气体交换。呼吸频率于妊娠期变化不大,但呼吸较深,平卧后有呼吸困难感。呼吸道黏膜充血、水肿,易发生上呼吸道感染。

（六）消化系统

妊娠期受大量雌激素影响,孕妇会出现齿龈肥厚、充血、水肿、易出血等表现;受孕激素影响胃肠平滑肌张力下降使蠕动减弱,胃排空时间延长,易出现上腹部饱胀感;贲门括约肌松弛,胃内容物反流入食管下段可产生烧灼感;肠蠕动减弱,粪便在大肠内停留时间延长而出现便秘,常引起痔疮或使原有痔疮加重。

（七）内分泌系统

1. 垂体　妊娠期垂体增大 1~2 倍,嗜酸细胞肥大增多,形成"妊娠细胞",产后 10 日左右恢复。产后有出血性休克者,可使增生肥大的垂体缺血、坏死,导致席汉综合征的发生。

妊娠后大量雌、孕激素对下丘脑及腺垂体的负反馈作用,使促性腺激素减少,故妊娠期卵泡不再发育成熟,也无排卵。催乳激素自妊娠 7 周开始增多,足月分娩前达高峰约为 150μg/L,为非孕妇女的 10 倍,可促进乳腺发育,为产后泌乳做准备。分娩后不哺乳者于产后 3 周内降至非孕时水平,哺乳者多在停止一段时间后降至非孕时水平。

2. 肾上腺皮质　①肾上腺皮质分泌皮质醇增多 3 倍,但具有活性作用的游离糖皮质醇仅为 10%,故孕妇无肾上腺皮质功能亢进表现;②醛固酮分泌增多 4 倍,具有活性的游离醛固酮仅为 30%~40%,故不致引起过多的水钠潴留;③睾酮分泌增加,孕妇阴毛、腋毛增多增粗。

3. 甲状腺　妊娠期腺组织增生和血管增多,甲状腺呈中度增大。大量雌激素使血中甲状腺激素增多,但游离甲状腺激素并未增多,孕妇无甲状腺功能亢进表现。孕妇与胎儿体内促甲状腺激素(TSH)均不能通过胎盘,独立调节自身甲状腺功能。

（八）其他

1. 体重　孕妇体重于妊娠 12 周前多无明显变化,以后平均每周增加 350g,妊娠足月时平均增加 12.5kg,包括胎儿及附属物、子宫、血液、脂肪沉积等。

2. 皮肤　妊娠期垂体分泌促黑素细胞激素增加,同时因雌、孕激素刺激使黑色素增加,致孕妇乳头、乳晕、腹白线、外阴等处出现色素沉着,面颊部分布有蝶形褐色斑,称妊娠黄褐斑,产后可逐渐消退。随妊娠子宫逐渐增大,腹壁皮肤张力增加,同时肾上腺皮质分泌糖皮质激素增多分解弹力纤维蛋白,使弹力纤维变性、断裂,在下腹部、大腿内侧常出现较多紫色或淡红色不规律平行凹陷条纹,称为妊娠纹,初产妇多见。

3. 矿物质代谢　胎儿骨骼及胎盘形成需要大量钙,主要于妊娠最后 2 个月积累,因此至少应于妊娠末 3 个月补充维生素 D 及钙,以提高血钙值。胎儿造血及合成酶需要较多的铁,孕妇体内贮存铁量不能满足要求,需补充铁剂,以防发生缺铁性贫血。

二、心理社会变化

妊娠期是女性一生中非常特殊的一个时期,是家庭生活的转折点。新生命的诞生使孕妇家庭面临结构与角色的改变,原有的生活状态和互动情形也发生改变,使家庭经济负担加重,家庭中每个成员的心理和社会适应均需进行重新调整。因此应了解妊娠期孕妇及家庭成员的心理变化,并对其进行正确指导,使孕妇及家庭能妥当的调适,迎接新生命的到来。

1. 早期妊娠阶段　　在妊娠早期,无论受孕是否在计划中,大多数孕妇都具有矛盾的心理,此时既享受怀孕带来的喜悦,又有对今后能否做好母亲的担心。心境经常波动,诸如矛盾、恐惧、焦虑或将信将疑等,类似的情感变化甚至可波及妊娠的整个过程。本阶段的护理目标在于促使其接受妊娠,充分理解妊娠是个正常的生理过程。要为孕妇提供发问、倾诉的机会,鼓励孕妇充分暴露自己的焦虑和恐惧;也可安排多种形式的交流活动,使其有机会了解他人,分享感觉,有助于消除不良情绪。

2. 中期妊娠阶段　　在此期孕妇感觉胎动出现、听到胎心,体验到"孩子"的存在。表现为孕妇开始对胎儿的生长发育过程感兴趣,出现了"筑巢反应",计划为孩子购买衣服、用品,给未出生的孩子起名字,猜测性别等。本阶段的护理目标在于促进孕妇适应妊娠。此期理想的护理措施是指导孕妇阅读有关书籍,参加各种类型有关妊娠及分娩的讲课,提供育儿知识。对此,护理人员应建议家人予以理解,尤其是配偶,有了他的支持和接受,孕妇才能完成孕期心理发展任务,形成母亲角色认同。

3. 晚期妊娠阶段　　妊娠 7 个月以后,孕妇在体力、情感和心理状态方面开始经历一个异常脆弱的时期,孕妇担心各方面的危险可能给胎儿带来的伤害。孕妇既迫切的期待分娩以终止妊娠,同时又伴随矛盾心理,担心自身及胎儿的安全。因此,在妊娠的最后阶段,对于复杂的心理状态要予以全面、准确的评估,并为孕妇及其家庭提供心理上的需要,安排发问及相互交往的机会。此期更需要为孕妇提供具体的护理措施,以帮助其缓解症状、减轻不适。除了指导她们认识分娩的过程,还要为其传授沟通技巧,增强新家庭处理问题的能力,协助家庭获得各种经验,使孕妇以最佳身心状态迎接分娩。

第三节　妊 娠 诊 断

临床上将妊娠分为三个时期:从末次月经第 1 日开始计算至妊娠 13 周末之前称为早期妊娠(first trimester),第 14 ~ 27 周末称为中期妊娠(second trimester),第 28 周及其以后称为晚期妊娠(third trimester)。

一、早期妊娠诊断

(一)症状

1. 停经　　凡月经周期规律,有性生活史的育龄健康女性,一旦月经过期,应考虑到妊娠。停经 10 天以上,应高度怀疑妊娠。若停经 2 个月以上,则妊娠的可能性更大。停经是妊娠最早的症状,但并不是妊娠特有的症状,精神、疾病、药物等原因亦可造成,应予鉴别。

2. 早孕反应　约有半数左右的妇女,在停经 6 周左右出现头晕、乏力、嗜睡、食欲缺乏、喜食酸物或厌恶油腻、恶心、晨起呕吐等症状,称为早孕反应。这些症状一般不需特殊处理,妊娠 12 周左右自然消失。

3. 尿频　前倾增大的子宫在盆腔内压迫膀胱所致。约至 12 周,增大的子宫进入腹腔,尿频症状自然消失。

（二）体征

1. 乳房变化　见本章第二节。

2. 妇科检查　阴道黏膜和宫颈阴道部充血呈紫蓝色。停经 6~8 周时,双合诊检查子宫峡部极软,感觉宫颈与宫体之间似不相连,称黑加征（Hegar sign）。子宫逐渐增大变软,至停经 8 周,子宫约为非妊娠子宫的 2 倍,停经 12 周时,子宫约为非妊娠子宫的 3 倍,在耻骨联合上方可触及。

（三）辅助检查

1. 妊娠试验　受精卵着床后不久,即可用放射免疫法测定受检者血液中 HCG 升高。临床上多用早早孕诊断试纸进行尿液中 HCG 定性诊断,若为阳性,表明受检者尿液中含 HCG,结合临床可辅助诊断早期妊娠。在非妊娠期,若 HCG 出现于血或尿中,提示可能有分泌这种激素的肿瘤组织存在。

2. 超声检查　妊娠早期超声检查的主要目的是确定宫内妊娠,估计孕龄,排除异位妊娠、滋养细胞疾病、盆腔肿块或子宫异常等。停经 35 日时,子宫腔内可见到圆形或椭圆形光环,即妊娠囊;妊娠 6 周时,可见到胚芽和有节律的原始心管搏动。

3. 宫颈黏液检查　宫颈黏液量少且黏稠,涂片干燥后镜下见排列成行的椭圆体,不见羊齿叶状结晶,早期妊娠的可能性较大。

4. 基础体温（basal body temperature,BBT）测定　具有双相型体温的育龄妇女,如停经后高温相持续 18 日不见下降者,早期妊娠的可能性大。高温相持续 3 周以上,则妊娠的可能性更大。

二、中、晚期妊娠诊断

中、晚期妊娠因外在表现明显,临床症状突出,诊断较容易。此期诊断的目的不仅是妊娠,更重要的是评估母子健康状况,胎儿宫内生长发育情况,有无胎儿畸形等,以便及时发现问题及早处理。

（一）症状

有早期妊娠的经过,自觉腹部逐渐增大,可感到胎动,触及胎体,直至分娩。

（二）体征

1. 子宫增大　宫底随妊娠进展逐渐增高（图 4-4）。手测子宫底高度或尺测耻上子宫长度,可以初步估计胎儿大小是否与孕周相符（表 4-1）。增长过速或过缓均可能为异常。

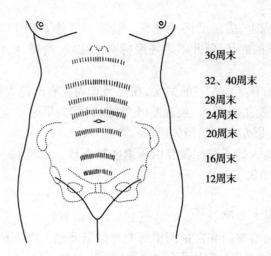

36周末

32、40周末

28周末
24周末

20周末

16周末

12周末

图4-4　妊娠周数与宫底高度

表4-1　不同妊娠周数的子宫底高度及子宫长度

妊娠周数	妊娠月份	手测子宫底高度	尺测耻上子宫底高度
满 12 周	3 个月末	耻骨联合上 2~3 横指	
满 16 周	4 个月末	脐耻之间	
满 20 周	5 个月末	脐下 1 横指	18(15.3~21.4)cm
满 24 周	6 个月末	脐上 1 横指	24(22.0~25.1)cm
满 28 周	7 个月末	脐上 3 横指	26(22.4~29.0)cm
满 32 周	8 个月末	脐与剑突之间	29(25.3~32.0)cm
满 36 周	9 个月末	剑突下 2 横指	32(29.8~34.5)cm
满 40 周	10 个月末	脐与剑突之间或略高	33(30.0~35.3)cm

2. 胎动(fetal movement,FM)　指胎儿的躯体活动。一般在妊娠 18 周后 B 型超声检查可发现,妊娠 20 周后孕妇可感觉到胎动。有时在进行腹部检查时可见到或触到胎动。

3. 胎体　妊娠 20 周后可经腹壁触到子宫内的胎体,24 周后触诊可区分胎头、胎背、胎臀和胎儿肢体。胎头圆而硬,有浮球感,胎背宽而平坦,胎臀宽而软,胎儿肢体小且有不规则活动。

4. 胎心音　妊娠 12 周后可用超声多普勒胎心听诊仪在腹壁听到胎心音,妊娠 18~20周用一般听诊器在腹部听到胎心。胎心音呈双音,似钟表"滴答"声,正常 110~160次/分。胎儿心音应与子宫杂音、腹主动脉音、脐带杂音相鉴别。子宫杂音和腹主动脉音与孕妇脉率相一致,脐带杂音与胎心频率一致,呈吹风样低音。

（三）辅助检查

超声检查可显示胎儿数目、胎产式、胎先露、胎方位、胎心搏动情况及胎盘位置、分级、羊水量、胎儿有无畸形,还可测量胎头双顶径、股骨长等多条径线,动态监测胎儿发育情况。在妊娠 18~24 周,可采用超声进行胎儿系统检查,筛查胎儿结构畸形。

彩色多普勒超声可以检测子宫动脉、脐动脉和胎儿动脉的血流速度波形。妊娠中期子宫动脉血流波动指数和阻力指数可以评估子痫前期的风险,妊娠晚期的脐动脉波动指数和阻力指数可以评估胎盘的血流。胎儿大脑中动脉的收缩期峰值可以判断胎儿贫血的程度。

三、胎姿势、胎产式、胎先露、胎方位

妊娠28周以前,因胎儿较小,羊水相对较多,胎儿在子宫内活动范围较大,因此胎儿位置不固定。32周后,胎儿生长迅速,羊水相对减少,活动空间受限,胎儿与宫壁贴近,胎儿的姿势和位置相对固定。为了更好的描述胎儿在宫腔内的位置、形态,用胎产式、胎先露和胎方位等名词表示。

1. 胎姿势(fetal attitude) 指胎儿在子宫内的姿势。正常为:胎头俯屈,颏部贴近胸壁,脊柱稍前弯,四肢屈曲交叉于胸腹前,使其体积和体表面积明显缩小,整个胎体成为头端小、臀端大的椭圆形,适应妊娠晚期椭圆形子宫腔的形状。

2. 胎产式(fetal lie) 指胎儿身体纵轴与母体纵轴的关系。两纵轴平行者称纵产式,占妊娠足月分娩的99.75%,两纵轴垂直者称横产式,占0.25%,两纵轴交叉者称斜产式。斜产式属暂时的,多数在分娩过程中转为纵产式,极少数转为横产式(图4-5)。

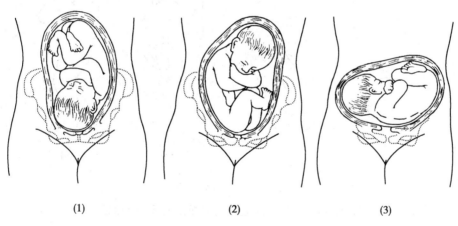

图4-5 胎产式及胎先露
(1)纵产式——头先露 (2)纵产式——臀先露 (3)横产式——肩先露

3. 胎先露(fetal presentation) 指最先进入母体骨盆入口的胎儿部分。纵产式有头先露、臀先露,横产式有肩先露。头先露可根据胎头屈伸程度分为枕先露、前囟先露、额先露及面先露(图4-6)。臀先露分为混合臀先露、单臀先露、单足先露、双足先露(图4-7)。偶见头先露或臀先露与胎手或胎足同时入盆,称复合先露。

4. 胎方位(fetal position) 胎儿先露部指示点与母体骨盆入口前、后、左、右、横之间的关系称胎方位。枕先露以枕骨(occipital,O)、面先露以颏骨(mentum,M)、臀先露以骶骨(sacrum,S)、肩先露则以肩胛骨(scapula,Sc)为指示点。以枕先露为例,当枕骨位于母体骨盆腔的左前方时,称为"枕左前",余类推。胎产式、胎先露、胎方位的种类及关系见表4-2。

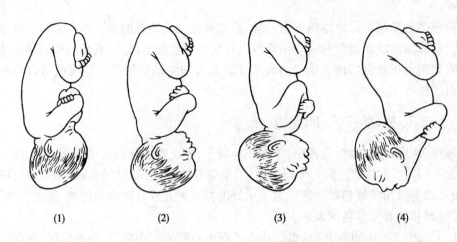

图 4-6　头先露的种类

(1)枕先露　(2)前囟先露　(3)额先露　(4)面先露

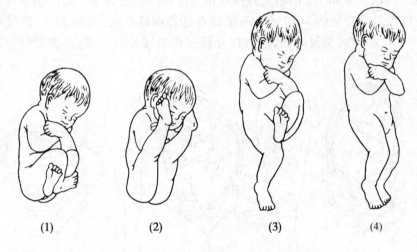

图 4-7　臀先露的种类

(1)混合臀先露　(2)单臀先露　(3)单足先露　(4)双足先露

表 4-2　胎产式、胎先露、胎方位的种类及关系

纵产式
(99.75%)

横产式
(0.25%)

头先露
(95.75% ~
97.75%)

臀先露
(2% ~ 4%)

肩先露
(0.25%)

枕先露
(95.55% ~
97.55%)

面先露
(0.20%)

枕左前(LOA)、枕左横(LOT)、枕左后(LOP)
枕右前(ROA)、枕右横(ROT)、枕右后(ROP)

颏左前(LMA)、颏左横(LMT)、颏左后(LMP)
颏右前(RMA)、颏右横(RMT)、颏右后(RMP)

骶左前(LSA)、骶左横(LST)、骶左后(LSP)
骶右前(RSA)、骶右横(RST)、骶右后(RSP)

肩左前(LScA)、肩左后(LScP)
肩右前(RScA)、肩右后(RScP)

第四节 妊娠期管理

定期产前检查可监测妊娠期母儿情况,及早发现、处理异常现象,保证母儿健康及分娩平安度过。产前检查应从确诊早孕开始,主要目的是了解母儿的健康状况,估计孕期及胎龄,并制定接下来的产科检查计划。一般情况下首次产前检查时间应在 6 ~ 8 周为宜,妊娠 20 ~ 36 周每 4 周检查 1 次,37 周后每周检查 1 次。凡属高危妊娠者,应酌情增加产前检查次数。

一、护理评估

(一)病史

1. 健康史

(1)一般资料

1)年龄:年龄过小易发生难产,35 岁以上的初产妇易并发妊娠期高血压疾病、产力异常等。

2)职业:放射线能诱发基因突变,造成染色体异常,因此妊娠期尤其是妊娠早期接触放射线者,可造成流产、胎儿畸形。接触有毒物质(如铅、汞、苯、有机磷农药、一氧化碳等)可引起胎儿畸形。

3)其他:孕妇其他资料,如受教育程度、宗教信仰、婚姻及家庭状况、经济状况、电话及住址等。

(2)目前健康状况:询问孕妇过去的饮食习惯,怀孕后饮食习惯有无改变,有何改变,早孕反应对孕妇的影响程度等。询问孕妇的休息与睡眠情况、排泄情况、日常活动与自理情况和有无特殊嗜好。

(3)月经史、婚育史:评估孕妇初潮年龄、既往月经周期、月经量及持续时间等,以帮助正确估算预产期。评估是否已婚、结婚年龄、是否计划内妊娠。

(4)个人史:有无长期或过量饮酒、吸烟、吸毒史;有无不洁性生活及性乱史;有无长期服用避孕药史等。

(5)既往史:着重了解高血压、心脏病、肝病、血液病、肾炎、糖尿病、传染病等病史。若曾行妇科手术,需了解为何种手术及手术原因。

(6)家族史:丈夫有无传染病、遗传病史。家族中有无双胎史、高血压、糖尿病以及遗传疾病史。

2. 孕产史

(1)既往孕产史:了解孕妇既往的孕产史及分娩方式,有无流产、早产、难产、死胎、死产及产后出血史。

(2)本次妊娠情况:评估早孕反应出现时间及严重程度,有无病毒感染史及用药情况,胎动出现时间,妊娠期有无阴道出血、头痛、眼花、心悸、下肢水肿、发热等。

3. 预产期推算 了解末次月经(last menstrual period,LMP)的日期,推算预产期(expected date of confinement,EDC)。方法:末次月经第 1 日起,月份减 3 或加 9,日期加 7。如为农历日期,应先换算成公历再推算预产期。实际分娩时间与估算预产期时间可能相差 1 ~ 2 周。若孕妇记不清末次月经日期,可根据早孕反应

笔记

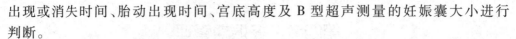

出现或消失时间、胎动出现时间、宫底高度及 B 型超声测量的妊娠囊大小进行判断。

（二）身体评估

1. 全身检查 评估孕妇的生长发育、营养、精神状态、身高及步态。身材矮小（<145cm）者常伴有骨盆狭窄。检查心、肺有无异常，乳房发育情况，脊柱及下肢有无畸形。测量血压和体重。正常孕妇血压不超过 140/90mmHg，或与基础血压相比升高不超过 30/15mmHg。正常单胎孕妇妊娠晚期体重每周增加不应超过 0.5kg，若超过应注意水肿或隐性水肿的存在。

2. 产科检查 包括腹部检查、产道检查、阴道检查及胎儿情况。适时行 B 型超声检查。

（1）腹部检查：孕妇排空膀胱后仰卧于检查床上，头部稍抬高，双腿略屈曲分开，放松腹肌。检查者站于孕妇右侧。

1）视诊：观察腹形及大小，腹部有无妊娠纹、手术瘢痕及水肿。若子宫底高度超过相应孕周者，应考虑双胎、羊水过多、巨大儿的可能；反之，应考虑是否有胎儿生长受限、孕周推算错误等。腹部向前（尖腹，多见于初产妇）、向下（悬垂腹，多见于经产妇）突出明显者，应注意有无骨盆入口平面狭窄。

2）触诊：先用软尺测子宫长度及腹围，子宫长度是从耻骨联合上缘到子宫底的距离，腹围是平脐绕腹一周的数值。随后进行四步触诊法进行检查（图 4-8），可明确胎产式、胎方位，估计胎儿大小及头盆关系。

第一步：先确定宫底高度，并判断妊娠周数与胎儿大小是否相符。两手交替轻推，判断位于子宫底部的是胎儿的哪个部分，如为圆而硬且有浮球感的为胎儿头部，在推动头部时胎体不随之移动；如为不规则宽而软的为胎儿臀部，推动臀部时胎体随之移动。

第二步：检查者双手分别置于腹部左右两侧，一手固定，另一手轻轻深按检查，两手交替进行，判断胎背及胎儿四肢的位置。宽平饱满一侧为胎背，确定胎背是向前、向侧方或向后；若为可变形的凹凸不平的小部分是胎儿的肢体。

第三步：检查者右手置于耻骨联合上方，拇指与其余 4 指分开，推动胎儿先露部分左右移动，进一步查清是胎头还是胎臀。若先露部可以自由的左右移动，表示先露部尚未衔接，称"浮"；如先露部固定不动表示已衔接入盆，称"固定"。

第四步：检查者仍站在孕妇右侧，背向孕妇脸，双手置于先露部两侧，向下深压，进一步证实先露部是胎头还是胎臀，并确定入盆程度。若胎先露是胎头或胎臀难以确定时，可进行肛诊以协助判断。

3）听诊：可使用听筒或超声多普勒仪进行听诊。妊娠 24 周前，多在脐下正中稍偏左或偏右处听到胎心；24 周后胎心在对应腹壁靠近胎背左上方肩胛骨尖的位置最清，因此不同的胎先露对应腹壁不同的胎心听诊区。枕先露时，胎心在脐下方右或左侧；臀先露时，胎心在脐上方右或左侧；肩先露时，胎心在脐下方听诊最清。但应注意不可只根据胎心听诊位置而确定胎位，这样容易误诊。

（2）胎动监测：孕妇对胎动的自我监测是评估胎儿宫内情况最简便、有效的方法之一。随着孕周增加，胎动逐渐由弱变强，至妊娠足月时，胎动又因羊水量减少和空间减小而逐渐减弱。胎动计数≥6 次/2 小时为正常，<6 次/2 小时或减少 50% 者提示

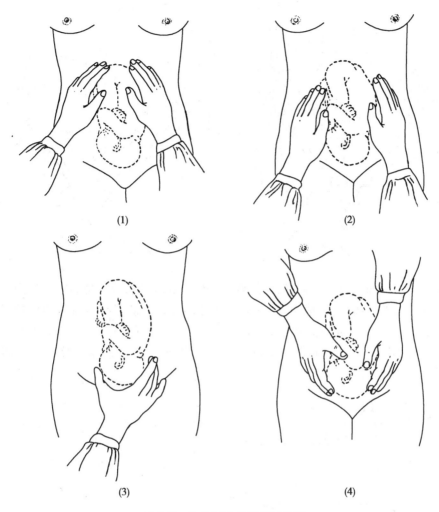

图 4-8　胎位检查的四步触诊法

胎儿缺氧可能,应立即就诊。

（3）骨盆测量:骨盆大小及其形状对分娩有直接影响,是决定胎儿能否顺利经阴道分娩的重要因素。骨盆测量分外测量和内测量两种。

1）骨盆外测量:

①髂棘间径:孕妇取仰卧位,双下肢伸直,测量两髂前上棘外缘的距离,正常值为23～26cm（图4-9）。

②髂嵴间径:孕妇取仰卧位,双下肢伸直,测量两髂嵴外缘最宽的距离,正常值为25～28cm（图4-10）。

以上两条径线可间接推测骨盆入口横径的长度。

③骶耻外径:孕妇取左侧卧位,左腿屈曲,右腿伸直,测量第5腰椎棘突下（米氏菱形窝上角）至耻骨联合上缘中点的距离,正常值为18～20cm（图4-11）。此径线可间接推断骨盆入口前后径长度,是骨盆外测量中最重要的径线。

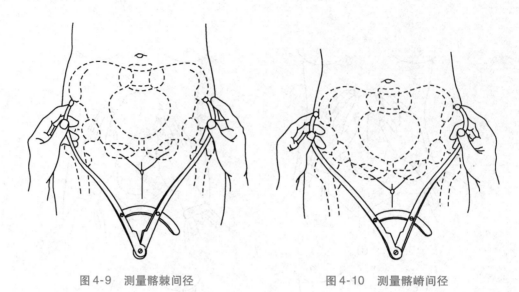

图 4-9 测量髂棘间径   图 4-10 测量髂嵴间径

④坐骨结节间径或出口横径:孕妇取仰卧位,双腿屈曲,双手抱膝。测量两坐骨结节内侧缘之间的距离,正常值为 8.5~9.5cm(图 4-12)。此径线可直接测出骨盆出口的横径长度。若出口横径值 <8cm,应加测出口后矢状径(坐骨结节间径中点至骶尖),正常值为 9cm。出口横径与出口后矢状径之和 >15cm 表示骨盆出口无明显狭窄,可考虑经阴道分娩。

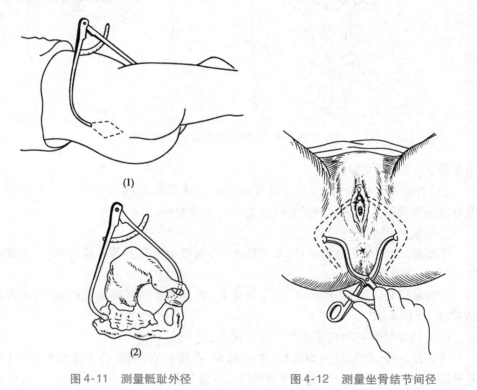

图 4-11 测量骶耻外径   图 4-12 测量坐骨结节间径

⑤耻骨弓角度:两手拇指指尖斜着对拢放置在耻骨联合下缘,左右两拇指平放在耻骨降支上,测量两拇指间角度即为耻骨弓角度,正常值为 90°,小于 80° 为异常。此

角度反映骨盆出口横径的宽度。

2)骨盆内测量:适用于骨盆外测量有狭窄者。一般应在妊娠24～36周、阴道松软时测量为宜。测量时孕妇取膀胱截石位,严格消毒外阴。检查者戴无菌手套并涂以润滑油。

①对角径或骶耻内径:为耻骨联合下缘中点至骶岬上缘中点的距离,正常值为12.5～13cm,此值减去1.5～2cm,即为骨盆入口前后径的长度,又称真结合径,其正常值约为11cm。测量方法:检查者将一手的示指、中指深入阴道,用中指尖触到骶岬上缘中点,示指上缘紧贴耻骨联合下缘,用另一手的示指正确标记此接触点,抽出阴道内手指,测量中指尖至此接触点的距离,即为对角径(图4-13)。若测量时阴道内的中指尖触不到骶岬,表明对角径值>12.5cm。

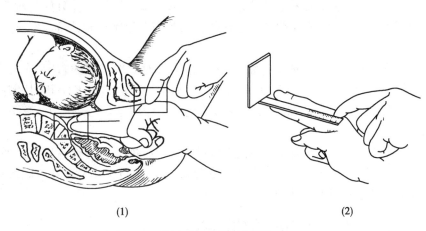

(1)　　　　　　　　　　　　　　　　(2)

图4-13　测量对角径

②坐骨棘间径:测量两坐骨棘间的距离,正常值约为10cm。测量方法:检查者一手示指、中指放入阴道内,分别触及两侧坐骨棘,估计其间距离(图4-14)。

③坐骨切迹宽度:为坐骨棘与骶骨下部间的距离,即骶棘韧带的宽度,代表中骨盆后矢状径。测量方法:检查者将阴道内的示指置于韧带上移动,能容纳3横指(5.5～6cm)为正常(图4-15),否则为中骨盆狭窄。

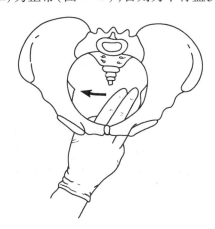
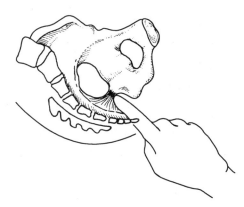

图4-14　测量坐骨棘间径　　　　　图4-15　测量坐骨切迹宽度

笔记

（4）阴道检查：妊娠晚期接近临产时，应避免不必要的阴道检查。如确实需要，应严格消毒外阴，戴无菌手套，以防感染。阴道检查重点评估宫颈成熟度、阴道松弛度、胎先露和胎方位、宫颈扩张程度及胎头下降程度等。

（5）肛查：可以了解胎先露部、骶骨前面弯曲度、坐骨棘间径、坐骨切迹宽度及骶尾关节活动度，并测量出口后矢状径。

（三）辅助检查

应做血常规、尿常规、血糖、血型、肝功能、心电图、B 型超声、胎心监护等检查，如有异常，再做其他相关检查。

（四）心理社会评估

1. 孕妇的心理评估　评估孕妇对本次妊娠的态度是积极还是消极，有无矛盾心理，有哪些影响因素，孕妇会采用哪种方式进行自我调节。孕妇接受妊娠的程度，有时可从孕妇接受产前指导的依从性方面来评估。当孕妇自觉胎动时，多数孕妇会改变当初对妊娠的态度。

2. 支持系统的评估　评估支持系统，尤其是丈夫对此次妊娠的态度，对妻子妊娠后的关心及体贴程度，对孩子性别有无偏重。评估孕妇家庭目前经济状况，家庭其他成员对本次妊娠的接受程度，能否提供足够的支持来缓解孕心理压力，及孕妇在家庭中的角色等。

3. 社会评估　孕妇居住地与医院之间的距离，今后进行产前检查是否方便，居住环境是否有利于孕期健康。孕妇工作性质及劳动强度，现行工作是否符合国家相关规定，若不符合是否已做相应调整等。

二、常见的护理诊断/医护合作性问题

1. 便秘　与妊娠引起肠蠕动减弱有关。
2. 知识缺乏　缺乏妊娠期保健知识。
3. 体液过多　与增大子宫压迫下腔静脉或水钠潴留有关。
4. 父母不称职　与缺乏孕育孩子的知识与技能以及缺乏社会支持系统有关。
5. 胎儿有受伤的危险　与遗传、感染、中毒、胎盘功能障碍有关。

三、护理措施

（一）一般护理

告知孕妇产前检查的意义和重要性，预约下次产前检查的时间和内容，并督促定期进行产前检查和健康指导。

（二）心理护理

要让孕妇了解胎儿生长发育的环境与母体生理状态和心理活动密切相关，孕妇的情绪变化可通过血液和内分泌调节对胎儿产生影响。在每次产前检查时应评估孕妇目前心理适应程度，鼓励孕妇抒发内心感受及想法，找到其目前主要心理问题，并予以解决。

（三）症状护理

1. 恶心、呕吐　约半数妇女会出现恶心、呕吐等早孕反应，可给予如下护理：①避免空腹，晨起时先进食几块饼干或面包；②少食多餐，忌油腻、不易消化饮

食、或引起不舒服气味的食物;③餐前可饮用少许生姜汁以减轻胃气上逆,缓解呕吐;④给予精神鼓励与支持,保证充足的休息与放松,消除紧张情绪;⑤若妊娠12周后仍继续呕吐,甚至影响孕妇营养时,应考虑妊娠剧吐的可能,应到医院就诊,纠正水电解质紊乱。

2. **尿频、尿急** 常发生在妊娠前3个月及末3个月。若无伴随尿痛、小便灼热、发热等症状,可给予解释,鼓励及时排空膀胱,不必特殊处理。

3. **便秘** 是妊娠期常见症状之一,可通过如下护理措施予以缓解:①养成每日定时排便的习惯;②晨起口服少许温开水或蜂蜜水一杯;③多进食富含纤维素的蔬菜、水果,同时增加每日饮水量;④进行适当的活动,如散步、适合的家务劳动等;⑤未经医生允许不可擅自使用大便软化剂或轻泻剂。

4. **白带增多** 于妊娠前3个月及末3个月明显,是妊娠期正常的生理变化。但应排除假丝酵母菌、滴虫、淋菌、衣原体感染等。嘱孕妇每日清洗外阴或淋浴,并更换透气性好的棉质内裤,保持外阴清洁干燥,但严禁阴道冲洗。

5. **下肢水肿** 孕妇于妊娠中晚期,在踝部及膝关节以下部位易发生水肿,经休息可缓解或消失,属生理性水肿。若不消失或水肿严重,应警惕妊娠期高血压疾病、妊娠合并肾脏疾病发生。对生理性水肿可进行如下护理:①避免长时间站或坐,活动后应取左侧卧位并抬高下肢休息,以促进静脉回流减轻水肿;②避免穿过紧的裤子或长筒袜影响静脉回流;③适当限制盐的摄入,不必限制水分。

6. **下肢、外阴静脉曲张** 嘱孕妇避免长时间站立或行走,经常抬高下肢,给予下肢热敷加强静脉回流;会阴部有静脉曲张者,可于臀下垫枕,抬高髋部休息。

7. **下肢肌肉痉挛** 痉挛发生时,嘱孕妇背屈踝关节或身体站直前倾以伸展抽筋的肌肉,或局部给予热敷按摩。必要时遵医嘱口服钙剂。

8. **腰背痛** 嘱孕妇穿低跟、软底、舒适的布鞋;在俯拾物品时,应保持上身直立,弯曲膝部,以下蹲而不是弯腰的姿势拾取;疼痛严重时,应于硬床垫床上卧床休息,或局部热敷。

9. **仰卧位低血压** 嘱左侧卧位症状可消失,但应防止突然站立时跌倒。

10. **贫血** 适当增加富含铁的食物摄入,并遵医嘱口服铁剂药物。

（四）健康指导

1. **异常症状的判断** 孕妇出现以下症状应立即就诊:阴道出血、妊娠12周后仍持续呕吐、寒战发热、腹痛、头痛、眼花、胸闷、心悸、气短、胎动次数突然减少、液体突然自阴道中流出等。

2. **营养指导** 孕妇的营养状况直接或间接影响自身和胎儿的健康。孕妇应加强营养,进食高热量、高蛋白质、富含维生素饮食,既要避免营养摄入过少,影响胎儿发育,也应避免营养摄入过多,引起胎儿过大造成难产。

3. **清洁与舒适** 孕妇应养成良好的卫生与生活习惯,尽可能使整个孕期处在安全、愉悦、清洁、舒适的良好状态中。①应穿着宽松、柔软、舒适、易吸汗的棉、麻、丝质衣裤;②选择轻便、宽松的平底鞋,以感到舒适为宜;③每日淋浴,避免盆浴,勤更换内衣裤,以保持乳房及外阴部的清洁干燥;④养成良好的刷牙习惯,注意用软毛牙刷,防止损伤牙龈;⑤避免接触猫、狗等宠物,以免造成人畜共患疾病;⑥避免去人群拥挤、空气不流通的公共场所,以免造成病原菌传播感染。

4. 活动与休息 一般孕妇可工作或操持家务至28周,28周后应减轻工作量,避免长时间站立或重体力劳动。妊娠期因身心负荷加重,易感疲惫,应保证充足的休息与睡眠。避免长时间看电视或使用电脑,避免出现睡眠不足或过多等不良生活习惯。孕妇每日应有8小时睡眠,并保证1~2小时午休。孕妇适当活动可促进血液循环、增进食欲、预防便秘、促进睡眠,且可强化肌肉为分娩作准备,因此孕妇在妊娠期内应有适量的运动。以户外有氧运动为主,如散步。以孕妇感到舒适、不疲劳为宜。

5. 胎教 胎教是有目的、有计划地为胎儿的生长发育实施最佳措施的行为。现代科学研究发现,胎儿的眼睛能随传入的光亮而活动,通过腹壁触及手足可使其产生收缩反应,外界音响可传入胎儿听觉器官,并能引起心率、胎动的改变。胎教有很多种方式和途径,包括音乐胎教、呼唤胎教、光照胎教和抚摸胎教等。

6. 用药指导 很多药物可以通过胎盘进入胚胎内,对胚胎、胎儿及新生儿产生不良影响。因此,妊娠期间孕妇应在医生指导下严格选择和使用药物。美国食品和药物管理局(Food and Drug Administration,FDA)根据药物对胚胎、胎儿的致畸情况,将药物对胚胎、胎儿的危害性等级分为A、B、C、D、X共5个级别。A级:经临床对照研究,无法证实药物在妊娠早期与中晚期对胎儿有危害作用,对胚胎、胎儿伤害可能性最小,是无致畸性的药物。如适量维生素。B级:经动物实验研究,未见对胚胎、胎儿有危害。无临床对照实验,未得到有害证据,可以在医师观察下使用。如青霉素、红霉素、地高辛、胰岛素等。C级:动物实验表明对胚胎、胎儿有不良影响。由于没有临床对照实验,只能在充分权衡药物对孕妇的益处、对胚胎、胎儿潜在利益和对胚胎、胎儿危害情况下,谨慎使用。如庆大霉素、异丙嗪、异烟肼等。D级:有足够证据证明对胚胎、胎儿有危害性。只有在孕妇有生命威胁或患严重疾病,而其他药物又无效的情况下考虑使用。如硫酸链霉素、盐酸四环素等。X级:各种实验证实会导致胚胎、胎儿异常,在妊娠期间禁止使用。如甲氨蝶呤、己烯雌酚等。在妊娠前12周,以不用C、D、X级药物为好。此外,传统中药中,具有祛瘀、滑利、破血、散气、耗气等功效者,应禁用或慎用。

7. 孕期自我监护 胎心音和胎动计数是孕妇自我监护胎儿宫内情况的重要方法。教会孕妇及其家庭成员听胎心音、计数胎动,并及时记录,不仅了解胎儿宫内情况,还可以促进孕妇及其家庭成员之间和谐及亲情关系的形成。

8. 性生活指导 妊娠前3个月及末3个月应避免性生活,防止出现流产、早产及感染。

9. 识别先兆临产 临近预产期孕妇,如出现阴道血性分泌物或规律宫缩,则视为临产,嘱孕妇应尽快就诊。如阴道突然大量液体流出,嘱孕妇应平卧,由家属尽快送往医院,防止脐带脱垂而危及胎儿生命。

第五节 分娩的准备

一、分娩知识与心理准备

多数妇女,尤其是初产妇,因为缺乏分娩的相关知识,加之对分娩时疼痛、分娩过程中自身和胎儿安全的担忧,使产妇产生焦虑和恐惧心理,这些负性心理又会影响产程进展和母儿安全,并加重分娩时的疼痛与不适。因此,帮助孕妇分娩前做好充分的准备是保证安全分娩的必要条件。介绍分娩相关知识如分娩先兆、临产过程、分娩过程及其分期以及产妇在分娩过程中可能接受的治疗和护理,旨在指导孕妇学习应对分娩疼痛和不适的方法。

二、先兆临产

分娩发动之前,孕妇往往出现一些预示即将临产的症状,称为先兆临产(threatened labor)。

1. 假临产(false labor) 孕妇在分娩发动前,常出现假临产,其特点是:宫缩持续时间短且不恒定,间歇时间长且不规律,宫缩强度不增加,常在夜间出现而清晨消失,宫缩只引起轻微胀痛且局限于下腹部,可被镇静药物抑制,宫颈管不缩短,宫口扩张不明显。

2. 胎儿下降感(lightening) 又称轻松感。随着胎先露部下降至骨盆入口,宫底随之下降,孕妇感到上腹部较前舒适,进食量较前增加,呼吸较前轻快。因胎先露部入盆压迫膀胱,孕妇常出现尿频症状。

3. 见红(show) 分娩发动前24~48小时,因宫颈内口附近的胎膜与该处的子宫壁分离,毛细血管破裂出血,与宫颈管内的黏液相混经阴道排出少量血液,称为见红,是分娩即将开始比较可靠的征象。若出血量超过月经量,不应视为见红,应考虑是否为妊娠晚期出血性疾病,如前置胎盘、胎盘早剥等。

三、分娩物品准备

产前帮助孕妇及其家庭成员将分娩后产妇及新生儿所需的物品准备齐全。并于产前确定合适的分娩场所、临产时到达医院的交通工具以及联络方式等。

1. 新生儿物品准备 新生儿衣被、尿布应选用质地柔软、吸水性强、透气性好、便于洗涤和消毒的纯棉制品;衣服应稍宽大,便于穿脱,衣服不应钉纽扣,以布带替代;能消毒且标有刻度的奶瓶及奶粉,选择奶嘴奶孔大小合适的奶嘴数个,流速以每分钟30滴为宜。新生儿沐浴用物包括有:新生儿肥皂、婴儿爽身粉、消毒棉签、纱布、绷带、75%酒精、5%鞣酸软膏、室内温湿度计及沐浴设备等。

2. 母亲用物准备 充足的消毒卫生巾以便更换,合适的胸罩支托充满乳汁的乳房;内衣需柔软、舒适、吸汗、厚薄适中;必要时借助吸奶器吸空乳房。

四、产前运动

妊娠期适当的运动有调节神经系统、增强心肺功能、助消化、促进腰部及下肢血液循环及松弛肌肉和关节的作用。同时适当的锻炼,还能增强腹肌力量,防止因腹壁松弛造成胎位不正及难产;增强腹肌及盆底肌肉的力量,还可缩短产程,预防产道裂伤和产后出血。而呼吸控制的练习,可减少分娩时的疼痛,促使产程顺利。

学习小结

1. 学习内容

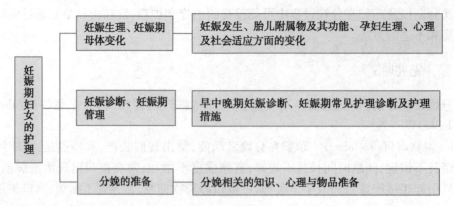

2. 学习方法

通过教师讲授、观看教学视频、学生讨论、师生互动、实验室训练及临床见习等方法学习本章内容。

（姚 洁）

复习思考题

1. 试述产前检查的时间及主要内容。
2. 试述孕妇睡眠时应采取的正确体位并分析原因。

第五章

分娩期妇女的护理

学习目的

通过学习本章内容,掌握影响分娩因素的特点、正常分娩妇女各产程的护理措施等相关内容,为护理人员能正确对分娩产妇实施整体护理奠定理论基础。

学习要点

产力的特点,临产的判断,产程分期,正常分娩产妇各产程的护理评估、护理诊断及相应护理措施等。

妊娠满28周及以后,胎儿及其附属物从临产发动至全部从母体娩出的过程称为分娩(delivery)。妊娠满28周至不满37足周期间分娩称为早产(premature delivery);妊娠满37周至不满42足周期间分娩,称足月产(term delivery);妊娠满42周及以后分娩称过期产(postterm delivery)。

第一节 影响分娩的因素

案例引导

某女,24岁,主因宫内孕 39^{+2} 周,第一胎,见红24小时,规律腹痛2小时,未破水入院。入院体检:心肺体检(−),宫高34cm,腹围98cm,胎头向下,胎心140次/分,可触及规律宫缩,间隔5~6分钟,持续30秒,骨盆外测量:骨盆出口横径8.5cm,耻骨弓90°,肛查:宫口开大2cm,先露头 S^{-1},胎膜未破。

根据以上资料,请回答:

1. 该患者的临床诊断。

2. 该患者常见的护理诊断及护理措施。

影响分娩的因素包括产力、产道、胎儿及孕妇的精神心理状态。各个因素均正常并能相互适应,胎儿才能顺利经阴道自然娩出,则为正常分娩。正常分娩依靠产力将胎儿及其附属物排出体外,但同时必须有足够大的骨产道及软产道相应扩张让胎儿通过。而产力又受胎儿大小、胎位及产道的影响。此外,还受精神心理因素的干扰。

笔记

一、产力

将胎儿及其附属物从子宫腔内逼出的力量,称为产力。产力包括子宫收缩力(简称宫缩)、腹肌及膈肌收缩力(统称腹压)和肛提肌收缩力。

(一)子宫收缩力

子宫收缩力是临产后的主要产力,贯穿整个分娩过程。正常的子宫收缩具有自主的节律性、对称性、极性和缩复作用。临产后的宫缩使宫颈管逐渐缩短、消失,宫口扩张,胎先露下降和胎儿及胎盘娩出。

1. 节律性 宫缩节律性是进入临产的重要标志。正常的宫缩是由弱渐强(进行期),持续一段时间(极期)后再由强转弱(退行期),之后进入间歇期(图5-1)。正常宫缩是宫体肌不随意有规律收缩并伴有疼痛。宫缩一般间隔5~6分钟,持续30秒左右。宫缩时子宫变硬隆起,间歇期子宫肌肉松弛。进入第二产程,宫缩持续时间可长达60秒,间歇期仅1~2分钟。随着强度的增加,宫腔压力升高,疼痛程度增加。宫缩时子宫肌壁血管及胎盘受压,致使子宫血流量减少,胎盘绒毛间隙的血流减少。宫缩间歇期子宫血流量恢复到原来水平,胎盘绒毛间隙的血流重新充盈,宫缩的节律性对胎儿血流灌注有利。

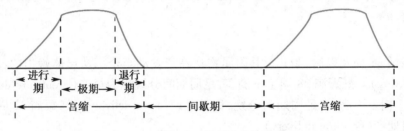

图5-1 临产后正常宫缩节律示意图

2. 对称性 正常宫缩起自两侧宫角,以微波的形式向宫底中线集中,左右对称,再以2cm/s的速度向子宫下段扩散,约需15秒均匀协调地扩散至整个子宫,此为子宫收缩力的对称性(图5-2)。

3. 极性 宫缩以宫底部最强,持续时间最久,向下逐渐减弱,宫底部的收缩力强度是子宫下段的2倍,此为子宫收缩力的极性。

4. 缩复作用 每次宫缩时,宫体部平滑肌纤维缩短变宽,间歇期也不能恢复至原来长度,经过反复收缩,肌纤维越来越短,此为缩复作用。能使宫腔内容积逐渐缩小,迫使胎先露部下降及宫颈管逐渐缩短直至消失。

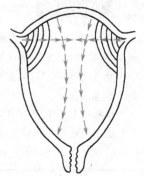

图5-2 子宫收缩力
的对称性

(二)腹壁肌及膈肌收缩力

腹壁肌及膈肌收缩力是第二产程胎儿娩出的重要辅助力量。当宫口开全后,胎先露降至阴道,每次宫缩时,前羊膜囊或胎先露部压迫盆底组织及直肠,反射性地引起排便动作。产妇表现为主动屏气,腹壁肌及膈肌收缩使腹压升高,促使胎儿娩出。腹压是宫口开全后所必需的辅助力量,尤其在第二产程末配合有效的宫缩将胎儿顺利娩出。

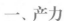
笔记

过早使用腹压可以导致产妇疲劳和宫颈水肿,使得产程延长。腹肌及膈肌收缩力在第三产程时能促进已剥离的胎盘娩出。

(三)肛提肌收缩力

肛提肌收缩力协助胎先露在骨盆腔进行内旋转,当胎头枕部位于耻骨弓下时,协助胎头仰伸及娩出。肛提肌收缩力在第三产程协助已降至阴道的胎盘娩出。

二、产道

产道是胎儿娩出的通道,分骨产道与软产道两部分。

(一)骨产道

骨产道指真骨盆。在分娩过程中几乎无变化,其大小、形状与分娩顺利与否关系密切。骨盆腔分为3个平面,每个平面又由多条径线组成:

1. **骨盆入口平面(pelvic inlet plane)** 为骨盆腔上口,呈横椭圆形,其前方为耻骨联合上缘,两侧为髂耻缘,后方为骶岬上缘。有四条径线(图5-3):

(1)入口前后径:又称真结合径。耻骨联合上缘中点至骶岬上缘正中间的距离,正常平均值约11cm。其长短与胎先露衔接密切相关。

(2)入口横径:左右髂耻缘间的最大距离,正常平均值约13cm。

(3)入口斜径:左右各一,左骶髂关节至右髂耻隆突间的距离为左斜径,右骶髂关节至左髂耻隆突间的距离为右斜径,正常平均值约12.75cm。

2. **中骨盆平面(mid plane of pelvis)** 为骨盆最小平面,是骨盆腔最狭窄部分,呈前后径长的纵椭圆形。其前方为耻骨联合下缘,两侧为坐骨棘,后方为骶骨下段。有两条径线(图5-4):

(1)中骨盆前后径:耻骨联合下缘中点通过两侧坐骨棘连线中点至骶骨下端间的距离,正常值平均约11.5cm。

(2)中骨盆横径:又称坐骨棘间径。指两坐骨棘间的距离,正常值平均约10cm,此径线与胎先露内旋转密切相关。

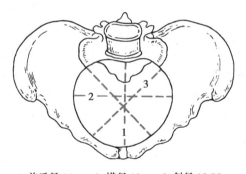

1. 前后径11cm; 2. 横径13cm; 3. 斜径12.75cm

图5-3 骨盆入口平面各径线

3. **骨盆出口平面(pelvic outlet plane)** 为骨盆腔下口,由两个不在同一平面的三角形组成。前三角平面顶端为耻骨联合下缘,两侧为耻骨降支;后三角平面顶端为骶尾关节,两侧为骶结节韧带,共同的底边称为坐骨结节间径。有四条径线(图5-5):

(1)出口前后径:耻骨联合下缘至骶尾关节间的距离,正常值平均约11.5cm。

(2)出口横径:又称坐骨结节间径,为两坐骨结节末端内缘的距离,正常值平均约9cm,此径线与分娩关系密切。

(3)出口前矢状径:耻骨联合下缘中点至坐骨结节间径中点间的距离,正常值平均约6cm。

(4)出口后矢状径:骶尾关节至坐骨结节间径中点间的距离,平均约8.5cm。当骨盆出口横径稍小,测量此径线,骨盆出口横径与出口后矢状径之和>15cm,正常大小的胎头可以通过后三角区经阴道娩出。

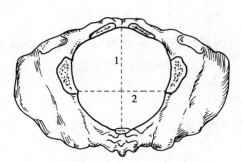 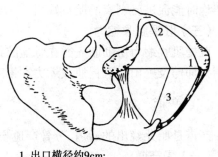

1. 前后径 11.5cm; 2. 横径 10cm

1. 出口横径约9cm;
2. 出口前矢状径6cm;
3. 出口后矢状径8.5cm

图 5-4　中骨盆平面各径线　　　　图 5-5　骨盆出口平面各径线（斜面观）

4. 骨盆轴与骨盆倾斜度

（1）骨盆轴（pelvic axis）：连接骨盆各平面中点的假想曲线为骨盆轴。此轴上段向下向后，中段向下，下段向下向前。分娩时，胎儿沿此轴娩出。

（2）骨盆倾斜度（inclination of pelvis）：妇女站立时，骨盆入口平面与地平面所形成的角度，一般为60°。骨盆倾斜度过大常影响胎头衔接和娩出。

（二）软产道

软产道是由子宫下段、宫颈、阴道及骨盆底软组织构成的弯曲通道。

1. 子宫下段的形成　由非孕时长约1cm的子宫峡部伸展而成。子宫峡部在妊娠12周后逐渐扩展成为宫腔的一部分，至妊娠晚期被逐渐拉长形成子宫下段。临产后的规律宫缩使子宫下段进一步拉长 7 ~ 10cm，肌壁变薄成为软产道的一部分。由于缩复作用，子宫上段肌壁越来越厚，下段肌壁越来越薄（图5-6），在两者间的子宫内面形成一环状隆起，称生理缩复环（physiologic retraction ring）。正常情况下，此环不易自腹部见到。

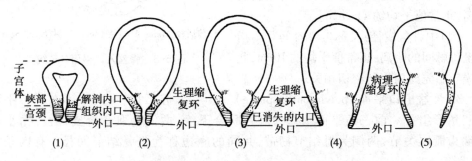

图 5-6　宫口扩张及子宫下段形成
（1）非妊娠子宫　（2）足月妊娠子宫　（3）分娩第一产程子宫
（4）分娩第二产程子宫　（5）异常分娩第二产程子宫

2. 宫颈的变化

（1）宫颈管消失（effacement of cervix）：临产前宫颈管长约 2 ~ 3cm，初产妇较经产妇稍长。临产后，规律宫缩牵拉宫颈内口的子宫肌纤维及周围韧带，加之胎先露部支撑，使前羊膜囊呈楔状，致使宫颈内口水平的肌纤维向上牵拉，宫颈管形成如漏斗状，宫颈外口变化不大。宫颈管逐渐短缩及消失。初产妇多是宫颈管先消失继之宫口扩张;经产妇多是宫颈管短缩消失与宫口扩张同时进行。

（2）宫口扩张（dilatation of cervix）:临产前,初产妇的宫颈外口仅容一指尖,经产妇可容一指。临产后,子宫收缩及缩复向上牵拉使宫口扩张,使子宫下段的胎膜与蜕膜分离并向宫颈管突出,形成前羊水囊,协助扩张宫口。胎膜破裂之后胎先露直接压迫宫颈,扩张宫口作用更明显。胎膜多在宫口近开全时自然破裂。当宫口开全（10cm）时,妊娠足月胎头方能通过。

3. 骨盆底组织、阴道及会阴的变化　前羊膜囊及下降的胎先露部先扩张阴道上部,破膜后胎先露部下降直接压迫骨盆底,使软产道下段形成一个向前弯的长筒形,前壁短后壁长,阴道黏膜皱襞展平进一步使腔道加宽。肛提肌向下及向两侧扩展肌束分开,会阴体拉薄,以利胎头通过。分娩时,会阴体虽能承受一定压力,但如果保护不当,也易造成会阴裂伤。

三、胎儿

胎儿能否顺利通过产道,还取决于胎儿大小、胎位及有无造成分娩困难的畸形。

（一）胎儿大小

胎儿大小是决定分娩难易的重要因素之一,胎儿过大致胎头径线大时,尽管骨盆大小正常,也可因相对头盆不称造成难产。

1. 胎头颅骨　由顶骨、额骨、颞骨各两块及1块枕骨构成。两颅缝交界空隙较大处为囟门,位于胎头前方菱形的为前囟（大囟门）,位于胎头后方三角形的为后囟（小囟门）（图5-7）。颅缝与囟门均有软组织覆盖,使骨板有一定的活动度,胎头有一定的可塑性。在分娩过程中,通过颅骨的轻度移位重叠使头颅变形,缩小胎头体积,利于胎头娩出。过熟儿胎头偏大,颅骨较硬,胎头不易变形,有时可致难产。

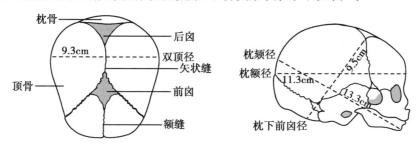

图5-7　胎头颅骨、颅缝、囟门及径线

2. 胎头径线　主要有:

（1）双顶径（biparietal diameter,BPD）:为两顶骨隆突间的距离,是胎头最大横径。临床常用B型超声检测此值判断胎儿大小,足月妊娠时平均值为9.3cm。

（2）枕额径（occipito frontal diameter）:为鼻根上方至枕骨隆突间的距离,足月妊娠时平均值为11.3cm,胎头以此径线衔接。

（3）枕下前囟径（suboccipitobregmatic diameter）:又称小斜径,为前囟中央至枕骨隆突下方相连处之间的距离,足月妊娠时平均值为9.5cm,胎头俯屈后以此径线通过产道。

（4）枕颏径（occipito mental diameter）：又称大斜径，为颏骨下方中央至后囟顶部间的距离，足月妊娠时平均值为13.3cm。

（二）胎位

产道是一纵行管道，若为纵产式（头先露或臀先露），胎体纵轴与骨盆轴一致，容易通过产道。头先露时，颅骨轻度重叠，胎头变形，周径变小，利于胎头娩出。臀先露时，产道得不到充分扩张，胎头娩出困难。横产式（肩先露）时，妊娠足月活胎不能通过产道。

（三）胎儿畸形

胎儿发育异常，使胎头或胎体过大，通过产道困难，如脑积水、联体儿等。

四、精神心理因素

尽管分娩是正常的生理过程，但对产妇而言又是一种持久而强烈的应激过程。这种应激致使临产后的产妇情绪紧张，常常处于焦虑、不安甚至恐惧等心理状态。这种情绪变化和心理状态会导致产妇机体发生一系列变化，如心跳加速、呼吸急促、气体交换不足，导致子宫缺氧、宫缩乏力、产程延长。还会出现交感神经兴奋，导致产妇血压升高、胎儿缺血缺氧、宫内窘迫等。

在待产及分娩过程中，助产人员应给予产妇贴心关怀、耐心安慰，告知分娩是正常的生理过程，主动进行分娩相关知识宣教，随时给予肯定和鼓励，尽可能消除产妇焦虑和恐惧，使其保持良好的精神状态。开展家庭式分娩模式，允许丈夫、家人或有经验的人员陪伴分娩（Doula 分娩），给予精神上的鼓励、心理上的安慰。通过提供安静舒适的环境，使产妇精神状态良好，体力充沛，顺利自然分娩。

第二节　正常分娩妇女的护理

一、枕先露的分娩机制

分娩机制（mechanism of labor）是指胎先露部在通过产道时，随骨盆各平面的不同形态，被动进行的一系列适应性转动，以其最小径线通过产道的过程（图5-8）。临床上枕先露占95.55%～97.55%，以枕左前位最多见。故以枕左前位为例予以说明。

1. 衔接　胎头双顶径进入骨盆入口平面，颅骨最低点接近或达到坐骨棘水平为衔接（engagement）。胎头取半俯屈状态以枕额径进入骨盆入口，矢状缝落在骨盆入口右斜径上。经产妇多在分娩开始后胎头衔接，部分初产妇可在预产期前1～2周内衔接。若初产妇已临产而胎头仍未衔接，应警惕是否存在头盆不称。

2. 下降　胎头沿骨盆轴前进的动作称下降（descent），贯穿于分娩全过程。是胎儿娩出的首要条件，与其他动作相伴随。下降动作呈间歇性，宫缩时胎头下降，间歇时胎头又稍回缩。临床上将胎头下降的程度，作为判断产程进展的重要标志，尤其在活跃晚期及第二产程。

3. 俯屈　胎头以枕额径下降至骨盆底，遇肛提肌阻力，原处于半俯屈状态的胎头借杠杆作用进一步俯屈（flexion），使下颏靠近胸部，以枕下前囟径最小径线取代较大

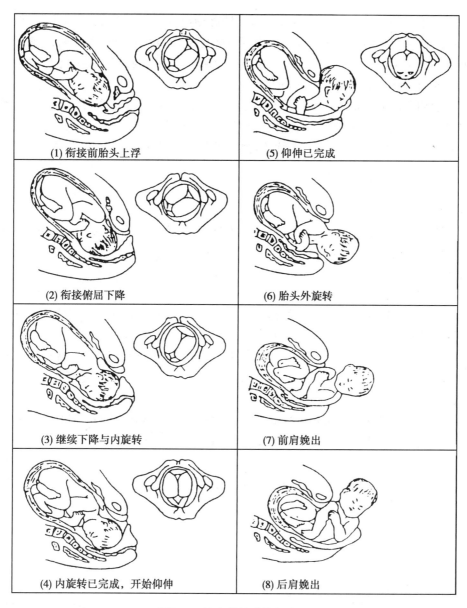

(1) 衔接前胎头上浮 　　　　(5) 仰伸已完成

(2) 衔接俯屈下降 　　　　(6) 胎头外旋转

(3) 继续下降与内旋转 　　　　(7) 前肩娩出

(4) 内旋转已完成,开始仰伸 　　　　(8) 后肩娩出

图5-8　枕左前位分娩示意图

的枕额径,以适应产道形态,有利于胎头的继续下降。

4. **内旋转**　为适应中骨盆前后径大于横径的特点,在肛提肌作用下,胎头枕部向前旋转45°达耻骨联合后面,使矢状缝与中骨盆及骨盆出口前后径相一致的动作称为内旋转(internal rotation)。内旋转从中骨盆平面开始至骨盆出口平面完成,胎头于第一产程末完成内旋转动作。

5. **仰伸**　完成内旋转后俯屈的胎头到达阴道外口,子宫收缩力及腹压继续迫使胎头下降,而肛提肌收缩力又将胎头向前推进。两者共同作用的合力使胎头沿骨盆轴下段向下向前的方向转向前,胎头枕骨下部达耻骨联合下缘时,以耻骨弓为支点,进行仰伸(extention),胎头娩出。当胎头仰伸时,胎儿双肩径沿左斜径入盆。

6. 复位及外旋转 胎头娩出时,胎儿双肩径沿左斜径下降。胎头娩出后,胎头枕部向左旋转45°,与胎肩恢复正常解剖关系,称复位(restitution)。因中骨盆前后径大于横径,胎儿前(右)肩向前向中线旋转45°,为保持与胎肩的正常关系,胎头枕部继续向左旋转45°,称外旋转(external rotation)。

7. 胎肩及胎儿娩出 胎头完成外旋转后,胎儿前(右)肩即在耻骨弓下娩出,胎儿后(左)肩相继在会阴前缘娩出,胎体及下肢随之顺利娩出。

必须指出的是,分娩是一个连续的过程,下降动作贯穿始终。

二、临产与产程

(一)临产的诊断

临产(in labor)开始的重要标志为有规律且逐渐增强的宫缩,持续约30秒,间歇5～6分钟,同时伴随进行性宫颈管消失、宫口扩张及胎先露下降。用强镇静药物不能抑制宫缩。

(二)总产程及产程分期

总产程(total stage of labor)即分娩全过程,是指从开始出现规律宫缩至胎儿胎盘娩出的全过程。分为三个产程(labor):

1. 第一产程(first stage of labor) 又称宫颈扩张期,指从临产开始至宫口开全(10cm),初产妇宫颈较紧,宫口扩张较慢,约需11～12小时。经产妇宫颈较松,宫口扩张较快,约需6～8小时。

2. 第二产程(second stage of labor) 又称胎儿娩出期,指从宫口开全至胎儿娩出的全过程,初产妇约需1～2小时,不应超过2小时。经产妇约需数分钟至1小时。

3. 第三产程(third stage of labor) 又称胎盘娩出期,指从胎儿娩出后至胎盘胎膜娩出的全过程,约需5～15分钟,不超过30分钟。

三、第一产程妇女的护理

(一)护理评估

1. 生理评估

(1)健康史:根据产前检查资料了解待产妇的一般情况,尤其要重点了解年龄、身高、体重、预产期、婚育史以及以往不良孕产史。评估本次妊娠经过,重点了解本次妊娠过程中有无高危因素、阴道流血或液体流出史等。询问宫缩情况,如是否规律、开始时间、持续时间、强度及频率等。

(2)临床表现:①规律宫缩(regular uterine contraction):产程开始时,出现伴有疼痛的子宫收缩,开始时宫缩持续时间较短(约30秒)且弱,间歇期长(约5～6分钟)。随着产程进展,宫缩持续时间渐长(50～60秒)且强度增加,间歇期渐短(约2～3分钟)。当宫口接近开全时,宫缩时间可长达1分钟或以上,间歇时间仅为1～2分钟。②宫口扩张(dilatation of cervix):宫口扩张是临产后规律宫缩的结果。当宫缩渐频并增强时,宫颈管逐渐短缩直至消失,宫口逐渐扩张。通过阴道检查或肛诊,可以确定宫口扩张程度。当宫口开全时,宫颈边缘消失,子宫下段及阴道形成宽阔筒腔,有利于胎儿通过。③胎先露下降(descent of presentation):伴随着宫缩、宫颈管逐渐消失及宫口的扩张,胎儿先露部逐渐下降。胎头下降是否顺利是决定胎儿能否经阴道分娩的重要观察指标。通过阴道检查或肛查,能够明确胎先露部位置,并能协助判断胎方位。

④胎膜破裂(rupture of membranes):简称破膜。当羊膜腔内压力增加到一定程度时,胎膜自然破裂。破膜多发生在宫口开全时。

(3)相关检查:用胎心听诊器、多普勒仪或胎儿监护仪监测胎儿宫内情况。

2. 心理社会评估 第一产程中的产妇,由于医护人员及环境的陌生、分娩知识的缺乏、宫缩痛以及较长的产程,容易产生焦虑、紧张、恐惧和急躁情绪,严重影响进食和休息,加之精力和体力消耗较大,可影响宫缩及产程进展。产妇心理状态可以从行为、身体姿势、对宫缩引起的疼痛或不适的反应、精力、饮食、依从性、配合度及感知敏感性等方面表现出来,如身体是否紧张,有无呻吟或尖叫,能否听懂医务人员的解释。

(二)常见的护理诊断/医护合作性问题

1. 疼痛 与逐渐加强的宫缩有关。

2. 焦虑 与缺乏分娩相关知识有关。

3. 不适 与子宫收缩、膀胱充盈、胎膜破裂、环境改变有关。

(三)护理措施

1. 入院护理 热情接待,介绍环境如病房、待产室、产房以及相关医护人员、相关分娩知识等。认真阅读产前检查记录,测量生命体征,做好产科检查,以了解产程进展情况。如有异常情况者,及时与医生沟通,给予相应处理。

2. 心理护理 助产人员应安慰并鼓励产妇,耐心介绍分娩是正常生理过程以及分娩过程相关知识,增强产妇对自然分娩的信心。加强与产妇的沟通,及时帮助产妇应对分娩中的不适。积极挖掘和发挥家庭对分娩的支持作用,条件允许的情况下积极开展家庭分娩模式。若产妇宫缩时喊叫不安,则于宫缩时指导产妇进行深呼吸,或双手轻揉产妇下腹部以减轻不适感。

3. 观察生命体征 第一产程每 4~6 小时测量血压一次。若发现高血压孕妇及妊娠期高血压疾病的患者,应根据医嘱监测血压。

4. 观察产程进展

(1)宫口扩张及胎头下降:第一产程分为潜伏期和活跃期。潜伏期指临产至宫口扩张 3cm。此期间宫口扩张较慢,平均 2~3 小时扩张 1cm,约需 8 小时,最大时限为 16 小时,超过 16 小时称为潜伏期延长。活跃期是指宫口扩张 3cm 至宫口开全(10cm)。此期间宫口扩张速度较快,约需 4 小时,最大时限为 8 小时,超过 8 小时称为活跃期延长。活跃期又分为 3 期:加速期(acceleration phase)指宫口扩张 3~4cm,约需 1.5 小时;最大加速期(maximum acceleration phase)指宫口扩张 4~9cm,约需 2 小时;减速期(deceleration phase)指宫口扩张 9~10cm,约需 0.5 小时。如发现宫口不能如期扩张或胎儿下降异常,可能有宫缩乏力、胎位异常或头盆不称等情况发生。

胎头颅骨最低点与坐骨棘平面的关系可以作为判断胎儿下降程度的标志。胎头颅骨最低点平坐骨棘平面时,以"0"表示;在坐骨棘平面上 1cm 时,以"-1"表示;在坐骨棘平面下 1cm 时,以"+1"表示(图 5-9)。胎头在潜伏期下降不明显,活跃期下降加快,平均每小时下降 0.86cm。一般宫口扩张至 4~5cm 时,胎头达坐骨棘水平。

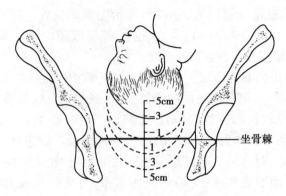

图 5-9　胎头高低的判断

　　阴道检查能直接触清宫口四周边缘,准确估计宫颈管消退、宫口扩张、胎膜破裂与否、胎先露部及位置。若先露为头,可触及胎头囟门及矢状缝,从而确定胎方位,并可减少肛查时手指进出肛门而致感染几率,因此阴道检查有取代肛门检查的趋势。阴道检查应在严密消毒后进行。如宫口扩张及胎头下降程度不明、疑有脐带先露或脐带脱垂、轻度头盆不称经试产4小时,产程进展缓慢时,阴道检查尤为重要。

　　肛门检查可了解宫颈厚薄、软硬,宫口扩张程度,是否破膜,骨盆腔大小,确定胎位,判断胎头下降程度。具体检查方法:产妇取仰卧位,两腿屈曲分开暴露外阴,检查者站在产妇右侧,检查前用消毒纸遮盖阴道口以防止被粪便污染。右手示指戴指套蘸肥皂水轻轻伸入直肠内,拇指伸直,其余各指屈曲以利示指伸入直肠内。检查者在直肠内的示指向后可触及尾骨尖端以了解尾骨活动度。示指左右移动可触及两侧坐骨棘,以确定是否突出及胎头高低。用指端掌侧可探查宫颈口周边边缘厚薄、宫口扩张情况,当宫口近开全时,仅能触摸到一窄边。如果宫口开全,则触摸不到宫颈边缘。未破膜者于胎头前方可触及有弹性的羊膜囊,已破膜者则能直接触摸到胎头,甚至能扪清颅缝及囟门。左手放置于宫底以配合右手检查。

　　为了严密观察产程,发现异常及时处理,应绘制产程图(图5-10)。应做到检查结果及时记录。横坐标为临产时间(小时),左侧纵坐标为宫口扩张程度(cm),右侧纵坐标为胎先露下降的程度(cm),画出宫口扩张曲线和胎头下降曲线,使产程进展一目了然。

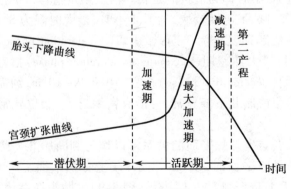

图 5-10　产程图

（2）子宫收缩:潜伏期应1～2小时观察1次,活跃期应15～30分钟观察1次,宫缩观察通常应连续观察不少于3次。助产人员将手放在产妇腹壁上,宫缩时宫体部隆起变硬,间歇期松弛变软。或用胎儿监护仪描记宫缩曲线。监护仪有两种类型:①外监护:最常用,将宫缩压力探头固定于宫底部腹壁,连续描记40分钟。适用于第一产程任何阶段。②内监护:适用于宫口扩张大于1cm,胎膜已破者。有宫内感染的危险,较少用。

（3）胎心监测:胎心监测是产程观察中最重要的指标,潜伏期每隔1～2小时在宫缩间歇期听一次胎心,活跃期每15～30分钟听一次胎心,每次听诊一分钟。胎心监测常用以下两种方式:①听诊器听取:听诊器有普通听诊器、木制胎心听诊器和电子胎心听诊器3种,现使用最多的是电子胎心听诊器。胎心听取应在宫缩间歇期。此法能获得每分钟胎心率,但是不能分辨胎心率变异、瞬间变化及其与宫缩、胎动的关系。②使用胎儿监护仪:多用外监护描记胎心曲线,观察胎心率变异及其与宫缩、胎动的关系,观察时应每隔15分钟对胎心监护曲线进行评估,宫缩频时每隔5分钟评估一次。此法能较客观地判断胎儿在宫内的状态。

（4）破膜及羊水观察:胎先露衔接后,将羊水分成前后两部分,胎先露前面的羊水,称为前羊水,量约100ml。前羊水有助于扩张宫口,破膜后冲洗产道。胎膜多在宫口近开全时自然破裂。一旦破膜,应立即听胎心,观察羊水的颜色、性状及量,并做好记录。破膜超过12小时未分娩者,遵医嘱给予抗生素预防感染。

（5）促进舒适:①环境:产房保持安静,无噪声并减少不良刺激;②饮食:鼓励产妇在宫缩间歇期少量多次进高热量易消化食物,摄入足够水分,避免摄入牛奶和豆浆等产气食物;③活动:临产后宫缩不强且未破膜者,可在室内适当活动;初产妇宫口近开全,经产妇宫口扩张至4cm时,应卧床休息;④保持个人卫生,以促进舒适;⑤排尿及排便:协助产妇每2～4小时排尿一次,以免膀胱充盈影响宫缩及胎儿下降,必要时导尿;若初产妇宫口扩张<4cm,经产妇<2cm,可给予温肥皂水灌肠,既能清除粪便,避免分娩时排便造成的污染,又能通过反射作用刺激宫缩从而加速产程进展。但胎膜早破、阴道流血、胎头未衔接、胎位异常、有剖宫产史、宫缩强估计在1小时内结束分娩及患严重心脏病等情况时不宜灌肠;⑥减轻疼痛:详见本章第五节。

四、第二产程妇女的护理

（一）护理评估

1. 生理评估

（1）健康史:评估当前产程进展和胎儿宫内情况,同时了解第一产程经过及其处理。

（2）临床表现:①胎膜破裂:此时胎膜大多已自然破裂。若仍未破裂且影响胎儿下降者,应行人工破膜;②子宫收缩增强:破膜后,宫缩常暂时停止,随后出现宫缩且较前增强,每次间隔1～2分钟,持续1分钟或更长;③胎儿下降并娩出:随着产程的进展,胎头下降至骨盆出口压迫骨盆底组织时,产妇出现排便感,不自主向下屏气用力。会阴体逐渐膨隆变薄,肛门括约肌松弛。宫缩时胎头露出于阴道口,宫缩间歇时,胎头又缩回阴道内,称为胎头拨露（head visible on vulval gapping）。当胎头双顶径越过骨盆出口,宫缩间歇期时胎头也不再回缩,称胎头着冠（crowning of head）（图5-11）。产程继续进展,胎头的枕骨于耻骨弓下露出,出现仰伸动作,胎儿的额、鼻、口、颏部相继娩出。胎头娩出后,接着出现胎头复位及外旋转,随后前肩及后肩相继娩出,肢体很快顺利娩出,后羊水随着涌出。经产妇第二产程短,有时仅需几次宫缩即可完成上述动作。

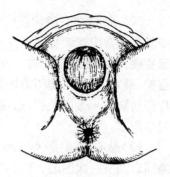

（3）辅助检查:用胎儿监护仪监测胎心率及基线的变化,发现异常及时处理。

2. 心理社会评估 评估产妇心理状态,对自然分娩有无信心。由于知识缺乏、疼痛加剧及第一产程较长,产妇通常表现为焦虑和恐惧,应对能力下降。

图 5-11 胎头着冠

（二）常见的护理诊断/医护合作性问题

1. 疼痛 与宫缩及会阴部伤口有关。

2. 焦虑 与缺乏顺利分娩的信心及担心胎儿健康有关。

3. 有受伤的危险 与分娩中可能的会阴裂伤、新生儿产伤等有关。

（三）护理措施

1. 心理护理 助产士应陪伴在旁,及时告知产程进展情况并给予用力指导,给予心理支持、安慰和鼓励,通过沟通、触摸、倾听等技巧缓解产妇紧张和恐惧。同时协助产妇饮水、擦汗等生活护理。

2. 观察产程进展 此期产妇的宫缩频率和强度达高峰,应使用胎儿监护仪密切监测胎心,通常 5～10 分钟听胎心 1 次。若发现胎心减慢,应尽快结束分娩。若出现第二产程延长,应及时查找原因,尽量采取有效措施结束分娩,避免胎头长时间受压。

3. 指导产妇用力 当胎头下降至骨盆出口压迫盆底组织时,产妇会有排便感。正确使用腹压可加快产程进展。应指导产妇双足蹬在产床上,两手握住把手,腰背部紧贴产床,宫缩时深吸气后屏气用力以增加腹压,间歇期应全身放松。

4. 接产准备 初产妇宫口开全、经产妇宫口扩张 4cm 且宫缩规律有力时,应做好接产准备。产妇在产床上取屈膝仰卧位,两腿分开露出外阴部,摇高床头,拉高衣服,臀下放垫单,产床下放置便盆或接水桶,用消毒纱布蘸肥皂水擦洗外阴,顺序依次为大阴唇、小阴唇、阴阜、大腿内上 1/3、会阴及肛门周围,然后用温开水冲洗掉肥皂水,为防止冲洗液流入阴道,冲洗前应用消毒干纱布球盖住阴道口。最后用稀释的碘伏消毒外阴。接产者常规外科洗手、戴手套、穿手术衣,打开产包,铺巾,准备接产。

5. 接产

（1）评估会阴部情况:会阴水肿、会阴过紧缺乏弹性、耻骨弓过低、胎儿过大、胎儿娩出过快等均易造成会阴裂伤,接产者在接产前应做出正确的判断,必要时行会阴切开术。

（2）接产要领:指导产妇屏气用力,保护会阴的同时应注意协助胎头俯屈,让胎头以最小径线(枕下前囟径)在宫缩间歇期缓缓娩出。胎肩娩出时也要注意保护会阴。产妇必须与接产者密切配合。

（3）接产步骤:接产者站在产妇右侧,当胎头拨露使会阴后联合紧张时,开始用右手保护会阴,左手协助胎头俯屈,使胎头以最小径线缓缓下降(图 5-12)。宫缩间歇期放松右手,以防会阴部受压过久引起水肿。胎头枕骨在耻骨弓下露出时,左手协助胎头仰伸(图 5-12)。此时如果宫缩过强,应嘱产妇呼气消除腹压,并嘱产妇在宫缩间歇期稍向下屏气,使胎头缓慢娩出。若胎头娩出,脐带绕颈一周且较松时,可用左手将脐带沿胎肩推上或顺胎头滑下。若脐带绕颈过紧或绕颈2周及以上时,立即用两把血管钳夹住一段脐带从中剪断。胎头娩出后右手仍保护会阴,不要急于娩出胎肩,而应先以左手自鼻根向下颌挤压,挤出口鼻腔内的羊水和黏液。然后左手继续协助胎头复位和外旋转,使胎儿双肩径与骨盆出口前后径保持一致。然后助产士通过左手向下轻压胎儿颈部、再向上托胎颈,协助胎肩相继娩出(图5-12)。双肩娩出后右手方可放开,两手协助胎体及下肢相继以侧位娩出。胎儿娩出后,在第一声啼哭前,快速吸净口鼻腔内的羊水及黏液。在距离脐带根部15~20cm处断脐,母体端放入聚血盆,并将聚血盆置于产妇臀下。

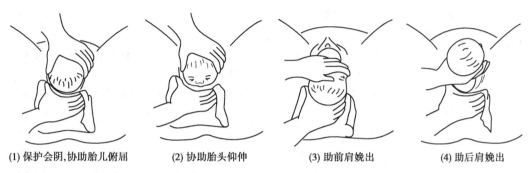

(1) 保护会阴,协助胎儿俯屈　　(2) 协助胎头仰伸　　(3) 助前肩娩出　　(4) 助后肩娩出

图5-12　接产步骤

五、第三产程妇女的护理

(一)护理评估

1. 生理评估

(1)健康史:了解第一、第二产程的经过及处理。

(2)临床表现:一般情况,胎儿娩出后,宫底降至脐平,宫缩暂停几分钟后重又出现。由于宫腔容积突然明显缩小,胎盘不能相应缩小与子宫壁发生错位而剥离。胎盘剥离的征象有:①宫体变硬呈球形,宫底上升,剥离的胎盘下降至子宫下段(图5-13);②阴道口外露的一段脐带自行延长;③阴道少量流血;④用手掌尺侧在耻骨联合上方

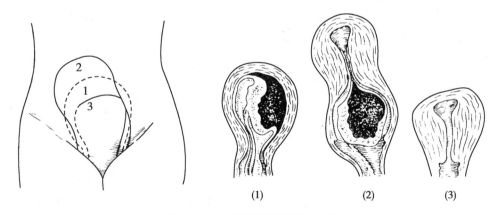

图5-13　胎盘剥离时子宫的形状
(1)胎盘剥离开始　(2)胎盘降至子宫下段　(3)胎盘娩出后

向下轻压子宫下段,宫体上升,而外露的一段脐带不再回缩。胎盘剥离及排出的方式有两种:①胎儿面娩出式(Schultze mechanism):多见,胎盘从中央而后向四周剥离,先见胎盘以胎儿面娩出,后见少量阴道流血;②母体面娩出式(Duncan mechanism):少见,胎盘从边缘开始剥离,先有较多的阴道流血,而后胎盘以母体面排出。

(3)辅助检查:根据产妇的情况,选择必要的检查。

2. 心理社会评估 评估产妇的情绪状态、产妇对新生儿的性别、健康及外形是否满意,有无焦虑、烦躁,甚至憎恨的情绪,有无进入母亲角色等。

(二)常见的护理诊断/医护合作性问题

1. 潜在并发症 与新生儿窒息、产后出血有关。

2. 父母不称职 与新生儿性别不理想有关。

(三)护理措施

1. 一般护理 为产妇提供舒适,如为产妇擦汗、更换衣服、床单及会阴垫,注意保暖。提供易消化、营养丰富的饮料及食物,以帮助产妇恢复体力。

2. 心理护理 称赞并鼓励产妇给予情感支持,同时协助产妇与新生儿早接触、早吸吮、早开奶。

3. 新生儿护理

(1)清理呼吸道:用新生儿吸痰管轻轻吸除新生儿咽部及鼻腔羊水和黏液,防止发生吸入性肺炎。当确认呼吸道黏液和羊水已被吸净而新生儿仍未啼哭时,可用手轻拍足底或按摩背部。新生儿大声啼哭时,表示呼吸道已通畅,即可处理脐带。

(2)处理脐带:用两把血管钳钳夹脐带,两钳相隔 2 ～3cm,在其中间剪断。用75% 乙醇消毒脐带根部及其周围,在距根部 0.5cm 处用无菌粗线结扎第一道,再在结扎线外 0.5cm 处结扎第二道,在第二道结扎线外 0.5cm 处剪断脐带,挤出残余血液,用 75% 乙醇或 5% 聚维酮碘(碘伏)溶液消毒脐带断面,待干后以无菌纱布覆盖,并用脐带布包扎,注意药液不可接触新生儿皮肤以免皮肤灼伤。也可以用脐带夹、粗丝线绑扎法、气门芯法等方法替代双重结扎法。注意严格消毒,避免脐部感染。

(3)新生儿 Apgar 评分(Apgar score)及其意义:用于判断新生儿有无窒息及其严重程度(表 5-1)。该评分是以出生后 1 分钟内的心率、呼吸、肌紧张、喉反射及皮肤颜色 5 项体征为依据,每项 0 ～2 分。评分 8 ～10 分属正常新生儿;4 ～7 分为轻度窒息,又称青紫窒息;0 ～3 分为重度窒息,又称苍白窒息。对缺氧较严重的新生儿,应在出生 5 分钟、10 分钟时分别评分。1 分钟评分是出生当时的情况,反映在宫内的情况;5 分钟及以后评分是反映复苏效果。

表 5-1 新生儿 Apgar 评分法

体征	0 分	1 分	2 分
每分钟心率	无	<100 次	≥100 次
每分钟呼吸	无	浅、慢,不规则	规则、啼哭
肌张力	瘫软	四肢稍屈曲	活动活跃
喉反射	无反应	皱眉	哭声响亮
皮肤颜色	青紫、苍白	躯干红、四肢青紫	全身红润

笔记

（4）处理新生儿：注意保暖、清洁；将新生儿足印及产妇拇指印印于新生儿病历上；对新生儿做体格检查，系以标明新生儿性别、体重、出生时间、母亲姓名和床号的手腕带和包被；将新生儿抱给母亲进行早接触、早吸吮。

4. 协助胎盘娩出　正确处理胎盘娩出，能够减少产后出血的发生。忌在胎盘尚未完全剥离时，用力揉按、下压宫底或牵拉脐带。当确认胎盘已完全剥离后，于宫缩时用左手握住宫底（拇指置于子宫前壁，其余四指放在子宫后壁）并按压，同时右手轻拉脐带，协助胎盘娩出。当胎盘娩出至阴道口时，用双手接住胎盘向一个方向旋转，并缓慢向外牵拉，协助胎盘胎膜完整剥离并娩出（图 5-14）。

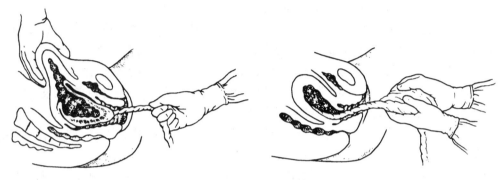

图 5-14　协助胎盘胎膜娩出

5. 检查胎盘、胎膜　将胎盘铺平，检查母体面胎盘小叶有无缺损。疑有缺损，可用牛乳测试法。检查胎膜是否完整，胎儿面边缘有无血管断端，以及时发现副胎盘。若有副胎盘、部分胎盘小叶或大块胎膜残留时，应及时取出残留组织。若确认仅有少量胎膜残留，可给予子宫收缩剂待其自然排出。

6. 检查软产道　胎盘娩出后仔细评估会阴部、小阴唇内侧、尿道口、阴道、阴道穹窿及宫颈有无裂伤，会阴切口有无延裂。会阴裂伤分为：Ⅰ度裂伤指会阴部皮肤及阴道入口处黏膜撕裂，出血不多；Ⅱ度裂伤指裂伤已达到会阴体筋膜及肌层，累及阴道后壁黏膜，向阴道后壁两侧沟延伸并向上撕裂，解剖结构不易辨认，出血较多；Ⅲ度裂伤指裂伤向会阴深部扩展，肛门外括约肌已断裂，直肠黏膜尚完整；Ⅳ度裂伤指肛门、直肠和阴道完全贯通，直肠肠腔外露，组织损伤严重，出血可不多。若有裂伤，应立即缝合。

7. 预防产后出血　正常分娩出血量多不超过 300ml。遇有产后出血的高危因素（产后出血史、宫缩乏力、多胎妊娠、羊水过多、巨大胎儿、滞产等）产妇，可在胎儿前肩娩出时使用缩宫素促进宫缩使胎盘迅速剥离。若胎盘部分剥离导致出血多时，应行手取胎盘术。若胎儿娩出已超过 30 分钟，胎盘仍未剥离，应排空膀胱，轻按宫底，必要时再次使用缩宫素，若胎盘仍不能排出应行手取胎盘术。胎盘娩出后，出血较多时，可经下腹壁直接注入子宫底肌壁内缩宫素或肌注麦角新碱，再将缩宫素静脉滴注。产后密切观察 2 小时，观察宫缩、宫高、膀胱充盈度、阴道出血量、会阴及阴道有无血肿等。

第三节　分娩期焦虑与疼痛的护理

在分娩的过程中，护理人员要观察产妇对焦虑和疼痛所表现出来的语言或非语言的行为,如痛苦面容、感觉迟钝、思维混乱或矛盾、心悸、血压升高、呼吸加快变浅、出汗、哭泣、呻吟、坐立不安、恶心、呕吐、失眠、疲乏等。

一、护理评估

(一)生理评估

1. 健康史　仔细询问产妇早期受教育情况、个性特征、家庭关系、文化程度、经济状况、以往面临问题的态度、对待焦虑和疼痛的感知、耐受力及应对方式。评估产妇既往婚孕史、本次妊娠经历、妊娠合并症或并发症、产前教育情况以及产妇对分娩了解程度等。了解产妇日常生活情况,如睡眠、饮食等。

2. 临床表现　产妇对未知情况焦虑恐惧。焦虑使肌肉紧张,抑制宫颈的扩张;可降低缩宫素的作用,影响产程的进展;焦虑较重的产妇往往伴有分娩期并发症。

疼痛的发生可能与下列因素有关:宫颈的生理性扩张刺激了盆壁神经,导致后背下部疼痛;宫缩时子宫的移动使腹壁肌肉张力增高;宫缩时子宫血管受压,使子宫肌缺血缺氧;胎头压迫使会阴部被动伸展;产妇的焦虑和恐惧心理。害怕-紧张-疼痛综合征,使产妇心率加快,血压升高、呼吸变浅,导致血管收缩、胎盘血流量减少、酸中毒等。

产妇焦虑和疼痛会引起心跳加速、心排出量增加、血压升高;子宫的血流量减少,胎盘灌注减少;子宫肌的活动减少;血糖升高,葡萄糖储存减少,可致产程延长、剖宫产率增加、产后出血的发生率增加。产妇的焦虑和疼痛,使子宫的血流量、胎盘的血液供应减少,易致胎儿宫内窘迫、产程延长、新生儿窒息。

3. 辅助检查　根据产妇的情况,选择必要的检查。

4. 处理原则　对产妇实施个性化的护理,心理上减轻焦虑、恐惧,生理上减轻分娩疼痛,增强产妇对自然分娩的信心,使母儿平安度过分娩。

(二)心理社会评估

评估产妇平时面对问题的态度、应对方式;产妇及家属对本次妊娠、分娩的期待程度;及产妇可得到的支持系统的情况。

二、常见的护理诊断/医护合作性问题

1. 焦虑　与分娩过程的压力有关。
2. 疼痛　与过度焦虑及逐渐加强的宫缩有关。
3. 应对无效　与过度焦虑及未能运用放松技巧有关。

三、护理措施

1. 产前教育　产前教育能有效减少分娩的压力。

2. 建立良好的护患关系　尊重并理解产妇,对产妇态度和蔼,尽量陪伴产妇,鼓励并听取产妇的叙述,有助于缓解疼痛。尽量满足产妇的要求。

3. 做好有效沟通　进入第一产程的产妇十分敏感,因此应注意有效沟通,随时告知产程进展情况,对每项检查及治疗事先给予解释、指导。

4. 鼓励与支持、产时关怀　发挥家庭支持系统的作用。对焦虑不安、疼痛的待产妇,可通过触摸、按摩等方式促进舒适。应用关怀的话语进行交流。在第二产程时,指

导产妇在宫缩时屏气向下用力,间歇期全身放松,使产程进展顺利;产房环境安静无刺激;遵医嘱使用局部麻醉剂。

5. 分娩镇痛　分娩时的剧烈疼痛可以导致体内一系列神经内分泌反应,使产妇发生血管收缩、胎盘血流减少、酸中毒等,对产妇及胎儿产生不良影响,因此良好的分娩镇痛非常有意义。理想分娩镇痛的标准:①对产妇及胎儿副作用小;②药物起效快,作用可靠,便于给药;③避免运动阻滞,不影响宫缩和孕妇运动;④产妇清醒,能配合分娩过程;⑤能满足整个过程镇痛要求。目前常用的分娩镇痛的药物有:①麻醉性镇痛药,如芬太尼,舒芬太尼,瑞芬太尼等;②局麻药利多卡因、布比卡因、罗哌卡因;③吸入麻醉药氧化亚氮。分娩镇痛的方法包括:①连续硬膜外镇痛:指经硬膜外途径连续输入低浓度的局麻药和小剂量麻醉镇痛药;②产妇自控硬膜外镇痛:易于掌握用药剂量、便于自行给药为其优点,能减少用药剂量,从而减少相应的副作用;③腰麻-硬膜外联合麻醉阻滞:腰麻能维持镇痛 1~1.5 小时,腰麻作用减退时需要开始连续硬膜外镇痛;④微导管连续腰麻镇痛;⑤产妇自控静脉瑞芬太尼镇痛:产妇疼痛时,按压静脉镇痛泵输入瑞芬太尼,产生中枢镇痛;⑥氧化亚氮吸入镇痛。

6. 产后心理支持　注意预防产后抑郁的发生。

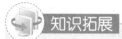

导乐分娩

在分娩时,由一位态度和蔼、富有爱心且经验丰富的助产人员,对产妇给予持续的心理安慰及情感支持、专业指导。包括指导产妇适时放松休息;按摩背部、腰骶部;指导产妇正确屏气和放松;避免软产道裂伤;帮助产妇与新生儿进行早接触早吸吮;指导产妇与新生儿进行亲子互动。导乐者用赞扬的语气与产妇交流,产妇情绪稳定,体力充沛,提高自然分娩率。

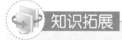

2014 年新产程处理及专家共识
（中华医学会妇产科分会产科学组）

新产程要点:

第一产程

1. 潜伏期延长(初产妇 >20 小时,经产妇 >14 小时)不作为剖宫产指征;破膜后且至少给予缩宫素静脉滴注 12~18 小时,方可诊断引产失败。

2. 在除外头盆不称及可疑胎儿窘迫的前提下,缓慢但仍然有进展不作为剖宫产指征。

3. 以宫口扩张 6cm 作为活跃期的标志。

4. 活跃期停滞的诊断标准:当破膜且宫口扩张≥6cm 后,如宫缩正常,而宫口停止扩张≥4 小时可诊断活跃期停滞;如宫缩欠佳,宫口停止扩张≥6 小时可诊断活跃期停滞。活跃期停滞可作为剖宫产的指征。

第二产程

1. 对于初产妇,如行硬脊膜外阻滞,第二产程超过 4 小时,产程无进展可诊断第二产程延长;如无硬脊膜外阻滞,第二产程超过 3 小时,产程无进展可诊断。

2. 对于经产妇,如行硬脊膜外阻滞,第二产程超过 3 小时,产程无进展可诊断第二产程延长;如无硬脊膜外阻滞,第二产程超过 2 小时,产程无进展则可以诊断。

学习小结

1. 学习内容

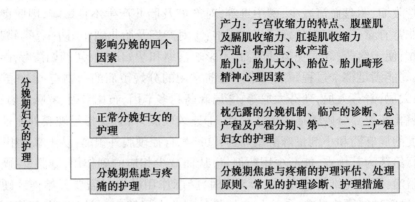

分娩期妇女的护理	影响分娩的四个因素	产力：子宫收缩力的特点、腹壁肌及膈肌收缩力、肛提肌收缩力 产道：骨产道、软产道 胎儿：胎儿大小、胎位、胎儿畸形 精神心理因素
	正常分娩妇女的护理	枕先露的分娩机制、临产的诊断、总产程及产程分期、第一、二、三产程妇女的护理
	分娩期焦虑与疼痛的护理	分娩期焦虑与疼痛的护理评估、处理原则、常见的护理诊断、护理措施

2. 学习方法

通过聆听讲授、观看教学视频、师生讨论、实验室训练及临床见习等方法,学习分娩期妇女的护理并为其提供个性化护理

（郭艳巍）

复习思考题

1. 试述影响分娩的因素及其相互作用。
2. 试述第一产程、第二产程、第三产程特点及相应护理措施。

笔记

第六章

产褥期母儿的护理

> **学习目的**
>
> 通过学习正常产褥期母体变化、产褥期妇女的护理、新生儿的护理,学会产褥期妇女的生理及心理变化、临床表现,并能为其提出护理措施;学会正常新生儿的护理。为培养临床产科产褥期护理人员奠定基础。
>
> **学习要点**
>
> 产褥期的概念、正常产褥期母体变化、正常产褥期妇女及新生儿的护理。

第一节 正常产褥期母体变化

一、概述

产妇全身各器官除乳腺外从胎盘娩出至恢复或接近到正常未孕状态所需的时期,称为产褥期(puerperium),一般为6周。正常产褥期,产妇全身各系统尤其是生殖系统发生了较大的生理变化,随着新生儿的出生,产妇及其家庭经历着心理和社会的适应过程。这一时期是产妇生理和心理恢复的关键时期,因此做好产褥期保健,对保证母婴健康具有重要意义。

二、正常产褥期妇女的生理变化

(一)生殖系统

1. 子宫 自胎盘娩出后子宫逐渐恢复至未孕状态的全过程,称为子宫复旧(involution of uterus)。产褥期子宫变化最大。

(1)子宫体肌纤维缩复:产后子宫肌细胞长度和体积明显缩小,肌细胞胞浆蛋白被分解排出。随着子宫体肌纤维不断缩复,子宫体逐渐缩小,重量也随之减少。于产后1周子宫缩小至约妊娠12周大小,在耻骨联合上方可触及;产后10日,子宫降至骨盆腔内,在腹部触不到宫底;产后6周子宫恢复至妊娠前大小。子宫重量也逐渐减少,分娩结束时子宫重约1000g,产后1周时约500g,产后2周时约300g,产后6周恢复至孕前状态(约50~70g)。

(2)子宫内膜再生:胎盘、胎膜从蜕膜海绵层分离并娩出后,残存的蜕膜分化为2

层,表层蜕膜逐渐变性、坏死、脱落,随恶露自阴道排出;接近肌层的子宫内膜基底层逐渐再生新的功能层,形成新的子宫内膜。约在产后第3周,除胎盘附着部位外,宫腔表面均由新生内膜覆盖,胎盘附着部位全部修复约需至产后6周。

(3)子宫下段及宫颈变化:产后子宫下段肌纤维逐渐缩复,恢复为非孕时的子宫峡部。产后的宫颈松软,壁薄,宫颈外口呈环状(如袖口状),产后2~3日宫口仍可容2指。产后1周宫颈内口关闭,宫颈管复原。产后4周,宫颈恢复至非孕时形态。因宫颈两侧(3点及9点处)产时常发生轻度裂伤,使初产妇的宫颈外口由产前的圆形(未产型)变为产后的"一"字形横裂(已产型)。

(4)子宫血管变化:产后子宫收缩导致开放的子宫螺旋动脉和静脉窦压缩变窄血供减少,数小时后血管内形成血栓,出血量逐渐减少直至停止。若在新生内膜修复期间,胎盘附着面修复不良出现血栓脱落,可导致晚期产后出血。

2. 阴道　分娩后阴道腔扩大,阴道壁松弛,肌张力低下,阴道黏膜皱襞因过度伸展而减少甚至消失。产褥期内阴道腔逐渐缩小,阴道壁肌张力逐渐恢复,阴道黏膜皱襞约在产后3周重新出现,但阴道在产褥期结束时仍不能完全恢复至未孕时的紧张度。

3. 外阴　分娩后外阴出现轻度水肿,2~3天可逐渐消退。处女膜因分娩时撕裂形成残缺的处女膜痕。会阴部如有轻度撕裂或切开,缝合后3~4日能愈合。

4. 盆底组织　盆底肌及筋膜在分娩时过度伸展致弹性降低,且常伴肌纤维部分断裂,一般产褥期内可逐渐恢复。如产后能坚持做产后健身操,盆底肌有可能恢复至接近未孕状态。如盆底肌及其筋膜发生严重断裂,加之产褥期过早参加重体力劳动,或者分娩次数过多、分娩间隔时间短,盆底组织常难以完全恢复正常,日后可导致阴道壁脱垂、子宫脱垂。

(二)乳房

产褥期乳房的变化主要是泌乳。当胎盘剥离排出后,雌、孕激素及胎盘生乳素水平急剧下降,抑制下丘脑分泌的催乳素抑制因子(PIF)释放,在催乳素的作用下,乳汁开始分泌。垂体催乳素是产后泌乳的基础,但以后的乳汁分泌则很大程度上依赖于哺乳时的吸吮刺激。当婴儿吸吮乳头时,由乳头传来的感觉信号经传入神经纤维抵达下丘脑,通过抑制下丘脑分泌的多巴胺及其他催乳素抑制因子,使腺垂体催乳素呈脉冲式释放,促进乳汁分泌;同时,吸吮乳头还能反射性地引起神经垂体释放缩宫素(oxytocin),缩宫素能使乳腺腺泡周围的肌上皮细胞收缩,使乳汁从腺泡、小导管进入输乳导管和乳窦而喷出乳汁,此过程称喷乳反射。因此,吸吮是保持乳腺不断泌乳的关键。不断排空乳房也是维持乳汁分泌的一个重要条件。此外,乳汁分泌量还与产妇营养、睡眠、情绪和健康状况密切相关。产后7日内所分泌的乳汁称初乳(colostrum),产后7~14日的乳汁为过渡乳,14日以后的乳汁为成熟乳。初乳量少、质稠、淡黄色,含有较高的蛋白质及矿物质,还含有多种抗体,尤其是免疫球蛋白G(IgG)和分泌型免疫球蛋白A(IgA),脂肪和乳糖含量较成熟乳少,极易消化,是新生儿早期最理想的天然食物。随着哺乳时间的延长,乳汁中蛋白质含量逐渐减少,脂肪含量逐渐增多。鉴于多数药物可经母血渗入乳汁中,故产妇于哺乳期间用药时要慎重。

(三)血液系统

产后初期,产妇血液仍处于高凝状态,这有利于胎盘剥离创面形成血栓,减少出血。纤维蛋白原、凝血酶、凝血酶原于产后 2～4 周内降至正常。红细胞沉降率于产后 3～4 周降至正常。产褥早期可继续贫血,一般产后 1 周左右血红蛋白水平回升。白细胞总数于产褥早期仍较高,一般 1～2 周恢复正常。

（四）循环系统

循环血量于产后 2～3 周逐渐下降至未孕状态。但产后 72 小时内,因子宫胎盘血循环停止,大量血液从子宫流到产妇的体循环,同时妊娠期潴留的组织间液回吸收,产妇循环血量反而会增加 15%～25%,此时应注意防止心衰。

（五）消化系统

妊娠期胃肠蠕动及肌张力均减弱,胃酸分泌减少,产后 1～2 周内消化功能逐渐恢复。产褥早期产妇食欲欠佳,喜进流质或半流质饮食。产褥期因卧床时间长,缺乏运动,腹肌及盆底肌松弛,肠蠕动减弱,容易便秘。

（六）泌尿系统

妊娠期体内潴留的大量液体在产后主要由肾脏排出,故产后 1 周内尿量增多。因分娩过程中膀胱受压、黏膜水肿、充血对尿液刺激敏感性下降,膀胱肌张力下降以及外阴伤口疼痛、不习惯卧床排尿等原因,产妇易发生尿潴留。妊娠期肾盂及输尿管的生理性扩张一般在产后 2～8 周恢复正常。

（七）内分泌系统

妊娠期腺垂体、甲状腺及肾上腺增大,在产褥期逐渐恢复正常。产后雌激素和孕激素水平急剧下降,至产后 1 周已降至未孕水平;胎盘生乳素于产后 6 小时已不能测出。垂体催乳素水平因是否哺乳而异,哺乳产妇的催乳素于产后下降,但仍高于未孕水平,吸吮乳汁时明显增高;不哺乳者的催乳素于产后 2 周降至未孕水平。FSH、LH 水平产后 6 周逐渐恢复,但哺乳者,其高垂体催乳素会抑制 FSH 和 LH 的分泌。月经复潮及排卵时间受哺乳影响,不哺乳产妇一般产后 6～10 周月经复潮,产后 10 周左右恢复排卵;哺乳产妇的月经复潮延迟,有的在哺乳期月经一直不来潮,平均在产后 4～6 个月恢复排卵。产后较晚恢复月经者,首次月经来潮前多有排卵,故哺乳产妇未见月经复潮仍有受孕的可能。

（八）腹壁

妊娠期出现的下腹正中线色素沉着在产褥期逐渐消退。初产妇腹壁紫红色的妊娠纹变为银白色。腹壁皮肤受妊娠子宫膨胀的影响,部分弹力纤维断裂,腹直肌呈不同程度分离,使产后腹壁明显松弛,腹壁紧张度恢复约需 6～8 周。

三、正常产褥期妇女的心理变化

产褥期妇女的心理处于脆弱和不稳定的状态,并与妊娠、分娩经过及产后角色改变等有关,产妇的性格倾向、生活经历、家庭成员间的关系也是其产后心理变化的影响因素。有的产妇可表现为高涨的情绪如高兴、满足、幸福、乐观;有的产妇可能出现低落的情绪如失望、悲伤、焦虑、抑郁。

产褥期,绝大多数产妇能逐步调整心理状态,慢慢建立自信,适应母亲角色。这种调整主要表现在两个方面:①确立家长与孩子的关系及承担母亲角色的责任。确立家长与孩子的关系是指母亲接纳新生儿,视其为家庭中的一员,认识及重视其作为家庭中一员的特殊需要;承担母亲角色的责任是指母亲逐渐地表现出情感性的和动作性的护理孩子的技能;②接纳一个新的家庭,调节好从夫妇两人生活方式到夫妇与孩子三人的生活方式。

四、正常产褥期妇女的临床表现

1. 生命体征　正常产褥期,产妇生命体征基本在正常范围内。如产程中过度疲劳、产程延长,其体温在产后24小时内可稍升高,但一般不超过38℃;产后3~4日如乳房血管、淋巴管极度充盈,乳房胀大,可有37.8~39℃发热,一般持续4~16小时后降至正常,称为泌乳热(breast fever),不属病态。产后脉搏在正常范围内。产后腹压降低,膈肌下降,产妇将由妊娠期的胸式呼吸变为胸腹式呼吸,呼吸深慢,约为14~16次/分。血压在产褥期平稳,若血压下降,需警惕产后出血。

2. 子宫复旧　胎盘娩出后,子宫收缩呈圆形,宫底即刻降至脐下一指。产后第1日宫底稍上升平脐,以后每日下降1~2cm,至产后10日子宫降入骨盆腔内。

3. 产后宫缩痛　产褥早期因宫缩引起的下腹部阵发性剧烈疼痛称为产后宫缩痛(after-pains)。经产妇宫缩痛较初产妇明显,哺乳可使疼痛加重。宫缩痛多在产后1~2日出现,持续2~3日自然消失,一般可承受,不需特殊用药。

4. 恶露　产后随子宫蜕膜的脱落,血液、坏死蜕膜等组织经阴道排出,称恶露。每日应观察恶露的量、颜色及气味。正常恶露有血腥味,无臭味,持续4~6周,总量约250~500ml。根据其颜色、内容物及时间不同,恶露分为:

(1)血性恶露(lochia rubra):色鲜红,含大量血液,量多,有时有小血块,有少量胎膜及坏死蜕膜组织。血性恶露持续3~4日,出血逐渐减少。

(2)浆液恶露(lochia serosa):因含较多浆液得名,色淡红,含少量血液,有较多的坏死蜕膜组织、宫腔渗出液、宫颈黏液,且有细菌。浆液性恶露持续10日左右,白细胞逐渐增多,变为白色恶露。

(3)白色恶露(lochia alba):色较白,黏稠,含大量白细胞、坏死蜕膜组织、表皮细胞及细菌等。白色恶露持续约3周。

5. 会阴切开创口　初产妇多见。在产后的3日内可见切口处水肿,活动时有疼痛,切口拆线后症状自然消失。

6. 胃纳　产妇多食欲不佳,喜进流质、半流质等清淡饮食,一般1~2周恢复,也有产妇因产程中进食少,产后腹压降低,产后有饥饿感,食欲增加。

7. 排泄

(1)褥汗:产后1周内皮肤排泄功能旺盛,将妊娠期潴留的组织间液排出,表现为大量出汗,尤其是睡眠和初醒时更明显,是生理现象。

(2)尿量增多和排尿困难:产后2~3日内,产妇往往多尿,但容易发生排尿困难,特别是产后第一次小便,容易发生尿潴留及尿路感染。

(3)便秘:产褥期容易发生便秘。

8. 乳房

(1)乳头皲裂:哺乳产妇尤其是初产妇在最初几日哺乳后容易产生乳头皲裂。大多是因为产前乳头准备不足或产后哺乳姿势不当引起。乳头皲裂时,表现为乳头红、裂开、有时有出血,哺乳时疼痛。

(2)乳房胀痛:产后3~4日,因淋巴和静脉充盈,乳腺管不畅,乳房可胀实并有硬结,触之疼痛,还可有轻度发热,一般于产后 1 周乳腺管畅通后自然消失。在整个哺乳期间如果不适当、不经常排空乳汁,也可使乳汁在乳房内淤积形成硬结,引起胀痛。

9. 体重减轻　由于胎儿及胎盘的娩出、羊水流出及产时失血,产后即刻体重约减轻 6kg 左右。产后第 1 周,由于子宫复旧、恶露及汗液、尿液的大量排出,体重又下降 4kg 左右。

10. 疲乏　由于产程中不适当用力、产后医务人员的频繁观察、哺乳及新生儿护理活动导致睡眠不足,使得产妇在产后的最初几日会感到疲乏。

第二节　正常产褥期妇女的护理

（一）一般护理

1. 产妇返回休养室后,护士应即刻查阅其产前记录、分娩记录,特别注意异常情况及处理经过。监测生命体征,产后 2 小时内应每 30 分钟监测一次,若一切正常,以后每天分别监测两次,如有异常应加强观察。

2. 提供良好的环境　产后休养室应舒适、安静、有良好的通风,保持室内空气清新。保持床单位的清洁、整齐,及时更换会阴垫及衣服、被单。

3. 饮食和营养指导　产后 1 小时可让产妇进食流质或清淡半流质,以后可进普通饮食。剖宫产术后禁食 6 小时,6 小时后可喝萝卜汤等流质饮食,促进肠蠕动、早排气。食物应富有营养,并注意营养平衡,保证足够的热量、蛋白质、维生素及无机盐。注意少量多餐,多进汤汁,保证哺乳。适当补充铁剂,推荐补充铁剂 3 个月。

4. 保持大小便通畅　产后应注意评估膀胱充盈及第一次排尿情况。充盈的膀胱可影响有效的子宫收缩,导致产后出血。第一次排尿后需评估尿量,如尿量少,应再次评估膀胱的充盈情况,预防尿潴留。鼓励产妇尽早自行排尿,产后 4 小时即应让产妇排尿。若排尿困难,可采用以下方法:温开水冲洗会阴;热敷下腹部刺激膀胱肌收缩;针刺气海、关元、阴陵泉、三阴交等穴位;甲硫酸新斯的明 1mg 肌注兴奋膀胱逼尿肌;上述处理无效时,可给予导尿。鼓励产妇早日下床活动、多饮水、多吃富含纤维素的食物以防便秘。发生便秘者可口服适量缓泻剂。

5. 保证产妇有足够的睡眠　护理工作应不打扰产妇的休息,指导产妇调整休息时间,养成与宝宝同步睡眠的习惯。

6. 鼓励产妇早期下床活动及做产后健身操　鼓励适当活动,以促进切口愈合、预防下肢静脉血栓形成、促进康复。经阴道自然分娩的产妇,产后 6～12 小时内即可起床轻微活动,于产后第 2 日可在室内随意走动,按时循序渐进做产后健身操。行会阴后-侧切开或剖宫产的产妇,可适当推迟活动时间。由于产后盆底肌肉松弛,应避免负重劳动或蹲位活动以防止子宫脱垂。

（二）心理护理

与产妇建立良好的关系,尊重其风俗习惯,耐心倾听诉说,积极回答问题。母婴同室,让产妇更多地接触孩子,逐渐参与孩子的日常生活护理,培养母子亲情。提供自我护理及新生儿护理的知识和技能,建立其自信心。鼓励和指导产妇家人参与新生儿护理、产妇照顾,培养新家庭观念。

（三）缓解症状的护理

1. 子宫复旧和恶露护理

（1）回休养室后即刻、30分钟、1小时、2小时各观察1次；以后1周内,应在每日的同一时间评估子宫复旧情况及恶露。方法为：嘱产妇排空膀胱后仰卧于床上,双膝稍屈曲,腹部放松,解开会阴垫,注意用屏风遮挡及保暖。检查者按摩子宫使其收缩后,判断子宫软硬度、轮廓、宫底位置,恶露的质、量和气味并做好记录；同时应按压宫底挤出血块以免影响子宫收缩。子宫质地软、轮廓不清、宫底高、恶露多时应考虑是否有产后宫缩乏力；子宫偏向一侧应考虑是否有膀胱充盈。

（2）若子宫复旧不良,子宫软、红色恶露增多且持续时间延长时,应按医嘱给予宫缩剂并按摩子宫,及时排空膀胱；若合并感染,恶露有腐臭味且有子宫压痛,应配合做好血及组织培养标本的收集及抗生素应用。

（3）产后当天禁用热水袋外敷止痛,以免子宫肌肉松弛造成出血过多。

2. 会阴护理 每日观察会阴有无血肿、水肿、硬结、疼痛、渗血、分泌物等。尽量保持会阴部清洁干燥,每日2次0.05%聚维酮碘溶液冲洗或擦洗,擦洗时注意会阴切口应单独擦洗。会阴水肿者,可用50%硫酸镁溶液湿热敷,产后24小时后可用红外线照射；会阴血肿者,小的可用湿热敷或红外线照射,大的需配合医生切开处理；有硬结者可用大黄、芒硝外敷或用95%酒精湿热敷。嘱产妇向会阴切口对侧侧卧。如遇切口感染或愈合不佳,可在产后7~10天起给予高锰酸钾溶液坐浴。

3. 乳房护理

（1）乳房的一般护理：每日评估有无乳头凹陷、乳房胀痛、乳头皲裂、乳汁不足等问题。保持乳房清洁干燥,每次哺乳前均应洗手并用温开水擦洗乳房及乳头,忌用肥皂或酒精之类擦洗以免引起皮肤干燥、皲裂；乳头处如有痂垢应先用油脂浸软后再用温水洗净。哺乳期间应使用合适的棉制乳罩以支托乳房,避免过松或过紧。

（2）平坦及凹陷乳头护理：乳头平坦或凹陷,哺乳时影响婴儿吸吮,不利于母乳喂养的顺利进行,可指导产妇采取以下措施：

1）乳头伸展练习：将两示指平行地放在乳头两侧,慢慢地由乳头向两侧外方拉开,牵拉乳晕皮肤及皮下组织,使乳头向外突出。随后将两示指分别放在乳头上、下侧,由乳头向上、下纵形拉开(图6-1)。此练习重复多次,做满15分钟,每日2次。

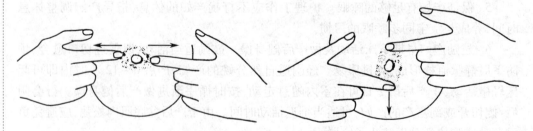

图6-1 乳头伸展练习

2）乳头牵拉练习：用一手托乳房,另一手的拇指和中、示指抓住乳头向外牵拉,重复10~20次,每日2次。

3）配置乳头罩：从妊娠7个月起佩戴。对乳头周围组织起稳定作用,其柔和的压力可使内陷的乳头外翻,乳头经中央小孔持续突起。

4)抽吸法使乳头突出:将吸乳器紧贴乳房皮肤,利用负压作用吸引内陷或平坦的乳头。

5)在婴儿饥饿时,先吸吮平坦的一侧,因为此时婴儿的吸吮力强,容易吸住乳头和大部分乳晕。

6)改变喂奶的姿势和使用假乳套以利婴儿含住乳头。

(3)乳房胀痛护理:具体措施包括:①尽早哺乳,促进乳汁畅流,一般产后30分钟内开始哺乳;②哺乳前热敷乳房,使乳腺管畅通。两次哺乳间冷敷乳房减少局部充血、肿胀;③哺乳前可按摩乳房,方法为从乳房边缘向乳头中心按摩,使乳腺管畅通,减少疼痛,当有乳汁淤积时可重点按摩硬结处;④配戴乳罩,扶托乳房,减少胀痛;⑤用生面饼外敷乳房,可促进乳腺管畅通,减少疼痛;⑥每次哺乳时应充分吸空乳汁,必要时可用吸乳器将乳汁吸出,也可行手法挤奶;⑦哺乳时先喂哺患侧,因饥饿时婴儿吸吮力强,有利于吸通乳腺管;⑧增加喂养的次数,每次哺喂至少20分钟,哺乳后充分休息,饮食清淡;⑨服用药物:可口服维生素 B_6 或散结通乳的中药,常用中药为柴胡(炒)、当归、王不留行、路路通、漏芦,水煎服。

(4)乳头皲裂护理

1)乳头皲裂的预防:①产妇取正确、舒适且松弛的喂哺姿势,哺乳前先湿热敷乳头和乳房3~5分钟,同时按摩乳房,挤出少许乳汁使乳头变软,易于吸吮;②每次喂奶时间不宜过长,以10~15分钟为宜,两侧乳房应交替哺乳,避免皮肤皲裂;③采取正确的哺乳姿势:让婴儿含住乳头和大部分的乳晕,以避免吸吮时局部受力过大;④喂奶结束时,应轻压婴儿下巴,婴儿嘴张开后再拿出乳头,避免在口腔负压状态下取出乳头,以免皮肤破损;⑤不要让婴儿含着乳头睡觉;⑥穿戴宽松棉制内衣和胸罩,避免刺激。

2)乳头皲裂后的护理:①先在损伤轻的一侧乳房哺乳,以减轻对另一侧乳房的吸吮力量;②增加喂哺的次数,缩短每次喂哺的时间;③哺乳后,挤出少许乳汁涂在乳头和乳晕上,短暂暴露使乳头干燥,因乳汁具有抑菌作用且含丰富蛋白质,能起到修复表皮的作用;④疼痛严重时可用乳头罩间接哺乳或用吸乳器将乳汁吸出,以免影响乳汁分泌,在皲裂处可涂敷蓖麻油铋糊剂,也可涂10%复方苯甲酸酊或抗生素软膏,于下次喂奶前洗净。

(5)乳腺炎护理:乳腺炎是指乳腺的急性化脓性感染。多由于致病菌通过破裂的乳头感染所致,当有乳汁淤积时更易发生。表现为局部皮肤红、肿、热、痛,出现较明显的硬结,有触痛,患者可出现寒战、高热、头痛、无力、脉速等全身症状,腋下可出现肿大的淋巴结,有触痛,血白细胞计数升高。其预防与护理措施有:①预防乳头皲裂(详见乳头皲裂的预防),保持乳房皮肤清洁;②避免发生乳汁淤积,乳房胀痛时应及时处理(详见乳房胀痛的护理);③若发生了乳腺炎,应在医生指导下选用抗生素,若形成脓肿,可切开排脓。

(6)退乳护理:①产妇限进汤类饮食,停止哺乳及挤奶;②将芒硝250g碾碎分装于两个纱布袋内,敷于两乳房上并固定,湿硬后及时更换,直至乳房不胀为止;③生麦芽60~90g,水煎服,每日1次连服3~5日;④维生素 B_6 200mg 口服,每日3次,共5~7日;⑤针刺足临泣、悬钟等穴位,每日1次,7日为一个疗程。

(7)乳汁不足护理:乳汁不足的原因有不经常哺乳、添加水和代乳品;母亲或婴儿患病;乳头异常;喂哺技巧不熟练;饮食、休息和信心不足等。对于乳汁不足者,应指导其正确的哺乳方法,早吸吮、按需哺乳;均衡营养、充分休息;保持心情舒畅、树立信心。此外,可促进乳汁分泌方法有:①中药涌泉散或通乳丹加减,用猪蹄炖烂吃肉喝汤;②针刺合谷、外关、少泽、膻中等穴位。

（四）母乳喂养的护理

1. 评估有无影响母乳喂养的生理、心理、社会因素,确定产妇能否正常进行母乳喂养。

（1）生理因素:影响母乳喂养的生理因素包括:①严重的心脏病、子痫、肝炎急性期、艾滋病;②营养不良;③失眠或睡眠欠佳;④乳头疼痛及皲裂、乳头凹陷、乳房胀痛及乳腺炎;⑤使用某些药物如麦角新碱、可待因、安乃近、地西泮（安定）、巴比妥类等;⑥会阴或腹部切口疼痛;⑦产后疲劳。

（2）心理因素:影响母乳喂养的心理因素包括:①缺乏信心;②焦虑;③压抑;④自尊紊乱。

（3）社会因素:影响母乳喂养的社会因素包括:①得不到医护人员及家庭成员的支持;②工作负担过重;③婚姻问题;④青少年母亲;⑤单身母亲;⑥多胎;⑦母婴分离;⑧营养知识、喂养知识缺乏;⑨离家工作。

2. 评估产妇母乳喂养技能　如果喂养得当,喂奶时可听见吞咽声,母亲有泌乳的感觉,喂奶前乳房丰满,喂奶后乳房较柔软。

3. 一般护理指导

（1）营养:产妇在产褥及哺乳期所需的能量和营养成分较未孕时高,乳汁中的营养靠母亲摄入来维持。但产妇营养过剩也可能造成产后肥胖。产妇营养供给原则包括:①每日应多摄入 2100kJ（500kcal）热量,但总量不超过 8370 ~ 9620kJ（2000 ~ 2300kcal）;②饮食中应有足够的蔬菜、水果及谷类;③蛋白质每天增加 20g;④控制食物中总的脂肪摄入,保持脂肪提供的热量不超过总热量的 25%,每天胆固醇的摄入量应低于 300mg;⑤补充足够的钙、铁、硒、碘等必需的无机盐类;⑥配以适当的锻炼以维持正常合理的体重,避免摄入过多而致肥胖。

（2）休息与活动:产妇应保证充分的休息,适当活动,做到劳逸结合。

（3）指导产妇树立喂奶信心,保持心情愉快。

4. 喂养方法指导

（1）哺乳时间:原则是按需哺乳不定时。协助早吸吮,一般于产后 30 分钟内开始哺乳,此时乳房内的乳量虽少,但通过婴儿吸吮动作可刺激泌乳。产后 1 周内,哺乳次数应频繁些,每 1 ~ 3 小时哺乳 1 次,最初哺乳时间只需 3 ~ 5 分钟,以后逐渐延长,但一般不超过 15 ~ 20 分钟,以免乳头浸渍、皲裂。

（2）哺乳步骤:①哺乳前产妇应洗净双手,用温开水擦洗乳房及乳头,柔和地按摩乳房刺激泌乳反射,挤出少许乳汁;②母亲及婴儿选择舒适位置及正确的姿势,母婴紧密相贴;③用手或乳头轻触婴儿的面颊或嘴巴,当婴儿嘴张大时,产妇应立即将乳头包括大部分乳晕塞入其口中,吸吮开始;④哺乳结束时,用示指向下轻压婴儿下颏,待婴儿张口后再拿出乳头,避免引起局部疼痛及损伤;⑤哺乳结束后,应将婴儿抱起轻拍背部 1 ~ 2 分钟,排出胃内空气,以防吐奶。

（3）注意事项:①不随便给婴儿进食其他食物或饮料以免影响有效吸吮;②哺乳时,乳头应放在婴儿舌头上方,用一手扶托乳房防止婴儿鼻部被乳房压迫;③每次哺乳时都应该吸空一侧乳房后,再吸吮另一侧;④产妇需佩戴合适棉质乳罩;⑤建议纯母乳喂养6个月,之后可继续母乳喂养至2岁。

5. 出院后喂养指导　出院后应继续保持合理的饮食和休息,保持精神愉快及乳房卫生。强调母乳喂养的重要性,评估产妇母乳喂养知识和技能,如母亲对有关知识了解不足需及时进行宣教。上班后的喂养方法指导:上班的母亲可在上班前将乳汁挤出存放于冰箱内,婴儿需要时由他人哺喂,下班后及节假日仍坚持自己喂养。告知产妇及家属母乳喂养相关问题的咨询方法(医院的热线电话,保健人员、社区支持组织的具体联系方法等)。

（五）出院指导

1. 一般指导　继续保证合理的营养,适当的活动和休息,合理安排家务及婴儿护理,注意个人卫生,保持良好的心境,适应新的家庭生活方式。

2. 计划生育指导　产后42天之内禁止性生活。一般产后42天开始落实避孕措施,告知妇女各种避孕措施,指导产妇选择适当的避孕方法。一般哺乳者应以工具避孕为首选;不哺乳者可以选用药物避孕。

3. 产后健身操指导　产后健身操(图6-2)可以促进腹壁、盆底肌肉张力的恢复,预防尿失禁、膀胱直肠膨出及子宫脱垂。产后应根据产妇的情况,由弱到强循序渐进地进行练习。一般从产后第2天开始,每1~2天增加1节,每节做8~16次。出院后继续做产后健身操直至产后6周。

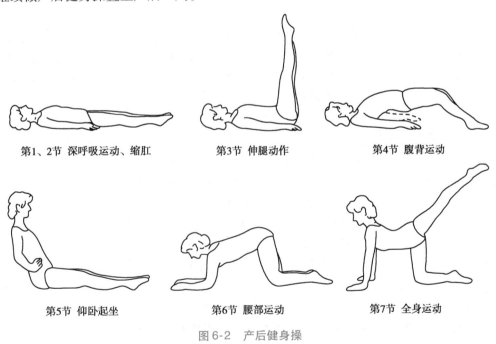

图 6-2　产后健身操

4. 产后检查　包括产后访视及产后健康检查。

（1）产后访视:产妇出院后3日内、产后14日、产后28日由社区医疗保健人员进行3次访视。内容包括:①了解产妇饮食、睡眠及心理状态;②检查乳房,了解哺乳情况;③观察子宫复旧及恶露;④观察会阴切口、剖宫产腹部切口情况;⑤了解新生儿生长、喂养、预防接种情况;⑥指导新生儿喂养。

（2）产后健康检查:告知产妇于产后 42 天左右携孩子一起去医院进行一次全面产后健康检查。内容包括:①产妇全身检查:生命体征、血常规、尿常规等,若有内科合并症或产科并发症,需作相应检查;②产妇妇科检查:了解生殖器是否已恢复至未孕状态;③婴儿全身体格检查;④计划生育指导。

第三节　正常新生儿的护理

一、概述

新生儿是指从脐带结扎到生后 28 天内的婴儿。正常足月儿是指胎龄 ≥37 周并 <42 周,出生体重≥2500g 并 <4000g,无畸形或疾病的活产婴儿。新生儿期是胎儿逐渐适应子宫外生活的过渡时期,必须根据新生儿生理特点细心照料和护理。在母婴同室病房,正常足月新生儿的护理也是产褥期护理当中的重要内容。

二、护理评估

（一）出生后即刻评估

见第五章第二节正常分娩妇女的护理

（二）入母婴同室时评估

一般在出生 24 小时内进行

1. 健康史　了解双亲的健康情况,母亲既往孕产史及本次妊娠经过、分娩经过、产程中胎儿情况、出生体重、性别、出生后即刻的检查结果等。检查出生记录是否完整,有无床号、住院号、母亲姓名、新生儿性别、出生时间,新生儿脚印、母亲手印是否清晰,并与新生儿身上的手圈、胸牌核对。

2. 临床表现　评估时注意保暖,可让母亲在场以便指导。

（1）一般检查:注意新生儿的发育、反应、神态和姿势,观察皮肤有无青紫、黄疸及其程度、有无瘀斑、瘀点或感染灶。测量:①心率:一般通过心脏听诊获得,新生儿心率通常为 90～160 次/分,深睡时可慢至 100 次/分,啼哭时可快至 160 次/分;②呼吸:一般在新生儿安静时测满一分钟,正常为 40～60 次/分;③体温:一般测腋下体温,正常为 36～37.2℃;④体重:一般在沐浴后测裸体体重,正常足月新生儿出生体重为 2500g 至不足 4000g;⑤身高:为头顶最高点至脚跟的距离,正常约 45～55cm。

（2）头面颈部:观察头颅的大小和形状,有无血肿、水肿和皮肤破损,检查囟门的大小和紧张度,有无颅骨骨折和缺损,了解颅缝宽度;观察巩膜有无黄疸或出血点;查看口腔外观;观察颈部的对称性、活动情况和肌张力。

（3）胸部:检查胸廓外形,评估呼吸时有无肋下缘和胸骨上下软组织下陷,通过听诊了解心率、心律,各听诊区有无杂音、杂音的性质和传导方向,了解呼吸音是否清晰,有无异常呼吸音,有无啰音及啰音的性质和部位等。

（4）腹部:观察腹部外形有无异常;脐带残端有无出血、红肿或异常分泌物;触诊肝脾大小;听诊肠鸣音。

（5）脊柱和四肢:检查脊柱、四肢发育有无异常,活动及肌张力有无异常,有无骨折或关节脱位等。

(6)肛门、外生殖器:观察肛门是否闭锁(可用肛表进行探查,将肛表插入肛门内1.25cm);外生殖器有无异常等。

(7)大小便:正常新生儿出生后不久即排小便,出生24小时内排胎粪,如24小时后尚无大便应检查是否有消化系统发育异常如肛门闭锁等。

(8)肌张力及活动情况:正常新生儿肌张力正常、反应灵敏、哭声响亮,如哭声异常提示大脑损伤或有其他异常。

(9)反射:评估各种反射是否存在,反射活动不正常提示神经系统异常。

3. 处理原则　维持新生儿正常生理状态,满足生理需求,防止合并症发生。

(三)日常评估

如入室评估没有发现新生儿异常,以后改为每8小时评估1次或每天评估1次,做好评估记录,如有异常则增加评估的次数。

三、常见的护理诊断/医护合作性问题

1. 有窒息的危险　与呛奶、呕吐有关。

2. 有体温平衡失调的危险　与体温调节中枢发育不完善有关。

3. 有感染的危险　与新生儿免疫机制发育不完善和其特殊生理状况有关。

四、护理措施

(一)一般护理

1. 环境　母婴同室的房间宜向阳、光线充足、空气流通,室温在22~24℃、湿度在55%~65%,床单元(一张母亲床加一张婴儿床)所占面积不应少于6m²。

2. 生命体征　定时测量新生儿体温,体温过低者应加强保暖,过高者采取降温措施。观察呼吸道通畅情况,保持侧卧体位,预防窒息。

3. 安全措施

(1)新生儿出生后,在其病历上印上其右脚印及其母亲右拇指手印。

(2)在新生儿手腕上系上手圈,衣服上系上胸牌。手圈及胸牌上正确书写母亲姓名、住院号、床号、新生儿性别等。在进行每项有关新生儿的操作前后都应认真核对手圈、胸牌。

(3)新生儿床应铺有床垫,配有床围。不放危险物品如过烫的热水袋等。

4. 预防感染措施　①每一房间应配有洗手设备或放置手消毒液,以备医护人员或探访者在接触新生儿前洗手或消毒双手;②医护人员必须身体健康,定期体检,如患有呼吸道、皮肤黏膜、胃肠道传染性疾病者在接触新生儿前应采取相应的安全措施,如戴口罩、手套等;③新生儿患有感染性疾病如脓疱疮、脐部感染等,应采取相应的消毒隔离措施。

(二)喂养护理

新生儿喂养方法包括母乳喂养、人工喂养和混合喂养。

1. 母乳喂养　世界卫生组织已将促进和支持母乳喂养作为卫生工作的重要内容,并大力提倡母乳喂养。母乳喂养对母婴均有益。喂养方法详见第六章第二节正常产褥期妇女的护理。

(1)对婴儿有益:①提供营养并促进发育:母乳中所含营养成分最适合婴儿消化

吸收,其质量随婴儿生长和需要发生相应变化;②提高免疫功能并抵御疾病:母乳中富含免疫球蛋白和免疫细胞,提高婴儿免疫功能同时,能明显降低婴儿腹泻、呼吸道和皮肤感染率;③保护牙齿并有助于发育:母乳喂养可有效预防因奶瓶喂养引起的龋齿,吸吮时的面部肌肉运动有助于面部正常发育;④有助于心理健康:母乳喂养时,婴儿与母亲皮肤频繁亲密接触、母婴间情感联系均有助于婴儿建立和谐、健康的心理。

(2)对母亲有益:①预防产后出血:吸吮刺激促进催乳素产生的同时也促进缩宫素的产生,缩宫素使子宫收缩,减少产后出血;②避孕:哺乳者较不哺乳者月经复潮及排卵延迟,有利于产后恢复和延长生育间隔;③降低母亲患乳腺癌、卵巢癌的危险性。

2. 人工喂养 不宜母乳喂养者可选用人工喂养。4~6个月以内的婴儿由于各种原因不能进行母乳喂养时,可以采用配方奶或其他兽乳,如牛乳、羊乳等喂哺婴儿,称为人工喂养。一般首选配方奶。

(1)配方奶:是以牛乳为基础改造的奶制品,其营养素成分接近人乳,比较适合于婴儿的消化能力和肾功能,如所添加的乳清蛋白、不饱和脂肪酸等重要营养素以及核苷酸、维生素 A、维生素 D、β 胡萝卜素和微量元素铁、锌等有助于促进婴儿生长发育。使用时应按年龄选用。

(2)兽乳(以牛乳为例):若无条件选用配方奶而采用兽乳喂养婴儿时,不宜直接采用而需要进行改造。改造方法:①加热:煮沸可达到灭菌的要求,且能使奶中的蛋白质变性,使之在胃中不易凝成大块;②加糖:可改变牛乳中营养素的比例,利于吸收、软化大便。一般每 100ml 牛奶中可加蔗糖 5~8g,加糖过多或过少均不利于婴儿营养;③加水:加水可降低牛奶中矿物质、蛋白质浓度,减轻婴儿消化道及肾脏的负荷。稀释奶仅用于新生儿,生后不满 2 周者可采用 2:1 奶(即 2 份牛奶加 1 份水);以后逐渐过渡到 3:1 或 4:1 奶;满月后即可用全奶。

(3)奶量摄入的估计(6 个月以内):在实际工作中,为了正确指导家长或评价婴儿的营养状况,常常需要估计婴儿奶量。婴儿的体重以及奶制品规格是估计婴儿奶量的必备资料。

1)配方奶粉摄入量估计:一般市售婴儿配方奶粉 100g 供能约 2092kJ,婴儿能量需要量约为 418.4kJ/(kg·d),故配方奶粉 20g/(kg·d)可满足其需要。

2)全牛奶摄入量估计:100ml 全牛奶供能约 280kJ,8% 糖牛乳 100ml 供能约 418.4kJ,婴儿的能量需要量为 418.4kJ/(kg·d),故婴儿需 8% 糖牛乳 100ml/(kg·d)。全牛奶喂养时,因蛋白质与矿物质浓度较高,应在两次喂哺之间加水,使奶与水量(总液量)达 150ml/(kg·d)。

3. 喂养的护理

(1)按需哺乳或 3~4 小时喂哺 1 次,夜间可适当延长时间间隔。

(2)新生儿吸吮能力低、胃纳不佳或溢乳者,可少量多次喂哺。

(3)牛奶配制前应先行检查奶的质量。

(4)牛奶食用前应煮沸 1~3 分钟,使之有利于婴儿吸收。

(5)喂哺前测奶温,避免过烫或过冷。

(6)喂哺结束后,将婴儿竖起轻拍其背部,防止溢奶。

(7)喂养婴儿器具应妥善保管,定时煮沸消毒,避免感染。

（三）皮肤黏膜护理

1. 沐浴　沐浴方法主要包括淋浴、盆浴。在医院以淋浴为主,居家以盆浴为主。注意事项有:①室温 26～28℃,水温 38～42℃,一般用手腕内侧测试暖和即可;②沐浴前不要喂奶;③新生儿出生后体温未稳定前不宜沐浴;④在医院内沐浴要防止交叉感染,每个婴儿用一套沐浴用品,全体婴儿沐浴后,用消毒液浸泡沐浴池、沐浴垫;⑤沐浴过程中不能离开婴儿并始终用手接触和保护婴儿;⑥动作轻而敏捷,防止婴儿受凉及损伤。

2. 脐部护理　保持脐部清洁干燥,每次沐浴后用 75% 酒精消毒脐带残端及脐轮周围。脐部如有分泌物则酒精消毒后涂 2.5% 碘酊使其干燥。脐部感染者可用抗生素。脐带脱落处如有红色肉芽组织增生,可用 2.5% 硝酸银溶液灼烧,并用生理盐水棉签擦洗局部,注意勿灼伤正常组织。使用尿布时注意勿超越脐部,以免尿粪污染脐部。

3. 臀部护理　及时更换尿布,大便后用温水清洗臀部,揩干后涂软膏。尿布使用松紧适中,不宜用橡皮布或塑料纸作为婴儿床垫。一旦发生红臀,可用红外线照射,每次 10～20 分钟,每日 2～3 次,如皮肤糜烂,可用消毒植物油或鱼肝油纱布敷于患处。

（四）预防接种

1. 卡介苗　出生后 12～24 小时应接种卡介苗。将卡介苗 0.1ml 注射于左臂三角肌下端偏外侧皮内。早产儿、有皮肤病变或发热等疾病者应暂缓接种。

2. 乙肝疫苗　生后第 1 天、1 个月、6 个月时应各注射乙肝疫苗 1 次。

 知识链接

母婴床旁护理

母婴床旁护理是"以家庭为中心的产科护理模式",由具有一定护理经验的护士为产妇、婴儿、家庭提供个性化临床支持和服务。包括到床边进行产后伤口护理、母乳喂养、乳房保健和新生儿沐浴、抚触、脐部护理、臀部护理、预防接种、疾病筛查、健康宣教等。在护理过程中,新生儿父母直接参与操作,并接受面对面的宣教,使他们在住院期间顺利学会照料新生儿的技能。

母婴床旁护理的服务模式,满足产妇、婴儿、家庭的需求;增进亲子关系,保障母乳喂养的实施;帮助产妇顺利度过产后生理、心理的波动期,为其回家后继续护理、喂养新生儿树立了信心;可提高产妇及家属的满意度,提升护理人员的自我价值。

学习小结

1. 学习内容

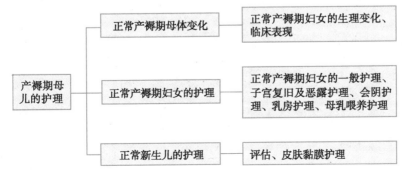

2. 学习方法

通过聆听讲授、观看视频、教学模型观摩、实验室训练等方法重点掌握正常产褥期妇女的护理,注意通过对比妊娠期妇女的生理变化、临床表现来理解正常产褥期母体变化。

（夏 杰）

复习思考题

1. 试述妊娠期与产褥期子宫生理变化(列表)。
2. 试述母乳喂养的方法及注意事项。
3. 试述产褥期乳房护理的健康指导。

笔记

第七章

高危妊娠妇儿的护理

学习目的

通过学习高危妊娠妇儿的监护和管理、胎儿窘迫及新生儿窒息的护理,了解相关病因,熟悉高危妊娠妇儿常用的监护方法和护理,掌握胎儿窘迫及新生儿窒息的定义、临床表现、处理原则、相关检查及护理措施,为临床实施高危妊娠妇儿的护理提供理论及技术指导。

学习要点

高危妊娠的监护方法和高危孕妇的护理措施、胎儿窘迫的评估方法和处理原则、新生儿窒息的评估方法和复苏程序。

案例引导

邓女士,35岁,G_2P_0。因停经40周,规律腹痛1小时入院。入院时查体:下肢水肿(+)。产科检查:腹围101cm,宫高35cm,胎位ROT,胎心率148bpm,宫口开大1cm,先露为头,平坐骨棘水平。现临产14小时,宫口开全,胎位ROA,胎头棘下1cm,胎膜已破,羊水呈黄绿色、黏稠。胎心监护示CST多发性晚期减速,胎儿头皮血pH值<7.2。

根据以上资料,请回答:

1. 该产妇目前可能的临床诊断。
2. 对该产妇应采取的处理方式。

第一节　高危妊娠妇女的监护

一、概述

高危妊娠(high risk pregnancy)是指妊娠期有个人或社会不良因素及有某种并发症或合并症等可能危害孕妇、胎儿及新生儿或者导致难产者。具有高危妊娠因素的孕妇,称为高危孕妇。

诸多因素可导致高危妊娠的发生,主要包括:①孕妇的社会经济因素(孕妇及其丈夫职业的稳定性差、收入低下、居住条件差、孕妇未婚或独居、受教育时间<6年);②身体条件(年龄<16岁或者≥35岁、有遗传病家族史、营养状况差、妊娠前体重过

笔记

轻或过重（BMI < 18.5kg/m² 或 ≥24kg/m²）、身高 < 145cm）；③不良生活方式（如大量吸烟、饮酒、吸毒、药物滥用等）；④产科病史（如自然流产、异位妊娠、早产、死产、死胎、难产、新生儿死亡、新生儿溶血性黄疸、新生儿畸形或有先天性、遗传性疾病、巨大儿等）；⑤本次妊娠的病理产科情况（如妊娠合并心脏病、糖尿病、高血压、肾脏病、肝炎、甲状腺功能亢进等各种妊娠合并症及妊娠期高血压疾病、前置胎盘、胎盘早期剥离、羊水过多或过少、胎儿生长受限、妊娠期肝内胆汁淤积症、过期妊娠等妊娠期并发症）。

二、高危妊娠的监护和管理

系统的高危妊娠管理包括：婚前、孕前保健咨询工作，对不宜结婚或不宜生育者应做好说服教育工作；孕前和孕早期优生咨询及产前诊断工作；孕中期妊娠并发症或合并症的筛查；孕晚期胎儿生长发育和宫内安危状况的监护及评估，胎儿胎盘功能的监测及胎儿成熟度的评估。具体的监护措施包括：

（一）人工监护

1. 确定孕龄　根据末次月经、早孕反应时间、胎动出现时间等推算孕龄。

2. 测量宫底高度及腹围　宫底高度是指耻骨联合上缘中点到宫底的弧形长度，腹围是指以软尺经脐绕腹1周的数值。测量前嘱孕妇排空膀胱。测量孕妇的宫底高度和腹围，可帮助估计胎龄及胎儿大小，了解胎儿宫内的发育情况。估算方法为胎儿体重（g）= 宫底高度（cm）× 腹围（cm）+ 200。通常每次产前检查都要监测这两个指标。

3. 胎动计数　胎动监测是通过孕妇自测评价胎儿宫内情况最简便有效的方法之一。一般孕妇于妊娠16~20周时自觉胎动，妊娠28周时逐渐加强，至孕足月时又略减少。胎动正常表示胎儿在宫腔内存活良好，若胎动次数减少表明胎儿宫内缺氧，胎动过频或胎动过分剧烈，表示严重缺氧有胎死宫内的危险。

4. 高危妊娠评分　高危妊娠评分是将妊娠中各项危险因素在产前检查时用记分的方法进行比较和定量，常用"高危妊娠评分指标"（修改后的 Nesbitt 评分指标）进行评分（表7-1）。总分为100分，当减去各种危险因素后的评分低于70分者属高危妊娠范畴。一般孕妇分别于妊娠早中晚期各评分1次。

表7-1　修改后的 Nesbitt 评分指标

1. 孕妇年龄		月经失调	−10
15~19 岁	−10	不育史：少于2年	−10
20~29 岁	0	多于2年	−20
30~34 岁	−5	子宫颈不正常或松弛	−20
35~39 岁	−10	子宫肌瘤：>5cm	−20
40 岁以上	−20	黏膜下	−30
2. 婚姻状况		卵巢肿瘤（>6cm）	−20
未婚或离婚	−5	子宫内膜异位症	−5

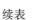

续表

已婚	0	6. 内科疾病与营养	
3. 产次		**全身性疾病**	
0 产	−10	急性:中度	−5
1~3 产	0	重度	−15
4~7 产	−5	慢性:非消耗性	−5
8 产以上	−10	消耗性	−20
4. 过去分娩史		**尿路感染:急性**	**−5**
流产 1 次	−5	慢性	−25
3 次以上	−30	糖尿病	−30
早产 1 次	−10	慢性高血压:中度	−15
2 次以上	−20	重度	−30
死胎 1 次	−10	合并肾炎	−30
2 次以上	−30	心脏病:心功能 Ⅰ~Ⅱ 级	−10
新生儿死亡 1 次	−10	心功能 Ⅲ~Ⅳ 级	−30
2 次以上	−30	心衰史	−30
先天性畸形 1 次	−10	贫血:Hb10~11g	−5
2 次以上	−20	9~10g	−10
新生儿损伤:骨骼	−10	<9g	−20
神经	−20	血型不合:ABO	−20
骨盆狭小:临界	−10	Rh	−30
狭小	−30	内分泌疾病:垂体、肾上腺、甲状腺疾病	−30
先露异常史	−10	营养:不适当	−10
剖宫产史	−10	不良	−20
5. 妇科疾病		**过度肥胖**	**−30**

5. 绘制妊娠图　妊娠图是动态反映胎儿宫内发育及孕妇健康状况的曲线图。妊娠图的指标包括血压、体重、宫底高度、腹围、水肿、尿蛋白、胎位、胎心率等,将每次产前检查的上述指标数值记录于妊娠图上,绘制成曲线,观察动态变化。其中宫底高度曲线是妊娠图中最重要的曲线。通常在妊娠图中标出正常妊娠妇女的第 10 百分位线和第 90 百分位线检查值,如果每次检查结果连成的曲线在上述两标准线之间,提示妊娠进展及胎儿发育基本正常。如果高于上线或者低于下线则提示异常,医务人员应密切观察,发现异常情况,应积极进行处理。

(二)仪器监护

1. B 型超声　B 型超声检查不仅能显示胎儿数目、胎位、有无胎心搏动以及胎盘位置、成熟度,还可测量胎头的双顶径、胸径、腹径、股骨长等以估计孕龄、预产期、胎儿体重,并及时发现胎儿有无畸形(如心血管系统、神经系统、消化系统、泌尿系统、体表

笔记

畸形等)。

2. 胎心听诊　临床常用产科听诊器或多普勒胎心仪监测胎心,这是最简单的监测胎儿是否存活及是否存在宫内缺氧的方法。胎盘功能不良、子宫胎盘血流障碍或胎儿脐带循环受阻均可导致胎儿宫内缺氧,出现胎心异常。

3. 胎儿电子监护　胎儿电子监护可以连续观察和记录胎心率(fetal heart rate,FHR)的动态变化,也可以同时观察胎心与胎动、宫缩之间的关系,预测胎儿宫内储备能力。分产前监护和产时监护,包括内、外监护两种形式。内监护是指宫口开大 1cm以上时,将单极电极经宫口连接胎头进行监测,此法记录较准确,但因是在破膜后操作增加了感染的风险;外监护是将探头置于孕妇腹壁探测宫缩和胎心,具有操作简单方便的特点,是临床常用的监护方法。

4. 羊膜镜检查　是指妊娠晚期或分娩期在胎膜完整时将羊膜镜插入子宫颈管观察羊膜及羊水情况,可早期发现胎儿缺氧。

(三)实验室检查监测

1. 胎儿先天畸形检查　如测定羊水中酶,诊断代谢缺陷病;测羊水中甲胎蛋白(AFP),诊断胎儿开放性神经管缺陷。

2. 胎盘功能检查　可以采用孕妇尿雌激素/肌酐比值、血清人胎盘催乳素(HPL)、血清妊娠特异性 β 糖蛋白测定,阴道脱落细胞检查,胎盘酶的测定等方法进行判断。

3. 胎儿成熟度检查　通过经腹壁羊膜腔穿刺抽取羊水,进行下述项目的检测:羊水卵磷脂/鞘磷脂比值(L/S)、肌酐、胆红素类物质、淀粉酶及含脂肪细胞出现率等。

4. 胎儿缺氧程度检查　常用的方法有胎儿头皮血气测定,胎儿头皮血乳酸测定,胎儿血氧饱和度测定等。

第二节　高危妊娠妇女的护理

一、护理评估

(一)生理评估

1. 健康史　询问孕妇年龄、生育史、疾病史(合并内、外科疾病),了解妊娠早期是否使用过对胎儿有害的药物或接受过放射线检查、是否有过病毒性感染等。

2. 身体状况

(1)了解孕妇身高、体重、步态:身高 <145cm 者,容易头盆不称;体重过轻或过重者,高危妊娠的危险性也会增加;足月妊娠时,估计胎儿体重 <2500g 或≥4000g 者均应给予重视;步态异常者应注意骨盆有无不对称。

(2)测量宫底高度和腹围:判断子宫大小与停经周数是否相符,大于或小于正常值3cm 者为异常。过大者有发生羊水过多或双胎的可能性,过小者警惕胎儿生长受限。

(3)了解骨盆大小有无狭窄,软产道有无异常。

(4)了解胎位有无异常。

(5)测量血压:血压≥140/90mmHg 或较基础血压升高 30/15mmHg 者为异常。

(6)计数胎动:胎动计数 >30 次/12 小时为正常。如 12 小时内胎动次数≤10 次或低于自我测胎动规律的50%,提示胎儿宫内缺氧。

3. 相关检查

(1)实验室检查:血、尿常规检查;肝、肾功能测定;出凝血时间、血小板计数;血糖及糖耐量测定等。

(2)B型超声检查:通常自妊娠22周起,每周双顶径值增加0.22cm。如足月妊娠时双顶径达8.5cm以上,则91%的胎儿体重超过2500g。

(3)胎心听诊:正常胎心率为110~160bpm,当胎心率<110bpm或>160bpm时,提示胎儿宫内缺氧。

(4)胎儿电子监护

1)胎心率的监测:胎心率基线(FHR-baseline,BFHR)及胎心率一过性变化。

①胎心率基线:指在无胎动和无子宫收缩影响时,10分钟以上的胎心率平均值。胎心率基线包括每分钟心搏次数(beat per minute,bpm)及胎心率变异(FHR variability)。正常胎儿的FHR为110~160bpm。若FHR>160bpm或<110bpm,历时10分钟,称为心动过速或心动过缓。胎心率变异又称基线摆动,即胎心率在基线上的上下周期性波动,包括胎心率的摆动幅度和摆动频率。摆动幅度指胎心率上下摆动波的高度,振幅变动范围正常为6~25bpm;摆动频率是指1分钟内波动的次数,正常为≥6次(图7-1)。胎心率基线正常变异的存在是胎儿本身交感神经与副交感神经共同调节所表现出的生理性变化,表示胎儿有一定的储备能力,是胎儿健康的表现。若基线变异<5bpm,胎心率基线呈平坦型即基线摆动消失,提示胎儿储备能力丧失。

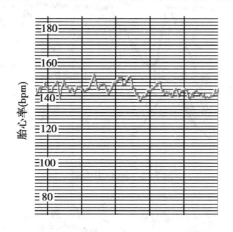

图7-1 胎心率基线与摆动

②胎心率一过性变化:受胎动、宫缩、触诊及声响等刺激,胎心率发生暂时性加快或减慢,随后又恢复到基线水平,称为胎心率一过性变化。是判断胎儿安危的重要指标。常见变化有:

加速:是指宫缩时胎心率基线暂时增加15bpm以上,持续时间>15秒,是胎儿良好的表现。加速的发生可能与宫缩时胎儿躯干局部或脐静脉暂时受压有关。

减速:指随宫缩出现的暂时性胎心率减慢,分为三种:a. 早期减速:胎心率曲线下降与宫缩曲线上升几乎同时开始,FHR曲线最低点与宫缩曲线高峰相一致(即波谷对波峰),胎心率下降幅度<50bpm,持续时间短,恢复快,子宫收缩后即恢复正常

（图 7-2）。这是宫缩时胎头受压,脑血流量一时性减少的表现,不受孕妇体位或吸氧而改变。b. 变异减速:胎心率减速与宫缩无固定关系,下降迅速且下降幅度大（>70bpm）,持续时间长短不一,恢复迅速（图 7-3）。这是子宫收缩时脐带受压兴奋迷走神经所致,嘱孕妇左侧卧位可减轻症状。c. 晚期减速:指胎心率减速多在宫缩高峰后开始出现,下降幅度 <50bpm,持续时间长,恢复也缓慢（图 7-4）,晚期减速一般认为是子宫胎盘功能不良、胎儿缺氧的表现。

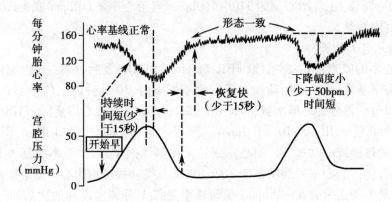

图 7-2　胎心率早期减速

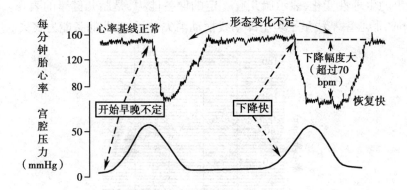

图 7-3　胎心率变异减速

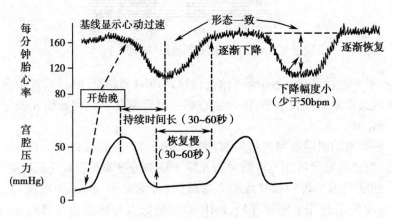

图 7-4　胎心率晚期减速

2）预测胎儿宫内储备能力：

①无应激试验（non-stress test，NST）：是指在无宫缩、无外界负荷刺激下，对胎儿进行胎心率和胎动的观察记录，以了解胎儿储备能力。孕妇取半坐卧位，连续监护20分钟胎心率。一般认为20分钟至少有3次以上胎动伴胎心率加速>15bpm，持续时间>15秒为正常，称为有反应型NST；若胎动数与胎心率加速次数少于上述情况或胎动时无胎心率加速，称为无反应型NST，应延长监护时间至40分钟，若仍无反应，应积极寻找原因。无应激试验方法简单、安全，并可作为缩宫素激惹试验前的筛选试验。

②缩宫素激惹试验（oxytocin challenge test，OCT）或宫缩应激试验（contraction stress test，CST）：其原理为诱发宫缩，了解胎盘于宫缩时一过性缺氧的负荷变化，测定胎儿的储备能力。常用静脉滴注缩宫素和乳头刺激法来诱发宫缩。

CST阴性：胎心率无晚期减速和明显的变异减速。提示胎盘功能良好，一周内胎儿无大的危险，可在一周后重复本试验；

CST阳性：≥1/2的宫缩有晚期减速，即使宫缩频率小于10分钟3次。

（5）羊膜镜检查：正常见羊水呈透明淡青色或乳白色及胎发、漂浮胎脂片。如羊水呈黄绿色、绿色提示胎儿宫内窘迫，因胎儿缺氧引起迷走神经兴奋，肠蠕动增加、肛门括约肌松弛，致胎粪排于羊水中。胎死宫内时羊水呈棕色、紫色或暗红色混浊状。

（6）胎盘功能检查

1）孕妇尿雌激素/肌酐比值测定：足月妊娠正常值>15，10～15为警戒值，<10为危险值。

2）孕妇血清人胎盘催乳素（HPL）测定：足月妊娠正常值为4～11mg/L。如在足月妊娠时该值<4mg/L或突然降低50%，表示胎盘功能减退。

3）孕妇血清妊娠特异性β糖蛋白测定：若该值于足月妊娠时<170mg/L，提示胎盘功能低下。

4）阴道脱落细胞检查：若舟状细胞成堆、无表层细胞、嗜伊红细胞指数（EI）<10%、致密核少，提示胎盘功能良好；舟状细胞极少或消失、有外底层细胞出现、嗜伊红细胞指数>10%、致密核多，提示胎盘功能减退。

（7）胎儿成熟度检查：羊水卵磷脂/鞘磷脂比值（L/S）>2或羊水泡沫试验显示两管羊水液面均有完整泡沫环，提示胎儿肺成熟；肌酐值≥176.8μmol/L，提示胎儿肾成熟；胆红素类物质值<0.02，提示胎儿肝成熟；淀粉酶值≥450U/L，提示胎儿唾液腺成熟；含脂肪细胞出现率>20%则提示胎儿皮肤成熟。

4. 处理原则　增加营养、卧床休息，针对高危妊娠的病理因素，有针对性地采取预防和治疗措施。如对于妊娠并发症的孕妇应做好围生期保健，预防不良妊娠结局的发生；妊娠合并症的孕妇应与内、外科共同监护，积极治疗。

（二）心理社会评估

高危孕妇在妊娠早期常担心流产及胎儿畸形，在妊娠28周以后则担心早产、胎死宫内或死产等。孕妇可因为前次妊娠的失败而对此次妊娠产生忧虑；由于需要休息而停止工作，产生烦躁不安；因为自己的健康与维持妊娠相矛盾而感到焦虑和无助；也可因不可避免的流产、死产、死胎、胎儿畸形等产生悲哀和失落。应认真评估高危孕妇的心理承受能力、应对机制及社会支持系统。

二、常见的护理诊断/医护合作性问题

1. 潜在并发症　胎儿窘迫。
2. 有照顾者角色紧张的危险　与承担母亲角色感到困难有关。
3. 功能障碍性悲痛　与现实的或预感到胎儿丧失有关。

三、护理措施

（一）一般护理

卧床休息，一般取左侧卧位，以改善子宫胎盘血液循环；保持室内空气新鲜，通风良好；合理营养，保证胎儿生长发育需要。对胎盘功能减退、胎儿发育迟缓的孕妇给予高蛋白、高热量饮食，补充维生素、铁、钙及多种氨基酸；对胎儿增长过快者则要控制饮食。

（二）心理护理

提供有利于孕妇倾诉和休息的环境，鼓励孕妇诉说心中的担忧。各种检查和操作之前向孕妇解释，提供指导。采取必要的手段减轻和转移孕妇的焦虑和恐惧。鼓励和指导家人的参与和支持。

（三）病情观察

对高危孕妇做好观察记录。观察一般情况，如孕妇的生命体征、活动耐受力等。观察产科情况，如有无阴道流血、水肿、腹痛、胎儿缺氧等症状和体征。如有异常情况应及时报告医生并记录处理经过。产时严密观察胎心率及羊水的颜色、量、性状，做好母儿监护。

（四）针对病因，做好检查和治疗的配合

认真执行医嘱并配合处理。对于有遗传性疾病的孕妇，应做到早发现，早处理，预防为主。妊娠合并糖尿病孕妇应做好血糖监测，进行饮食指导，并遵医嘱给予药物治疗，将血糖控制在正常范围内；妊娠合并心脏病者应保证充分休息，适当限制盐的摄入，密切观察心功能，预防心力衰竭的发生；妊娠合并肾病孕妇应给予低蛋白饮食，积极控制血压，预防感染。前置胎盘孕妇做好输血、输液准备；如需行人工破膜、阴道检查、剖宫产术，应做好用物准备及配合工作。

（五）产科护理

间歇吸氧，每日 3 次，每次 30 分钟。特别对胎盘功能减退的孕妇，吸氧可以改善胎儿的血氧饱和度。按医嘱使用营养药物，提高胎儿对缺氧的耐受力，如 10% 葡萄糖 500ml 加维生素 C 2g 静脉缓慢滴注，每日 1 次，5～7 日为一个疗程。预防早产，嘱咐孕妇避免剧烈的运动和活动，必要时遵医嘱使用药物尽量延长怀孕时间。根据孕妇和胎儿情况，选择适当的时间和分娩方式终止妊娠。产时严密观察胎心变化、吸氧，少用麻醉镇静药物，经阴道分娩者应尽量缩短第二产程，以免加重胎儿缺氧。

第三节　胎儿窘迫的护理

一、概述

胎儿窘迫（fetal distress）是指胎儿在子宫内因急性或慢性缺氧危及其健康和生命

的综合症状,发生率为 2.7% ~38.5%,是导致围生儿死亡和脑损害的主要原因。胎儿窘迫按其发生的时间不同可分为急性和慢性两种:急性胎儿窘迫多发生在临产和分娩过程中;慢性胎儿窘迫多发生在妊娠晚期,但可延续至分娩期并加重。

二、护理评估

（一）生理评估

1. 病因　母体血液含氧量不足、母胎间血氧运输及交换障碍、胎儿自身因素异常均可导致胎儿窘迫。

（1）急性胎儿窘迫:常见原因为前置胎盘、胎盘早剥、脐带异常、缩宫素使用不当、母体严重血液循环障碍、孕妇使用麻醉药及镇静剂过量等。

（2）慢性胎儿窘迫:常见原因为母体血液氧含量不足(如妊娠合并先天性心脏病或伴心功能不全、较大面积肺部感染、慢性肺功能不全等)、子宫胎盘血管硬化、狭窄、梗死(如妊娠期高血压疾病、妊娠合并慢性肾炎、糖尿病等)、胎儿严重的心血管疾病、呼吸系统疾病、胎儿畸形、母儿血型不合、胎儿宫内感染等。

2. 病理　胎儿对宫内缺氧有一定的代偿能力。轻、中度或一过性缺氧时,往往通过减少自身及胎盘耗氧量、增加血红蛋白释氧而缓解,不产生严重代谢障碍及器官损害,但长时间重度缺氧则可引起严重并发症。缺氧初期通过自主神经反射,兴奋交感神经,使血压上升、心率加快。缺氧引起胎儿全身血流重新分配,分流血液到心、脑、肾上腺等重要脏器,而肾、胃肠、皮肤、肌肉、骨骼等血流减少,导致胎儿羊水减少、生长受限等。如缺氧继续存在或加重,无氧酵解增加,乳酸堆积,进一步发展为代谢性酸中毒,严重损害心、脑等重要脏器的功能,尤其可引起缺血缺氧性脑病,甚至胎死宫内。缺氧导致肠蠕动亢进,肛门括约肌松弛,胎粪排出污染羊水,粪染的羊水吸入呼吸道深处,出生后可出现新生儿吸入性肺炎。

不同原因引起的胎儿窘迫其病理发展过程和速度也不一样。急性胎儿窘迫(常见脐带循环完全阻断或胎盘早剥等),从缺氧开始到死亡仅 10 多分钟,临床常见一阵剧烈胎动后,胎动消失,继而胎心消失。妊娠期慢性缺氧主要表现为胎儿生长受限、羊水减少、胎盘功能减退、胎动减少、NST 基线平直等。

3. 健康史　了解孕妇的年龄、生育史、内科疾病史,如高血压、慢性肾炎、心脏病等;本次妊娠经过,如是否有妊娠期高血压疾病、胎盘早剥、胎膜早破、脐带异常、多胎妊娠、羊水过多等;分娩经过,如产程延长、缩宫素使用不当等。了解有无胎儿畸形、胎盘功能异常等情况。

4. 临床表现　胎儿窘迫主要表现为胎动减少或消失、胎心率异常及羊水粪染。

（1）胎动异常:胎动减少为胎儿缺氧的重要表现,应予警惕。缺氧早期表现为胎动频繁,继而减少至消失。临床常见胎动消失 24 小时后,胎心消失。

（2）胎心率异常:胎儿窘迫早期,胎心率于无宫缩时增快,胎心率 >160bpm;缺氧严重时,胎心率 <110bpm,为胎儿危险征;胎心率 <100bpm,提示胎儿缺氧严重,可随时胎死宫内。

（3）羊水胎粪污染:可分为 3 度:Ⅰ度浅绿色;Ⅱ度黄绿色、浑浊;Ⅲ度稠厚,呈棕黄色。研究显示 10% ~20% 分娩中会出现羊水胎粪污染,羊水中胎粪污染不再是胎儿窘迫的征象。出现羊水胎粪污染,如果胎心监护正常,不需要进行特殊的处理。

5. 相关检查

（1）胎儿电子监护异常：NST 表现为无反应型，OCT/CST 可见频繁晚期减速或变异减速。

（2）胎盘功能检查：胎盘功能低下，24 小时尿雌三醇 < 10mg 或连续测定下降 > 30%。

（3）胎儿头皮血血气分析：pH < 7.20，PO_2 < 10mmHg，PCO_2 > 60mmHg，可诊断为胎儿酸中毒。

6. 处理原则　针对病因，积极纠正胎儿缺氧状态。急性胎儿窘迫者，给予左侧卧位和吸氧等保守治疗，如情况好转，继续观察。如果经上述处理无效，则应尽快结束妊娠。慢性胎儿窘迫者，应结合孕周、胎儿成熟度及胎儿窘迫的严重程度综合判断，决定处理方案。

（二）心理社会评估

孕产妇夫妇因胎儿的生命受到威胁而产生焦虑，对需提前或手术结束妊娠而产生犹豫和无助。胎儿不幸死亡的孕产妇夫妇，情感上会产生很强的失落和哀伤感。

三、常见的护理诊断/医护合作性问题

1. 气体交换受损（胎儿）　与胎盘子宫的血流改变、血流中断或血流速度减慢有关。

2. 焦虑　与胎儿宫内窘迫状态有关。

3. 预感性悲痛　与胎儿可能死亡有关。

四、护理措施

1. 一般护理　密切监测胎儿窘迫情况如胎动计数、胎心听诊、胎儿电子监护等。

2. 心理护理　向孕产妇夫妇提供解释及情感支持。护理人员应向孕产妇夫妇提供相关信息，包括医疗措施的目的、操作过程、预期结果及可能的配合等，将真实情况告知孕产妇夫妇，有助于减轻他们的焦虑，亦可协助他们面对现实。必要时陪伴孕产妇，倾听她们的疑虑及感受，给予适当的解释。对于胎儿不幸死亡的孕产妇夫妇，护士可安排远离其他婴儿和产妇的单人房间，陪伴他们，鼓励他们表达哀痛、悲伤情绪，力所能及地为他们提供支持和帮助，如安排他们为死产婴儿举行一场温馨的告别仪式，提供足印卡、床头卡等留作纪念等；提供疾病相关信息，帮助他们为再次妊娠做好准备。

3. 产科护理　孕妇取左侧卧位，间断吸氧。如宫口开全，胎头双顶径已达坐骨棘平面以下，应尽快经阴道助娩；若宫口未开全或预计短期内无法阴道分娩，应立即行剖宫产终止妊娠。

4. 做好新生儿抢救和复苏的准备。

第四节　新生儿窒息的护理

一、概述

新生儿窒息（neonatal asphyxia）是指胎儿娩出后 1 分钟，仅有心跳而无呼吸或未

建立规律呼吸的缺氧状态。是导致新生儿死亡、脑瘫和智力障碍的主要原因之一。根据出生后 Apgar 评分,新生儿窒息分为轻度窒息和重度窒息。Apgar 评分 8～10 分为正常,4～7 分为轻度窒息,0～3 分为重度窒息。1 分钟评分反映窒息严重程度,是复苏的依据;5 分钟及 10 分钟评分有助于判断复苏效果及预后。

二、护理评估

(一)生理评估

1. 病因　凡是影响胎儿、新生儿气体交换的因素均可引起窒息。导致新生儿窒息的原因包括:胎儿窘迫的延续;胎儿吸入羊水、黏液阻塞呼吸道导致气体交换受阻;缺氧、滞产、阴道手术助产导致胎儿颅内出血或脑部长时间缺氧致使呼吸中枢受到损害;产妇在胎儿娩出前应用麻醉剂、镇静剂,抑制呼吸中枢;早产、肺发育不良、呼吸道畸形等。

2. 健康史　评估有无胎儿窘迫的诱因,如产妇是否有妊娠期高血压疾病、心脏病、产程过长、胎膜早破、前置胎盘、胎盘早剥等;有无胎儿先天性心脏病、胎儿畸形、脐带脱垂、脐带过长或过短、胎儿窘迫等;胎心监护是否有晚期减速。

3. 临床表现

(1)轻度(青紫)窒息:Apgar 评分 4～7 分。新生儿面部及全身皮肤呈青紫色;呼吸表浅或不规律;心跳规则、有力,心率减慢 80～110bpm;对外界刺激有反应;喉反射存在;肌张力好;四肢稍屈。如果抢救处理不及时,可转为重度窒息。

(2)重度(苍白)窒息:Apgar 评分 0～3 分。新生儿皮肤苍白;无呼吸或仅有喘息样微弱呼吸;心跳不规则,心率 <80bpm;对外界刺激无反应;喉反射消失;肌张力差,肌肉松弛。如果不及时抢救可至死亡。

出生后 5 分钟 Apgar 评分对估计预后更有意义。评分越低,预后越差,如 5 分钟评分 <3 分,新生儿死亡及日后发生脑部后遗症的机会明显增加。

4. 相关检查　对宫内缺氧胎儿,可通过羊膜镜了解羊水胎粪污染程度或行胎儿头皮血血气分析,评估宫内缺氧程度;生后可检测动脉血气、血糖、血生化等指标。

5. 处理原则　预防为主,一旦发生应争分夺秒按照新生儿复苏原则进行抢救,并由产科医师、儿科医师、助产士(师)及麻醉师共同协作进行。

(二)心理社会评估

产妇可产生焦虑、悲伤心理,害怕失去孩子,急切询问新生儿情况,神情不安。

 知识链接

新生儿窒息的预防

1. 做好围生期保健,对高危孕妇进行监护,并针对不同原因及时处理。

2. 临产后严密观察产程,加强胎儿监护,避免和及时纠正胎儿宫内缺氧。

3. 临产后给产妇用药须考虑对胎儿的影响,胎儿娩出前 4h 内原则上不使用吗啡等对呼吸中枢有抑制作用的药物。

4. 胎头仰伸后应立即拭净其鼻腔、口腔的黏液和羊水。胎头娩出后快速清理呼吸道,保持新生儿呼吸道通畅。

三、常见的护理诊断/医护合作性问题

1. 新生儿

（1）气体交换受损 与呼吸道内存在羊水、黏液有关。

（2）有受伤的危险 与抢救和复苏操作、脑缺氧有关。

2. 产妇

（1）功能障碍性悲痛 与现实的或预感的失去孩子、孩子可能留有后遗症有关。

（2）恐惧 与新生儿的生命受到威胁有关。

四、护理措施

（一）一般护理

在整个抢救过程中必须注意保暖，应在 30～32℃ 预热的辐射保暖台上进行抢救，肛温维持在 36.5～37℃，以利于患儿复苏。新生儿出生后应立即擦干体表全身，减少散热。患儿取头轻度仰伸位即鼻吸气位，继续其他复苏步骤。

（二）心理护理

安慰产妇，促进子宫收缩，预防产后出血。选择适宜的时间告之新生儿情况。抢救时避免大声喧哗，以免加重产妇恐惧心理和思想负担。

（三）协助医生按 ABCDE 步骤进行复苏

其中 A 是根本，B 是关键，评估贯穿于整个复苏过程中。呼吸、心率和血氧饱和度是复苏评估的三大指标，并遵循评估→决策→措施基本程序循环往复，直至完成复苏（图7-5）。

1. A（airway）：清理呼吸道 胎头娩出后，助产者即刻用手挤出新生儿口咽、鼻中分泌物。新生儿娩出后，立即用洗耳球或吸痰管吸净口咽和鼻腔黏液、羊水。注意控制吸痰管的深度和吸引时间（10 秒），吸引器的负压应 ≤100mmHg。当羊水有胎粪污染时，应先评估新生儿有无活力（有活力指呼吸规则或哭声响亮、肌张力好及心率 >100 次/分，以上 3 项有 1 项不好者为无活力）：有活力，继续初步复苏；无活力，采用胎粪吸引管进行气管内吸引。

2. B（breathing）：建立呼吸 ①触觉刺激：拍打或轻弹新生儿足底或摩擦背部诱发自主呼吸。如出现正常呼吸，心率 >100 次/分，可予观察；②正压通气：触觉刺激若无自主呼吸建立，新生儿出现呼吸暂停或喘息样呼吸，心率 <100 次/分，应立即行气囊面罩正压通气，并监测血氧饱和度。通气压力 20～25cmH$_2$O，通气频率 40～60 次/分（胸外按压时为 30 次/分），足月儿可用空气复苏，早产儿开始给 30%～40% 的氧，根据血氧饱和度调整给氧浓度。有效的正压通气应显示心率迅速增快，以心率、胸廓起伏、呼吸音及血氧饱和度作为评估指标。经 30 秒充分正压通气后，若有自主呼吸，且心率 ≥100 次/分，可逐步减少并停止正压通气；若自主呼吸不充分或心率 <100 次/分，继续用气囊面罩或气管插管正压通气。

3. C（circulation）：维持正常循环 充分正压通气 30 秒后若心率 <60 次/分，在正压通气同时进行胸外按压。采用拇指法或双指法，按压新生儿两乳头连线中点的下方，即胸骨体下 1/3。按压频率 90 次/分，胸外按压与通气比例为 3∶1（即每按压 3 次，正压通气 1 次，每个动作约 0.5 秒），按压深度为胸廓前后径的 1/3，按压有效可触及颈动脉和股动脉搏动。

知识链接

新生儿胸外按压方法

1. 拇指法　操作者双拇指并排或重叠置于两乳头连线中点的下方,即胸骨体下1/3,双手环抱胸廓支撑背部。此法不易疲劳,能较好控制按压深度,增强心脏收缩和冠状动脉灌流。

2. 双指法　操作者右手食、中指按压胸骨体下1/3处,左手支撑患儿背部。此法不受患儿体型大小及操作者手大小的限制。

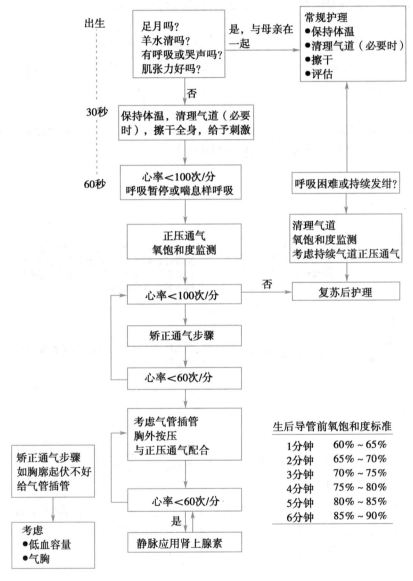

图 7-5　新生儿窒息复苏步骤和程序

4. D(drugs):药物治疗　①肾上腺素:心搏停止或经正压通气和胸外按压30秒后,心率仍<60次/分,应给予1:10000的肾上腺素。推荐剂量:静脉注射0.1～0.3ml/kg,首选脐静脉导管(或脐静脉)注入;气管导管滴注,0.5～1ml/kg。必要时

103

每隔 3~5 分钟可重复给药;②扩容:有低血容量、怀疑失血或休克的新生儿对其他复苏措施无反应时,考虑扩充血容量。推荐使用生理盐水,剂量为 10ml/kg,静脉缓慢输注(>10 分钟)。大量失血需输注与患儿交叉配血阴性的同型血或 O 型红细胞悬液;③碳酸氢钠:新生儿复苏时一般不推荐使用碳酸氢钠。

5. E(evaluation):评估 复苏过程中要不断评估患儿情况,以确定下一步的抢救措施。

（四）复苏后监护

1. 加强新生儿护理,保证呼吸道通畅,侧卧位,注意保暖、给氧,延迟哺乳,以静脉补液维持营养。

2. 严密监测体温、呼吸、心率、血压、尿量、肤色、经皮氧饱和度及窒息所致的神经系统症状等,注意维持内环境稳定,预防感染,控制惊厥,治疗脑水肿。观察用药反应;及时准确填写护理记录单。

（五）预防保健

加强围生期保健,及时处理高危妊娠;加强胎儿监护,及时发现和处理胎儿窘迫;加强产时监护,提高产科质量;慎用麻醉剂及镇静药。

学习小结

1. 学习内容

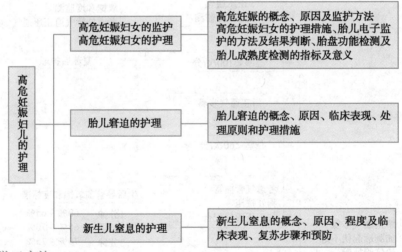

2. 学习方法

高危妊娠妇女的监护可通过课堂讲授、讨论、组织观看教学录像和实验室实际操作训练来系统学习。高危妊娠妇女的护理、胎儿窘迫、新生儿窒息的护理则需进行讲授和开展病例讨论,辅以教学录像。

（陆旭亚）

复习思考题

1. 试述高危妊娠常用人工监护的方法。

2. 试述无应激试验和缩宫素激惹试验的方法和结果判断。

3. 试述护理人员在新生儿窒息复苏中的配合。

第八章

妊娠期并发症妇女的护理

> **学习目的**
>
> 通过学习自然流产、异位妊娠、早产、妊娠期高血压疾病、前置胎盘、胎盘早剥、双胎妊娠、羊水量异常、胎膜早破等常见妊娠期并发症的概述、护理评估、常见护理诊断、护理措施等内容,能够识别、区分并配合医生积极处理各种妊娠期并发症、给予相应的护理,同时能根据不同疾病进行相应的健康教育。
>
> **学习要点**
>
> 自然流产、异位妊娠、妊娠期高血压疾病、前置胎盘、胎盘早期剥离、胎膜早破等常见妊娠期并发症概述相关知识点、临床表现、相关检查、常见护理诊断及护理措施等。

第一节 自然流产

一、概述

妊娠不足 28 周、胎儿体重低于 1000g 而终止者,称为流产(abortion)。发生在妊娠 12 周以前的流产称早期流产(early abortion),临床上 80% 以上为早期流产。发生在 12 周以后但不足 28 周的流产称晚期流产(late abortion)。流产分自然流产(spontaneous abortion)和人工流产(artificial abortion)。临床上自然流产发生率约占全部妊娠的 10% ~ 15%。本节仅阐述自然流产。

二、护理评估

(一)生理评估

1. **病因** 包括胚胎因素、母体因素、父亲因素和环境因素。

(1)胚胎因素:染色体异常是引起胚胎或胎儿早期流产最常见的原因,约占早期流产的 50% ~ 60%。染色体异常多数为数目异常,以三体最多见,其次为 X 单体。染色体结构异常较为少见,多为染色体易位、缺失或倒置等。除遗传因素引起染色体异常外,感染、药物等因素也可引起。染色体异常的胚胎多数发生流产,极少发育成胎儿。

(2)母体因素:孕妇患全身性疾病,如严重感染、高热疾病、严重贫血、心力衰竭、身体精神创伤等,均可导致流产;免疫因素如母儿双方免疫不适应或母体内有抗精子抗体均可引起流产;内分泌功能异常如黄体功能不足、甲状腺功能减退等也可导致流产;生殖器官发育异常如子宫畸形、子宫肿瘤等,均可影响胚胎着床发育。子宫颈重度裂伤、宫颈内口松弛等引起晚期流产;强烈应激、不良生活习惯如过度吸烟、酗酒等,这些因素单一或联合作用使胚胎发育不良而导致流产。

(3)父亲因素:有研究显示精子的染色体异常也可以导致流产。

(4)环境因素:过多接触放射线和有害化学物质也可引起流产。

2. 病理　妊娠 8 周前的流产,胚胎常先死亡,随后底蜕膜出血并与胚胎绒毛分离,所以常表现为先有阴道流血,然后腹痛。因胎盘绒毛尚未发育成熟,与子宫蜕膜联系不牢固,妊娠物多数可以完整地从子宫壁分离而排出,常发生完全性流产,出血不多。妊娠 8~12 周时,胎盘绒毛发育旺盛,与底蜕膜联系牢固,常发生不全流产,妊娠物不易完整分离,部分妊娠物滞留在宫腔而影响宫缩,导致出血较多。妊娠 12 周后,胎盘已完全形成,流产过程即是完整的分娩过程,往往先有腹痛然后排出胎儿、胎盘。如胎儿在宫腔内死亡过久,被血块包围,形成血样胎块可引起出血不止。也可因血红蛋白被吸收形成肉样胎块,或钙化后形成石胎。偶有纸样胎儿、压缩胎儿等病理表现。

3. 健康史　询问患者停经史、早孕反应情况;阴道流血持续时间、量、颜色及气味;腹痛部位、性质及程度;阴道有无妊娠产物排出;有无水样排液,以及排液的量、色、味等;既往妊娠情况、有无导致自然流产的病因存在等。

4. 常见类型及临床表现　主要表现为停经后阴道流血和腹痛。

(1)先兆流产(threatened abortion):表现为妊娠 28 周前先出现少量阴道出血,无妊娠物排出,随后出现轻微下腹痛和腰背痛及下坠感。妇科检查:宫口未开,胎膜未破,子宫大小与妊娠月份相符,尿妊娠试验阳性。

(2)难免流产(inevitable abortion):指流产不可避免,常由先兆流产发展而来。主要表现为阴道流血增多或流液(胎膜破裂),阵发性下腹疼痛加剧。妇科检查:宫口已扩张,有时可见胚胎组织或胎囊堵塞于子宫颈口,子宫大小与妊娠月份相符或稍小。

(3)不全流产(incomplete abortion):表现为妊娠产物已有部分排出体外,但还有部分残留在宫腔内,是难免流产继续发展的结果。由于部分妊娠物残留影响子宫收缩,常导致出血量多甚至休克。妇科检查:宫口已扩张,有时可见胎盘组织堵塞于宫颈口或有部分妊娠产物在阴道内,子宫小于妊娠月份。

(4)完全流产(complete abortion):表现为妊娠物已全部排出,阴道流血逐渐停止,腹痛逐渐消失。妇科检查:子宫颈口已闭合,子宫接近正常大小,尿妊娠试验阴性。

自然流产的发展过程如下:

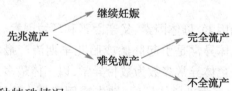

此外,流产还有 3 种特殊情况:

(1)稽留流产(missed abortion):又称过期流产。指胚胎或胎儿在子宫腔内已死亡但未及时自然排出者。表现为早孕反应消失,子宫不随妊娠月份增大反而缩小,若到中期妊娠时可表现为胎动消失。妇科检查发现:子宫颈口未开,子宫小于妊娠月份,不

笔记

能闻及胎心。尿妊娠试验阴性。

（2）复发性流产（recurrent spontaneous abortion）：指同一性伴侣连续发生 3 次或 3 次以上的自然流产。表现为每次流产常发生在同一妊娠月份，其临床经过与一般流产相同，多为早期流产。

（3）流产合并感染（septic abortion）：如阴道流血时间长、宫腔内有残留组织或操作不当等，均可能引起宫腔内感染。严重时可并发盆腔炎、腹膜炎、败血症，甚至感染性休克。

5. 相关检查　自然流产者 B 型超声显像常显示妊娠囊形态异常或位置下移、无胎心胎动；采用尿早早孕诊断试纸条法对妊娠诊断有价值；放射免疫法连续测定血 HCG 含量，在孕 6～8 周时 48 小时增长速度 <66%（正常情况下妊娠 6～8 周时每日以 66% 的速度增长）；血孕酮水平下降。

6. 处理原则　确诊流产后，应根据自然流产的具体类型进行相应的处理。

（1）先兆流产：尽快查明导致先兆流产的原因，积极保胎治疗，密切观察病情变化。

（2）难免流产：应尽早促使胚胎和妊娠产物完全排出，以防出血和感染。

（3）不全流产：应及时行吸宫术或刮宫术清除宫腔内残留组织。出血多者，应及时补液，必要时输血；出血时间长者，还应给予抗生素预防感染。

（4）完全流产：如无感染征象，不需特殊处理。

（5）稽留流产：稽留时间长可能发生凝血功能障碍，处理前应先检查凝血功能，如无异常，采取措施促使胎儿和胎盘排出。

（6）复发性流产：以预防为主。有复发性流产史的妇女，夫妻双方均应在孕前进行详细检查，根据原因予以纠正和治疗。

（7）流产合并感染：控制感染的同时尽快清除宫腔内残留物。

（二）心理社会评估

孕妇对阴道流血及腹痛等流产症状常常感到焦虑和恐惧。面对阴道流血往往表现为不知所措，甚至烦躁不安。对即将失去胎儿感到伤心、难过。家属也会出现紧张不安、郁闷等情绪。

三、常见的护理诊断/医护合作性问题

1. 焦虑　与担心失去胎儿或担心胎儿健康等因素有关。
2. 有感染的危险　与反复阴道出血、宫腔内有残留组织有关。
3. 悲痛　与妊娠终止有关。

四、护理措施

（一）先兆流产孕妇的护理

1. 一般护理　绝对卧床休息，告知孕妇禁止性生活，以减少对子宫的刺激。密切观察孕妇阴道流血和腹痛的情况及 HCG 水平，以确定孕妇是继续保胎还是终止妊娠。

2. 心理护理　孕妇的情绪状态会影响保胎效果，应加强心理护理，稳定孕妇情绪，减轻焦虑，增强保胎信心。

3. 遵医嘱给药　可遵医嘱给予对胎儿危害小的镇静剂如苯巴比妥。黄体功能不全者肌内注射黄体酮 10～20mg，该药为油剂，注意两侧臀部深部交替注射，以促进药

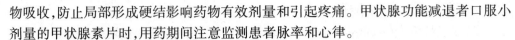

物吸收,防止局部形成硬结影响药物有效剂量和引起疼痛。甲状腺功能减退者口服小剂量的甲状腺素片时,用药期间注意监测患者脉率和心律。

4. 健康教育

(1)早期妊娠避免性生活,勿做重体力劳动,防止流产发生。

(2)妊娠期间一旦有阴道流血,应卧床休息,并到医院检查,查明出血的原因。

(3)有复发性流产史的孕妇,在下一次妊娠确诊后应卧床休息,加强营养,治疗期须超过以往发生流产的妊娠月份。宫颈内口松弛的孕妇应在妊娠前行宫颈内口修补术,或在孕 14～18 周时行宫颈内口环扎术。

（二）不能继续妊娠者的护理

1. 一般护理　密切观察阴道出血量、患者有无失血性休克的征象;对稽留流产孕妇,注意观察有无 DIC 征象,刮宫前做好凝血功能检查,如凝血功能障碍,待凝血功能纠正后,再协助医师行刮宫术。

2. 心理护理　孕妇由于失去胎儿,常常会出现悲伤、抑郁、自责等情绪。护士应给予理解和同情,鼓励患者表达其内心感受,减轻自责,帮助患者和家属顺利度过悲伤期。

3. 手术前后护理

(1)术前准备:做好终止妊娠的准备,积极协助医师完成手术,如:协助相关检查、做好刮宫的物品准备(具体用物见二十三章)、建立静脉通道、止血,对于可能大出血的患者还需做好备血和输血的准备。

(2)术后护理:密切观察生命体征、阴道流血量、腹痛情况,及时发现和预防因刮宫不全导致的出血增多;注意观察阴道分泌物的量、颜色和气味,及时发现有无感染的发生;加强会阴护理,每日擦洗消毒会阴 2 次,并指导孕妇使用消毒会阴垫,保持会阴清洁。如发现感染征象,应及时报告医生,及早处理。

4. 健康教育

(1)保持外阴清洁,2 周内禁止性生活及盆浴。

(2)遵医嘱服用抗生素 3～5 天。

(3)加强营养,注意休息。

第二节　异位妊娠

案例引导

患者,女,38 岁,农民。因停经46 天、下腹剧烈疼痛2 小时就诊。既往体健,孕 3 产 1。平素月经规律,周期27～30 天,一直用节育环避孕。查体:T 35.7℃,P 124 次/分,R 22 次/分,BP 80/54mmHg。下腹有明显的压痛、反跳痛和肌紧张,阴道后穹隆饱满,宫颈举痛,子宫正常大小,右侧附件区触及一包块,压痛明显。左侧附件未见异常。辅助检查:WBC 11×10^9/L,Hb 102g/L,B 型超声示盆腔有积液,阴道后穹隆穿刺出不凝固血液。其他未见异常。

根据以上资料,请回答:

1. 该类患者目前最可能的临床诊断及处理原则。

2. 该类患者主要的护理措施。

一、概述

正常妊娠时,受精卵在子宫体腔内着床。如受精卵在子宫体腔以外着床发育,称为异位妊娠(ectopic pregnancy),习称宫外孕(extrauterine pregnancy)。异位妊娠与宫外孕在含义上稍有区别:异位妊娠包括输卵管妊娠、卵巢妊娠、腹腔妊娠、宫颈妊娠和阔韧带妊娠等,而宫外孕是指子宫以外的妊娠,宫颈妊娠不属于宫外孕的范畴。异位妊娠以输卵管妊娠最为常见,占95%左右。输卵管妊娠中,以输卵管壶腹部妊娠最多,约占78%,其次为输卵管峡部、伞部,间质部少见(图8-1)。异位妊娠是妇产科常见的急腹症,发病率约2%。本节主要阐述输卵管妊娠。

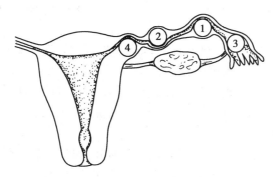

图8-1　输卵管妊娠发生的部位
①壶腹部妊娠　②峡部妊娠　③伞部妊娠　④间质部妊娠

二、护理评估

(一)生理评估

1. 病因　任何影响受精卵正常进入宫腔的因素都有可能导致输卵管妊娠,如输卵管黏膜炎和输卵管周围组织炎,炎症发生使管腔狭窄、影响纤毛的摆动和肌层的蠕动,使受精卵输送受阻;输卵管发育不良或功能异常,可导致输卵管过长、痉挛、蠕动异常等,均可干扰受精卵运行或使之运行受阻;受精卵游走、输卵管手术、输卵管周围肿瘤等影响受精卵的正常运行;宫内节育器造成输卵管炎均可能发生异位妊娠。

2. 病理　输卵管妊娠时,由于输卵管管腔小、管壁薄、蜕膜形成差、肌层也远不及子宫壁肌层厚且坚韧,妊娠时不能适应受精卵的生长发育,因此,当输卵管妊娠发展到一定程度时,可出现以下结局:

(1)输卵管妊娠流产(tubal abortion):多见于输卵管壶腹部妊娠,常于妊娠8~12周发生。由于输卵管妊娠时蜕膜形成不完整,发育中的囊胚向管腔突出,最终突破包膜而出血(图8-2),胚泡与管壁分离。如果完全分离,形成输卵管妊娠完全流产,一般出血不多。若胚泡分离不完整,形成输卵管妊娠不全流产,导致反复出血,出血的时间和量与残留于输卵管上滋养细胞多少有关。

(2)输卵管妊娠破裂(rupture of tubal pregnancy):多见于输卵管峡部妊娠,常于妊娠6周左右发生。囊胚生长时绒毛侵蚀管壁肌层、浆膜层,直至穿破浆膜层,形成输卵管妊娠破裂(图8-3)。由于输卵管肌层血管丰富,短期内可发生大量的腹腔内出血甚至导致休克,也可反复少量出血形成盆腔或腹腔内血肿。

笔记

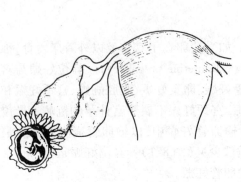
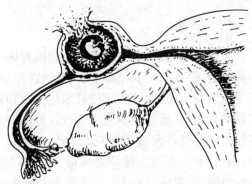

图8-2　输卵管妊娠流产　　　　　　　　　　图8-3　输卵管妊娠破裂

（3）陈旧性宫外孕：输卵管妊娠流产或破裂后，若长期反复内出血形成盆腔血肿不消散，血块机化变硬并与周围组织粘连，称为陈旧性宫外孕。

（4）继发性腹腔妊娠：输卵管妊娠流产或破裂后，胚胎落入腹腔后如仍存活，胚胎的绒毛组织附着于原处或种植于腹腔脏器、大网膜处获得营养而继续生长发育，形成继发性腹腔妊娠。

3. 健康史　询问患者月经史，以判断停经时间；勿将不规则阴道流血误认为末次月经，或将月经仅过期几天误认为正常月经；仔细询问有无发生异位妊娠的高危因素存在，如输卵管手术史、盆腔炎、宫内放置节育器等。

4. 临床表现

（1）症状

1）停经：患者大都有6~8周的停经史，但有部分患者将不规则阴道流血误认为是月经而主诉无停经史。

2）腹痛：是输卵管妊娠患者就诊的最主要症状。如输卵管妊娠未流产或破裂，常表现为一侧下腹隐痛或酸胀感；如输卵管妊娠流产或破裂，患者常突感一侧下腹撕裂样疼痛；如出血量少病灶局限，主要表现为下腹疼痛；如血液积聚在子宫直肠陷凹，可出现肛门坠胀感；如血液流向全腹，患者则表现为全腹痛；如血液刺激膈肌，可出现肩胛放射性疼痛和胸部疼痛。

3）阴道流血：胚胎死亡后，阴道常有不规则流血，色暗红，量少，一般不超过月经量。流血时可伴有蜕膜管型或蜕膜碎片排出，为剥离的子宫蜕膜。

4）晕厥与休克：与输卵管妊娠出现大出血和疼痛有关，严重程度与腹腔内出血的量和速度成正比。

5）腹部包块：当输卵管妊娠流产或破裂所形成的血肿时间过久，血液凝固与周围组织器官发生粘连后可形成包块。

（2）体征

1）一般体征：孕妇由于失血，呈贫血貌；如短时间内有大量出血，可出现面色苍白、体温降低、脉搏细速、血压下降等休克体征。

2）腹部检查：下腹有明显的腹膜刺激征，以患侧为甚。出血较多时，叩诊移动性浊音阳性。由于血液积聚，可在下腹触及包块。

3）盆腔检查：阴道内有少量血液。输卵管妊娠流产或破裂后，阴道后穹窿饱满、触痛。宫颈举痛或摇摆痛明显,此为输卵管妊娠的重要体征。内出血增多时,检查子宫有漂浮感。

5. 相关检查　输卵管妊娠流产或破裂者,下腹部有明显的压痛和反跳痛,以患侧为甚,出血多者可有移动性浊音;盆腔检查可触及胀大的输卵管并有轻压痛。流产或破裂者,阴道后穹窿饱满、有触痛,宫颈有抬举痛,这是输卵管妊娠的主要体征之一;阴道后穹窿穿刺可抽出暗红色、不凝固血液,这是诊断输卵管妊娠简单而可靠的方法,适用于输卵管妊娠疑有腹腔内积血者;血 HCG 定量检查常比正常妊娠月份低,且不具备增长的规律;输卵管妊娠时血清孕酮水平偏低;B 型超声可见宫旁有轮廓不清的液性或实性包块,甚至可见胚囊或胎心搏动,但宫腔内无妊娠物;腹腔镜检查可见一侧输卵管肿大,表面紫蓝色,腹腔内无出血或少量出血,此法是异位妊娠早期诊断的金标准,而且可以在确诊的同时进行手术治疗;还可通过诊断性刮宫对子宫内膜进行病理检查,如果镜下仅见蜕膜而不见绒毛,则可辅助诊断。

6. 处理原则　异位妊娠的处理方法有药物疗法和手术治疗。

(1)药物治疗:主要适用于早期输卵管妊娠、要求保存生育能力的年轻患者。常用甲氨蝶呤(MTX)化疗,它可抑制滋养细胞增生、破坏绒毛,使胚胎组织坏死、脱落和吸收。

(2)手术治疗:适用于患者生命体征不稳定或有腹腔内出血征象、诊断不明确者、异位妊娠有进展者(如 HCG 持续升高、附件区大包块等)、随诊不可靠等。手术治疗包括保守手术(保留患侧输卵管)和根治性手术(切除患侧输卵管)。保守手术适用于有生育要求的年轻妇女,根治性手术适用于无生育要求的输卵管妊娠、内出血并发休克的急症患者。近年来腹腔镜手术是治疗异位妊娠的主要方法。

(二)心理社会评估

输卵管妊娠流产或破裂,大量出血所导致的休克症状和体征以及剧烈腹痛等,均会使孕妇及家属恐惧;对妊娠的终止表现出强烈的情绪反应,如自责、无助、哭泣;即将失去胎儿,多数患者会出现悲痛的情绪反应。有的孕妇还存在自尊问题,担心以后的受孕能力。

三、常见的护理诊断/医护合作性问题

1. 潜在并发症　失血性休克。
2. 恐惧　与大量出血、担心生命安危、可能不会再妊娠有关。
3. 悲痛　与失去胎儿有关。

四、护理措施

(一)一般护理

1. 休息　嘱患者绝对卧床休息,防止因腹部压力增大导致输卵管妊娠破裂。卧床期间,护士协助完成日常生活护理。

2. 饮食　指导患者进食营养丰富,尤其是富含铁、蛋白质的食物,如动物肝脏、豆制品、黑木耳等,以促进血红蛋白的增加,纠正贫血,增强机体抵抗力。

3. 密切观察病情　注意观察患者一般情况、生命体征,重视患者主诉,尤其注意观察阴道流血量与腹腔内出血的相关体征,如阴道流血增多、腹痛加剧、肛门坠胀感

等,以便及时发现病情变化,给予相应处理。

（二）心理护理

以亲切的态度和切实的行动赢得患者及家属的信任。保持环境安静、舒适。简明扼要地向患者及家属解释手术的必要性及手术过程,减少和消除患者紧张、恐惧心理,使患者能安心接受手术。术后应帮助患者接受此次妊娠失败的事实,同时向她们讲解异位妊娠的相关知识,以缓解患者不良情绪,提高自我保健意识。

（三）缓解症状的护理

1. 用药护理　常用药物为甲氨蝶呤（MTX）,该药物口服吸收好,不良反应较小,以消化道反应、骨髓抑制为主。易使患者出现口腔炎、溃疡,一旦发生应及时与医生沟通并考虑停药,同时加强口腔护理并补充叶酸制剂;MTX 因对骨髓抑制突出,用药期间应注意观察患者有无出血和继发感染的情况,密切监测白细胞和血小板等。有时可有轻微肝功能异常、脱发等,但大部分反应是可逆的。

2. 手术前后护理　输卵管妊娠手术可经腹行输卵管切除或腹腔镜完成,其中腹腔镜手术是治疗异位妊娠的主要方法。护士在严密监测患者生命体征的基础上,积极配合医生纠正患者休克的同时做好术前准备。如禁食禁饮、备皮、皮试、配血、留置导尿管、立即建立静脉通道、交叉配血等。术前准备与术后护理有关内容详见十八章。

（四）健康教育与出院指导

1. 注意休息,加强营养,增强机体抵抗力。
2. 注意外阴清洁,禁止性生活 1 个月。
3. 如患有盆腔炎要及时彻底治疗。
4. 下次妊娠时要及时就医,及早排除异位妊娠。

第三节　早　　产

一、概述

早产（preterm birth）是指妊娠满 28 周至不足 37 周之间分娩者。此时娩出的新生儿称早产儿,出生时体重低于 2500g,且各器官发育不成熟。据统计,国内早产占分娩总数的 5% ~15%。出生 1 岁以内死亡的婴儿约 2/3 为早产儿,因此防止早产是降低围生儿死亡率的重要措施。随着早产儿的治疗和监护手段不断进步,早产儿的生存率明显提高,伤残率逐渐下降,有些国家已将早产时间下限定为 24 周甚至 20 周。

二、护理评估

（一）生理评估

1. 病因　诱发早产常见的原因有孕妇、胎儿和胎盘三个方面。

（1）孕妇方面:如子宫畸形、子宫肌瘤,吸烟、酗酒等不良生活习惯,高强度体力劳动或精神遭受重创,孕妇患有急、慢性疾病、妊娠并发症及妊娠合并感染性疾病特别是性传播疾病等均可诱发早产。

（2）胎儿、胎盘方面:胎膜早破是引起早产最常见的原因,30% ~40% 早产与此有关。另外,胎死宫内、羊水过多、多胎妊娠、前置胎盘、胎盘早剥等,均可导致早产。

2. 健康史　询问孕妇孕期保健及体检情况,有无阴道流血史及妊娠并发症或合并症。既往有无流产史、早产史及其处理经过。评估本次妊娠有无导致早产的高危因素如精神是否遭受重创等。

3. 临床表现　主要表现为子宫收缩,最初是不规律宫缩,伴有少量阴道流血或血性分泌物,然后可发展为规律宫缩,过程与足月临产相似。临床上将早产分为先兆早产和早产临产两个阶段。

(1)先兆早产:规律宫缩至少10分钟出现一次;宫颈管缩短。

(2)早产临产:规律宫缩20分钟≥4次或60分钟≥8次;宫颈扩张1cm以上;宫颈展平≥80%。

4. 相关检查　通过全身检查、产科检查及阴道分泌物生化指标检测,核实孕周,评估胎儿成熟情况、胎位等。注意观察早产产程进展。主要检查包括:

(1)阴道B型超声:如宫颈长度<25mm,或宫颈内口漏斗形成伴有宫颈缩短,早产的可能性大。

(2)阴道后穹窿棉拭子检测胎儿纤维连接蛋白(fetal fibronectin,fFN):妊娠20周后,如宫颈、阴道分泌物中fFN>50ng/ml,提示孕妇有早产的可能。

5. 处理原则　先兆早产的主要治疗是抑制宫缩、卧床休息。如胎膜完整,母胎情况允许,尽量保胎至34周;早产不可避免时在分娩前应先促使胎肺成熟,避免发生新生儿呼吸窘迫综合征。

(二)心理社会评估

当早产即将成为事实时,孕妇会将一些过去发生的事情与早产联系起来而产生自责。由于早产儿健康状况不可预知,孕妇担心早产带给新生儿不利影响,故往往伴有焦虑、恐惧、猜疑等情绪反应。

三、常见的护理诊断/医护合作性问题

1. 有新生儿受伤的危险　与早产致新生儿发育不成熟有关。
2. 焦虑　与担心早产儿安危有关。

四、护理措施

(一)预防早产

孕妇良好的身心状况有助于减少早产的发生,因此,应指导孕妇加强营养、保持良好的心态,做好孕期保健。同时,避免诱发早产的因素,如抬举重物、性生活等。高危孕妇应多卧床休息,取左侧卧位,以增加子宫血液供应,进而改善胎儿供氧。尽量减少肛门检查和阴道检查。有妊娠合并症或并发症者应积极治疗。

(二)一般护理

保胎过程中,注意休息,加强营养,保持平静心情;每天监测胎心、数胎动;及时发现早产征兆;如果早产不可避免,为促进胎肺成熟,避免发生新生儿呼吸窘迫综合征,分娩前应遵医嘱给予孕妇糖皮质激素如地塞米松、倍他米松等。

(三)心理护理

耐心与患者交谈,让她们了解早产发生的原因,以减轻自责情绪。和她们讨论所担心的问题及采取的措施,将焦虑降到最低程度。

笔记

（四）缓解症状的护理

1. 用药护理　先兆早产的治疗主要为抑制宫缩,常用抑制宫缩的药物有以下2类:

（1）硫酸镁:一般用25%硫酸镁16ml加于5%葡萄糖液100ml中,30～60分钟内缓慢滴注,以后以1～2g/h的剂量维持,每日总量<30g。关于硫酸镁的作用原理、毒性反应及注意事项请参考本章第四节。

（2）β-肾上腺素受体激动剂:作用机制为激动子宫平滑肌β受体,使子宫肌肉松弛,从而抑制子宫收缩。虽然这类药物抑制宫缩的效果肯定,但其副作用也明显,常有心跳加速、心肌耗氧量增加、血糖升高、血钾降低、水钠潴留等,严重时出现肺水肿、心衰,危及母儿生命,因此对妊娠合并有心脏病、高血压、未控制的糖尿病等孕妇慎用或禁用。常用药物为利托君,用药期间应密切观察及监测孕妇心率、血压、血糖等,如孕妇心率>120次/分,应减慢滴速;心率>140次/分,应立即告知医生停药。

2. 分娩准备　如早产不可避免,应根据孕妇具体情况尽早决定分娩方式。如胎位异常,估计产程需要较长时间者,可选用剖宫产,护士应做好相关术前准备;如能经阴道分娩,为了减少分娩过程中对胎头的压迫,护士应做好使用产钳和会阴切开术以缩短产程的准备;充分做好早产儿复苏和保暖准备;新生儿出生后,立即结扎脐带,以防过多母血进入早产儿血循环致循环负荷过重。

（五）健康教育

1. 指导孕妇做好孕期保健,积极治疗泌尿道、生殖道感染,以免胎膜早破。
2. 避免诱发宫缩的活动,如性交、抚摸乳头、抬举重物等。
3. 高危孕妇多卧床休息,且多取左侧卧位。加强孕期营养,保持愉快的心情。
4. 宫颈内口松弛的孕妇,应于妊娠14～18周行宫颈内口环扎术。

第四节　妊娠期高血压疾病

案例引导

> 患者,女,已婚,40岁,孕34周,突然全身抽搐,持续约1分钟。家人立即将其送往医院。入院体检:患者神志清楚,BP 174/116mmHg,P 98次/分,胎头先露,胎心146次/分。其他未见异常。医嘱:25%硫酸镁20ml加于10%葡萄糖液20ml内缓慢静脉推注。
>
> 根据以上资料,请回答:
> 1. 该患者的临床诊断。
> 2. 此类患者硫酸镁使用的注意事项。

一、概述

妊娠期高血压疾病(hypertensive disorders complicating pregnancy)是妊娠期特有疾病,是妊娠与血压升高并存的一组疾病,包括妊娠期高血压(gestational hypertension)、子痫前期(preeclampsia)、子痫(eclampsia)、慢性高血压并发子痫前期(preeclampsia superimposed upon chronic hypertension)和慢性高血压合并妊娠(chronic hypertension complicating pregnancy），发病率为 5% ~ 12%。该组疾病严重威胁母儿健康，是导致孕产妇和围生儿病死率升高的主要原因。

二、护理评估

（一）生理评估

1. 病因 妊娠期高血压疾病病因不清楚。流行病学统计表明，妊娠期高血压疾病与以下高危因素有关：高血压、糖尿病、慢性肾炎、孕妇年龄 ≥40 岁、子痫前期病史、子痫前期家族史、初次产检时 BMI≥35kg/m² 、本次为多胎妊娠、首次怀孕、妊娠间隔时间 ≥10 年及孕早期收缩压 ≥130mmHg 或舒张压 ≥80mmHg。关于病因有以下几种学说：

（1）子宫螺旋小动脉重铸不足：正常妊娠时，绒毛外滋养细胞代替凋亡的子宫螺旋小动脉管壁平滑肌细胞、内皮细胞，而充分的螺旋小动脉重铸使血管管径扩大，以满足胎儿生长发育的需要。而妊娠高血压疾病患者螺旋小动脉重铸不足使胎盘血流量减少，引起子痫前期表现。

（2）炎症免疫过度激活：妊娠被认为是同种异体移植，胎儿相对母亲而言是一个半移植物，成功的妊娠要求母体免疫系统对胎儿充分耐受。子痫前期患者存在着母胎界面炎症免疫反应过度激活现象，有证据显示此炎症免疫过度激活在子痫前期的发病中起重要作用。

（3）血管内皮细胞受损：血管内皮细胞损伤是子痫前期的基本病理变化，它可导致扩血管物质减少、缩血管物质增加，共同引起血管痉挛；血管内皮细胞损伤还可激活血小板和凝血因子，加重子痫前期血液高凝状态。

（4）遗传因素：妊娠期高血压疾病具有家族倾向性，提示遗传因素与该病有关。

（5）营养缺乏：已发现低蛋白血症、低血钙、镁、锌、硒等与子痫前期发生发展有关。低钙导致血管平滑肌细胞收缩，血管痉挛；硒可防止机体受脂质过氧化物的损害，低锌易致血管壁损伤。

（6）胰岛素抵抗：有研究发现妊娠期高血压疾病患者有胰岛素抵抗，高胰岛素血症可导致 NO 合成下降和脂质代谢紊乱，进而影响前列腺素的合成，造成外周血管阻力增加，最终使血压升高。

2. 病理 本病基本的病理生理变化是全身小血管痉挛，内皮损伤及局部缺血。小血管痉挛使其管腔狭窄、血流减少、组织缺血缺氧。管腔狭窄，血流阻力增加，导致血管内皮细胞损伤，血管通透性增加，体液及蛋白质渗漏，相继出现血压升高、蛋白尿、水肿和血液浓缩等表现。同时全身小血管的痉挛使各组织器官缺血缺氧，严重时致全身重要器官如脑、肾脏、肝脏、心血管等功能障碍甚至衰竭，出现昏迷、抽搐、脑水肿、肺水肿、肝破裂、心力衰竭。子宫螺旋小动脉重铸不足可导致子宫胎盘血流灌注不足，进而使胎盘功能下降，胎盘供血供氧不足，胎儿发育迟缓、胎儿宫内窘迫，甚至出现胎盘早剥及凝血功能障碍进而导致 DIC 的发生。严重威胁母儿生命安全。

3. 健康史 详细询问患者此次妊娠过程中出现异常现象的时间及治疗经过。注意评估孕前或妊娠 20 周前有无高血压、蛋白尿或水肿及抽搐等征象，特别应注意有无头痛、视物模糊、上腹不适等症状。仔细询问既往病史中有无原发性高血压、慢性肾炎及糖尿病等。

4. 临床表现

（1）妊娠期高血压：妊娠期出现高血压，收缩压 ≥140mmHg 和（或）舒张压 ≥90mmHg，于产后 12 周恢复正常；尿蛋白（-）；可伴有上腹部不适或血小板减少。

（2）子痫前期：分轻度和重度。

1）轻度子痫前期：妊娠 20 周后出现收缩压 ≥140mmHg 和（或）舒张压 ≥90mmHg 伴尿蛋白 ≥0.3g/24h 或随机蛋白尿（+）。

2）重度子痫前期：血压持续升高，母体脏器功能不全或胎儿并发症，出现以下任一情况即可诊断重度子痫前期：收缩压 ≥160mmHg 和（或）舒张压 ≥110mmHg；尿蛋白 ≥5.0g/24h 或随机蛋白尿 ≥（+++）；血肌酐 >106umol/L；血小板 <100×10^9/L；血 LDH 升高；血 ALT 或 AST 升高；持续性头痛或其他脑神经或视觉障碍；持续上腹疼痛，肝包膜下血肿或肝破裂症状；心力衰竭、肺水肿；胎儿生长受限或羊水过少。

（3）子痫：在子痫前期基础上出现不能用其他原因解释的抽搐和癫痫样发作。多数发生于妊娠晚期或临产前，称产前子痫；少数发生于分娩过程中，称产时子痫；极少数发生于产后 24 小时内，称产后子痫。

（4）慢性高血压并发子痫前期：慢性高血压孕妇妊娠前无蛋白尿，妊娠后出现尿蛋白 ≥0.3g/24h；或妊娠前有蛋白尿，妊娠后蛋白尿明显增加或血压进一步升高或血小板 <100×10^9/L。

（5）妊娠合并慢性高血压：妊娠 20 周前收缩压 ≥140mmHg 和（或）舒张压 ≥90mmHg（滋养细胞疾病除外），妊娠期无明显加重；或妊娠 20 周后首次诊断高血压并持续到产后 12 周以后。

5. 相关检查 尿常规检查可有尿蛋白和管型；血液常规检查可出现血液黏度增加、凝血功能异常及电解质紊乱和酸中毒；肝、肾功能及血脂检查可有谷丙转氨酶、血尿素氮、肌酐和尿酸升高；眼底视网膜动静脉管腔比的变化是妊娠期高血压疾病严重程度的主要参考指标，发病时管腔比可由正常的 2:3 变为 1:2 甚至 1:4，还可发现眼底动脉痉挛，或视网膜水肿、出血，严重时可致视网膜脱离。也可视病情变化行其他检查，如心电图、超声心动图、胎盘功能等。

6. 处理原则 妊娠高血压疾病治疗的目的是控制病情、延长孕周、保证母儿安全。基本原则是休息、镇静、解痉，有指征的降压、利尿，密切监测母儿情况，适时终止妊娠。

妊娠期高血压患者，注意休息、吸氧及监测母儿情况。子痫前期患者应解痉、镇静、有指征的降压和利尿、适时终止妊娠。子痫患者应控制抽搐，病情稳定后终止妊娠。常用的药物有：①解痉药物：首选硫酸镁，适用于子痫前期和子痫患者；②镇静药物：常用的药物有地西泮、哌替啶＋异丙嗪＋氯丙嗪、苯巴比妥钠等；③降压药物：拉贝洛尔、硝苯地平、尼莫地平等。收缩压 ≥160mmHg 和（或）舒张压 ≥110mmHg 患者必须降压治疗；④利尿药物：呋塞米、甘露醇，一般不主张使用，仅针对全身水肿、肺水肿、脑水肿、急性心力衰竭等患者。

（二）心理社会评估

孕妇的心理状态与疾病轻重、患病时间长短、自身对疾病的认识以及家庭社会支持系统密切相关。轻度妊娠期高血压疾病的孕妇一般无自觉症状，往往忽视病情。随着病情加重，当血压明显升高，出现自觉症状后，孕妇的心理负担逐渐加重，有些孕妇表现为担忧、恐惧,甚至终日心神不定,也有些表现为否认、自责、悲观、失望、愤怒等。

三、常见的护理诊断/医护合作性问题

1. 恐惧　与疾病对母体、妊娠及胎儿的影响有关。
2. 有受伤的危险　与头晕、视物障碍或子痫发作有关。
3. 体液过多　与下腔静脉受压使血液回流受阻有关。
4. 潜在并发症　胎盘早剥、肾衰、脑水肿、视力障碍、胎儿受损等。

四、护理措施

（一）妊娠期高血压疾病的预防

1. 加强孕期知识宣教　护理人员应重视孕期与本疾病相关知识的卫生宣教,使孕妇及其家庭成员了解妊娠期高血压疾病相关知识及其对母儿的危害,使孕妇自觉于妊娠早期主动、按要求进行产前检查,以便早发现、早诊断、早治疗。

2. 孕期休息与饮食指导　保持良好的心态并取左侧卧位休息均有助于预防妊娠高血压疾病的发生。告知孕妇减少过量脂肪和盐的摄入,增加蛋白质、维生素以及富含钙、铁、锌食物,对预防妊娠高血压疾病均有一定作用。有研究表明,从妊娠20周开始,每天补充钙剂1~2g可有助于降低本病的发生。

（二）子痫前期孕妇的护理

1. 一般护理

(1)保证休息:孕妇住院治疗,每天保证有足够的休息时间,至少睡眠10小时。休息和睡眠时建议取左侧卧位,左侧卧位有助于改善子宫胎盘的血供。如孕妇睡眠欠佳,可遵医嘱给予地西泮5mg睡前口服。

(2)调整饮食:每日应摄入足够的蛋白质、新鲜蔬菜、铁剂和钙剂。食盐摄入量不必严格限制,但全身浮肿的患者应限制食盐入量。

(3)病情观察:注意观察孕妇有无头痛、视力下降、上腹不适等症状。每天监测孕妇体重和血压。每2天查一次尿蛋白。定期监测血压、胎儿发育情况,必要时进行胎盘功能监测。观察胎心音及胎动变化,有无宫缩及阴道流血、流液等现象,并督促孕妇每天数胎动,如有异常,及时报告医生并协助做相应处理。

(4)间断吸氧:可增加孕妇机体及胎盘供氧,以改善主要脏器和胎盘乏氧状况。

(5)做好抢救准备:备好各种急救物品如呼叫器、床档、急救车、吸引器、氧气、开口器、产包以及急救药物如硫酸镁、葡萄糖酸钙等,以便孕妇出现子痫时能及时给予抢救。

2. 用药护理　硫酸镁是治疗子痫前期和子痫的首选解痉药物。

(1)作用机制:镁离子能抑制神经末梢对乙酰胆碱的释放,阻断神经和肌肉间的传导而使骨骼肌松弛;镁离子能降低机体对血管紧张素Ⅱ的反应,缓解血管痉挛;镁离子可通过阻断谷氨酸通道阻止钙离子内流,解除血管痉挛、减少血管内皮损伤;镁离子还能提高孕妇和胎儿血红蛋白的亲和力,改善氧代谢。

(2)用药方法:可采用肌内注射和静脉给药。

1)控制子痫:静脉用药,负荷剂量用25%硫酸镁10~20ml加于10%葡萄糖液20ml内用15~20分钟静脉推注,或用25%硫酸镁4~8ml加于5%葡萄糖液100ml中

快速静脉滴注,继而 1~2g/h 静滴维持;或夜间睡前停用静脉给药,改为肌内注射。用法:25% 硫酸镁 20ml 加 2% 利多卡因 2ml,因硫酸镁局部刺激性强,且药量大,注射时应使用长针头行深部肌内注射。硫酸镁的用药总量为 25~30g/d,疗程 24~48 小时。

2)预防子痫发作:负荷和维持剂量同控制子痫处理。每天静滴 6~12 小时,24 小时不超过 25g,用药时间长短视病情而定。

(3)毒性反应:硫酸镁的治疗浓度(1.8~3.0mmol/L)和中毒浓度(3.5mmol/L)很接近,如不注意观察,容易发生中毒反应。如硫酸镁过量,则会依次出现膝反射减弱或消失、全身肌张力下降、呼吸抑制,严重者心搏骤停。

(4)注意事项:为避免孕妇使用硫酸镁发生毒性反应,在使用硫酸镁前应确定:①膝腱反射必须存在;②呼吸不少于 16 次/分;③24 小时总尿量不少于 400ml 或每小时尿量不少于 17ml;④备好 10% 葡萄糖酸钙注射液。镁离子中毒时应首先停用硫酸镁,同时在 5~10 分钟内静脉缓慢推注 10% 葡萄糖酸钙 10ml。因钙和镁竞争神经细胞上的同一受体而阻止与镁离子结合。

（三）子痫患者的护理

1. 协助医生控制抽搐　患者一旦出现抽搐要及时处理,建立静脉通道,遵医嘱用硫酸镁解痉,必要时用强镇静药,床旁备好急救物品。

2. 专人护理,防止损伤　及时上紧床栏,以防止摔伤,口中置开口器或压舌板,以防止舌唇咬伤或舌根后坠引起窒息。安置患者于头低左侧卧位,防止黏液吸入呼吸道或舌头堵塞呼吸道,昏迷或未完全清醒者禁食、禁饮,以防引起吸入性肺炎。

3. 避免刺激,以免诱发抽搐　安置患者住单人病房,光线要暗,保持病室安静;所有治疗和护理应在患者镇静后轻柔且相对集中进行,以减少刺激。

4. 严密观察病情　注意观察生命体征;留置尿管以观察尿量,保持引流通畅,观察尿量及颜色,记录 24 小时出入量;同时注意观察有无脑出血、肺水肿、急性肾衰及 DIC 等并发症的表现。

5. 做好终止妊娠的准备　子痫发作后往往会自然临产,应及时发现临产征兆,做好母子抢救准备。

（四）妊娠期高血压疾病孕妇产时、产后的护理

1. 分娩时应备好抢救药品和器械,密切观察血压、脉搏、呼吸及胎心音、宫缩情况,预防抽搐再度发生。第一产程血压升高时应及时与医生联系并给予处理。第二产程应尽量缩短产程,避免产妇用力,必要时可行产钳或会阴切开术。第三产程在胎儿前肩娩出后立刻静推宫缩素以防止产后出血,禁用麦角新碱。

2. 分娩后多数产妇能逐渐恢复正常,但仍有少数产妇在产后 24~72 小时内有发生子痫和大出血的可能。因此在产后仍需严密观察生命体征和意识变化以及阴道流血情况,认真听取产妇主诉,以便及早处理。

（五）健康教育

1. 加强健康宣教,让孕妇有妊娠期高血压疾病的基本知识,能自觉的、早期开始定期产前检查,以便及时发现异常。

2. 增加休息时间,休息或睡眠时取左侧卧位,以改善肾脏和胎盘的血液供应。

3. 指导孕妇进食高蛋白、高维生素、富含铁、钙、镁、锌、硒等食物,新鲜蔬菜和水果,限制过咸和高脂饮食,但不必限制食盐和液体的摄入。

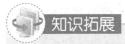

知识拓展

妊娠期高血压疾病中医辨证施治

根据发病的不同阶段或病情的轻重,在中医与其相对应的是子肿、子晕、子痫。子痫是由肝风内动、痰火上扰所致。素体肝肾阴虚,孕后血聚养胎,阴血愈虚,肝阳上亢,故头痛眩晕,颜面潮红;临产前、分娩时或产后,阴血暴虚,阴虚风动,筋脉劲急,故手足抽搐;阴虚内热,故颜面潮红。临产前、分娩时或产后,阴血下聚或阴血暴亡,心肝火旺,灼津伤液,炼液成痰,痰郁化火,痰火上扰清阳,故头痛头昏,昏不知人。对子痫防重于治,以滋阴养血、平肝潜阳为法。治疗以清肝息风、安神定痉为主。常用的方药有:羚角钩藤汤、止抽散;牛黄清心丸加竹沥或安宫牛黄丸。

第五节　前置胎盘

一、概述

胎盘正常附着处在子宫体的后壁、前壁或侧壁。妊娠 28 周后,如果胎盘附着于子宫下段、下缘达到或覆盖于子宫颈内口,位置低于胎儿的先露部,称为前置胎盘(placenta previa)。前置胎盘是妊娠晚期出血的主要原因之一,为妊娠晚期的严重并发症。多见于经产妇,尤其是多产妇。国外报道其发生率为 0.5%,国内报道为 0.24% ~ 1.57%。

二、护理评估

(一)生理评估

1. 病因　前置胎盘的确切病因尚不清楚,可能与子宫内膜病变或损伤、胎盘异常、受精卵滋养层发育迟缓等因素有关。

(1)子宫内膜病变或损伤:多次流产及刮宫、剖宫产、子宫手术史、产褥感染、盆腔炎可引起子宫内膜炎或萎缩性病变,再次受孕时子宫蜕膜血管形成不良,胎盘血供不足,胎盘为摄取更多营养而增大面积,延伸到子宫下段。

(2)胎盘异常:包括形态和大小异常。双胎妊娠时胎盘较大,发生前置胎盘的几率较单胎妊娠高 1 倍。膜状胎盘大而薄易扩展到子宫下段。

(3)受精卵滋养层发育迟缓:受精卵到达子宫腔后,滋养层还没发育到可以着床的阶段,继续向下移动至子宫下段着床发育成前置胎盘。

2. 病理　妊娠晚期子宫下段逐渐伸展、临产后规律宫缩使宫口扩张,附着于子宫下段及宫颈内口的胎盘前置部分不能相应伸展而与其附着处分离引起血窦破裂出血;前置的胎盘占据了胎儿的正常空间,易导致胎先露下降受阻、胎位异常;因子宫下段肌肉菲薄、收缩力差、胎盘附着的子宫颈部在分娩时易撕裂等原因常导致产后出血;产妇抵抗力下降和胎盘剥离面靠近宫颈口易发生产褥感染。

3. 健康史　重点评估患者是否存在与前置胎盘发生有关的因素,妊娠 28 周后是否有无痛性、无诱因的反复阴道出血,以及阴道流血出现的时间、次数、量及是否伴有腹痛,有无导致出血发生的诱因等。

4. 分类　按照胎盘下缘与宫颈内口的关系分为三种类型(图 8-4)。

（1）完全性前置胎盘（complete placenta previa）：宫颈内口完全被胎盘覆盖，又称中央性前置胎盘。

（2）边缘性前置胎盘（marginal placenta previa）：胎盘下缘附着于子宫下段，下缘达到宫颈内口，但未超越宫颈内口。

（3）部分性前置胎盘（partial placenta previa）：宫颈内口部分被胎盘覆盖。

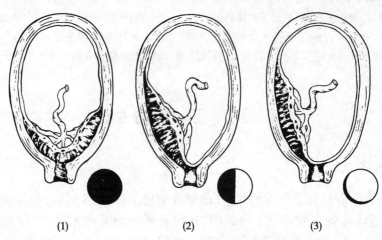

（1）　　　　　　　（2）　　　　　　　（3）

图 8-4　前置胎盘的类型

（1）完全性前置胎盘　（2）部分性前置胎盘　（3）边缘性前置胎盘

5. 临床表现

（1）症状：妊娠晚期或临产时突然发生无诱因、无痛性、反复阴道流血是前置胎盘的典型症状。妊娠晚期或临产后规律宫缩，使子宫下段逐渐伸展、宫颈管消失、宫口扩张，附着于子宫下段及宫颈口的胎盘不能相应伸展，与其附着处错位分离而致血窦破裂出血。由于子宫下段不断伸展，前置胎盘出血常表现为反复发生，出血量越来越多。阴道流血时间的早晚、量的多少、发作的次数与前置胎盘的类型有关。

完全性前置胎盘往往初次出血的时间早，常在妊娠 28 周左右，称"警戒性出血"，并且出血的次数频繁，量较多。边缘性前置胎盘初次出血的时间较晚，多在妊娠 37 ~ 40 周或临产后，量也较少。部分性前置胎盘初次出血时间和出血量介于上述两者之间。失血过多可出现胎儿宫内缺氧，严重者胎死宫内。

（2）体征：大量出血时可有面色苍白、脉搏微弱、血压下降等休克征象；腹部检查：子宫软，无压痛，大小与停经周数相符，因胎盘占据子宫下段，影响胎先露入盆，故先露部高浮；如前置胎盘的位置在子宫前壁，在耻骨联合上方可听到胎盘杂音。

6. 相关检查　产科检查同上述体征。B 型超声检查可清楚显示子宫壁、胎先露部、胎盘和宫颈的位置，因具有准确性、安全性和无创伤性，并可重复检查的特点，是目前最安全有效的首选方法。磁共振（MRI）较 B 型超声分辨率高、不需要充盈膀胱，综合评价更有利于病变定性，但费用较 B 型超声高。产后胎盘及胎膜检查如果发现胎膜破口距胎盘边缘距离 <7cm，则为前置胎盘。

7. 处理原则　本病的处理原则是抑制宫缩、止血、纠正贫血及预防感染。根据孕妇的病情、胎儿成熟度、产道情况决定是期待疗法还是终止妊娠。

（1）期待疗法：以休息为主，在保证母儿安全的前提下，卧床休息等待胎儿达到或接近足月,从而提高胎儿成活率。适用于妊娠 <34 周、胎儿体重 <2000g、胎儿存活、阴道出血量较少、孕妇一般情况较好者。

（2）终止妊娠:适用于孕妇失血多甚至休克者;胎龄 36 周以上;胎肺成熟者;胎龄 34~36 周,但胎儿出现窘迫现象者;胎儿已死亡或是难以存活的畸形儿等。可采用剖宫产术和阴道分娩终止妊娠。因剖宫产术能迅速结束分娩,提高胎儿存活率,迅速减少出血或止血,因此是处理前置胎盘的主要手段。

（二）心理社会评估

孕妇及其家属可因阴道突然出血而感到内心焦虑和担心,由于涉及孕妇与胎儿的安危,孕妇及其家属会显得紧张、恐慌、手足无措等。

三、常见的护理诊断/医护合作性问题

1. 潜在并发症　失血性休克。
2. 有感染的危险　与前置胎盘剥离面靠近子宫颈口、细菌易经阴道上行感染有关。
3. 恐惧　与出血对妊娠及胎儿的影响有关。
4. 躯体移动障碍　与活动时出血增多有关。

四、护理措施

（一）一般护理

1. 减少活动、加强休息　孕妇住院观察期间,左侧卧位,绝对卧床休息至出血停止后方可轻微活动。每日间断吸氧,每次 20 分钟,提高胎儿的血氧供应。

2. 保证营养、全面均衡　多食含铁高的食物,如红枣、瘦肉、动物肝脏等预防贫血,必要时口服含铁制剂。长期卧床者应增加蔬菜水果的摄入,养成定时排便的习惯。

3. 减少刺激、避免不当活动　禁止性生活、阴道检查和肛门检查;避免增加腹压的活动,如用力排便、频繁咳嗽、下蹲等;避免用手刺激腹部,变换体位时动作要轻缓。

4. 保持清洁、预防感染　会阴部可使用卫生清洁垫,勤换内裤,保持会阴部清洁、干燥。

5. 密切观察病情　教会孕妇进行胎儿自我监护,如自数胎动。严密观察和记录孕妇的生命体征和胎儿的监护,及时完成有关实验室检查项目。

6. 妊娠晚期,随着子宫自然收缩频率的增加,前置胎盘引起出血的可能性增加,因此,妊娠晚期的孕妇不能远出,完全性前置胎盘的孕妇应提前住院待产。

（二）心理护理

向患者及家属解释前置胎盘发生的原因、阴道出血的缘由及其影响因素,使其对疾病的发生发展有一定的认知。说明卧床休息、积极配合治疗的重要性。

（三）手术前后护理

1. 术前护理　剖宫产术是多数前置胎盘患者终止妊娠的处理方式。剖宫产术前,护士应立即开放静脉通道,做好输血准备,并按腹部手术患者的护理进行术前准备。做好孕妇和胎儿生命体征监护和抢救准备工作。

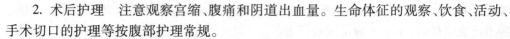

2. 术后护理 注意观察宫缩、腹痛和阴道出血量。生命体征的观察、饮食、活动、手术切口的护理等按腹部护理常规。

（四）健康教育

1. 前置胎盘的发生可能与产时感染、刮宫、多产、剖宫产等因素引起的子宫内膜炎或子宫内膜损伤有关。所以，要做好避孕防止多产，避免不必要的刮宫，尤其要避免多次刮宫或宫腔感染，更不要非法私自堕胎。

2. 妊娠期妇女如有阴道出血，应及时到医院就诊，以便早诊断，早治疗。

第六节 胎 盘 早 剥

一、概述

妊娠 20 周后或分娩期，正常位置的胎盘在胎儿娩出前，部分或全部从子宫壁剥离，称为胎盘早剥（placental abruption）。它是妊娠晚期的严重并发症之一，胎盘早剥出血可致胎儿急性缺氧，使新生儿窒息、早产、胎死宫内的发生率明显升高，围生儿死亡率为 11.9%，是无胎盘早剥的 25 倍。国外胎盘早剥的发生率为 1%～2%，国内为 0.46%～2.1%。

二、护理评估

（一）生理评估

1. 病因 胎盘早剥的确切病因尚不十分清楚，可能与孕妇患有血管病变如妊娠期高血压疾病、孕妇腹部受到撞击和挤压、各种原因导致宫腔压力骤降和子宫静脉压突然升高等因素有关。

2. 病理 胎盘早剥的主要病理变化是底蜕膜出血并形成胎盘后血肿，使胎盘从子宫附着处剥离。按病理变化分为三种类型：显性剥离或外出血：剥离面小，出血量少，临床可无症状。如果底蜕膜出血多，形成胎盘后血肿，剥离面增大，血液从宫颈管向外流出，有阴道流血。如果胎盘边缘附着在子宫壁上或胎膜与子宫壁未剥离使血液积聚在胎盘和子宫壁之间，称为隐性剥离或内出血。当胎盘与子宫壁间的积血达到一定量时，血液会冲开胎盘边缘和胎膜，经宫颈口流出体外，称为混合性出血（图 8-5）。如内出血严重，局部压力增大，积聚在胎盘和子宫壁间的血液浸入子宫肌层，引起肌纤维分离、断裂、变性，子宫表面可出现紫蓝色瘀斑，尤其在胎盘附着处最明显，称为子宫胎盘卒中（uteroplacental apoplexy），临床上又称库弗莱尔子宫（Couvelaire uterus）。严重的胎盘早剥可由于剥离处的胎盘和蜕膜释放大量的组织凝血活酶进入母体血液循环，激活凝血系统而发生弥散性血管内凝血（DIC）。DIC 一旦发生，肺、肾等重要脏器易受到损害，最终导致难以纠正的多器官功能衰竭和凝血功能障碍。

3. 健康史 询问患者有无妊娠期高血压疾病、慢性高血压、慢性肾脏疾病史，腹部是否受到过撞击等病史。如孕妇在妊娠晚期或临产时突然发生剧烈腹痛，有急性失血甚至休克征象，应高度怀疑胎盘早剥。

4. 临床表现

（1）症状：主要表现为妊娠中期或晚期突然发生的持续性腹痛，伴有或不伴有

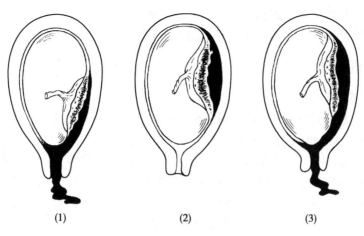

图 8-5 胎盘早剥的类型

（1）显性剥离 （2）隐性剥离 （3）混合性剥离

阴道出血。根据早剥面积、病情严重程度分 3 度。①Ⅰ度：以外出血为主，多见于分娩期。因剥离面小，出血量少，腹痛不明显；②Ⅱ度：剥离面为胎盘总面积的 1/3 左右，常有突然发生的腹痛、腰酸或腰背痛。无阴道流血或流血量不多，阴道流血量与病情严重程度不成正比；③Ⅲ度：剥离面超过胎盘总面积的 1/2，腹部疼痛明显，孕妇出现一系列大出血的表现：四肢湿冷、脉搏减弱、呼吸变浅变快、血压下降等症状。

（2）体征：Ⅰ度剥离孕妇子宫软，压痛不明显，大小与妊娠周数相符。胎位清楚，胎心多正常。Ⅱ度剥离子宫大于妊娠月份，宫底因积血升高，胎位能扪及。Ⅲ度剥离子宫大于妊娠周数，宫底升高，子宫硬如板状，压痛明显。不能清楚的触及胎位，不能闻及胎心。DIC 或凝血功能障碍者，皮下、黏膜或注射部位有出血倾向。

5. 相关检查　B 型超声检查可见胎盘与子宫壁之间有液性暗区，且常不止一个。血常规检查可示孕妇贫血，重症患者并发 DIC 时，血小板计数减少、出凝血时间延长、血纤维蛋白原 <0.25g/L 提示凝血功能异常，如 <0.15g/L 则对凝血功能障碍有诊断意义。

6. 处理原则　胎盘早剥的处理原则是早期识别、纠正休克、及时终止妊娠、控制 DIC 和减少并发症。如患者病情危重，处于休克状态，应立即给氧、输液输血纠正休克。一旦确诊为Ⅱ、Ⅲ度胎盘早剥，须及时终止妊娠。同时积极处理 DIC、产后出血和肾衰等并发症。

（二）心理社会评估

由于胎盘早剥的发生常常比较突然，情况紧急，病情变化快，一旦确诊需立即处理。因此，孕妇及家属往往对此毫无准备，表现为措手不及，感到高度的紧张和恐惧。如果是Ⅲ度胎盘早剥的患者，对于可能失去胎儿，或因发生子宫胎盘卒中要切除子宫，会陷入非常悲痛的情绪中。

三、常见的护理诊断/医护合作性问题

1. 潜在并发症　弥散性血管内凝血、失血性休克。

2. 恐惧　与胎盘早剥起病急、进展快、危及母儿安全有关。

3. 预感性悲痛　与可能失去孩子、切除子宫有关。

四、护理措施

（一）一般护理

1. 嘱患者绝对卧床休息，取左侧卧位，以保证胎儿的血液供应。卧床期间，提供所有生活护理，满足患者基本需要。

2. 密切观察病情　注意观察生命体征、面色、神志、尿量等，及时发现患者是否出现休克；注意观察有无皮下、黏膜、牙龈出血及尿血、便血、呕血等现象，以便早期诊断是否存在 DIC；注意观察尿量及监测肾功能，有助于及时发现和处理肾衰竭；注意观察产后子宫收缩和阴道流血情况，以便及时发现是否出现了产后出血。

（二）心理护理

对患者和家属解释疾病发生的经过，让其对疾病的发生发展有一定的认知；安慰患者，减轻紧张和恐惧和悲伤心理。

（三）缓解症状的护理

1. 纠正休克患者的护理　护士应立即给予患者氧气吸入，以改善胎儿宫内血氧供应；同时迅速建立两条以上的静脉通道，以补充血容量；做好血型鉴定和配血，及时输入新鲜血；密切监测胎心和胎动。

2. 做好终止妊娠准备　一旦确诊为Ⅱ、Ⅲ度胎盘早剥，应及时终止妊娠。护士应立即根据分娩方式做好相应的准备工作，同时积极备好新生儿的抢救器材。

（四）预防产后出血的护理

胎盘早剥患者产后易发生产后出血，故应提前做好准备。

1. 分娩前应配血备用，分娩时应该开放静脉通路备用。

2. 分娩后及时给予缩宫素，并配合按摩子宫，同时做好切除子宫的术前准备。

3. 产后未出血者，应密切观察生命体征，采取有效措施预防晚期产后出血。

（五）健康教育

1. 积极防治导致胎盘早剥的疾病，如妊娠期高血压疾病、慢性高血压等。

2. 妊娠期间注意安全，避免腹部受到机械性损伤。

3. 妊娠晚期如有阴道出血，立即到医院就诊。

4. 指导胎盘早剥患者注意休息，加强营养，纠正贫血。

5. 产褥期加强营养，纠正贫血。保持会阴清洁，预防感染。指导产妇正确母乳喂养。及时指导不能哺乳者退乳：如少进汤类、分娩后 24 小时内尽早服用雌激素、喝水煎生麦芽水、针刺足临泣、悬钟等穴位。

第七节　双 胎 妊 娠

一、概述

一次妊娠宫腔内同时有两个或两个以上胎儿时，称为多胎妊娠（multiple pregnancy）。近年来，随着促排卵药物的应用以及辅助生育技术的开展，多胎妊娠率有明显增高

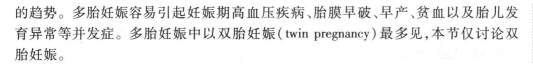

的趋势。多胎妊娠容易引起妊娠期高血压疾病、胎膜早破、早产、贫血以及胎儿发育异常等并发症。多胎妊娠中以双胎妊娠(twin pregnancy)最多见,本节仅讨论双胎妊娠。

二、护理评估

(一)生理评估

1. 双胎妊娠好发人群的特点

(1)遗传:夫妻双方中一方有双胎妊娠家族史者,双胎妊娠的发生率较高。

(2)医源性:与不孕曾使用促排卵药物或多胚胎宫腔内移植有关。

(3)年龄与胎次:双胎妊娠的发生率随孕妇年龄增大而增加,以35~39岁妊娠者多见。孕妇胎次越多,发生多胎妊娠的几率也越大。

2. 分类

(1)双卵双胎:即由两个卵子分别受精形成,约占双胎妊娠的70%。由于两个受精卵各自的遗传基因不同,因此胎儿性别、血型、容貌可不相同。胎盘多为两个,血液循环各自独立。两个胎囊各自独立,之间隔有两层羊膜和两层绒毛膜。

(2)单卵双胎:即由一个卵子受精后分裂而形成,约占双胎妊娠的30%。由于双胎来源于一个受精卵,遗传基因相同,因此其性别、血型一样,容貌极其相似。由于受精卵分裂的时间不同,单卵双胎可形成以下4种类型:①如受精卵分裂发生在受精后3天内,即桑椹期(早期胚泡),则形成两个羊膜囊、两层绒毛膜,胎盘为两个或一个。称为双羊膜囊双绒毛膜单卵双胎,此种类型约占单卵双胎的30%;②如受精卵分裂发生在受精后第4~8天,即胚泡期,此时已分化出滋养细胞,形成一个胎盘,两个羊膜囊之间只有两层羊膜,此种类型称为双羊膜囊单绒毛膜单卵双胎,约占68%,量最多;③如受精卵分裂发生在受精后第9~13天,此时羊膜囊已形成,则两个胎儿共存一个羊膜腔,共用一个胎盘。此类约占1%~2%;④如受精卵分裂发生在受精后第13天以后,因原始胚盘已形成,机体不能完全分裂形成两个胎体,便形成不同形式的联体儿,此类极为罕见。

3. 健康史　询问患者年龄、胎次、有无双胎或多胎妊娠家族史、是否使用过促排卵的药物等与双胎妊娠相关的因素。评估本次妊娠经过及产前检查情况。

4. 临床表现

(1)症状:双胎妊娠时早孕反应较重,子宫增大速度比单胎快,孕24周后尤为明显。妊娠晚期,因子宫过大可致腰酸背痛,呼吸困难,胃部饱满、痔疮发作等症状。孕妇自诉腹部多处有胎动,且胎动的位置不固定。

(2)体征:宫底高度高于正常孕周,腹部触诊时可触及两个胎头、多个肢体,在腹部的不同部位可听两个不同频率的心音,两者相差10次/分。由于子宫过大使下腔静脉回流不畅,可出现下肢浮肿、静脉曲张等体征。

5. 相关检查　B型超声检查对于双胎的诊断和监护都有很大帮助。在孕35日后可见两个妊娠囊,孕6周后可见两个原始心管搏动,孕13周以后可见两个胎儿各自拥有的脊柱、躯干、肢体等,B型超声对中晚期的双胎诊断率几乎达100%。多普勒胎心仪在孕妇妊娠12周后可听到两个频率不同的胎心。

6. 处理原则

（1）妊娠期：及早诊断,增加产前检查次数,注意休息,加强营养。采取措施预防双胎妊娠并发症的发生。

（2）分娩期：注意观察产程和胎心变化。当第一个胎儿娩出后,应立即剪断脐带,助手则扶正第二个胎儿的胎位,保持纵产式,一般在 20 分钟后第二个胎儿自然娩出。如 15 分钟后仍无宫缩,则应静脉滴注催产素促进宫缩。如果发现有脐带脱垂或胎盘早剥,则应手术助产。

（3）产褥期：第二胎儿娩出后立即肌注缩宫素以促进宫缩。腹部放置沙袋,防止腹压骤降引起休克。积极预防产后出血,尤其是产后 2~4 小时。

（二）心理社会评估

早孕期间由于妊娠反应较重,担心反应影响胎儿营养致发育迟缓;妊娠中晚期体重增长较快,行动不便,且常伴随一些并发症,担心自己和胎儿的安危。

三、常见的护理诊断/医护合作性问题

1. 舒适的改变　与早孕反应严重、下肢水肿、腰背痛有关。
2. 焦虑　与担心母儿安危有关。
3. 潜在并发症　早产、脐带脱垂、胎盘早剥。

四、护理措施

（一）一般护理

1. 勤检查　确诊双胎妊娠后,提高产前检查频次,预防并发症。
2. 休息　注意多休息,特别妊娠晚期,要求卧床休息,取左侧卧位以增加子宫、胎盘血供。
3. 饮食　加强营养,多进富含蛋白质、维生素、铁、钙、叶酸等营养物质的食物,满足多胎妊娠母儿的需要。
4. 病情观察　加强病情观察,及时发现有无妊娠高血压疾病、羊水过多、胎盘早剥等常见并发症的症状和体征,及时报告医生,配合处理。

（二）心理护理

告知孕妇虽然双胎妊娠属于高危妊娠,但现在的医疗技术、监护手段都比较先进,所以不要过分担心;帮助孕妇及家属接受两个孩子的事实;指导家属备好两个新生儿的用物。

（三）缓解症状的护理

子宫过大压迫胃部而引起胃纳差、食欲下降时,指导孕妇少食多餐,进食后不能立即平卧;静脉血回流不畅引起下肢水肿时,指导孕妇进低盐饮食,坐位或卧位时应将下肢抬高,按摩下肢促进静脉回流;如腰背部疼痛,指导孕妇做骨盆倾斜运动,注意休息,局部热敷。

（四）治疗配合的护理

1. 严密观察产程,注意观察胎心变化。如发现孕妇有宫缩乏力或产程延长,及时处理。
2. 第二个胎儿娩出后应立即遵医嘱肌内注射或静脉滴注催产素,以防产后出血。

腹部放置沙袋,并裹紧腹带,以防腹压骤降引起休克。

3. 积极预防产后出血,分娩中开放静脉通路,做好输液、输血准备。第二个胎儿娩出后立即肌注缩宫素促进子宫收缩。

（五）健康教育

1. 当确认双胎妊娠时,应增加产前检查次数,每次监测宫高、腹围和体重。

2. 注意休息,以左侧卧位为宜。加强营养,纠正贫血。

3. 指导产妇注意阴道流血量和子宫复旧的情况,防止发生产后出血。

4. 指导产妇正确母乳喂养,选择有效避孕措施。

第八节　羊水量异常

一、羊水过多

（一）概述

凡在妊娠期间羊水量超过 2000ml 者,称为羊水过多（polyhydramnios）,发生率为 0.5%～1%。如果羊水在数日内急剧增加,称为急性羊水过多;多数孕妇羊水增加缓慢,在较长时间内形成,称为慢性羊水过多。羊水过多容易导致胎膜早破、胎盘早剥、早产率增高、胎位异常、胎儿窘迫等并发症。

（二）护理评估

1. 生理评估

（1）病因:确切病因不清楚,常见于以下几种情况:

1）胎儿疾病:羊水过多孕妇中,约 25% 伴有胎儿畸形,以中枢神经系统和上消化道畸形最常见,如无脑儿、脑膨出等。

2）多胎妊娠:多胎妊娠并发羊水过多是单胎妊娠的 10 倍。

3）孕妇疾病:孕妇合并糖尿病、严重贫血、母儿血型不合、妊娠期高血压疾病等。

4）其他:胎盘绒毛血管瘤、脐带帆状附着有时也可引起羊水过多。

（2）健康史:详细询问孕妇年龄、有无胎儿先天畸形生育史、有无妊娠合并症（如糖尿病）等致羊水过多的相关因素。

（3）临床表现

1）症状:①急性羊水过多:常发生在妊娠 20～24 周,由于羊水急剧增多,子宫于数日内明显增大,产生横膈、胃和下腔静脉受压的症状:如呼吸困难,不能平卧,甚至出现紫绀;食欲下降、摄入量减少;下肢及外阴部浮肿和静脉曲张;②慢性羊水过多:多数发生在 28～32 周,因羊水增加缓慢,多数孕妇能适应,常在产前检查时发现。

2）体征:子宫明显大于妊娠月份,腹壁皮肤变薄,触诊时感到皮肤张力大,有液体震颤感,胎位不清,胎心遥远或听不到。

（4）相关检查:B 型超声是检查羊水过多的重要辅助方法,可测得单一最大羊水暗区垂直深度≥8cm 或羊水指数≥25;羊水甲胎蛋白（AFP）值超过正常妊娠同期月份平均值 3 个标准差以上。

（5）处理原则:对羊水过多的处理,主要取决于胎儿有无畸形和孕妇症状的严重程度。

1）羊水过多合并胎儿畸形:应及时终止妊娠。

2）羊水过多合并正常胎儿:寻找病因,积极治疗致羊水过多的相关疾病。同时根据羊水过多的程度和胎龄来决定处理方法。

2. 心理社会评估　由于羊水过多有伴发胎儿畸形的可能,孕妇及家属常常紧张、焦虑、恐惧。

（三）常见的护理诊断/医护合作性问题

1. 有胎儿受伤的危险　与破膜时容易并发胎盘早剥、脐带脱垂、早产及某些辅助检查对胎儿的损害有关。

2. 焦虑　与担心胎儿畸形有关。

（四）护理措施

1. 一般护理

（1）休息:加强休息,睡眠宜取左侧卧位;同时抬高下肢,减轻水肿。

（2）饮食:加强营养的摄入,进低盐饮食,适当增加水分和纤维素的摄入,以保持大便通畅。

（3）观察病情:注意观察子宫增大的速度,定期测量腹围和宫高。加强孕期监测,及时发现有无胎儿宫内窘迫。人工破膜后注意观察胎心,以及时发现胎盘早剥和脐带脱垂的征象;分娩结束后注意观察产妇的宫缩、阴道流血情况、脉搏、血压等,以及时发现有无产后出血。

2. 心理护理　向羊水过多的孕妇解释可能的原因,减轻其心理负担,使之能安心接受和配合治疗。

3. 治疗配合的护理　对急性羊水过多的患者,可行羊膜腔穿刺放羊水。但放液的速度控制在每小时 500ml 左右,以防宫腔内压力骤减引起胎盘早剥;一次放羊水的量不能超过 1500ml,以防早产。羊水放出后应用沙袋放置于腹部或用腹带包扎腹部,以防血压骤降发生休克。穿刺放羊水后,遵医嘱给予抗生素抗感染。

4. 健康教育

（1）确诊的患者应定期随访,1~2 周 B 型超声监测羊水情况 1 次。每次检查时注意体重、腹围、宫高增加的程度。

（2）指导羊水过多的孕妇注意休息,进低盐饮食。

（3）告知孕妇如突然阴道流液,应立即停止走动,并抬高臀部,以防脐带脱垂或脐带受压。

（4）注意监测胎心、胎动,如有异常,及时就诊。

二、羊水过少

（一）概述

妊娠晚期羊水量少于 300ml 者称为羊水过少(oligohydramnios),发生率为 0.4%~4%。羊水过少容易导致胎儿缺氧、胎儿畸形等并发症。羊水量 <50ml 时,胎儿窘迫的发生率达 50%,围生儿的死亡率可高达 88%,因此应给予足够重视。

（二）护理评估

1. 生理评估

（1）病因:确切病因不清楚,常见于以下几种情况:

1)胎儿泌尿道畸形:如先天性肾缺如、肾发育不良、尿道狭窄或闭锁等。

2)胎盘功能不全:胎盘血容量下降致胎尿生成减少导致羊水过少。

3)胎膜早破使羊水外漏增加。

4)母体因素:孕妇脱水、血容量不足时,羊水生成减少;孕妇服用某些药物:如血管紧张素转换酶抑制药、布洛芬、利尿剂、前列腺素合成酶抑制剂等。

(2)健康史:详细询问孕妇年龄、生育史、用药史、有无胎盘功能减退、先天畸形儿家族史等致羊水过少的相关因素。

(3)临床表现

1)症状:子宫较敏感,轻微刺激即可引起宫缩;胎动时腹痛,临产后阵痛明显,宫缩多不协调;羊水过少可致胎体和胎膜粘连造成胎儿畸形或因子宫外压力直接作用于胎儿而发生特殊的肌肉骨骼畸形:如手足畸形、屈背、斜颈等;同时,羊水过少还可致胎肺发育不全,导致围生儿死亡率增高。

2)体征:孕妇腹围及宫底高度均小于妊娠月份,有子宫紧裹胎儿感;阴道检查时胎膜紧贴先露部,人工破膜后羊水流出极少。

(4)相关检查:B型超声是检查羊水过少的主要方法,可测得单一最大羊水暗区垂直深度(AFV)≤2cm,当<1cm时为严重羊水过少;羊水指数(AFI)≤5cm;还可较早发现胎儿生长受限及胎儿泌尿系统畸形。

(5)处理原则:羊水过少合并胎儿畸形,应尽早终止妊娠;羊水过少合并正常胎儿如已足月,估计短时间内不能结束分娩,可考虑剖宫产术终止妊娠;如胎儿正常但尚未足月,可采取向羊膜腔灌注生理盐水以增加羊水量的期待疗法。

2. 心理社会评估　由于羊水过少常与胎儿畸形有关,胎动时孕妇感到不适,因此孕妇及家属常有紧张、焦虑甚至恐惧心理。

(三)常见的护理诊断/医护合作性问题

1. 有胎儿受伤的危险　与胎儿粘连或宫内发育迟缓有关。

2. 焦虑　与担心胎儿畸形有关。

(四)护理措施

1. 一般护理

(1)加强休息;教会孕妇和家属监护胎心、胎动;积极预防胎膜早破的发生。

(2)观察病情:注意观察孕妇生命体征及子宫增大的速度,定期测量腹围、宫高和体重以监测羊水量;及时发现有无胎儿宫内窘迫和胎儿畸形的征象。

2. 心理护理　了解患者和家属焦虑的原因,针对原因进行解释和安慰,使其能积极配合治疗。

3. 治疗配合的护理　如羊水过少需终止妊娠时,遵医嘱做好阴道助产或剖宫产准备;如羊水过少需行羊膜腔灌注治疗者,护士应备好37℃的0.9%氯化钠注射液200~300ml,以每分钟10~15ml的速度注入,同时注意监测宫缩及胎动变化、遵医嘱选用宫缩抑制剂以防早产或流产。

4. 健康教育

(1)嘱咐孕妇定期产前检查,注意体重、腹围及宫高增长的速度。

(2)注意监测胎心、胎动,如有异常,应及时到医院检查。

第九节 胎膜早破

一、概述

胎膜早破(premature rupture of membranes,PROM)是指胎膜在临产前自然破裂。临床上约10%的孕妇在满37周后发生,有2.0%~3.5%的孕妇在妊娠不足37周发生。孕周越小,对母儿威胁越大,胎膜早破可导致早产、胎盘早剥、羊水过少、脐带脱垂、胎儿窘迫等并发症。

二、护理评估

(一)生理评估

1. 病因

(1)胎膜感染:是导致胎膜早破的重要发病原因,感染使胎膜局部张力下降易破裂,且感染和胎膜早破常互为因果关系,相互影响。

(2)羊膜腔压力增高:多胎妊娠、巨大胎儿、羊水过多使羊膜腔压力过高致胎膜早破。

(3)胎膜受力不均:头盆不称、胎位异常使前羊膜囊受力不均导致胎膜破裂;宫颈内口松弛(先天性或创伤性)致前羊膜囊楔入,受压不均。

(4)营养因素:缺乏维生素C、铜、锌和孕妇吸烟可致胎膜发育不良。

(5)其他:细胞因子(IL-6、IL-8、TNF-α)升高激活溶酶体酶,破坏羊膜组织使胎膜破裂;机械性刺激如创伤或妊娠晚期性交均可导致胎膜破裂。

2. 病理 胎膜早破使病原微生物上行可致宫内和羊膜腔感染;突然破膜引起大量羊水外流使宫腔内压力锐减可导致胎盘早剥;胎膜早破可诱发早产,早产儿发生呼吸窘迫综合征几率增大;破膜后羊水外流易发生脐带受压及脐带脱垂,导致胎儿宫内窘迫甚至窒息的发生。

3. 健康史 详细询问患者病史,了解发病原因、破膜时间、妊娠周数,是否有宫缩和感染的征象。

4. 临床表现

(1)症状:孕妇突感有阴道排液,开始量多然后逐渐减少间断排出。阴道排液通常与孕妇体位改变、活动和咳嗽等腹压增高有关。

(2)体征:肛查时上托阴道后穹窿或上推胎儿先露部可见阴道流液量增多,流出的液体通常稀薄,可混有胎脂或胎粪。羊膜腔感染时母儿心率增快,子宫压痛。流液后常很快出现宫缩及宫口扩张。

5. 相关检查 阴道液pH值≥6.5(正常值为3.8~4.4),准确率90%;阴道液涂片检查见羊齿植物叶状结晶,准确率95%;阴道窥器检查可见液体从宫口流出;羊膜镜检查时可直视胎儿先露部,看不到前羊膜囊。

6. 处理原则 防止发生脐带脱垂和感染;<24周者终止妊娠;其他的视情况采取期待疗法或终止妊娠。

（二）心理社会评估

由于孕妇突感有液体自阴道流出，担心会影响胎儿及自身健康和安危，常常会表现出惶恐不安的心理。

三、常见的护理诊断/医护合作性问题

1. 有感染的危险　与胎膜破裂后，下生殖道的病原菌逆行感染有关。
2. 有胎儿或新生儿窒息的危险　与胎膜早破致脐带脱垂有关。
3. 恐惧　与胎膜早破诱发早产、担心胎儿及自身生命安危有关。

四、护理措施

（一）期待疗法孕妇的护理

1. 预防脐带脱垂　嘱患者绝对卧床休息，取左侧卧位，抬高臀部以防脐带脱垂或脐带受压致胎儿缺氧或宫内窘迫，并通过监测胎心变化早期发现，早期治疗。如有脐带脱垂，可在严密消毒下进行脐带还纳，必要时应在数分钟内结束分娩。

2. 预防感染

（1）严密观察羊水性状、颜色、气味、胎心及孕妇生命体征、白细胞计数，了解是否存在感染。

（2）每日用消毒液棉球擦洗会阴部两次；放置吸水性强的消毒会阴垫于外阴，勤换会阴垫，以保持外阴清洁干燥。

（3）破膜 12 小时以上者，遵医嘱预防性使用抗生素。

3. 密切观察胎儿情况　通过胎心和胎动监测及时发现胎儿缺氧及胎儿宫内窘迫。妊娠 <35 周的胎膜早破孕妇，应按医嘱给予地塞米松 10mg 静脉滴注，以促进胎肺成熟；妊娠 <37 周的已临产孕妇，或已达 37 孕周，破膜 12～18 小时的未临产孕妇，应遵医嘱采取措施，尽快结束分娩。

4. 监测宫缩　破膜后易引发宫缩，应注意观察宫缩情况，必要时遵医嘱使用宫缩抑制剂。如已近足月，胎膜破裂 24 小时后仍无宫缩者，可遵医嘱诱发宫缩促进临产。

（二）终止妊娠患者的护理

胎膜早破的分娩方式为阴道分娩或剖宫产，经阴道分娩者应观察产程进展，准确绘制产程图，密切监护产程进展中的胎儿。剖宫产患者应按照腹部手术患者的护理进行监护，详见第十八章第二节。

（三）健康教育

1. 指导孕妇重视孕期卫生保健，积极参与产前保健指导活动。
2. 指导孕妇妊娠晚期禁止性交，避免有刺激孕妇乳头的动作。
3. 保持外阴清洁，积极预防和控制生殖道炎症，以防胎膜感染。
4. 合理饮食保持孕期营养平衡，补充足够的维生素及微量元素铜、锌等。
5. 宫颈内口松弛者，应卧床休息，并于妊娠 14～18 周行宫颈环扎术。

学习小结

1. 学习内容

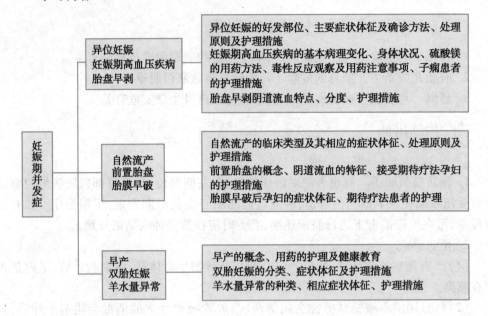

2. 学习方法

通过聆听讲授、病例讨论、观看视频、临床见习及相关文献学习等方法区分几种类型流产的症状体征,异位妊娠的主要症状体征、辅助检查及输卵管妊娠流产或破裂大量出血导致休克时能采取措施进行预防和处理,妊娠期高血压疾病不同类型的症状体征、解痉首选药物及注意事项,前置胎盘和胎盘早剥概念、病因、腹痛和阴道出血的特征、处理方法等异同,胎膜早破破膜后对于胎儿的影响及应采取的措施等。

(胡忠华)

复习思考题

1. 试述导致妊娠晚期出血常见的妊娠并发症及其彼此之间的异同。
2. 试述妊娠期高血压疾病症状方面的特点、预防及其主要护理措施。

第九章

妊娠合并症妇女的护理

学习目的

通过学习妊娠合并心脏病、糖尿病、病毒性肝炎及贫血等内科常见妊娠合并症妇女的护理,认识妊娠与合并症之间的相互作用与影响以及妊娠合并内科病症的临床表现、处理原则、相关检查及护理等,为临床培养妊娠合并症妇女的护理人员提供理论及技术指导。

学习要点

妊娠合并心脏病、妊娠合并糖尿病、妊娠合并病毒性肝炎及妊娠合并贫血等疾病的概述相关知识、临床表现、相关检查、常见的护理诊断及特殊护理措施等。

第一节　妊娠合并心脏病妇女的护理

案例引导

患者,女,24岁,宫内孕29^{+2}周,口唇青紫近2周入院。4岁时心导管检查诊断为室间隔缺损。现走路及上二楼无气急,夜间能平卧。入院体检:平卧呼吸平稳,口唇发绀,颈静脉无怒张,肺部正常,心率110次/分,律齐,心尖部Ⅲ级收缩期杂音,肝、脾肋下未触及,杵状指,甲床发绀,双下肢无水肿。心电图显示:偶发室性期前收缩,右心室肥大。

根据以上资料,请回答:

1. 该患者最可能的临床诊断。

2. 该类患者常见的护理诊断及护理措施。

妊娠合并心脏病是产科严重的合并症,在妊娠期、分娩期和产褥期心脏病患者的心脏负担会进一步加重而诱发心力衰竭。在我国其发病率约为1%,死亡率约为0.73%,居孕、产妇死亡原因的第二位。妊娠合并心脏病有多种类型,以妊娠合并先天性心脏病最为常见。

一、概述

(一)妊娠、分娩及产褥期与心脏病的相互影响

1. 妊娠、分娩及产褥期对心脏病的影响

笔记

（1）妊娠期：孕妇循环血量一般从妊娠第 6 周开始增加，以后随着妊娠周数的增加而逐渐增加，至妊娠 32～34 周达高峰，比妊娠前平均增加 30%～45%，从而使心率加快，心排血量增加，心脏前负荷加重；妊娠晚期子宫增大，膈肌上升，心脏向左、向上移位，导致心脏大血管轻度扭曲，使心脏后负荷加重。以上综合因素增加了心脏负担，易使心脏病孕妇发生心力衰竭。

（2）分娩期：是心脏负担最重的时期，极易导致心力衰竭。

1）第一产程：每次宫缩可使体循环血量增加 250～500ml，回心血流量增多使心排出量增加，心脏负担加重。

2）第二产程：除子宫收缩外，产妇屏气用力及腹肌和骨骼肌参与运动，腹压和肺循环阻力增加显著，使内脏血液大量涌向心脏，心脏前后负荷均加重。

3）第三产程：胎儿娩出后腹压骤降，大量血液向内脏灌注，回心血量急剧减少；胎盘娩出后，胎盘血循环停止，子宫进一步收缩，使子宫血窦内大量血液迅速进入全身循环，回心血量又急剧增加。在短时间内，这种血流动力学的急剧变化极易诱发心力衰竭和心律失常。

（3）产褥期：产后最初 3 天内，子宫缩复使大量血液进入体循环，同时产妇组织间潴留的大量体液也回到体循环，使循环血量再度增加，易引起心力衰竭。

综上所述，妊娠 32～34 周、分娩期及产褥期最初 3 天内是妊娠合并心脏病患者心脏负担最重的时期，极易发生心力衰竭。

2. 心脏病对母儿的影响

（1）对母体的影响：心脏病不影响患者受孕。心脏病较轻、心功能Ⅰ～Ⅱ级、无心力衰竭既往史且无其他并发症患者，可在密切监护下妊娠，如有特殊情况及时诊治；但心脏病较重、心功能Ⅲ～Ⅳ级、既往有心力衰竭史、肺动脉高压、严重心律失常、法洛四联症等情况之一者不宜妊娠，已有妊娠者应早期终止。心功能良好者，一旦妊娠多以剖宫产终止妊娠。

（2）对胎儿、新生儿的影响：心脏病孕妇可因长期缺氧，引起胎儿宫内发育迟缓、流产、早产、死胎、胎儿宫内窘迫及新生儿窒息等并发症。

（二）心脏病孕妇心功能分级

纽约心脏病协会（NYHA）依据患者生活能力状况，将心脏病孕妇心功能分为 4 级：

Ⅰ级：一般体力活动不受限制。

Ⅱ级：一般体力活动轻度受限制，活动后心悸、轻度气短，休息时无症状。

Ⅲ级：一般体力活动明显受限制，休息时无不适，轻微日常工作即感不适、心悸、呼吸困难，或既往有心力衰竭史者。

Ⅳ级：一般体力活动严重受限制，不能进行任何体力活动，休息时有心悸、呼吸困难等心力衰竭表现。

二、护理评估

（一）生理评估

1. 健康史　全面了解患者妊娠前有无心脏病、风湿病、心衰以及有无不良孕产等病史；具体了解患者妊娠期有无与心脏病有关的疾病史、相关检查、心功能状况、用药情况以及睡眠、活动、饮食等情况。

2. 临床表现

（1）症状：主要症状有劳累后心悸、呼吸困难、头晕、疲劳感增加。

（2）体征：水肿、颈静脉持续性怒张、心脏扩大有杂音、心律失常、口唇发绀、肝脾大、肺底部出现湿啰音。

（3）早期心力衰竭的表现：①轻微活动后即出现胸闷、心悸、气短；②休息时心率每分钟超过110次，呼吸每分钟超过20次；③夜间常因胸闷被憋醒而坐起呼吸或到窗口呼吸新鲜空气；④肺底部出现少量持续性湿啰音，咳嗽后不消失。

3. 相关检查　心电图检查有各种心律失常；X线检查显示心界扩大；超声心动图显示心肌肥厚、瓣膜运动异常、心脏结构畸形等；胎儿心电监护、无应激试验、胎动评估等均有不同变化。

4. 处理原则　心功能Ⅰ～Ⅱ级者，可以妊娠，妊娠期注意防治心力衰竭和感染；心功能Ⅲ～Ⅳ级，不宜妊娠，如已妊娠，应在妊娠12周前行人工流产；如已发生心力衰竭，应在心力衰竭控制后再终止妊娠。

（二）心理社会评估

评估孕产妇及家属的心理压力和相关知识掌握情况。心脏病的孕产妇及家属由于缺乏相关知识，一般心理负担较重，担心自身的健康状况能否承受妊娠到足月、能否安全分娩、所用的药物对胎儿的影响，家属也会出现紧张、不安等情绪。

三、常见的护理诊断/医护合作性问题

1. 潜在并发症　心力衰竭、感染。
2. 活动无耐力　与心脏负担加重、心力衰竭有关。
3. 焦虑　与担心自身和胎儿的安危有关。

四、护理措施

（一）非妊娠期护理

对患有心脏病的妇女应做好妊娠前的咨询工作，指导其根据心脏病的种类、病变程度、心功能分级等确定能否妊娠，不宜妊娠者应严格避孕。

（二）妊娠期护理

1. 一般护理　①保证充足休息，每日10小时睡眠，午休1～2小时，休息时宜采取左侧卧位，避免劳累及情绪激动，减少耗氧量；②指导合理饮食，多摄取高蛋白、高维生素、低脂肪及富含钙、铁、粗纤维素的食物，且少量多餐，保持大便通畅，勿用力排便。妊娠16周起，应限制食盐摄入，每日食盐量不超过4～5g，防止水肿；③控制体重：整个孕期体重增加不宜超过12kg；④预防诱因：预防及治疗各种引起心力衰竭的诱因，如上呼吸道感染、贫血和妊娠期高血压疾病等；⑤病情观察：注意观察心率、心律、呼吸、血压的变化，识别有无心衰早期的表现，必要时配合医生采取动态观察心脏功能的方法，如：定期进行超声心动图检查，测定心脏射血分数、心脏排血指数及心室壁运动状态，并判断妊娠进展过程中心脏功能的变化特点。

2. 缓解症状的护理　①体位：对于急性心力衰竭的患者，取坐位、双腿下垂以减少回心血量；②吸氧：急性心力衰竭患者开始吸氧量为2～3L/min，高流量可至6～8L/min，

必要时面罩高压给氧;③指导正确应用药物,对于已经发生心功能衰竭的孕妇应配合指导使用强心药及注意事项。一般不主张使用洋地黄,早起心力衰竭者可给予作用及排泄较快的制剂,如地高辛,一般先不给饱和量,以备心力衰竭时使用,病情纠正后即可停药。

3. 定期产前检查 妊娠 20 周前每 2 周检查 1 次,妊娠 20 周后每周检查 1 次。重点了解孕妇的心脏功能、胎儿状况以及有无其他并发症,如发现早期心衰征象,应立即入院治疗。孕期经过顺利者,应在 36～38 周入院待产。

4. 分娩方式的选择 妊娠晚期发生心力衰竭时,原则上应待病情控制后再行产科处理,应放宽剖宫产指征;但如果为严重心力衰竭,经内科各种治疗措施未予纠正者,应一边控制衰竭一边急诊剖宫产,迅速取出胎儿减轻心脏负担,以挽救孕妇生命。

5. 防治感染 注意个人卫生和保暖,尽量不去公共场所,尤其是疾病流行季节。

(三)分娩期护理

分娩前应在全面评估孕妇心脏功能的基础上,与本人及家属认真商议确定最佳的分娩方式,并提前进行准备。

1. 一般护理 密切观察血压、脉搏、呼吸、心率、心律、胎心及产程进展情况。

2. 心理护理 护理人员为待产妇提供安静、舒适分娩环境,陪伴患者并给予情感及生理上的鼓励和支持,及时提供相关知识和帮助,降低产妇及家属焦虑。

3. 配合医疗的护理 ①第一产程,取半卧位,低流量间断吸氧;安慰及鼓励产妇,消除紧张情绪,必要时遵医嘱给予镇静剂;②第二产程,嘱患者勿屏气用力,行会阴侧切或阴道助产术,缩短第二产程;③第三产程,胎儿娩出后腹部放置 1～2kg 砂袋持续 24 小时,以防止腹压骤降而诱发心力衰竭。出血多时,应按摩子宫,注射缩宫素促进子宫收缩,切忌使用麦角新碱,以防止静脉压升高所致心力衰竭。

4. 防治感染 产程开始即给予抗生素预防感染,严格执行无菌技术操作。

(四)产褥期护理

1. 一般护理 ①产后 3 日内尤其 24 小时内,严密监护生命体征、子宫收缩和恶露的量、色、气味;②嘱患者半卧位或左侧卧位卧床休息,保证充足休息,合理饮食,防止便秘。

2. 防治感染 ①做好会阴部护理,保持会阴清洁;②应用广谱抗生素预防感染,无感染征象时停药;③积极预防产后出血、血栓栓塞。

(五)心理护理

宣教妊娠合并心脏病的相关知识,耐心与患者和家属讨论他们所担心的问题及采取的医疗护理措施,将恐惧、焦虑降到最低程度。

(六)健康教育

1. 患有心脏病的育龄妇女,应做好孕前咨询工作,确定能否妊娠。适宜妊娠者,妊娠后应按时、按需进行产前检查。

2. 向患者宣教遵医行为的重要性。出院后注意休息,合理饮食,摄取富含铁和膳食纤维的食物,防止贫血和便秘。做好乳房护理和会阴部护理,防止感染。心功能Ⅰ～Ⅱ级者,可以哺乳,但避免过劳;心功能Ⅲ级或以上者,不宜哺乳,应及时回乳并指导家属人工喂养的方法。

3. 不宜再妊娠者,可在产后 1 周左右行绝育术,未做绝育术者应严格避孕。

第二节 妊娠合并糖尿病妇女的护理

糖尿病是一组由多种病因引起的以慢性血糖水平增高为特征的全身性代谢疾病,是因胰岛素绝对或相对不足而引起糖、脂肪和蛋白质代谢异常,久病可引起眼、肾、神经、血管、心脏等组织的慢性进行性病变,导致功能缺陷及衰竭。妊娠期间的糖尿病包括两种情况:第一种为糖尿病合并妊娠,是指孕妇在妊娠前已明确诊断为糖尿病患者,是在原有糖尿病基础上合并妊娠或者妊娠前为隐性糖尿病,妊娠后发展为糖尿病。该类型占妊娠合并糖尿病总数的不足 10%。第二种为妊娠期糖尿病,是指妊娠期首次发现或发生的任何程度的葡萄糖耐量异常,不论是否需要用胰岛素治疗,也不论分娩后这一情况是否持续,均可诊断为妊娠期糖尿病;该类型占妊娠合并糖尿病总数的 90% 以上,占总妊娠数的 1%～5%。大多数妊娠期糖尿病患者分娩后糖代谢能恢复正常,但是 17%～63% 将来转为 2 型糖尿病,故应定期随访。

一、概述

(一)妊娠、分娩及产褥期对糖尿病的影响

1. **妊娠期** 妊娠可使隐性糖尿病显性化,使既往无糖尿病的孕妇发生妊娠期糖尿病,使原有糖尿病患者的病情加重。妊娠期糖尿病患者主要表现为:①孕早期空腹血糖较低。妊娠中期,随着孕周的增加,胎儿对营养物质需求量增加,通过胎盘从母体获取葡萄糖是胎儿能量的主要来源,孕妇血浆葡萄糖水平随着妊娠的进展而降低,空腹血糖约降低 10%。因此,妊娠早期,应用胰岛素治疗的孕妇如果未及时调整胰岛素用量,部分患者可能会出现低血糖;②胰岛素需要量增加和糖耐量减低。妊娠中晚期,随着妊娠的进展,血容量增加、血液稀释,胰岛素相对不足;胎盘分泌胎盘催乳素及雌、孕激素等,导致机体对胰岛素抵抗作用增强,加之胎盘能分泌胎盘胰岛素酶,使胰岛素降解加快。因此孕妇对胰岛素的需要量较非孕期时增加近一倍;③酮症酸中毒。妊娠期妇女由于体内激素水平变化,脂解作用增强,酮体生成增加,而各种原因导致的低血糖可以使脂解作用进一步加强,孕妇极易发生酮症酸中毒。

2. **分娩期** 分娩过程中,子宫收缩消耗大量糖原,加之产妇进食减少,若不及时减少胰岛素用量,容易发生低血糖。

3. **产褥期** 由于胎盘的排出和全身内分泌激素逐渐恢复至正常未孕水平,使机体对胰岛素的需要量减少,如产后不及时调整胰岛素的用量,部分患者可能会出现血糖过低或过高,严重者甚至导致低血糖昏迷及酮症酸中毒。

(二)糖尿病对孕妇、胎儿及新生儿的影响

1. **对孕妇的影响** 糖尿病妇女自然流产率达 15%～30%,主要原因为高血糖可使胚胎发育异常甚至胚胎死亡,因此糖尿病妇女应在血糖控制正常后妊娠;糖尿病妇女羊水过多、妊娠期高血压疾病、泌尿生殖系统感染机会增加;糖尿病孕妇巨大儿发生率高且孕妇对糖原利用不足使产程延长,故剖宫产率相应增加;产后由于糖利用不足,能量不够,产妇也常发生产程延长或由于产后宫缩乏力导致的产后出血。

2. **对胎儿、新生儿的影响** 妊娠合并糖尿病妇女生育巨大儿的几率高达 25%～42%。这可能由于糖尿病孕妇血糖高,葡萄糖可通过胎盘进入胎儿血循环,但胰岛素

则不能通过,导致胎儿长期处于高血糖状态,刺激胎儿产生大量胰岛素,促进蛋白、脂肪的合成及抑制脂解作用,使胎儿全身脂肪聚集。胎儿畸形发生率高于非糖尿病孕妇,严重畸形发生率为正常妊娠的7~10倍,可能与糖尿病病程及血糖控制水平(尤其是孕7周以前的控制水平)有关,高血糖及治疗糖尿病的药物可能也是致畸的主要原因。新生儿呼吸窘迫综合征发生率增加,这主要是因为高血糖刺激胎儿胰岛素分泌增加,形成高胰岛素血症,后者具有拮抗糖皮质激素促进胎儿肺泡Ⅱ型细胞表面活性物质合成及释放的作用,使其肺泡表面活性物质产生及分泌减少,致使胎儿肺成熟延迟。另外,妊娠合并糖尿病妇女的新生儿脱离母体高血糖环境后,高胰岛素血症仍存在,若不及时补充糖,易发生低血糖,严重时危及新生儿生命。

（三）妊娠合并糖尿病的分期

依据患者发生糖尿病的年龄、病程以及是否存在血管并发症等进行分期（White分类法）,有助于判断病情的严重程度及预后:

A 级:妊娠期诊断的糖尿病。

A1 级:经控制饮食,空腹血糖 <5.3mmol/L,餐后2小时血糖 <6.7mmol/L。

A2 级:经控制饮食,空腹血糖 ≥5.3mmol/L,餐后2小时血糖 ≥6.7mmol/L。

B 级:显性糖尿病,20岁以后发病,病程 <10年。

C 级:发病年龄10~19岁,或病程达10~19年。

D 级:10岁前发病,或病程 ≥20年,或合并单纯性视网膜病。

F 级:糖尿病性肾病。

R 级:眼底有增生性视网膜病变或玻璃体积血。

H 级:冠状动脉粥样硬化性心脏病。

T 级:有肾移植史。

二、护理评估

（一）生理评估

1. 健康史 了解妊娠前有无糖尿病病史及糖尿病家族史;有无复杂性外阴阴道假丝酵母菌病;生育史中有无多年不孕不育史、习惯性流产史,有无不明原因的胎死宫内、胎儿畸形、巨大儿、胎儿生长受限、新生儿死亡等情况;本次妊娠经过、病情控制及用药情况;有无胎儿偏大或羊水过多等情况。并注意评估孕妇有无肾脏、心血管系统及视网膜病变等合并症情况。

2. 临床表现

（1）妊娠期:主要表现为"三多"症状(即多饮、多食、多尿)。孕妇自感子宫增大快,全身乏力,皮肤瘙痒,尤其是外阴瘙痒等。病情较重的孕妇可因高血糖导致眼房水、晶体渗透压改变而引起屈光改变,出现视力模糊。但大多数患者无明显临床表现。

（2）分娩期:孕妇易出现头晕、出汗、心悸、颤抖、面色苍白、饥饿等低血糖症状;或者出现恶心、呕吐、视力模糊、呼吸带有烂苹果气味等酮症酸中毒症状。

（3）产褥期:产后胎盘娩出,体内抗胰岛素物质迅速下降,血糖波动大,容易出现高血糖及低血糖的症状。

3. 相关检查

（1）血糖测定:血糖是诊断糖尿病的主要依据,又是监测糖尿病病情和控制情况的重要指标。达到下列任何一个指标应诊断为妊娠合并糖尿病。①空腹血糖(fasting plasma glucose,FPG)≥7.0mmol/L;②糖化血红蛋白≥6.5%(采用 NGSP/DCCT 标化的方法);③伴有典型的高血糖或高血糖危象症状,同时任意血糖≥11.1mmol/L(200mg/dl)。如果没有明确的高血糖症状,任意血糖≥11.1mmol/L 需要次日复测上述①或者②确诊。不建议孕早期常规做葡萄糖耐量试验(OGTT)检查。妊娠期糖尿病(GDM)的诊断标准和方法:①如条件允许,在妊娠 24~28 周及以后,应对所有未被诊断为糖尿病的孕妇,进行 75g OGTT。OGTT 的方法:OGTT 前 1 日晚餐后禁食至少 8 小时至次日晨(最迟不超过上午 9 时),OGTT 试验前连续 3 日正常体力活动、饮食,即每日进食碳水化合物150g,检查期间静坐、禁烟,检查时,5 分钟内口服含葡萄糖的液体 300ml,分别抽取服糖前、服糖后 1 小时、2 小时的静脉血(从开始饮用葡萄糖水计算时间),放入含有氟化钠的试管中采用葡萄糖氧化酶法测定血浆葡萄糖水平。75g OGTT的诊断标准:空腹及服糖后 1、2 小时的血糖值分别为 5.1mmol/L、10.0mmol/L、8.5mmol/L。任何一点血糖值达到或超过上述标准即可诊断为 GDM;②医疗资源缺乏地区,建议妊娠 24~28 周首先检查 FPG。FPG≥5.1mmol/L,可以直接诊断为 GDM,不必再做 75g OGTT;而 4.4mmol/L≤FPG<5.1mmol/L 者,应尽早做 75g OGTT;FPG<4.4mmol/L 者,可暂不行 75g OGTT;③孕妇具有 GDM 高危因素,首次 OGTT 正常者,必要时在妊娠晚期重复 OGTT。未定期孕期检查者,如果首次孕前检查就在 28 周之后,建议初次就诊时进行 75g OGTT 或 FPG 检查。

(2)并发症的检查:包括眼底检查、24 小时尿蛋白定量、尿糖、尿酮体和肝肾功能等。

4. 处理原则　对糖尿病孕妇器质性病变较轻或病情控制较好者,可以继续妊娠,但应在内科与产科密切监护下,尽可能将孕妇的血糖控制在正常或接近正常范围内,一般主张选择妊娠 38 周后终止妊娠较为理想。在治疗过程中加强胎儿监护,定期进行产前检查,及时了解胎儿宫内情况、胎儿成熟度和胎儿,胎盘功能情况,防止死胎的发生,必要时适时终止妊娠。产褥期应预防产后出血和感染。凡有严重心血管病史、肾功能减退或眼底有增生性视网膜炎者不宜妊娠,应采取避孕措施,若已妊娠者应早期终止妊娠。

(二)心理社会评估

重点评估孕产妇及家属对疾病的认识程度,对有关妊娠合并糖尿病知识的掌握情况,是否积极配合检查和治疗,有无焦虑情绪,社会支持系统是否完善。分娩期孕妇及家属均担心母儿的安全,表现为紧张、焦虑或恐惧情绪,医护人员应给予重视,必要时可允许家属陪伴产妇身旁。若新生儿有危险,及时评估产妇及家属对此事件的反应。

三、常见的护理诊断/医护合作性问题

1. 营养失调:低于或高于机体需要量　与血糖代谢异常有关。
2. 有感染的危险　与糖尿病患者机体抵抗力降低有关。
3. 焦虑　与担心自身状况和胎儿预后有关。
4. 知识缺乏　缺乏有关妊娠合并糖尿病的知识。

笔记

四、护理措施

（一）非妊娠期护理

为了保护母亲的健康与安全,减少胎儿畸形的发生,糖尿病妇女应当避孕。是否适宜妊娠以及何时妊娠的问题,均需与内分泌专家和产科专家共同研究商定。如妊娠时病情已达到 White D、F、R 级,建议患者终止妊娠,此情况造成胎儿智力低下、畸形及胎死宫内的危险性较大,并可能导致母体糖尿病并发症病情加重;对继续妊娠者应进行严密的内分泌及产科监护。最好先将血糖严格控制在正常或接近正常的范围内再妊娠。

（二）妊娠期护理

受孕时和整个妊娠期糖尿病病情得到良好控制并达到满意效果,对母婴的安全而言至关重要。在妊娠过程中,需严格控制血糖在正常或接近正常的范围内,将糖尿病孕妇作为高危妊娠进行监护,并适时终止妊娠,从而预防并减少孕妇及围生儿的并发症,确保母婴的健康与安全。

1. 一般护理 ①饮食控制:饮食控制是糖尿病治疗的基础。由于孕妇对营养的特殊需要,要保证充足热量和蛋白质的摄入,避免胎儿营养不良或发生酮症而危害胎儿。妊娠中期以后,每天控制总热量为每天每公斤体重 200kcal,其中糖类占 50% ～ 60%,蛋白质占 20% ～ 25%,脂肪占 25% ～ 30%,并给予维生素、叶酸、铁剂和钙剂,适当限制食盐的摄入。如饮食控制得当,孕妇体重正常增长,血糖在正常范围且无饥饿感,则无需药物治疗。②运动治疗:适当的运动可降低血糖,提高对胰岛素的敏感性,并保持体重增加不至过高,有利于糖尿病的控制和正常分娩。运动方式可选择较轻度运动(如散步)或轻度运动(如中速步行),持续 20 ～ 40 分钟,每天至少 1 次,于餐后 1 小时进行。通过饮食治疗和运动治疗,最好使患者在整个妊娠期体重增加控制在 10 ～ 12kg 范围内。③糖尿病病情监测:妊娠期间需要内科、内分泌科、产科医生的密切合作,共同监测糖尿病病情和产科方面的变化。妊娠期血糖控制标准:孕妇无明显饥饿感,空腹血糖控制在 3.3 ～ 5.3mmol/L;餐前 30 分钟血糖 3.3 ～ 5.3mmol/L;餐后 2 小时血糖 4.4 ～ 6.7mmol/L;夜间血糖 4.4 ～ 6.7mmol/L。

2. 药物治疗的护理 妊娠期对糖尿病病情的控制要求更加严格,要求维持血糖及血压在基本正常水平。大多数 GDM 经过饮食、运动等干预即可使血糖达到标准,病情控制不满意者首先推荐采用胰岛素来调节血糖水平,注意防止低血糖或酮症酸中毒。

3. 定期产前检查 加强对糖尿病孕妇及其胎儿的监护。初诊时应了解以往的妊娠分娩史,确定妊娠合并糖尿病的分类情况,并做血糖、尿常规、眼底、肾功能及 B 型超声等检查。A 级糖尿病孕妇产前检查次数与非糖尿病孕妇一样,即 28 周前每月 1 次,28 ～ 36 周之间每月 2 次,36 周以后每周 1 次。B 级以上的糖尿病孕妇则 28 周前 2 周 1 次,28 周以后每周 1 次,如有特殊情况,还要增加检查的次数,必要时住院检查和治疗。妊娠晚期进行胎儿宫内情况的监测,如自我胎动计数、胎盘功能监测、无激惹试验、定期 B 型超声检查等,根据对宫内胎儿情况的估计,决定选择终止妊娠的时间和方式。

（三）分娩期护理

1. 适时终止妊娠　当出现终止妊娠的指征时,应适时终止妊娠。其指征有:①严重妊娠期高血压疾病,尤其是发生子痫者;②酮症酸中毒;③严重肝肾损害;④恶性、进展性、增生性视网膜病变;⑤动脉硬化性心脏病;⑥胎儿生长受限;⑦严重感染;⑧孕妇营养不良;⑨胎儿畸形或羊水过多。

2. 选择合适的分娩时间和分娩方式

（1）分娩时间的选择:应根据孕妇全身情况、血糖控制情况、并发症等及胎儿大小、成熟度、胎盘功能的情况综合考虑,力求使胎儿达到最大成熟度,同时又避免胎死宫内。无需胰岛素治疗且母儿状态良好者,可严密观察至预产期;妊娠前糖尿病及需胰岛素治疗者,如血糖检测良好,严密监测下可至 38～39 周终止妊娠。但若发现血糖控制不满意、胎盘功能不良或胎儿宫内窘迫等情况时应及时终止妊娠。

（2）分娩方式的选择:如有巨大儿、胎位异常、胎盘功能不良、糖尿病病情严重及其他产科指征者,应采取剖宫产结束分娩。经阴道分娩者,产程中应注意密切观察产程进展情况,密切观察血糖、宫缩和胎心变化,如出现产程进展缓慢或胎儿宫内窘迫,应及时行剖宫产。

3. 终止妊娠时的注意事项　注意休息,适当饮食,严密观察血糖、尿糖及酮体变化,遵医嘱及时调整胰岛素用量,加强胎儿监护。阴道分娩时,临产使血糖波动比较大,需要严格控制血糖水平。产程中一般停用皮下注射胰岛素,静脉输注 0.9% 氯化钠注射液加胰岛素,并应根据产程中测得的血糖值调整静脉输液速度。产程不宜过长,否则易发生酮症酸中毒的危险。剖宫产需要在手术前 1 日晚餐前停用精蛋白锌胰岛素,手术日停止皮下注射所有胰岛素,术日早晨监测血糖及尿酮体。可按 3～4g 葡萄糖加 1U 胰岛素比例进行输液,并按 2～3U/h 的速度持续静脉滴注,每 1～2 小时测1 次血糖,使血糖控制在 6.67～10.0mmol/L。分娩后,由于胎盘娩出,抗胰岛素的激素水平急剧下降,故产后 24 小时内的胰岛素用量要减少至原用量的一半,以防发生低血糖。

4. 新生儿的处理　糖尿病孕妇所生婴儿,抵抗力弱,均按高危新生儿处理。密切观察新生儿有无低血糖、呼吸窘迫综合征、高胆红素血症及其他并发症的发生。为防止新生儿低血糖,出生后 30 分钟开始定时滴服 25% 葡萄糖溶液,多数新生儿在生后 6 小时内血糖均可恢复至正常值,必要时静脉缓慢滴注 10% 葡萄糖液 30～40ml(每分钟10～15 滴)。

（四）产褥期护理

产褥期胎盘排出后,体内抗胰岛素物质迅速减少,大部分 GDM 患者在分娩后即不再需要使用胰岛素,仅少数患者仍需胰岛素治疗。胰岛素用量应减少至分娩前的1/3～1/2,并根据产后空腹血糖值调整用量。多数在产后 1～2 周胰岛素用量逐渐恢复至孕前水平。预防产褥期感染,除保持腹部和会阴部伤口清洁外,还应注意皮肤清洁。一般情况下,鼓励母乳喂养。

（五）心理护理

宣教妊娠合并糖尿病的相关知识,耐心与患者和家属讨论他们所担心的问题及采取的医疗护理措施,将恐惧、焦虑降到最低程度。提供心理支持,协助产妇及家属与新生儿建立亲子关系,及时提供新生儿各种信息,积极为母亲创造各种亲子互动机会,促

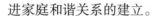

进家庭和谐关系的建立。

（六）健康教育

指导孕妇正确控制血糖,提高自我监护和自我护理能力,与家人共同制定健康教育计划,使其了解有关糖尿病的基本知识、护理技能,并给予心理支持,使其能主动参与和配合治疗。健康教育的具体内容包括:有关糖尿病的一般知识、妊娠合并糖尿病的特点及危害、饮食指导、运动指导、血糖自我监测及结果的意义、血糖控制的目标、胰岛素的应用及注射、皮肤护理、心理及情绪自我调节、家庭及社会的支持、远期糖尿病的预防等。糖尿病患者产后应长期避孕,建议使用安全套或手术结扎,不宜使用避孕药及宫内避孕器具。

第三节　妊娠合并病毒性肝炎妇女的护理

病毒性肝炎是由肝炎病毒引起、以肝细胞变性坏死为主要病变的一组传染病。根据病毒类型分为甲型(HAV)、乙型(HBV)、丙型(HCV)、丁型(HDV)、戊型(HEV)等,其中以乙型最为常见。妊娠合并病毒性肝炎严重危害孕产妇的生命安全,妊娠合并重型肝炎是我国孕产妇死亡的主要原因之一。

一、概述

（一）妊娠对病毒性肝炎的影响

妊娠期肝脏不增大,胎盘循环的出现使肝血流量相对减少,虽然肝细胞大小和形态略有改变,但无特异性。妊娠本身不增加对肝炎病毒的易患性,但妊娠期的生理变化及代谢特点,使肝脏负担加重、肝脏抗病能力降低,可使病毒性肝炎病情加重,妊娠期重症肝炎及肝性脑病发生率较非妊娠期高 37 ~ 65 倍。妊娠可加重病毒性肝炎的原因如下:①孕期孕妇所需热量增加,新陈代谢率增高,营养消耗增多,肝内糖原储备降低,使肝脏负担加重;②体内雌激素水平增高,而雌激素需在肝内灭活且妨碍肝脏对脂肪的转运和胆汁的排泄;③胎儿的代谢产物需在母体肝脏内解毒。

（二）病毒性肝炎对妊娠的影响

1. 对母体的影响　病毒性肝炎发生在妊娠早期可加重早孕反应,晚期则使妊娠期高血压疾病发生率增高,可能与体内醛固酮的灭活能力下降有关。分娩时因肝功能受损导致凝血因子合成功能减退,易导致产后出血甚至弥散性血管内凝血(DIC)。相对非妊娠而言,妊娠合并肝炎易发展为重型肝炎,此类患者死亡率可高达 60%。

2. 对胎儿及新生儿的影响　肝功能异常的孕产妇流产、早产、死胎、死产及新生儿死亡率较正常妊娠明显增加,有资料报道,妊娠早期患病毒性肝炎者,胎儿畸形发生率约高于正常 2 倍;肝功能异常者,围生儿死亡率高达 46‰。近年研究发现,病毒性肝炎与唐氏综合征的发病密切相关。胎儿在妊娠期内由于垂直传播而被肝炎病毒(乙肝病毒多见)感染,围生期感染的婴儿,部分则转为慢性病毒携带状态,易发展为肝硬化或原发性肝癌。

（三）传播途径(母婴传播)

病毒性肝炎的母婴间传播情况,依病毒类型的不同,其传播方式有所不同:

1. 甲型肝炎病毒(HAV)　主要经粪-口途径传播,不会经胎盘或其他途径传给胎儿,仅在分娩期前后产妇患 HAV 病毒血症时,对胎儿有威胁。

2. 乙型肝炎病毒(HBV) 可通过母婴、消化道、输血及血液制品、注射用品等多种途径传染。母婴传播为主要的传播途径,其方式有:①病毒通过胎盘进入胎儿体内传播;②分娩时胎儿经过产道时接触母血及羊水而传播;③产后接触母亲的唾液、汗液或母乳喂养时通过乳汁传播。HBV 母婴传播资料报道,孕妇 HBsAg 阳性者,其新生儿约半数为阳性;孕妇 HBeAg 阳性者,表示血中有大量 HBV 存在,传染性较强,胎儿大多数受感染。

3. 丙型肝炎病毒(HCV) 其流行病学与乙型肝炎相类似,存在母婴间传播,孕妇感染后易导致慢性肝炎,最终可发展为肝硬化和肝癌。

4. 丁型肝炎病毒(HDV) 是一种缺陷性负链 RNA 病毒,需依赖乙型肝炎病毒才能复制,母婴间传播少见,多与乙型肝炎同时感染,或在乙型肝炎病毒携带情况下重叠感染。

5. 戊型肝炎病毒(HEV) 为 RNA 病毒,传播途径及临床表现与甲型肝炎类似,孕妇容易感染且多为重症,死亡率较高。

二、护理评估

(一)生理评估

1. 健康史 护理人员应详细了解孕妇有无肝炎疾病家族史、有无与肝炎患者接触史、输血或注射血制品史等,重症肝炎应具体了解其诱发因素、治疗用药情况以及孕妇对肝炎知识的掌握程度。

2. 临床表现

(1)症状:临床上孕妇可表现为全身酸痛、畏寒、发热等流感样症状;也有表现为消化道症状,如乏力、食欲减退、恶心、厌油腻、腹胀、腹泻及肝区疼痛等。无黄疸型肝炎患者症状轻,易被忽略。黄疸型肝炎患者除上述症状外,还出现黄疸,小便为深黄色,大便偶呈灰白色。妊娠时易发生重症肝炎,尤以妊娠晚期多见,且多为急性重症肝炎。重症肝炎多在发病 7~10 天后病情突然加剧,黄疸迅速加深,伴有食欲减退、频繁呕吐、肝臭气味,继之出现神志障碍及扑翼样震颤,甚至陷入昏迷。

(2)体征:妊娠早、中期可触及肝大,并有肝区叩击痛,部分患者脾脏肿大、可触及。重症者可有肝脏进行性缩小,腹水及不同程度的肝性脑病表现。妊娠晚期受增大子宫影响,肝脏极少被触及。

3. 相关检查

(1)肝功能检查:检查项目主要包括丙氨酸转氨酶(ALT)、天冬氨酸转氨酶(AST)和血清总胆红素等。其中,ALT 是反映肝细胞损伤程度最敏感的常用指标。肝细胞坏死 1% 时,血清 ALT 即可升高 1 倍。血清总胆红素相对 ALT、AST 而言对患者预后评估更有意义。胆红素持续上升而转氨酶下降,称为"胆酶分离",提示患者的肝细胞坏死严重,预后不良。

(2)肝炎病毒血清学抗原抗体系统检测

甲型肝炎:有肝炎的临床症状及体征,如 ALT、AST 增高,同时血清 HAV-IgM 阳性,即可诊断为甲型肝炎。

乙型肝炎:主要是"乙肝两对半"和 HBV DNA。"乙肝两对半"包括乙型肝炎表面抗原(HBsAg)、乙型肝炎表面抗体(HBsAb)、乙型肝炎 e 抗原(HBeAg)、乙型肝炎 e 抗体(HBeAb)和乙型肝炎核心抗体(HBcAb)。HBV DNA 主要作为判断抗病毒药物疗效及传染性大小的依据。乙型肝炎病毒血清学抗原抗体及其临床意义见表9-1。

表9-1 乙型肝炎病毒血清学抗原抗体及其临床意义

项目	阳性时临床意义
HBsAg	HBV 感染的标志,见于乙型肝炎患者或病毒携带者
抗 HBs	曾经感染过 HBV,已产生自动免疫
HBeAg	血液中有大量 HBV 存在,有较强的传染性
抗 HBe	血液中 HBV 减少,传染性较弱
抗 HBcIgM	HBV 复制阶段,出现于肝炎早期
抗 HBcIgG	既往有 HBV 感染,或慢性持续性肝炎

丙型肝炎:单项 HCV 抗体阳性多为既往感染,不可作为抗病毒治疗的证据。

(3)影像学检查:主要是 B 型超声检查,必要时可行磁共振成像(MRI)检查,观察肝脾大小、有无肝硬化、有无肝脏脂肪变性、有无腹腔积液等。

4. 处理原则　肝炎患者原则上不宜妊娠。如肝炎患者有妊娠意愿,则需首选干扰素治疗 48 周,停药半年后可考虑妊娠。妊娠期轻型肝炎处理原则与非孕期肝炎患者相同,即护肝、对症、支持疗法等。注意休息,加强营养,给予高蛋白、高维生素、足量碳水化合物和低脂肪饮食。积极采用中西医结合治疗方案,注意保护肝脏功能,避免使用损害肝脏的药物(如雌激素,麻醉药等)。如出现恶化倾向时可考虑终止妊娠。重症肝炎患者,护肝、对症支持疗法、防治并发症、防治感染、严密观察病情、适时终止妊娠并给予产科处理。如限制蛋白质摄入、保持大便通畅、应用保肝降氨药物和制剂,积极预防并治疗 DIC,因 DIC 是妊娠期重症肝炎的主要死因,故应进行凝血功能检查。必要时可剖宫产结束妊娠。积极预防感染和产后出血。

(二)心理社会评估

大多数孕妇缺乏病毒性肝炎的相关知识,不了解其传播途径对母婴的危害,担心胎儿或新生儿被传染。实施隔离措施的孕妇会产生孤独、自卑心理。由于知识缺乏,个别家属因害怕被感染,不愿多接触孕妇,对孕妇缺少关心和帮助,因此,护理人员应该重点评估孕妇的焦虑程度、家庭及社会支持系统的情况。

三、常见的护理诊断/医护合作性问题

1. 营养失调:低于机体需要量　与厌食、恶心、呕吐、营养摄入不足等有关。

2. 知识缺乏　缺乏有关病毒性肝炎感染途径、传播方式、自我保健及隔离等方面知识。

3. 潜在并发症　肝性脑病、产后出血。

四、护理措施

(一)非妊娠期护理

通过各种途径增强疾病的预防意识。HBsAg 携带者约 50% 为母婴传播,因此预

防乙型病毒性肝炎在围生期的传播很重要。要重视孕期监护,妊娠早、中、晚期反复检查肝炎病毒抗原抗体系统,提高肝炎病毒的检出率。肝炎流行地区的妇女更应注意加强营养,摄入富含蛋白质、碳水化合物和维生素的食物,避免因营养不良增加对肝炎病毒的易感性。患有病毒性肝炎的妇女必须避孕,待肝炎痊愈后至少半年,最好两年后妊娠为宜。

（二）妊娠期护理

1. 妊娠合并肝炎患者的护理　原则与非孕期肝炎患者相同,孕妇患有肝炎时更应注意休息,每天保证 9 小时睡眠和适当的午睡,避免体力劳动。加强营养,注意补充蛋白质、葡萄糖及维生素 B、C、K 等。多食用优质蛋白、新鲜水果和富含纤维素的蔬菜,注意保持大便通畅。遵医嘱使用保肝药物,如肌苷等。避免应用可能损害肝脏的药物（如四环素）、可能损害肝脏的镇静药及麻醉药,合并妊娠期高血压疾病时更应谨慎。孕期密切监护,警惕病情恶化。定期产前检查时,为防止交叉感染,应为肝炎患者提供专室就诊,检查完毕,执行严格的消毒隔离制度。所用器械应单独处理,用0.2% ~ 0.5%过氧乙酸浸泡消毒。

2. 妊娠合并急重症肝炎患者的护理　重症肝炎患者蛋白质代谢异常,因肝功能不良,解毒作用降低,产生高血氨、高芳香类氨基酸,后者在体内可转变为胺类化合物,此为假性神经递质,可通过血-脑屏障使中枢神经系统功能紊乱而昏迷,即肝性脑病。故护理人员应积极配合医生预防和治疗肝性脑病。

（三）分娩期护理

1. 密切观察产程进展　为产妇提供心理支持将产妇安置在隔离待产室和产房,提供安全、舒适的待产环境,满足其生活需要,同时密切监测产程进展情况,关心产妇,解除产妇因隔离而引起的紧张、恐惧心理。并注意孕妇的出血及凝血功能情况。遵医嘱于临产前一周开始服用维生素 K、C,临产后备新鲜血液。

2. 缩短第二产程　必要时给予阴道助产,减少孕妇体力消耗。按医嘱应用催产素防止宫缩乏力及产后出血。接产时要特别注意防止产道损伤及新生儿产伤、窒息、羊水吸入等,以减少母婴垂直传播。

3. 预防感染　产时执行严格消毒隔离制度,产程中、产后按医嘱应用对肝脏损伤小的广谱抗生素,以免加重肝脏负担。

（四）产褥期护理

1. 一般护理　①继续保肝措施,保证足够的休息及营养,避免疲劳。并注意避孕,以免再次怀孕,影响身体健康;②观察子宫收缩及恶露情况,预防产后出血。

2. 防治感染　继续按医嘱选用对肝脏损害小的抗生素预防和控制感染。

3. 新生儿护理　新生儿联合使用乙型肝炎疫苗和乙型肝炎免疫球蛋白（HBIG）,可以有效阻断 HBV 母婴传播。对 HBsAg 阳性母亲的新生儿,最好在出生后 12 小时内（不超过 24 小时）注射 HBIG,同时在不同部位接种重组酵母或中国仓鼠卵细胞乙型肝炎疫苗;日后 1 个月和 6 个月分别再次接种第 2 针和第 3 针乙型肝炎疫苗,可显著提高母婴传播的阻断效果。HBsAg 阳性母亲分娩的新生儿经主、被动联合免疫后,可以母乳喂养。而 HBeAg 阳性产妇所生的新生儿不宜母乳喂养。产妇回乳不能用增加肝脏负担的雌激素,可口服生麦芽冲剂并用芒硝外敷乳房。

（五）健康教育

患急性肝炎妇女至少应于肝炎痊愈后半年,最好两年后再妊娠。夫妇一方患肝炎,应用避孕套以免交叉感染。对所有孕妇应筛查夫妇双方 HBsAg。进一步检查无症状携带者的血清标志物。护理人员应指导患者重视围生期保健,加强营养,摄取高蛋白、高糖类和高维生素食物。将肝功及肝炎病毒血清标志物检测列为产前常规检测项目,并定期复查。有甲型肝炎密切接触史的孕妇,接触后 7 日内应肌内注射丙种球蛋白;其新生儿出生时及出生后 1 周各注射 1 次丙种球蛋白可以预防感染。

第四节　妊娠合并贫血妇女的护理

贫血是妊娠期较常见的一种合并症。由于妊娠期血容量增加多于红细胞的增加,导致血液稀释出现妊娠期生理性贫血。孕妇外周血液血红蛋白 <110g/L 及血细胞比容 <0.33 为妊娠期贫血,如果血红蛋白 ≤60g/L 则为重度贫血。资料表明,缺铁性贫血是最常见的妊娠期贫血,约占妊娠期贫血的 95%。缺铁性贫血是由于妊娠期胎儿生长发育及妊娠期血容量增加均对铁的需要量增加,尤其在妊娠中晚期,孕妇对铁摄取不足或吸收不良所致的贫血。故本节重点讲述。

一、概述

（一）贫血对孕妇的影响

贫血孕妇的抵抗力低下,对分娩、手术和麻醉的耐受力降低,即使是轻度或中度贫血,孕妇在妊娠和分娩期间的风险也会增加。如重度贫血可因心肌缺氧导致贫血性心脏病,胎盘缺氧易发生妊娠期高血压疾病,严重贫血对失血耐受力降低,易发生失血性休克。另外,由于贫血降低产妇抵抗力,易导致产褥感染。

（二）贫血对胎儿的影响

孕妇和胎儿在竞争摄取孕妇血清铁的过程中,胎儿占优势。由于铁通过胎盘由母体运至胎儿是单向运输,不能逆向转运,因此,一般情况下胎儿缺铁程度不会太严重。但当孕妇患重度贫血时,经过胎盘供氧和营养物质不能满足胎儿生长所需,容易造成胎儿生长受限、胎儿窘迫、早产或死胎等不良后果。

二、护理评估

（一）生理评估

1. 病因　妊娠期铁的需要量增加是孕妇缺铁的主要原因。孕期妇女由于血容量的增加而需铁 650～750mg。另外,胎儿生长发育需铁 250～350mg。故妊娠期需铁总量约为 1000mg,即孕妇每日需从食物中至少摄取铁约 4mg。而每日饮食中含铁 10～15mg,吸收利用率仅为 10%,即 1～1.5mg。妊娠晚期,虽然铁的吸收率最大可达 40%,但仍不能满足母儿需要,如不及时补充铁剂或给予治疗,则易造成贫血。

2. 健康史　了解妊娠前有无营养不良史、是否摄取含铁物质太少、有无慢性失血性疾病,尤其是消化道慢性失血或月经过多病史。

3. 临床表现

（1）症状：轻者孕妇多无明显症状，或面色、口唇黏膜、睑结膜略显苍白；重者可有头晕、头痛、乏力、心悸、纳差、腹胀、腹泻等表现。贫血严重者孕妇可引起贫血性心脏病甚至心力衰竭。还可因胎盘供氧和营养不足导致胎儿宫内生长迟缓、早产、胎死宫内、胎儿宫内窘迫、围生儿死亡率高。此外，贫血时孕妇机体抵抗力降低，容易患各种感染性疾病。

（2）体征：皮肤黏膜苍白，毛发干燥、脱发，指甲扁平、无光泽，并可有口腔炎、舌炎等，部分患者指甲呈勺状（反甲）或脾脏轻度肿大。

4. 相关检查　血常规检查可见典型的小红细胞、低色素性的外周血象。世界卫生组织的标准为，孕妇外周血血红蛋白 < 110g/L 及血细胞比容 < 0.33 为妊娠期贫血。孕妇外周血血红蛋白 > 60g/L 为轻度贫血，血红蛋白 ≤ 60g/L 为重度贫血。正常成年妇女血清铁为 $7 \sim 27\mu mol/L$，若孕妇血清铁 < $6.5\mu mol/L$，可以诊断为缺铁性贫血。骨髓穿刺在诊断困难时应用，骨髓象显示红细胞系统造血呈轻度或中度活跃，以中晚幼红细胞增生为主，骨髓铁染色可见细胞内外铁均减少，尤以细胞外铁减少为主。

5. 处理原则　补充铁剂和去除导致缺铁性贫血的原因。一般性治疗包括增加营养和食用含铁丰富的饮食，对胃肠道功能紊乱和消化不良给予对症处理等。

（二）心理社会评估

重点评估孕产妇的焦虑情绪、社会支持系统的情况，孕产妇及家属对有关妊娠合并缺铁性贫血的知识的掌握情况。孕妇的主要症状是疲倦，许多孕妇及家属误认为是正常妊娠反应而没有充分的重视，长期及慢性疲倦使孕妇在妊娠期及产后出现烦躁不安、恐惧等心理。

三、常见的护理诊断/医护合作性问题

1. 活动无耐力　与贫血导致的疲劳有关。
2. 有感染的危险　与贫血导致机体抵抗力低下有关。
3. 知识缺乏　妊娠合并贫血的保健知识及服用铁剂的重要性的知识。

四、护理措施

（一）非妊娠期护理

孕前应积极预防贫血，治疗易引起贫血的疾病，如月经过多、消化道慢性失血性疾病等，增加铁的贮备。适当增加营养，必要时给予铁剂补充。

（二）妊娠期护理

1. 一般护理　①饮食指导：指导孕妇重视从饮食中摄取所需的铁。食物品种应多样化，纠正偏食，多食富含铁的食物，如猪肝、鸡血、豆类等。②适当休息：孕妇应依据贫血程度安排工作及休息。轻度贫血者应适当减轻工作量；重度贫血者需卧床休息，同时应注意安全，避免因头晕、乏力晕倒而发生意外。

2. 缓解症状的护理　补充铁剂，以口服给药为主。每日遵医嘱服用副作用小、利用率高的口服铁剂，如硫酸亚铁 0.3g 或琥珀酸亚铁 0.1g，每日 3 次服用，同时服维生素 C0.1 ~ 0.3g 促进铁的吸收。铁剂对胃黏膜有刺激性，常见有恶心、呕吐等胃肠道反

应,因此应于餐后服用。服药后大便呈黑色是正常现象,应向孕妇解释。如口服疗效差、或对口服铁剂不能耐受或病情较重者,可用注射法补充铁剂。如右旋糖酐铁或山梨醇铁注射液,首次用量50mg,深部肌内注射,如无副反应,第2日可增至100mg,每日1次。注射时铁的利用率可达90%~100%。但因铁的刺激性较强,注射时应行深部肌内注射。

3. 加强母儿监护 加强产前血常规检测,尤其是在妊娠晚期,以便早期发现、早期治疗。积极预防孕期并发症,注意胎儿生长发育情况,预防上呼吸道感染、消化系统及泌尿系统感染。

4. 防治感染 注意个人卫生和保暖,尽量不去公共场所,尤其是疾病流行季节。加强口腔护理。轻度口腔炎患者可于餐前、餐后、睡前、晨起遵医嘱用漱口液漱口;重度口腔炎患者应遵医嘱每日做好口腔护理,溃疡者给予局部治疗。

(三)分娩期护理

1. 一般护理 密切观察产妇生命体征、胎心及产程进展情况。鼓励产妇进食、多休息、减少能量消耗。及时鼓励产妇为其提供心理支持。

2. 配合医疗的护理 中、重度贫血者临产前遵医嘱给予维生素K_1、肾上腺色腙、维生素C等,并配血备用。当血红蛋白≤60g/L且接近预产期或需短期内行剖宫产术终止妊娠者,输血时应少量多次输注红细胞悬液或全血,严格控制输血速度和输注总量,在增加机体耐受性的同时,防止因输血加重心脏负担而诱发急性心力衰竭。①第一产程,取半卧位,低流量间断吸氧;必要时遵医嘱给予镇静剂,消除紧张情绪;②第二产程,嘱患者勿屏气用力,行阴道助产术,缩短第二产程;③第三产程,胎儿前肩娩出时肌注或静脉注射宫缩剂,积极预防产后出血。胎儿娩出后腹部放置1~2kg砂袋持续24小时,以防止腹压骤降而诱发心力衰竭。分娩过程严格无菌技术操作,产后遵医嘱给予抗生素预防感染。

(四)产褥期护理

1. 一般护理 ①产妇应保证足够的休息及营养,避免疲劳;②严重贫血者不宜母乳喂养。向产妇及其家属讲解不能母乳喂养的原因,使其理解和配合,并教会其人工喂养常识及方法。产妇回乳可口服生麦芽冲剂或用芒硝外敷乳房;③严密监护生命体征,观察子宫收缩及恶露情况,预防产后出血,按医嘱补充铁剂,纠正贫血。

2. 防治感染 ①遵医嘱应用广谱抗生素预防感染;②做好会阴部护理,保持会阴清洁。

(五)心理护理

宣教妊娠合并缺铁性贫血的相关知识,耐心与患者和家属讨论他们所担心的问题及采取的医疗护理措施,将恐惧、焦虑降到最低程度。

(六)健康教育

嘱孕妇加强孕期营养,多食新鲜蔬菜、水果、瓜豆类、肉类、动物肝及肾等食物。在产前检查时,孕妇必须定期检测血常规,尤其在妊娠后期应重复检查。妊娠4个月起应常规补充铁剂,每日口服硫酸亚铁0.3g,同时补充维生素C,有利于铁的吸收。出院后注意休息,保证睡眠充足,合理安排饮食,预防感冒,少去公共场所,避免交叉感染。预防各种出血。按医嘱服药,切勿乱用药物,定期门诊复查血象。

知识链接

妊娠期贫血中医临证思路

妊娠期贫血属高危妊娠范畴。女性常不足于血,孕后阴血下聚养胎,胎体渐长,血为胎夺,多为生理性贫血,如不及时调补,可导致妊娠期贫血。中医病机主要为冲任血虚,母胎失养。精血为五脏所化生,五脏之中,肾藏精,精化血,脾生血、肝藏血、心主血,任何一脏功能失调,都可影响精血的化生,导致贫血。本病多为虚证,治疗以调理脏腑,补益气血为主,以补孕期耗损之不足。饮食调护需及时补充铁剂、叶酸,宜补充富于营养、易于消化的食物,不可偏食。

学习小结

1. 学习内容

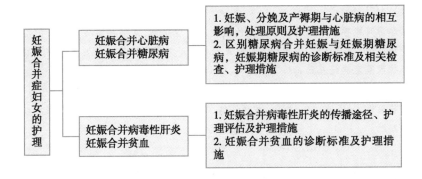

2. 学习方法

通过聆听讲授、病例分析学习妊娠、分娩及产褥期与心脏病的相互影响,处理原则及护理措施;通过与内科相关疾病比较分析区别糖尿病合并妊娠与妊娠期糖尿病,妊娠期糖尿病的诊断标准及相关检查、护理措施;通过小组讨论方法探讨妊娠合并病毒性肝炎的传播途径、护理评估及护理措施以及妊娠合并贫血的诊断标准及护理措施等内容。

(单伟颖)

复习思考题

1. 试述妊娠合并心脏病、糖尿病、肝炎及贫血等内科疾病患者的健康教育内容。

2. 试述妊娠合并心脏病、糖尿病、肝炎及贫血患者相应疾病与妊娠、分娩及产褥各期之间的相互影响。

第十章

异常分娩妇女的护理

学习目的

通过学习可能存在的各种异常分娩的表现及护理措施,掌握异常分娩妇女的临床表现及相应处理原则、护理措施,为护理人员能正确判断产妇产程进展并及时对异常分娩的产妇实施整体护理奠定理论基础。

学习要点

子宫收缩乏力、子宫收缩过强的护理评估、临床表现、护理诊断、相应护理措施以及骨产道异常的判断。

影响分娩的主要因素为产力、产道、胎儿及待产妇的精神心理因素。这些因素在分娩过程中相互影响,任何一个或一个以上的因素发生异常,或四个因素间不能相互适应而使分娩过程受阻,称为异常分娩(abnormal labor)又称难产(dystocia)。在分娩过程中,顺产与难产在一定条件下可以互相转化,因而当出现难产时,要认真分析四个因素间的关系,以便能及时处理,保障母儿安全。

第一节 产力异常

产力是分娩的动力,以子宫收缩力为主。子宫收缩力异常(abnormal uterine action)主要包括子宫收缩乏力和子宫收缩过强两类,每种又分为协调性和不协调性两种(图10-1)

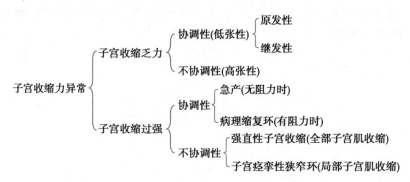

图10-1 子宫收缩力异常的分类

一、子宫收缩乏力

（一）护理评估

1. 生理评估

（1）病因：引起子宫收缩乏力常见的原因有以下几种：

1）头盆不称或胎位异常：胎儿先露部下降受阻，不能紧贴子宫下段及宫颈内口，不能刺激子宫阴道神经丛引起反射性的子宫收缩，是导致子宫收缩乏力最常见的因素。

2）子宫因素：由于羊水过多、双胎妊娠等引起的子宫肌纤维过度伸展、高龄产妇或宫内感染导致的子宫肌纤维变性、结缔组织增生以及子宫发育不良、子宫肌瘤、子宫畸形等均可引起原发性宫缩乏力。

3）精神因素：多见于初产妇，特别是高龄初产妇更多见。产妇分娩过程中的精神过度紧张、焦虑、恐惧，可干扰中枢神经系统而导致大脑皮质功能紊乱，睡眠减少、疲乏，加之临产后体力消耗过多、进食不足等均可引起宫缩乏力。

4）内分泌失调：临产后产妇体内缩宫素、乙酰胆碱和前列腺素合成与释放不足，或子宫对这些促进子宫收缩的物质敏感性降低，以及雌激素不足致缩宫素受体量少，均可导致子宫收缩乏力。胎儿肾上腺发育未成熟时，胎儿胎盘单位合成与分泌硫酸脱氢表雄酮量少，致宫颈成熟度欠佳，亦引起原发性宫缩乏力。

5）药物影响：产程早期使用大剂量解痉、镇静、镇痛药物、硬膜外麻醉等，均可引起子宫收缩乏力。

6）其他：营养不良、贫血、体虚、过度疲劳、膀胱直肠充盈以及一些慢性疾病所致体弱者，均可导致宫缩乏力。

（2）健康史：首先评估产妇产前检查的一般资料，重点了解产妇身体发育状况、身高、体重、胎儿大小、骨盆各径线测量值及其彼此之间关系等；其次，要了解既往史、妊娠及分娩史，有无妊娠合并症等；还要注意评估临产妇进入分娩后的精神状态、休息、进食及排泄情况，重点评估宫缩的节律性、对称性、极性、强度与频率以及宫口开大及先露下降情况，从而了解产程的进展；最后，要评估产妇的社会支持系统情况。

（3）临床表现：子宫收缩乏力分为协调性子宫收缩乏力与不协调性子宫收缩乏力两种类型。

1）协调性子宫收缩乏力：又称低张性子宫收缩乏力，其特点为宫缩具有正常的节律性、对称性和极性，仅出现子宫收缩力弱（宫腔内压力小于180Montevideo单位，MU），宫缩持续时间短、间歇时间长且不规则，宫缩<2次/10分钟。宫缩高峰时，宫底肌肉指压后仍可见凹陷。此种宫缩乏力对胎儿影响不大。

根据其在产程中出现的时间可分为：①原发性宫缩乏力：产程开始并无不适，宫缩具有正常的节律性、对称性和极性，但宫缩弱，持续时间短，间歇时间长且不规则，胎先露下降及宫颈口扩张缓慢，属于原发性宫缩乏力；②继发性子宫收缩乏力：协调性子宫收缩乏力多属于继发性宫缩乏力，产妇临产后子宫收缩正常，但产程进展到某一阶段后，宫缩转弱，产程进展缓慢，随着产程的延长，产妇出现休息差、进食少，甚至肠胀气、尿潴留等情况。常见于中骨盆及骨盆出口平面狭窄者。

2）不协调性子宫收缩乏力：又称高张性子宫收缩乏力，多见于初产妇，其特点为子宫收缩的极性倒置,起搏信号来自子宫下段的一处或多处,导致宫缩失去正常的节律性、对称性和极性。子宫收缩时,宫底部弱于子宫下段,宫腔内压力虽较高,但不能使宫口有效扩张和胎先露有效下降,反而使产妇持续腹痛、拒按、烦躁不安、体力消耗、产程延长或停滞,严重者出现脱水、电解质紊乱、胎儿宫内窘迫等。产科检查:下腹部有压痛,胎位触不清,胎心不规律,宫口扩张早期缓慢或停滞,潜伏期延长,胎先露部下降延缓或停滞。此种乏力多为原发性宫缩乏力。

3)产程曲线异常:协调性宫缩乏力与不协调性宫缩乏力均可导致产程延长,常见有以下 8 种异常情况,可单独存在,亦可并存。①潜伏期延长(prolonged latent phase):初产妇潜伏期正常约 8 小时,最大时限 16 小时,初产妇潜伏期超过 16 小时为潜伏期延长;②活跃期延长(prolonged active phase):初产妇活跃期超过 8 小时,为活跃期延长;③活跃期停滞(protracted active phase):进入活跃期后宫口停止扩张达 2 小时以上,为活跃期停滞;④第二产程延长(prolonged second stage):第二产程初产妇超过 2 小时,经产妇超过 1 小时尚未分娩,为第二产程延长;⑤第二产程停滞(protracted second stage):第二产程达 1 小时胎头下降无进展,为第二产程停滞;⑥胎头下降延缓(prolonged descent):活跃期晚期及第二产程,胎头下降速度初产妇 < 1.0cm/h,经产妇 < 2.0cm/h,为胎头下降延缓;⑦胎头下降停滞(protracted descent):活跃期晚期胎头停留在原处不下降达 1 小时以上,为胎头下降停滞;⑧滞产(prolonged labor):总产程超过 24 小时为滞产。

4)对母儿的影响:①对产妇的影响 体力过度消耗:产程延长、睡眠不足、进食少、精神和体力消耗、加之过度换气,产妇可出现全身乏力、肠胀气、尿潴留、甚至脱水、酸中毒、低钾血症等;产伤:第二产程延长时,可导致局部组织缺血、水肿、坏死,形成膀胱阴道瘘或尿道阴道瘘;产后出血:由于分娩过程产程延长、体力消耗过多、子宫收缩乏力等,易引起产后出血;产后感染:产程延长、分娩过程中出血、能量消耗过多、机体抵抗力降低、产伤等均可增加产后感染的机会;②对胎儿及新生儿的影响 宫缩乏力引起的产程延长、乏力、胎头及脐带受压时间过久等,可造成胎儿宫内窘迫、新生儿窒息、新生儿产伤、新生儿颅内出血等。

(4)相关检查:多普勒胎心听诊仪监测可及时发现胎心率变化情况;胎儿监护仪可监测胎心率的变化及其与子宫收缩的关系;实验室尿液检查可发现尿酮体阳性;血液生化检查,可发现钾、钠、钙等电解质改变以及二氧化碳降低等。

(5)处理原则

1)不论是原发性还是继发性宫缩乏力,首先应寻找原因,检查有无头盆不称与胎位异常,阴道检查了解宫颈扩张和胎先露部下降情况。若无头盆不称与胎位异常,估计能经阴道分娩者,应采取加强宫缩的措施;若发现有异常估计不能经阴道分娩者,应及时行剖宫产术。

2)不协调性宫缩乏力首先应使子宫收缩恢复正常的节律性、对称性和极性,再按协调性宫缩乏力处理。若按上述处理仍未得到纠正者或出现胎儿窘迫等情况者,应行剖宫产术。注意在宫缩恢复协调性之前,禁用促进宫缩的药物。

2. 心理社会评估

(1)协调性子宫收缩乏力者产程开始时,产妇无特殊不适,精神好,进食正常,休息好,表现为宫缩软弱无力,持续时间短,间歇时间长,先露下降及子宫颈口扩张缓慢。

也有表现为临产开始宫缩正常,宫缩时宫体隆起变硬,有痛感。当产程进展到某一阶段时,产妇自觉子宫收缩变弱,产程进展缓慢。由于产程延长产妇出现焦虑状态,休息差,进食少,出现肠胀气甚至排尿困难等。产妇对分娩失去信心,通常要求手术分娩。

(2)不协调性子宫收缩乏力者于临产后就表现为持续性腹痛,烦躁不安,进食休息均差,产妇疲乏无力。产妇在两次宫缩间歇期子宫壁不完全放松,下腹部有压痛,胎位触及不清,胎心不规律,严重时可出现产程停滞。产妇及家属显得焦虑、恐惧,担心母儿安危,通常要求剖宫产结束分娩。

(二)常见的护理诊断/医护合作性问题

1. 疲乏　与产程延长、孕妇体力消耗、水电解质紊乱有关。

2. 有感染的危险　与产程延长、胎膜破裂时间较长及多次阴道检查有关。

3. 体液不足　与产程延长、过度疲乏影响摄入有关。

(三)护理措施

1. 一般护理

(1)监测胎心:用胎儿监护仪监测胎心变化及其与宫缩的关系,根据宫缩的节律性、强度和频率的改变情况判断宫缩乏力的类型以及胎儿在宫内的情况。

(2)观察宫缩:用手放于宫底腹壁或胎儿电子监护仪监测宫缩的强度、频率和节律性。

(3)宫颈成熟度评分:在无菌条件下进行阴道检查,了解宫颈的情况及胎先露的位置,以估计人工破膜的成功率及人工破膜加强宫缩的效果。临床上常用 Bishop 评分法(表10-1)了解宫颈的成熟度,判断引产和加强宫缩的成功率,满分为13分,≥10分均成功,7~9分的成功率为80%,4~6分的成功率为50%,≤3分多失败。

表 10-1　Bishop 评分法

指标	分数			
	0	1	2	3
宫口开大(cm)	0	1~2	3~4	≥5
宫颈管消退(%)(未消退为3cm)	0~30	40~50	60~70	0~100
先露位置				
(坐骨棘水平=0)	−3	−2	−1~0	+1~+2
宫颈硬度	硬	中	软	
宫口位置	后	中	前	

(4)认真绘制产程图:根据产程图及时了解产程进展情况。协调性宫缩乏力和不协调性宫缩乏力均可导致产程延长,利用产程图可以有效识别各种产程曲线异常。一旦发现产程曲线异常,应及时查找原因,并给予积极处理。

2. 心理护理　做好心理护理,减少焦虑与恐惧。精神心理因素是分娩的四要素之一,直接影响子宫的收缩。护理人员应多关心体贴产妇,耐心细致的向产妇解释疼痛的原因,指导产妇在宫缩时做深呼吸,适当转移注意力,尽量全身放松。指导产妇在室内适当活动,或左侧卧位。鼓励产妇及家属表达出他们的担心与不适,护理人员随时解答产妇及家属的问题,并随时告知产程的进展,鼓励家属提供持续性心理支持。

笔记

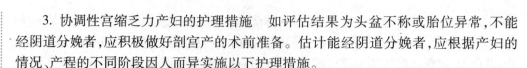

3. 协调性宫缩乏力产妇的护理措施 如评估结果为头盆不称或胎位异常，不能经阴道分娩者，应积极做好剖宫产的术前准备。估计能经阴道分娩者，应根据产妇的情况、产程的不同阶段因人而异实施以下护理措施。

（1）第一产程

1）改善产妇全身情况：①保证休息：指导产妇尽量全身放松、休息。对于产程时间长，产妇过度疲乏、烦躁不安者，可遵医嘱给予地西泮10mg缓慢静脉推注，或盐酸哌替啶100mg（或吗啡10mg）肌内注射。可缓解产妇的疲乏、烦躁，减少产妇体内儿茶酚胺的分泌，起到促进宫缩的作用；②补充营养、水分、电解质：鼓励并协助产妇进食，注意营养与水分的补充。对入量不足者一般选择静脉补液；伴有酸中毒者，补充5%碳酸氢钠溶液；出现低钾血症时，给予氯化钾缓慢静脉滴注；另外补充钙剂可提高子宫肌球蛋白及腺苷酶活性，增加间隙连接蛋白的数量，可增强子宫的收缩；③保持膀胱和直肠的空虚状态。鼓励产妇每2小时排尿1次，自然排尿有困难者，可给予诱导排尿，或穴位按摩中极、关元、三阴交等穴位，以促进排尿，自行排尿困难者诱导无效时应予导尿，以增宽产道。如无禁忌证，可用温盐水灌肠，刺激子宫收缩。

2）加强子宫收缩：对协调性宫缩乏力，排除胎儿宫内窘迫，产妇无剖宫产史，应遵医嘱加强宫缩。常用的方法有：①人工破膜：宫口扩张≥3cm，胎头已衔接，无头盆不称，产程延缓者，可行人工破膜术。破膜后，胎头下降，直接压迫子宫下段及宫颈内口，引起反射性子宫收缩，促进产程进展；②缩宫素静脉滴注：先用0.9%生理盐水500ml建立静脉通路，调为4~5滴/分后加入缩宫素2.5U，摇匀；每15分钟观察一次子宫收缩及胎心情况、产妇的血压及脉搏，并记录；适时调节滴速，以每次宫缩持续40秒以上，间歇2~3分钟，一般不超过60滴/分。滴注期间专人观察，若10分钟内宫缩超过5次，持续时间超过1分钟，或胎心率明显减少，应立即停止滴注缩宫素；③地西泮静脉推注：地西泮有助于宫颈平滑肌松弛，软化宫颈，促进宫口扩张，可适用于宫口扩张缓慢及宫颈水肿者。通常10mg静脉缓慢推注使用，与缩宫素联合应用效果更佳。④刺激乳头或按摩、针刺合谷、三阴交、关元等穴位。若经上述处理2~4小时，产程仍无进展或出现胎儿宫内窘迫时，应立即行剖宫产术，并按照术前准备进行护理。

（2）第二产程：若无头盆不称，在指导产妇配合宫缩正确屏气用力同时，给予缩宫素静脉滴注以加强宫缩，促进产程进展待自然分娩；若出现胎儿宫内窘迫，且胎头双顶径已通过坐骨棘水平，应准备采取助产方法尽快结束分娩，同时做好新生儿的抢救准备。

（3）第三产程：主要是预防产后出血及感染。①胎儿前肩娩出后，立即缩宫素10U静脉推注，同时10~20U加入0.9%生理盐水中静脉滴注，或在胎儿娩出后，经下腹部直接注入子宫底肌壁内缩宫素20U，以促进胎盘的剥离及娩出，预防产后出血；②凡破膜时间超过12小时、产程长、肛查或阴道检查较多者，均应遵医嘱给予抗生素预防感染；③注意观察产后宫缩情况，膀胱是否充盈、阴道出血及生命体征等情况；④注意保暖，指导并协助产妇进食高热量、易消化食物。

4. 不协调性宫缩乏力产妇的护理措施

（1）给予地西泮10mg缓慢静脉推注或盐酸哌替啶100mg肌内注射，产妇充分休息后多能恢复为协调性宫缩。在宫缩恢复协调性后，护理措施同协调性宫缩乏力。在子宫收缩恢复为协调性之前，禁用缩宫素。

（2）对不协调性宫缩乏力同时伴有头盆不称、胎位异常或胎儿宫内窘迫者，应及时通知医生，并做好剖宫产术及抢救新生儿的准备。

二、子宫收缩过强

（一）护理评估

1. 生理评估

（1）病因：目前尚不十分明确，但与下列因素有关。

1）缩宫素使用不当，如引产时剂量过大，或个体对缩宫素过于敏感，分娩发生梗阻或胎盘早剥血液浸润子宫肌层，均可导致强直性子宫收缩。

2）待产妇精神过度紧张、过度疲乏、胎膜早破及多次宫腔内粗暴操作等，均可导致子宫壁某部位肌肉出现痉挛性收缩。

3）急产多发生于经产妇，其主要原因是软产道阻力小。

（2）健康史：认真查阅产前检查的资料，特别是骨盆测量值、胎儿情况及妊娠并发症等相关资料。重点评估临产时间、宫缩及胎心情况。经产妇需了解有无急产史。

（3）临床表现：子宫收缩过强分为协调性子宫收缩过强和不协调性子宫收缩过强两种类型，其临床表现有所不同。

1）协调性子宫收缩过强：具有正常的对称性、节律性和极性，仅子宫收缩力过强、过频，宫腔压力≥60mmHg，10分钟内宫缩超过5次。若产道无梗阻，分娩往往进展很快，初产妇宫口扩张速度≥5cm/h，经产妇宫口扩张速度＞10cm/h，宫口迅速开全，分娩在短时间内结束。总产程＜3小时，称为急产（precipitous labor），多见于经产妇。如果存在瘢痕子宫或产道梗阻，宫缩过强时可出现病理性缩复环，严重者可出现子宫破裂。产妇往往表现为痛苦面容，大声喊叫。宫缩过强过频时易致产道损伤、胎儿缺氧、胎死宫内或新生儿产伤等。

2）不协调性子宫收缩过强：有两种表现。①强直性子宫收缩（tetanic contraction of uterus）：通常并非子宫肌组织功能异常，而是由于临产后使用缩宫药物不当，如：缩宫素静滴剂量过大，肌内注射缩宫素或米索前列醇引产等，导致子宫肌层持续性强直性收缩，失去节律性，宫缩间歇期短或无间歇期。产妇表现为烦躁不安，持续性腹痛且拒按。胎位触不清，胎心听不清。若合并产道梗阻，可出现病理性缩复环、血尿等先兆子宫破裂的征象；②子宫痉挛性狭窄环（constriction ring of uterus）：指子宫壁局部肌肉呈痉挛性不协调性收缩所形成的环状狭窄，持续不放松。可发生在宫颈、宫体的任何部位，但以胎颈、胎腰处多见（图10-2）。多因产妇精神紧张、过度疲劳、不适当应用缩宫药物以及粗暴阴道内操作所致。

产妇烦躁不安，持续性腹痛，宫口扩张缓慢，胎先露下降停滞，胎心时快时慢。阴道检查时可在宫腔内触及较硬且无弹性的狭窄环，此环不随宫缩上升。

（4）对母儿的影响

1）对母体的影响：宫缩过强、过频，产程过快，易导致软产道裂伤；宫腔内压力过高，有发生羊水栓塞的危险；若合并产道梗阻，可导致病理性缩复环，甚至子宫破裂；接产时来不及消毒，易发生产褥感染；胎儿娩出后子宫肌纤维缩复不良，可发生胎盘滞留或产后出血；子宫痉挛性狭窄环可导致生产停滞、胎盘嵌顿，使得产后出血、产褥感染及手术机会增多。

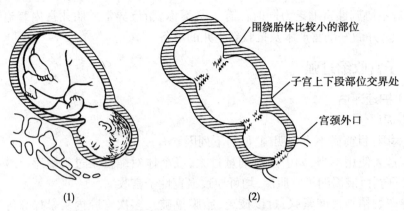

围绕胎体比较小的部位

子宫上下段部位交界处

宫颈外口

(1)　　　　　　　　　(2)

图 10-2　子宫痉挛性狭窄环

(1)狭窄环环绕胎颈　(2)狭窄环环绕胎腰

2)对胎儿及新生儿的影响:宫缩过强、过频使子宫胎盘循环灌注量减少,易发生胎儿宫内窘迫及新生儿窒息;胎儿娩出过快易导致新生儿颅内出血;若来不及准备分娩及消毒,新生儿易发生感染;如来不及接产或新生儿坠地可致骨折、外伤等。

(5)相关检查:用胎儿监护仪监测胎心率的变化及其与宫缩的关系。

(6)处理原则:以预防为主,有急产史(包括有家族急产史)者,应提早入院待产。临产后慎用缩宫药物及其他促进宫缩的方法。

2. 心理社会评估　对于急产者,临产后突感腹部阵痛难忍,子宫收缩过频、过强,产程进展过快,产妇毫无思想准备,尤其在周围无医护人员及家属的情况下,产妇有恐惧和极度无助感,担心胎儿及自身安全。

(二)常见的护理诊断/医护合作性问题

1. 疼痛　与过频过强的子宫收缩有关。

2. 恐惧/焦虑　与担心自身及胎儿安危有关。

3. 潜在并发症　子宫破裂。

(三)护理措施

1. 协调性子宫收缩过强产妇的护理措施

(1)有急产史的经产妇在预产期前 2 周不宜外出,并在预产期前 1 ~ 2 周提早住院待产。一旦出现产兆,应立即左侧卧位并告知医务人员。

(2)临产后不能给予促进子宫收缩的产科处理,应卧床休息;经常巡视待产孕妇,讲解相关知识,注意缓解产妇焦虑情绪;协助背部按摩,告之产妇在子宫收缩时应张嘴哈气,不要向下屏气用力;如经上述措施无效者,立刻做好接产及新生儿窒息的抢救准备。

(3)分娩时尽可能做会阴侧切术,遇有软产道撕裂应及时缝合。若来不及接产,不可用力将胎头推回产道或夹紧双腿,以免造成新生儿头部损伤;急产新生儿应注意预防颅内出血和感染;急产来不及消毒者,注意产妇预防感染。

2. 不协调性子宫收缩过强产妇的护理措施

(1)给予产妇持续低流量吸氧,并遵医嘱给予宫缩抑制剂。若无胎儿窘迫,可给予哌替啶 100mg 或吗啡 10mg 肌内注射,25% 硫酸镁 20ml 加于 5% 葡萄糖注射液 20ml 内缓慢静注,待异常宫缩消失后行阴道分娩。

（2）出现子宫痉挛性狭窄环,应积极寻找原因,及时纠正。

（3）在抑制宫缩的同时,密切观察胎心的变化,并停止一切刺激。待宫缩恢复正常后按正常分娩处理。若经处理后宫缩未恢复正常,宫口未开全,胎先露部高,或伴有胎儿宫内窘迫,应行剖宫产术。如胎死宫内,应该给予乙醚麻醉,待其自然分娩。

3. 健康指导　认真观察产后宫缩情况、宫底高度、阴道出血量、会阴及阴道有无血肿、膀胱是否充盈及生命体征等,指导产妇及时排空膀胱。若新生儿出现意外,应协助产妇及家属顺利度过哀伤期,并向产妇及家属进行健康教育及出院指导。

第二节　产道异常

一、概述

产道包括骨产道和软产道,临床以骨产道异常多见。骨产道异常常见于先天发育异常,疾病如患小儿佝偻病、外伤等。软产道异常所致异常分娩较少见,可由先天发育异常（如子宫、阴道发育异常或阴道纵隔、横隔）以及后天疾病（如外阴阴道赘生物、阴道尖锐湿疣等）引起。产道异常可致胎儿娩出受阻。

二、护理评估

（一）生理评估

1. 健康史　认真查阅产前检查的相关资料,特别是骨盆各径线测量值及妇科检查记录。重点询问有无佝偻病、脊髓灰质炎、脊柱和髋关节结核等疾病史、外伤史以及既往分娩史等。

2. 分类及临床表现

（1）骨产道异常:包括骨盆形态异常和骨盆径线过短。骨盆腔容积小于胎先露部能够通过的限度,影响产程的顺利进展,称为狭窄骨盆（contracted pelvis）。可以是一个径线过短,或多个径线同时过短;也可以是一个平面狭窄,或多个平面同时狭窄。

1）骨盆入口平面狭窄（contracted pelvic inlet）:以骨盆入口平面前后径狭窄为主。骨盆入口平面狭窄的程度可分为3级:Ⅰ级为临界性狭窄,对角径11.5cm（入口前后径10cm）,多数可以经阴道分娩;Ⅱ级为相对狭窄,对角径10.0~11.0cm（入口前后径8.5~9.5cm）,阴道分娩的难度明显增加;Ⅲ级为绝对性狭窄,对角径≤9.5cm（入口前后径≤8.0cm）,必须以剖宫产结束分娩。

常见的有单纯扁平骨盆（图10-3）和佝偻病性扁平骨盆两种（图10-4）。

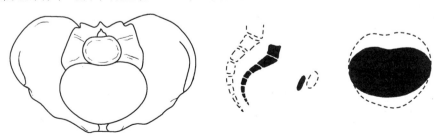

图10-3　单纯扁平骨盆

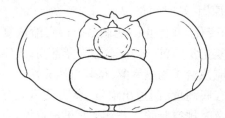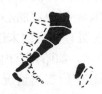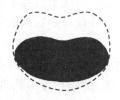

图 10-4　佝偻病性扁平骨盆

2）中骨盆平面狭窄（contracted midpelvis）：中骨盆平面狭窄较入口平面狭窄更常见，主要见于男型骨盆及类人猿型骨盆，以坐骨棘间径及中骨盆后矢状径狭窄为主。中骨盆狭窄的程度可分为 3 级：Ⅰ级为临界性狭窄，坐骨棘间径 10cm，坐骨棘间径加中骨盆后矢状径 13.5cm；Ⅱ级为相对性狭窄，坐骨棘间径 8.5～9.5cm，坐骨棘间径加中骨盆后矢状径 12.0～13.0cm；Ⅲ级为绝对性狭窄，坐骨棘间径≤8.0cm，坐骨棘间径加中骨盆后矢状径≤11.5cm。

3）骨盆出口平面狭窄（contracted pelvic outlet）：常与中骨盆狭窄相伴行，主要见于男型骨盆，以坐骨结节间径及骨盆出口后矢状径狭窄为主。骨盆出口狭窄的程度可分为 3 级：Ⅰ级为临界性狭窄，坐骨结节间径 7.5cm，坐骨结节间径加出口后矢状径 15.0cm；Ⅱ级为相对性狭窄，坐骨结节间径 6.0～7.0cm，坐骨结节间径加出口后矢状径 12.0～14.0cm；Ⅲ级为绝对性狭窄，坐骨结节间径≤5.5cm，坐骨结节间径加出口后矢状径≤11.0cm。

常见的中骨盆平面和出口平面的狭窄包括漏斗型骨盆（图 10-5）和横径狭窄骨盆（图 10-6）两种类型。

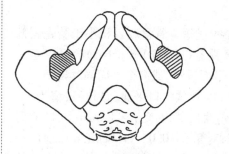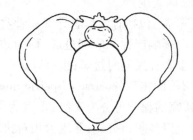

图 10-5　漏斗型骨盆　　　　　　　　　图 10-6　横径狭窄骨盆

4）骨盆三个平面狭窄：骨盆外形属女型骨盆，形态正常，但骨盆三个平面的各径线均比正常值小 2cm 或更多，称为均小骨盆（generally contracted pelvis），常见于身材矮小、体态均匀的妇女。

5）畸形骨盆：骨盆失去正常形态及对称性所致骨盆称为畸形骨盆，如跛行或脊柱侧凸所致骨盆以及骨盆骨折所致骨盆，均为畸形骨盆。

（2）软产道异常：软产道异常所致难产临床较为少见，常常被忽视。应在妊娠早期及时进行常规妇科查体，了解有无软产道异常。通常表现为外阴异常（如外阴瘢痕、外阴水肿、外阴坚韧等）、阴道异常（如阴道纵隔和阴道横隔）及宫颈异常（如宫颈水肿、宫颈瘢痕、宫颈肌瘤、宫颈癌等）。

3. 对母儿的影响

（1）对产妇的影响：若骨盆入口平面狭窄，则影响先露部衔接，易发生胎位异常。若中骨盆平面狭窄，则影响胎头内旋转，易发生持续性枕后位或枕横位。胎头下降受阻常引起继发性宫缩乏力，使产程延长或停滞，进而增加手术助产、产后出血及软产道裂伤的机会。严重梗阻性难产者，宫缩过强时可致先兆子宫破裂，甚至子宫破裂。由于胎膜早破、手术助产、产程异常中多次阴道检查等，亦可增加产褥感染的机会。

（2）对胎儿及新生儿的影响：骨盆入口平面狭窄或头盆不称者使胎头高浮，易发生胎膜早破、脐带脱垂、胎儿宫内窘迫，甚至胎儿死亡。产程延长时，胎头长期受压，缺血缺氧易发生颅内出血。产道异常者，手术机会增多，易发生新生儿产伤及感染。

4. 相关检查

（1）一般检查：观察孕妇体型、步态并做常规检查，判断孕妇有无跛足、脊柱、髋关节畸形、悬垂腹及菱形窝是否对称等情况。若身高＜145cm应警惕均小骨盆。

（2）产科检查：测量宫底高度及腹围以推断胎儿大小；四步触诊以判断胎位是否正常；胎头跨耻征检查以判断头盆是否相称，具体方法：孕妇排空膀胱后取仰卧位，两腿伸直。检查者一手放于耻骨联合上方，另一手将胎头向骨盆腔方向推压。若胎头低于耻骨联合平面，称为跨耻征阴性，表示胎头可以入盆，提示头盆相称。若胎头与耻骨联合在同一平面，称为跨耻征可疑阳性，提示可疑头盆不称。若胎头高于耻骨联合平面，称为跨耻征阳性，提示头盆不称（图10-7）。此项检查一般在初产妇预产期前2周或经产妇临产后，且胎头未入盆者进行。

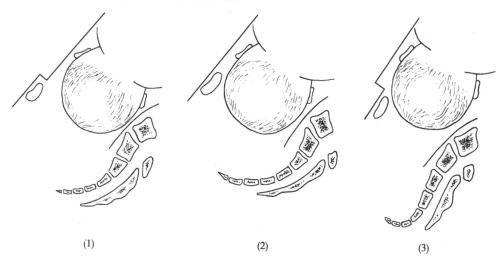

(1)　　　　　　(2)　　　　　　(3)

图 10-7　检查头盆相称程度

（1）头盆相称　（2）头盆可能不称　（3）头盆不称

（3）骨盆测量：包括骨盆内测量和外测量，具体方法见第四章。

（4）B型超声检查：通过B型超声检查可以观察胎先露与骨盆的关系、胎头双顶径、胸径、腹径、股骨长度，预测胎儿体重，进而判断胎儿能否顺利通过产道。

（5）骨盆腔测量：利用影像学技术如X线、CT和MRI检查可精确测量骨盆腔的大小，但临床未广泛应用。

5. 处理原则：明确产道异常的类型和程度，结合胎位、胎儿大小、胎心、宫缩强弱、宫口扩张程度、产妇的年龄、产次等综合分析,选择合理的分娩方式。

（二）心理社会评估

了解家属及产妇对产道异常的认识,评估产妇情绪是否存在紧张、焦虑及对手术的恐惧,以及产妇社会支持系统等。

三、常见的护理诊断/医护合作性问题

1. 焦虑　与分娩过程的结果未知有关。
2. 有感染的危险　与胎膜早破、产程过长、手术操作有关。
3. 有新生儿窒息的危险　与产道异常、产程延长有关。
4. 潜在并发症　子宫破裂、胎儿窘迫。

四、护理措施

1. 一般护理　观察产妇的体型、步态、脊柱等,给予腹部检查。

（1）腹部形态:观察腹部形态,尺测子宫底高度及腹围。

（2）胎位检查:用四步触诊法检查胎位。

（3）估计头盆关系:通过胎头跨耻征检查推断头盆关系。

2. 心理护理　为产妇及家属提供心理支持做好心理护理。

（1）向家属及产妇宣传阴道分娩的好处,增强自然分娩的信心;

（2）认真解答家属及孕妇疑问,使其了解目前产程进展情况;

（3）向家属及产妇讲明产道异常对母儿的影响,使家属及孕妇解除焦虑,以取得良好的合作;

（4）向产妇提供最佳服务,使她们建立对医护人员的信任感,缓解恐惧心理,安全度过分娩期。

3. 缓解症状的护理

（1）轻度头盆不称者,应在严密监护下试产。试产过程中应做到:①专人守护,保持良好体力。关心产妇饮食、休息、营养,必要时遵医嘱补充水、电解质、维生素 C;②注意产程进展情况。护理人员用手放于产妇腹部或用胎儿电子监护仪监测宫缩及胎心率变化,发现异常时,立即停止试产并通知医生。破膜后立即听胎心,密切观察胎心变化及羊水情况。试产中避免使用镇静、镇痛药物,少肛查,禁灌肠。试产 2~4 小时胎头仍未入盆,且伴有胎儿窘迫者,应停止试产,及时行剖宫产术结束分娩。

（2）有明显头盆不称者,遵医嘱做好剖宫产的术前准备及术中、术后护理。

（3）中骨盆狭窄者易发生持续性枕横位或枕后位。若宫口开全,胎头双顶径达坐骨棘水平或更低,可经阴道徒手旋转胎头至枕前位后经阴道分娩。若胎头双顶径未达坐骨棘水平,或出现胎儿宫内窘迫征象,应做好剖宫产准备。

（4）骨盆出口平面狭窄者,不应试产。若坐骨结节间径和后矢状径之和 >15cm,多数可经阴道分娩。若两者之和 ≤15cm,应做好剖宫产准备。

（5）软产道异常应及时处理。根据具体情况选择剖宫产术、预防性会阴后-侧切开术、横隔切开术、剪断纵隔、阴道壁囊肿穿刺术及宫颈局部麻醉术等术前准备以及术中、术后护理。

4. 预防产后出血和感染　胎儿娩出后,及时给予缩宫素及抗生素,预防产后出血

及感染。保持外阴清洁,每日擦洗会阴部 2 次,使用消毒会阴垫。

5. 新生儿护理 胎头在产道内长时间受压,或经手术助产的新生儿,应按产伤处理,严密观察有无颅内出血及其他损伤的症状。

第三节 胎位及胎儿发育异常

一、概述

胎位异常(abnormal fetal position)包括胎头位置异常、臀先露及肩先露等。其中,最常见的是以头先露的胎头位置异常,此种难产又称为头位难产,常见于持续性枕后位或枕横位;胎儿发育异常也可以引起难产,如巨大胎儿及畸形胎儿。

二、护理评估

(一)生理评估

1. 胎位异常病因及临床表现

(1)持续性枕后位或枕横位

1)原因:骨盆异常(如男型骨盆或类人猿型骨盆)、胎头俯屈不良、子宫收缩乏力及前壁胎盘、膀胱充盈、宫颈肌瘤、头盆不称、胎儿发育异常等因素造成。

2)临床表现:临产后若经充分试产,胎头枕部仍位于骨盆后方或侧方,致使分娩发生困难者,称为持续性枕后位(persistent occiput posterior position)或持续性枕横位(persistent occiput transverse position)。胎头俯屈不良,胎先露部不易紧贴宫颈及子宫下段,常引起子宫收缩乏力;而子宫收缩乏力又影响胎头下降、俯屈及内旋转,易造成持续性枕后位或枕横位,二者互为因果关系。持续性枕后位时胎儿枕骨持续位于骨盆后方压迫直肠,产妇在宫口尚未开全时就自觉肛门坠胀及排便感,以致过早屏气用力,使产妇疲劳,宫颈水肿,活跃晚期及第二产程延长。若在阴道口见到胎头,经过多次宫缩屏气却不见胎头继续下降,应考虑持续性枕后位。

(2)臀先露

1)病因:羊水过多、经产妇腹壁松弛及早产儿羊水相对偏多等造成胎儿在宫腔内活动范围较大或子宫畸形(如单角子宫、双角子宫等)、胎儿畸形(如无脑儿、脑积水等)、双胎妊娠及羊水过少等,容易发生臀先露。胎盘附着于宫底及宫角,臀先露发生率为 73%,而头先露为 5%。另外狭窄骨盆、前置胎盘、肿瘤阻塞骨盆腔及巨大胎儿等,也易发生臀先露。

2)临床表现:臀先露(breech presentation)是最常见的异常胎位,占足月分娩总数的 3%~4%。根据胎儿双下肢所取的姿势又可分为:①单臀先露又称腿直臀先露,指胎儿双髋关节屈曲,双膝关节伸直,以臀部为先露,最多见;②完全臀先露又称混合臀先露,指胎儿双髋关节及双膝关节均屈曲,如盘膝坐,以臀部和双足为先露,较多见;③不完全臀先露,指以一足或双足、一膝或双膝、或一足一膝为先露,较少见。

妊娠晚期胎动时,孕妇感觉季肋部胀痛。临产后因胎臀不能与子宫下段和宫颈内口紧密相贴,易导致宫口扩张缓慢、宫缩乏力、产程延长。臀先露易致胎膜早破、脐带脱垂、胎儿宫内窘迫等。新生儿产伤、新生儿窒息的发生率高,围生儿的死亡率为头先露的 3~8 倍。四步触诊于宫底部可触及圆而硬、且按压时有浮球感的胎头；衔接前，耻骨联合上方可触及不规则、软而宽的胎臀，胎心于脐的左或右上听得最清楚；衔接后，胎臀位于耻骨联合下方，胎心听诊最清楚的部位是脐下。

(3) 肩先露

1) 病因：①经产妇腹壁松弛，如悬垂腹时子宫前倾使胎体纵轴偏离骨产道，斜向一侧或呈横产式；②早产儿，尚未转至头先露时；③前置胎盘；④骨盆狭窄；⑤子宫异常或肿瘤，影响胎头入盆；⑥羊水过多。

2) 临床表现：胎体横卧于骨盆入口之上，其纵轴与母体纵轴相垂直，先露部为肩，称为肩先露(shoulder presentation)。占足月妊娠分娩总数的 0.25%。是对母儿最不利的胎位。肩先露由于不能与子宫下段及宫颈内口紧贴，易导致宫缩乏力、宫口扩张缓慢、产程延长；胎肩对宫颈压力不均，可导致胎膜早破。破膜后羊水迅速外流，胎儿上肢或脐带容易脱垂，导致胎儿窘迫甚至死亡；足月活胎难于经阴道娩出，处理不及时易致子宫破裂。

(4) 面先露：面先露(face presentation)多于临产后发现，临产后以颜面为先露称为面先露，经产妇多于初产妇，发生率为 0.8‰~2.7‰。临床表现为胎头迟迟不能入盆，潜伏期、活跃期延长或停滞。由于胎头极度仰伸入盆受阻，腹部检查时宫底位置较高。颏后位时的典型特征是在胎背侧可触及极度仰伸的枕骨隆突。

(5) 复合先露：胎先露部伴有肢体同时进入骨盆入口，称为复合先露(compound presentation)。发生率为 0.8‰~1.66‰，以一手或一前臂沿胎头脱出最常见。常表现为产程进展缓慢，产程延长。

2. 胎儿发育异常及临床表现 临床常见的胎儿发育异常包括巨大胎儿和畸形胎儿，均可引起难产。

(1) 健康史：复习产前检查的一般资料，如骨盆测量值、胎位、有无糖尿病，并充分估计胎儿大小，了解有无分娩巨大儿、畸形儿的家族史。评估产程的进展情况。

(2) 临床表现

1) 巨大胎儿：指出生体重≥4000g 者，约占出生总数的 7%。其发生与糖尿病、营养、遗传、环境等因素有关。常引起头盆不称、肩难产、新生儿产伤等。

2) 胎儿畸形：脑积水是指脑室内外有大量脑脊液(500~3000ml)潴留致胎头体积增大，发生率为 0.5‰。联体儿发生率 0.02‰，可经 B 型超声确诊。此外胎儿颈、胸、腹处发育异常或发生肿瘤，使局部体积增大导致难产。

3. 胎儿异常对母儿的影响

(1) 对母体的影响：胎位异常及胎儿发育异常，均易导致继发性宫缩乏力、产程延长、手术产率增加，易造成软产道损伤、产后出血、产褥感染等。胎头位置异常，可因软产道局部受压过久而形成生殖道瘘。臀位行阴道分娩助产时，可因强行牵拉而造成宫颈撕裂，甚至子宫破裂。

(2) 对胎儿、新生儿的影响：胎位异常及胎儿发育异常易导致胎膜早破、脐带脱垂等，致使胎儿发生宫内窘迫、新生儿窒息甚至死亡。臀位分娩时胎头后娩出，常发生脐带脱垂、胎膜早破、早产、臂丛神经损伤及颅内出血等。

4. 相关检查

(1) 腹部检查：持续性枕后位、臀位时胎体纵轴与母体纵轴一致，子宫呈椭圆形。枕后位一般于宫底部触及胎臀，母体前腹壁可触及胎体，胎背偏向母体侧方或后方，在脐下偏外侧胎心听得最清楚。臀位在宫底可触及圆而硬、有浮球感的胎头,耻骨联合上可触及软而宽的胎臀,在脐上左或右胎心听得最清楚。

（2）肛门检查或阴道检查:持续性枕后位行肛查或阴道检查时,盆腔后部空虚感,胎头矢状缝在骨盆斜径上,前囟在骨盆的右或左前方,后囟在骨盆的右或左后方。若触及软而宽且不规则的胎臀、胎足或生殖器则可确定为臀位。若感觉胎头很大、颅缝宽、囟门大且紧张,颅骨骨质薄而软,且有乒乓球感,则可考虑脑积水。应注意的是,为预防感染或减少不必要的刺激,肛查或阴道检查的次数不宜过多。

（3）B型超声检查:通过探查胎头位置、形态、胎头双顶径,可估计胎儿大小及头盆是否相称。

（4）实验室检查:可疑巨大胎儿者,产前检查时应做血糖、尿糖检查,孕晚期必要时抽羊水行胎儿肺成熟度检查及胎盘功能检查等;疑为脑积水或脊柱裂者,妊娠期可查孕妇血清中甲胎蛋白水平。

5. 处理原则　孕期定期产前检查,孕30周后胎位异常者,及时给予矫治;若矫治失败,提早1周入院待产。若发现巨大儿,应查明原因,如为糖尿病孕妇,应积极治疗。若为畸形儿,一经确诊,应及时终止妊娠。临产后,应综合分析,以对产妇和胎儿损伤最小为原则,选择分娩方式。

（二）心理社会评估

胎位异常及胎儿发育异常均可致产程延长、继发宫缩无力或出现胎膜早破等现象,导致胎心变异、胎死宫内、新生儿窒息、产伤及死亡等。产妇因产程延长,极度疲乏失去信心而产生焦虑、急躁等情绪,家属及孕妇担心母儿安危,希望尽早结束分娩。

三、常见的护理诊断/医护合作性问题

1. 恐惧　与难产及胎儿发育异常有关。
2. 有感染的危险　与产程延长有关。
3. 有新生儿窒息的危险　与分娩因素异常有关。

四、护理措施

（一）一般护理

1. 加强产前检查,发现胎位异常及时纠正。胎位异常者妊娠30周前多能自行转为头先露,若30周后仍未矫正者,孕妇可排空膀胱,松解裤带,姿势如图10-8所示,每日2次,每次15分钟,连续一周后复查。或采用激光或艾灸"至阴穴",即足小趾外侧,距趾甲角1公分等方法。

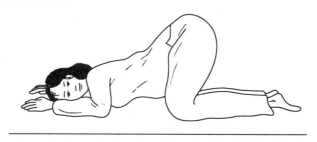

图10-8　膝胸卧位

2. 认真做好相关检查。通过腹部检查、四步触诊及 B 型超声检查,确定胎位并估计胎儿大小。分娩过程中,必要时行肛查或阴道检查,枕后位时矢状缝位于骨盆斜径上,且盆腔后部空虚。脑积水时胎先露大,颅缝宽,囟门大而紧张,颅骨薄而软。

3. 有明显头盆不称、巨大儿、胎位异常者,遵医嘱做好剖宫产准备。

（二）心理护理

针对产妇及家属的疑问、焦虑与恐惧,护士在执行医嘱及护理照顾时,应给予充分解释,消除产妇与家属的精神紧张状态,并将产妇及胎儿状况及时告知本人及家属,为产妇提供舒适感的措施,鼓励产妇与医务人员配合,增强自信心,以顺利度过分娩。

（三）缓解症状的护理

对选择阴道试产的产妇,应密切观察产程进展,配合医生积极处理。

1. 协助产妇进食营养、易消化的流质或半流质饮食,必要时给予补液。

2. 枕后位或枕横位者,可取左侧或右侧卧位,以促进胎方位旋转,指导产妇有便意感时张嘴哈气,不要过早屏气用力,以防宫颈水肿及疲乏。

3. 协助产妇每 2 小时排尿 1 次,以避免膀胱充盈阻碍胎先露的下降。

4. 在待产过程中少走动,防止胎膜早破。

5. 协助医生做好阴道助产及新生儿抢救的准备。产后遵医嘱及时使用缩宫素、抗生素,以防产后出血、产褥感染。

学习小结

1. **学习内容**

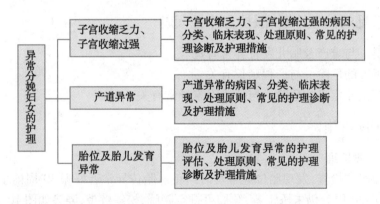

2. **学习方法**

通过聆听讲授、病例分析、与第五章分娩期妇女的护理比较分析、小组讨论等方法,学习影响分娩的因素及各因素异常情况下的护理评估、处理原则、常见的护理诊断及护理措施等内容。

（郭艳巍）

复习思考题

1. 试述异常分娩的影响因素及其临床常见类型。
2. 试述常见异常分娩对母儿的影响、临床表现及相应护理措施。

第十一章

分娩期并发症妇女的护理

> **学习目的**
>
> 通过学习产后出血、子宫破裂、羊水栓塞三大常见分娩期并发症妇女的护理,能够运用护理程序对分娩期并发症妇女进行护理。
>
> **学习要点**
>
> 产后出血、子宫破裂的概述相关知识点、护理评估、常见护理诊断及护理措施等。

第一节 产后出血

一、概述

产后出血(postpartum hemorrhage,PPH)是指胎儿娩出后 24 小时内失血量超过 500ml,剖宫产时超过 1000 ml。产后出血的发生率占分娩总数的 2% ~3%,死亡率约为 1%,居我国产妇四大死亡原因之首,是严重的分娩期并发症。短时间内大量失血可迅速发生失血性休克,休克时间过长可引起妊娠期肥大的垂体缺血坏死,继发严重的垂体功能减退,即 Sheehan 综合征,严重者可危及生命。

二、护理评估

(一)生理评估

1. 病因 引起产后出血的主要原因包括子宫收缩乏力、胎盘因素、软产道损伤及凝血功能障碍,这些因素可单独出现,也可同时存在,相互影响或互为因果。

(1)子宫收缩乏力:是导致产后出血最常见的原因,约 70% ~80% 的产后出血是因宫缩乏力引起的。产后子宫肌纤维收缩和缩复可使胎盘剥离面迅速缩小并使其周围的螺旋动脉得到生理性结扎,血窦关闭,减少出血。因此,任何影响子宫平滑肌收缩和缩复功能的因素,均可引起子宫收缩乏力而导致宫缩乏力性出血,常见因素包括全身因素和局部因素。

1)全身因素:产妇精神极度紧张、过度疲劳、产程长;分娩中过多使用镇静、解痉、麻醉剂;产妇体质虚弱;产妇合并全身性慢性疾病等。

2)局部因素:子宫肌纤维过度伸展(如多胎、羊水过多)、子宫病变(如子宫畸形、子宫肌瘤)、引起子宫肌层水肿或渗血的疾病(如妊娠期高血压疾病、胎盘早剥)、子宫肌壁受损(如剖宫产史、肌瘤剥除术后、产次过多)、前置胎盘附着在子宫下段,下段收缩差血窦不易关闭等。

(2)胎盘因素:根据胎盘剥离情况,胎盘因素所致产后出血包括以下类型。

1)胎盘剥离不全:多见于第三产程过早牵拉脐带或按压子宫,使胎盘部分剥离,未剥离的胎盘影响宫缩,剥离面血窦开放而导致出血过多。

2)胎盘剥离后滞留:胎盘多在胎儿娩出后15分钟内娩出,如30分钟仍未排出,影响胎盘剥离面的血窦关闭,可导致产后出血。常见情况有:①因膀胱充盈使已剥离胎盘滞留于宫腔内影响子宫收缩;②由于使用宫缩剂不当或第三产程过早粗暴按摩子宫等导致宫颈内口附近的子宫肌肉呈痉挛性环形收缩,形成狭窄环,使已剥离的胎盘嵌顿滞留。

3)胎盘粘连、胎盘植入:胎盘粘连是指胎盘绒毛全部或部分黏附于子宫肌层表面不能自行剥离;胎盘植入是指胎盘绒毛深入到子宫肌壁间。胎盘粘连和胎盘植入均可分为部分性或完全性。部分性胎盘粘连或植入表现为胎盘部分剥离,部分未剥离,未剥离部分影响子宫收缩,已剥离部分血窦开放出血不止。完全性胎盘粘连与植入因胎盘未剥离而出血不多。胎盘粘连与植入的常见原因有:①子宫内膜损伤如多次人工流产、宫腔感染等;②子宫手术史如剖宫产术、子宫肌瘤剥除术等;③胎盘附着部位异常如附着于子宫下段、宫颈部或子宫角部,因这些部位内膜菲薄,绒毛易侵入子宫壁肌层;④经产妇子宫内膜受损及发生炎症的机会较多,易引起蜕膜发育不良而发生粘连或植入。

4)胎盘部分残留:指副胎盘、部分胎盘小叶或胎膜残留于宫腔,影响子宫收缩而出血。

(3)软产道损伤:常见原因有阴道手术助产、急产、软产道伸展性差、巨大胎儿分娩等。软产道损伤包括宫颈裂伤、阴道裂伤、阴道壁血肿和会阴裂伤。

(4)凝血功能障碍:包括妊娠合并凝血功能障碍性疾病及产科并发症导致凝血功能障碍这两种情况。前者如原发性血小板减少、再生障碍性贫血等;后者如羊水栓塞、重度子痫前期、胎盘早剥及死胎等产科并发症,这些并发症可引起弥散性血管内凝血(DIC),从而导致产后大量出血。

2. 健康史 除收集一般健康史外,重点是要通过询问及查阅产前检查手册及分娩记录了解产妇是否存在导致产后出血的病史,如多次人工流产史、子宫肌壁损伤史及产后出血史;孕前患凝血功能障碍性疾病史,本次妊娠存在妊娠期高血压疾病、前置胎盘、胎盘早剥、羊水过多等情况;分娩期产妇精神是否过度紧张,有无过多使用镇静、麻醉药,有无产程过长、产妇衰竭、急产及软产道损伤等情况。

3. 临床表现

(1)阴道流血过多:胎儿娩出后24小时内超过500ml,剖宫产时超过1000ml。

(2)随病因不同而出现的相应的临床表现:①子宫收缩乏力所致产后出血常表现为胎盘娩出后阴道流血较多,宫底升高,子宫质软、轮廓不清;②胎儿娩出数分钟后出现阴道流血,色暗红,应考虑为胎盘因素,胎盘部分剥离、嵌顿、胎盘部分粘连或植入、胎盘残留等是引起产后出血的常见原因;③若产妇合并凝血功能障碍性疾病或有导致凝血功能障碍的产科并发症,同时表现为产后持续性阴道出血、血液不凝,身体其他部位有出血灶应考虑凝血功能障碍所致产后出血;④当胎儿娩出后即刻出现鲜红色阴道流血,子宫收缩良好时应考虑软产道损伤;若失血表现明显,伴阴道疼痛而阴道流血不多,应考虑隐匿性软产道损伤,如阴道血肿。

(3)休克症状:若阴道流血量多或出血时间长,产妇可出现休克症状,如头晕、面色苍白、脉搏细数、血压下降,出现烦躁、皮肤湿冷。

4. 相关检查

(1)估测产后出血量:有以下几种方法,可联合选用。

1)称重法:将分娩后所用敷料称重(g)减去敷料干重(g)后除以1.05(血液比重)即为失血量(ml)。

2)容积法:用专用的产后接血容器收集血液后,用量杯测量出血量。

3)面积法:可将血液浸湿纱布的面积按10cm×10cm为10ml血液粗略计算。

4)休克指数法(SI):休克指数=脉率/收缩压(mmHg),SI=0.5为正常;SI=1时为轻度休克;SI在1.0~1.5时,失血量约为全身血容量的20%~30%;SI在1.5~2.0时,失血量约为全身血容量的30%~50%;若SI在2.0以上,则失血量在50%以上。

(2)测量生命体征及中心静脉压:若体位改变时收缩压下降多于10mmHg、脉率增加高于20次/分,提示血容量丢失20%~25%。中心静脉压若低于$2cmH_2O$则提示静脉回流不足、血容量不足,即右心房充盈压力不足。

(3)检查产妇的血常规,出、凝血时间,凝血酶原时间及纤维蛋白原值等。

5. 处理原则 针对原因迅速止血、补充血容量、纠正休克、防治感染。

(二)心理社会评估

评估产妇的心理压力和社会支持系统情况。因为产后出血多,产妇及家属常常表现出精神过度紧张,惊慌失措,担心自己的生命安全,产生恐惧、焦虑的情绪。产妇及家属把全部希望寄托于医护人员,有一种莫名的无助感。

三、常见的护理诊断/医护合作性问题

1. 潜在并发症 失血性休克。
2. 有感染的危险 与失血后抵抗力下降及手术操作有关。
3. 活动无耐力 与失血性贫血、产后体质虚弱有关。
4. 焦虑/恐惧 与担心自身安危有关。

四、护理措施

(一)一般护理

1. 酌情延长产房留观时间,迅速给氧,入修养室后予以一级护理。
2. 指导合理饮食,多摄取高蛋白、富含维生素、铁的食物,且少量多餐。
3. 鼓励及时排尿,若膀胱过度充盈应给予导尿。
4. 适时评估生命体征、宫缩、宫底高度、阴道流血情况、软产道有无撕裂和血肿,收集阴道出血量并记录;有凝血功能障碍者,应观察全身出血情况。

(二)心理护理

宣教产后出血的相关知识,耐心与患者和家属讨论他们所担心的问题及采取的医

疗护理措施,将恐惧、焦虑降到最低程度。大量出血后,产妇自理能力较差,医护人员应该主动给予关爱与关心,使其增加归属感和安全感,主动教会产妇一些放松的方法、鼓励产妇说出内心感受,并给予针对性的解释和说明。

（三）缓解症状的护理

1. 针对原因迅速止血

（1）子宫收缩乏力

1）按摩子宫:胎盘娩出后,助产者可采用腹壁按摩宫底法按摩子宫,术者用一手置于产妇腹部,触摸子宫底部,拇指在子宫前壁,其余四指在子宫后壁,在腹部均匀而有节律地按摩宫底,同时压迫宫底,将积血挤出。如果效果不佳,可用腹部-阴道双手压迫子宫法,一手戴无菌手套伸入阴道,握拳置于阴道前穹窿顶住子宫前壁,另一手在腹部按压子宫后壁,两手相对紧压并有节律地按摩子宫(图11-1)。剖宫产时用腹壁按摩宫底的手法直接按摩子宫。按摩后子宫轮廓清楚、收缩有皱褶、阴道或子宫切口出血减少视为按摩子宫有效的评价指标。

2）应用宫缩剂:可宫体注射缩宫素 10U 或将缩宫素 10U 加于 0.9% 生理盐水 500ml 中静滴;前列腺素类药物如前列腺素 $PGF2\alpha 0.25mg$ 子宫肌壁内注射、米索前列醇 $200\mu g$ 舌下含化、卡前列甲酯栓 1mg 置阴道后穹窿或地诺前列酮 0.5~1mg 宫体注射。

3）宫腔纱布填塞:助手用一手在腹部固定宫底,术者持卵圆钳将长 1.5~2m、宽 6~8cm 的 4~6 层无菌不脱脂棉纱布条送入宫腔内,自宫底由内而外依次填塞(图11-2),压迫止血。注意纱布条要塞紧(有空隙可出现隐性出血),24 小时应取出并给予抗生素预防感染,填塞后应密切观察生命体征及宫底高度,取出纱布前应使用宫缩剂。也可采用宫腔放置球囊代替宫腔填塞止血。

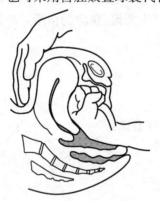
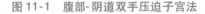
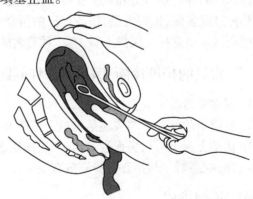

图 11-1 腹部-阴道双手压迫子宫法　　图 11-2 子宫腔内填塞纱布条法

4）结扎盆腔血管:可经阴道结扎子宫动脉上行支或经腹结扎子宫动脉或髂内动脉。

5）髂内动脉或子宫动脉栓塞:行股动脉穿刺插入导管至髂内动脉或子宫动脉,注入明胶海绵颗粒栓塞动脉,栓塞剂可于 2~3 周被吸收,血管复通。

6）切除子宫:抢救无效,危及产妇生命时,可行子宫切除,应做好配合。

（2）胎盘因素:怀疑胎盘滞留时应立即行宫腔检查。若胎盘已剥离应即刻取出;若胎盘嵌顿应配合麻醉,待嵌顿环松解后取出胎盘;胎盘粘连或胎盘剥离不全者,可行徒手剥离胎盘术;若剥离困难疑有胎盘植入,停止剥离,根据患者出血情况及胎盘剥离面积行保守治疗(如髂内动脉栓塞术、甲氨蝶呤治疗)或手术切除子宫。

(3)软产道损伤:应彻底止血,按解剖层次逐层缝合。①宫颈裂伤:若伤口大于1cm且有活动性出血,应及时缝合,缝合中应注意勿损伤输尿管及膀胱;②阴道裂伤和会阴裂伤:缝合时注意缝线勿穿过直肠黏膜;③软产道血肿:可切开血肿、清除积血,仔细缝合,有效止血,必要时可放置引流条。

(4)凝血功能障碍:应尽快输新鲜全血,补充血小板、纤维蛋白原或凝血酶原复合物、凝血因子。若并发 DIC 应按 DIC 处理。

2. 补充血容量,纠正失血性休克　将患者置于仰卧中凹位,给予吸氧、保暖。迅速建立两条以上静脉输液通道,大量快速补液,纠正酸中毒,应用升压药物。根据心肺功能、失血量、血压及中心静脉压调整输液量和输液速度。定时监测体温、脉搏、呼吸、血压及中心静脉压变化,观察患者的意识、皮肤色泽、尿量变化,准确记录出入量。防治肾衰,保护心脏。

3. 防治感染　抢救过程中,首先应注意无菌操作,其次遵医嘱应用大剂量广谱抗生素防治感染。保持外阴部清洁卫生。

(四)预防措施

1. 妊娠期

(1)做好孕期保健,定期产前检查,有凝血功能障碍相关疾病者,应治疗后再孕,必要时应在孕早期终止妊娠。

(2)对高危妊娠,如妊娠期高血压疾病、多胎妊娠、羊水过多等孕妇应提前入院待产。

2. 分娩期

(1)第一产程:密切观察产妇情况,注意休息及营养的补充,防止产妇过度疲劳,合理使用子宫收缩剂和镇静剂。

(2)第二产程:指导产妇正确使用腹压,避免胎儿娩出过快;保护好会阴,适时适度做会阴切开;阴道手术应规范、轻柔;胎肩娩出后可立即肌注或静脉滴注缩宫素。

(3)第三产程:应正确助娩胎盘,胎盘未剥离前,不可过早牵拉脐带或粗暴按摩、挤压子宫,待胎盘剥离后,及时协助胎盘娩出;胎盘娩出后应仔细检查胎盘、胎膜是否完整;认真检查软产道有无损伤。

3. 产褥期　产后 2 小时是产后出血的高发时段,应注意预防。

(1)产妇应在产房中留观 2 小时:在胎盘娩出后,分别在第 15 分钟、30 分钟、60 分钟、90 分钟、120 分钟监测生命体征,注意观察阴道出血量、子宫软硬度、子宫高度、会阴切开缝合处有无血肿等情况。

(2)鼓励产妇及时排空膀胱,以免影响宫缩致产后出血。

(3)鼓励母儿早接触、早吸吮,因为吸吮能反射性地引起子宫收缩。

(4)对可能发生产后出血的高危产妇,注意保持静脉通畅,做好输血、输液和急救的准备。

(五)出院指导

1. 继续加强营养、适量活动。

2. 出院后应自行观察子宫复旧和恶露情况,及时发现晚期产后出血。

3. 明确产后复查时间,按时产后检查。

4. 产褥期禁止盆浴,禁止性生活,做好避孕。

 知识链接

产后出血的中医中药治疗

产后出血属于中医"产后血崩"、"产后血晕"范畴,最早见于《诸病源候论·产后血运闷候》。本病以虚者居多,实者较少,临床常见证型及治法如下:

(1)气虚型:产后阴道流血,色鲜红,头晕眼花,心悸怔忡,汗出肢冷,面色苍白,舌淡,苔少,脉虚数。此型治法为益气固冲,摄血止崩。

(2)血瘀型:产后阴道大量出血夹有血块,下腹疼痛拒按,块下痛减,舌淡暗,或有瘀点瘀斑,脉沉涩。此型治法为活血化瘀,理血归经。

(3)产伤型:产后阴道大量出血、色鲜红,持续不止,软产道有裂伤,面色苍白,心慌气短,舌淡,苔薄,脉细数。此型治法为益气养血,生肌固经。

 知识链接

晚期产后出血

分娩24小时后,在产褥期内发生的子宫大量出血,称为晚期产后出血。以产后1~2周发病最常见,也有迟至产后2月余发病者。临床表现为持续(或间断)少量或中等量阴道流血,有时是急骤大量流血,同时有血凝块排出。产妇多伴有寒战、低热,且常因失血过多导致严重贫血或失血性休克。

晚期产后出血的病因主要有:胎盘、胎膜残留;子宫胎盘附着面复旧不全;感染,尤以子宫内膜炎为多见;蜕膜残留;剖宫产术后子宫切口裂开等。

处理原则:给予广谱抗生素、应用子宫收缩剂、给予支持疗法。疑有胎盘、胎膜、蜕膜残留者可行刮宫术,术后给予抗生素和宫缩剂;如疑剖宫产子宫切口裂开者,必要时可剖腹探查并酌情行动脉结扎止血、髂内动脉栓塞术或子宫切除术等。

第二节　子宫破裂

 案例引导

某女,30岁,孕₃产₁。临产3小时,宫口开大4cm,上产床准备接生,1小时后宫口迅速开全,但宫口开全后达1小时产程无进展,胎头S-3,产妇烦躁不安,下腹剧烈疼痛,排尿困难。查体:腹部呈葫芦状,子宫上下段交界处可见环状凹陷且逐渐上升,下腹部有压痛,阴道有少量流血。

根据以上资料,请回答:

1. 该患者最可能的临床诊断。

2. 该类患者的护理措施。

一、概述

子宫破裂(rupture of uterus)是指妊娠晚期或分娩期子宫体部或子宫下段发生的

 笔记

裂开。子宫破裂是产科极严重的并发症,直接危及母儿生命安全。子宫破裂按发生原因可分为自发性破裂和损伤性破裂;按发生时间可分为妊娠期破裂和分娩期破裂;按破裂程度可分为完全性破裂和不完全性破裂;按发生部位可分为子宫体部破裂和子宫下段破裂。近年来,子宫破裂的发生率随着剖宫产率的增加有上升趋势。

二、护理评估

(一)生理评估

1. 病因　梗阻性难产及子宫瘢痕是引起子宫破裂的最常见原因。

(1)梗阻性难产:是引起子宫破裂最常见的原因。当有骨盆狭窄、头盆不称、胎位异常(如肩先露)、胎儿畸形(如脑积水)、软产道阻塞(如阴道横隔)时,均可使胎先露部下降受阻。为克服阻力子宫强烈收缩,使子宫下段过分伸展变薄导致子宫破裂。

(2)瘢痕子宫:是近年来引起子宫破裂的常见原因。曾有剖宫产史、子宫肌瘤剔除术史、宫角切除术等导致瘢痕子宫者,妊娠晚期或分娩期由于宫腔内压力升高可使瘢痕破裂。前次手术后伴感染、瘢痕愈合不良、剖宫产间隔时间过短再次妊娠者更易发生。

(3)子宫收缩剂使用不当:未正确掌握子宫收缩剂的适应证,或用量过大或子宫对其过于敏感,均可引起子宫收缩过强,发生子宫破裂。

(4)产科手术创伤:如宫口未开全行产钳助产、臀牵引术、胎头吸引术等,暴力可造成宫颈及子宫下段破裂。内转胎位术操作不慎或植入胎盘强行剥离也可造成子宫破裂。

(5)其他:子宫发育异常或多次宫腔操作,局部肌层菲薄也可导致子宫破裂。

2. 健康史　重点是通过询问及查阅产前检查手册及分娩记录,了解是否存在导致子宫破裂的既往史和现病史,如既往有无剖宫产史、滥用缩宫素史,分娩过程中有无阴道助产手术操作史,本次妊娠有无头盆不称。

3. 临床表现　子宫破裂多发生于分娩过程中,也有部分发生于妊娠晚期,通常是个渐进发展的过程,多数可分为先兆子宫破裂和子宫破裂两个阶段。但有时先兆子宫破裂阶段很短,表现不明显,一开始即为子宫破裂的表现,如手术瘢痕破裂等。

(1)先兆子宫破裂:常见于产程长,有梗阻性难产因素的产妇。

1)症状:子宫呈强直性或痉挛性过强收缩,产妇自述下腹剧痛难忍、烦躁不安、呼叫,呼吸、心率加快。

2)体征:①出现病理缩复环:临产后,当胎先露部下降受阻、子宫收缩过强时,子宫下段肌肉极度变薄拉长而宫体肌肉增厚变短,两者间形成非常明显的环状凹陷,称病理缩复环(pathologic retraction ring),随

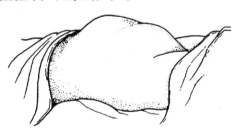

图 11-3　先兆子宫破裂时的腹部外观

产程进展,此凹陷会逐渐上升达脐平甚至脐上(图 11-3);②子宫下段膨隆,压痛明显;③膀胱受胎先露部压迫充血,出现排尿困难、血尿;④由于宫缩过频、过强,胎儿触不清,胎心率改变或听不清。

由此可见,子宫病理缩复环形成、下腹部压痛、胎心率异常和血尿是先兆子宫破裂的四大主要临床表现。先兆子宫破裂阶段若得不到迅速处理,子宫将在病理缩复环处及其下方发生破裂。

（2）子宫破裂：根据破裂程度，可分为完全性与不完全性子宫破裂两种。

1）完全性子宫破裂：指子宫壁全层破裂，宫腔与腹腔相通。子宫破裂时，产妇突感腹部一阵撕裂样剧痛，随后宫缩骤停，产妇感觉腹痛减缓。随着血液、羊水进入腹腔，腹痛又呈持续性加重。产妇很快进入休克状态，面色苍白，出冷汗，呼吸急迫，脉搏细数，血压下降。有全腹压痛及反跳痛，在腹壁下可清楚地扪及胎体，缩小的子宫位于胎儿侧方，胎心胎动消失。阴道检查可见有鲜血流出，量可多可少；胎先露部升高，曾扩张的宫口可回缩；部分产妇可扪及宫颈及子宫下段裂口。

2）不完全性子宫破裂：指子宫肌层全部或部分破裂，但浆膜层尚未穿破，宫腔与腹腔未相通，胎儿及其附属物仍在宫腔内。多见于子宫下段剖宫产切口瘢痕裂开。不完全破裂时症状、体征不典型，仅在不全破裂处有明显压痛、腹痛。若破裂累及两侧子宫血管，可导致急性大出血或形成阔韧带内血肿，此时在子宫一侧可扪及逐渐增大且有压痛的包块，胎心率多不规则。

4. 相关检查

（1）腹部检查：可发现子宫破裂不同阶段相应的体征。

（2）实验室检查：血常规检查可见血红蛋白值下降，白细胞计数增加。尿常规检查可见红细胞或肉眼血尿。

（3）其他：腹腔穿刺可证实腹腔内出血；B型超声检查可协助确定破口部位及胎儿与子宫的关系。

5. 处理原则

（1）先兆子宫破裂：立即采取措施抑制宫缩，可给予静脉全身麻醉或肌注哌替啶100mg缓解宫缩；同时尽快行剖宫产术，防止子宫破裂。

（2）子宫破裂：一旦确诊，无论胎儿是否存活，均应在抢救休克同时及时手术治疗。需根据产妇状态、子宫破裂程度、破裂时间及感染程度决定手术方式。若破口小且整齐、破裂时间短、无明显感染者，可行破口修补术；对破口大、不整齐、感染明显者，多行子宫次全切除术；若破口累及宫颈，应行子宫全切术。无论有无感染，手术前后均应给予广谱抗生素控制感染。

（二）心理社会评估

评估产妇的心理压力和社会支持系统情况。子宫破裂情况紧急，疼痛剧烈，产妇会表现出异常惊慌、恐惧。家属也会出现紧张、不安等情绪。

三、常见的护理诊断/医护合作性问题

1. 疼痛 与宫缩过强、病理缩复环形成或血液刺激腹膜有关。
2. 潜在并发症 失血性休克。
3. 有感染的危险 与失血后抵抗力下降及羊水进入腹腔有关。
4. 预感性悲痛 与切除子宫及胎儿死亡有关。

四、护理措施

（一）一般护理

密切观察产妇生命体征、面色、腹痛情况、胎动、胎心、尿量及有无血尿等，及早发现有无先兆子宫破裂和子宫破裂。发现先兆子宫破裂时应立即停止使用宫缩剂，开放

静脉通道、给予吸氧。

（二）心理护理

1. 向产妇及家属解释子宫破裂的治疗计划及对再次妊娠的影响。

2. 对胎儿已死亡的产妇,要帮助其度过悲伤期,倾听产妇诉说内心的感受。

3. 为产妇及家属提供舒适环境,给予生活上的照顾和护理,保证充足休息并鼓励其进食,以更好地恢复体力。

4. 为产妇提供产褥期修养计划,使产妇及家属尽快调整情绪,接受并尽快适应现实。

（三）缓解症状的护理

1. 先兆子宫破裂阶段

（1）密切观察产程进展,及时发现引起难产的可能因素,注意胎心率变化。

（2）待产时一旦发现宫缩过强及下腹部压痛或腹部出现病理性缩复环,应立即告知医生并停止缩宫素及一切操作。监测生命体征的同时,遵医嘱给予抑制宫缩的药物、吸氧,并做好剖宫产的术前准备及术中、术后护理。

2. 子宫破裂阶段

（1）迅速遵医嘱输液、输血、补充电解质、纠正酸中毒,积极进行抗休克处理。

（2）行子宫修补术或子宫切除者,做好术前准备及术中、术后护理。术中、术后遵医嘱给予大剂量广谱抗生素治疗,预防感染。

（3）严密观察并记录生命体征、出入量。必要时急查血红蛋白以指导护理方案。

（四）健康教育

对行剖宫产术或子宫破裂修补术的患者,应嘱其2~3年后再怀孕,怀孕后应加强产前检查,提前入院待产。

（五）预防措施

1. 做好计划生育工作:避免多次人工流产,减少多产。

2. 认真做好产前检查:有瘢痕子宫、产道异常等子宫破裂高危因素者,应提前入院待产。

3. 提高产科诊疗质量

（1）严密观察产程:尽早发现先兆子宫破裂征象并及时处理。

（2）严格掌握宫缩剂的应用指征及方法:头盆不称、胎位异常或曾行子宫手术者产时禁用缩宫素;应用缩宫素引产时,需按规定稀释后小剂量静脉缓慢滴注,专人守护,根据宫缩、产程进展和胎儿情况逐步调整滴速,以免宫缩过强。

（3）正确掌握产科手术助产的指征及操作常规。

（4）严格掌握剖宫产指征,对前次剖宫产切口为子宫体部切口、子宫下段切口有撕裂、术后感染愈合不良者,均应行剖宫产终止妊娠。

第三节　羊水栓塞

一、概述

羊水栓塞(amniotic fluid embolism)是指在分娩过程中羊水进入母体血循环引起急性肺栓塞、过敏性休克、弥散性血管内凝血(DIC)、肾衰竭等一系列病理改变的分娩

173

笔记

期严重并发症。其病情凶险,起病急骤、临床表现复杂,发生于足月妊娠时,产妇死亡率高达60%以上,是孕产妇死亡的主要原因之一;也可发生于妊娠早、中期的流产、引产中,病情较轻,死亡少见。一旦怀疑为羊水栓塞应立即抢救。近年研究认为,羊水栓塞主要是过敏反应,建议命名为"妊娠过敏反应综合征"。

二、护理评估

(一)生理评估

1. 病因　病因不清,一般认为羊水栓塞是由于被胎粪污染后的羊水中所含物质,如胎儿毳毛、胎脂、胎粪、角化上皮等进入母体循环所致。与血窦开放、胎膜破裂及羊膜腔内压力增高有关。高龄初产妇、多产妇、过强宫缩、急产、胎膜早破、前置胎盘、胎盘早剥、子宫不完全破裂、剖宫产术等是羊水栓塞的诱因。

2. 病理生理　当羊水进入母体血循环后,可引起一系列病理生理变化。

(1)肺动脉高压:羊水内成分形成小栓子,进入肺循环阻塞小血管引起肺动脉高压;羊水中有形物质可刺激肺组织产生和释放白三烯、$PGF_{2\alpha}$等血管活性物质,使肺小血管痉挛;羊水内物质可激活凝血过程,使肺小血管内形成血栓阻塞小血管。肺动脉高压可引起急性右心衰竭,继而呼吸循环功能衰竭、休克。

(2)过敏性休克:羊水中的有形成分可作为致敏原引起母体Ⅰ型变态反应导致过敏性休克。

(3)弥散性血管内凝血(DIC):羊水中含多量促凝成分,进入母血后易产生大量微血栓,消耗大量凝血因子及纤维蛋白原,发生DIC。DIC时,由于大量凝血物质消耗和纤溶系统激活,产妇血液系统由高凝状态迅速转为纤溶亢进,血液经久不凝。

(4)急性肾衰竭:由于休克和DIC使母体多脏器受累,常见为肾急性缺血致肾功能障碍和衰竭。

3. 健康史　通过询问及查阅产前检查手册及分娩记录了解产妇是否存在导致羊水栓塞的诱因,如是否有胎膜早破、人工破膜、前置胎盘、胎盘早剥、宫缩过强、中期妊娠引产及羊膜腔穿刺术等病史。

4. 临床表现　羊水栓塞起病急骤、来势凶险。多发生于分娩过程中,尤其是胎儿娩出前后的短时间内。典型临床经过可分三阶段,此三阶段基本上按顺序出现,但有时亦可不全出现或出现的症状不典型。

(1)心肺功能衰竭和休克:在分娩过程中,尤其是刚破膜不久,产妇突感寒战,出现烦躁不安、呛咳、恶心、呕吐、气急等前驱症状;继而出现呼吸困难、紫绀、抽搐、昏迷、脉搏细数、血压下降,听诊心率加快,肺底部出现湿啰音。严重者甚至没有前驱症状,仅惊叫一声或打个哈欠,血压迅速下降,于数分钟内死亡。

(2)DIC引起的出血:患者度过第一阶段,则进入凝血功能障碍阶段。可出现难以控制的全身广泛性出血,表现为大量阴道流血、血液不凝固、切口渗血、全身皮肤黏膜出血、血尿以及消化道大出血等。

(3)急性肾衰竭:本病全身脏器均受损害,除心脏外,肾脏是最常受损器官。后期患者可出现少尿(或无尿)和尿毒症表现。

5. 相关检查　一旦考虑为羊水栓塞,应边抢救边做以下辅助检查。

(1)血涂片查找羊水有形物质:采集下腔静脉血,镜检见到羊水有形成分可支持诊断。

（2）床旁胸部 X 线摄片：可见双肺有弥散性点片状浸润影，沿肺门周围分布，伴右心扩大。

（3）床边心电图或心脏彩色多普勒超声检查：提示右心房、右心室扩大、心排出量减少及心肌劳损等。

（4）与 DIC 有关的实验室检查。

6. 处理原则　一旦怀疑羊水栓塞，立刻抢救。主要原则是抗过敏、改善低氧血症、抗休克、防治 DIC 和肾衰竭、预防感染、做好产科处理。

（二）心理社会评估

评估产妇的心理压力和社会支持系统情况。羊水栓塞情况紧急，病情发展快，产妇及其家属都会出现紧张、不安、恐惧等情绪。

三、常见的护理诊断/医护合作性问题

1. 气体交换受损　与支气管痉挛和分泌物增加等有关。
2. 组织灌注不足　与弥散性血管内凝血、血流减少有关。
3. 潜在并发症　急性肾衰竭。
4. 恐惧　与起病急骤、凶险有关。

四、护理措施

（一）一般护理

协助患者取半卧位，立即给予吸氧并开放静脉通道；注意观察生命体征、测量尿量并做好记录；观察出血及凝血情况；观察并记录产科情况。

（二）心理护理

如患者神志清醒，应给予安慰和鼓励，使其增强信心。对家属的担心、无助及恐惧情绪表示理解和安慰，并及时向其介绍患者病情、羊水栓塞有关抢救、治疗及护理方案，适当时允许其陪伴于患者身边，以取得配合。病情稳定后与家属及患者共同制定康复计划，针对患者具体情况给予健康宣教和出院指导。

（三）缓解症状的护理

1. 抗过敏，解除肺动脉高压，改善低氧血症。

（1）供氧：保持呼吸道通畅，配合医生行面罩给氧或气管插管正压给氧，必要时行气管切开。保证供氧可减轻肺水肿，改善重要脏器的缺氧状态。

（2）抗过敏：改善缺氧同时，应立即给予大剂量肾上腺糖皮质激素抗过敏、解痉。①氢化可的松 100～200mg 加于 5%～10% 葡萄糖液 50～100ml 中快速静脉滴注，随后再用 300～800mg 加于 5% 葡萄糖液 500ml 中静滴；②地塞米松 20mg 加于 25% 葡萄糖液中静推后，再加 20mg 于 5%～10% 葡萄糖液中静滴。

（3）解除肺动脉高压：遵医嘱用解痉药物缓解肺动脉高压、改善肺血流灌注。常用的解痉药物及其用法是：①盐酸罂粟碱：直接松弛血管平滑肌，为解除肺动脉高压的首选药物，30～90mg 加于 10%～25% 葡萄糖液 20～40ml 中缓慢静推，日量不超过 300mg；②阿托品：1mg 加于 10%～25% 葡萄糖液 10ml 中，每 15～30 分钟静推 1 次，直至患者面色潮红、症状缓解；③氨茶碱：可松弛支气管平滑肌，解除肺血管痉挛，250mg

加于 25% 葡萄糖液 20ml 中缓慢静推;④酚妥拉明:可解除肺血管痉挛,消除肺动脉高压,5~10mg 加于 10% 葡萄糖液 100ml 中,以 0.3mg/min 速度静滴。

2. 抗休克

(1)补充血容量:应遵医嘱尽快补充新鲜血液和血浆,同时扩容。扩容常用低分子右旋糖酐-40、葡萄糖注射液 250~500ml 静滴,日量不超过 1000ml。可监测中心静脉压了解心脏负荷,指导输液量及速度。

(2)升压:多巴胺 20~40mg 加于 10% 葡萄糖液 250ml 中静滴;间羟胺 20~80mg 加于 5% 葡萄糖液 250~500ml 中静滴,根据血压情况调整滴速。

(3)纠正酸中毒:在抢救过程中,应及时行动脉血气分析及血清电解质测定。若有酸中毒,可用 5% 碳酸氢钠 250ml 静滴,并及时纠正电解质紊乱。

(4)纠正心衰:常用毛花苷丙 0.2~0.4mg 加于 10% 葡萄糖液 20ml 中静脉缓注,必要时 4~6 小时重复用药。

3. 防治 DIC

(1)应用肝素钠:用于治疗羊水栓塞早期的高凝状态,尤其在发病后 10 分钟内使用效果更佳。肝素钠 25~50mg 加于生理盐水 100ml 中,静滴 1 小时,4~6 小时后再将 50mg 加于 5% 葡萄糖液 250ml 中缓慢静滴。

(2)补充凝血因子:当提示有凝血功能障碍时,应及时输入新鲜血或血浆、纤维蛋白原等。

(3)使用抗纤溶药物:纤溶亢进时,可使用抗纤溶药物如氨甲苯酸、氨甲环酸等,抑制纤溶激活酶,使纤溶酶原不被激活,从而抑制纤维蛋白的溶解。

4. 预防肾衰 羊水栓塞的第三阶段为肾衰竭期,应注意尿量。当血容量补足后仍少尿,应给予 20% 甘露醇(有心衰时慎用)250ml 快速静滴。尿量仍少,可给予呋塞米 20~40mg 静推。无效者应尽早采取血液透析。

5. 预防感染 应选用肾毒性小的广谱抗生素预防感染。

6. 产科处理 第一产程发病,应行剖宫产终止妊娠去除病因。第二产程发病,应行阴道助产结束分娩。若发生产后大出血,经积极处理仍不能止血者,应行子宫切除。

（四）预防措施

1. 严格掌握破膜时间。人工破膜应在宫缩间歇期,破口要小,让羊水缓慢流出。

2. 掌握缩宫素应用指征及使用方法,避免宫缩过强。

3. 避免产伤、子宫破裂等。

4. 中期引产者,羊膜穿刺次数不应超过 3 次,钳刮时应先刺破胎膜,使羊水流出后再钳夹。

学习小结

1. 学习内容

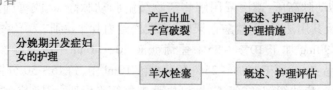

2. 学习方法

通过聆听讲授、临床见习、病例讨论、相关文献学习等方法掌握产后出血及子宫破裂妇女的护理。概述部分重点掌握两种并发症的定义、产后出血的病因；护理评估部分应重点分析两大分娩期并发症妇女的临床表现；在护理措施部分应结合处理原则来重点理解缓解症状的护理措施。

（康　健）

复习思考题

1. 试述子宫收缩乏力所致产后出血的护理措施。
2. 试述产后出血的病因及相应的预防措施。
3. 试述子宫破裂的病因及相应的预防措施。

第十二章

产褥期疾病妇女的护理

 学习目的

通过学习产褥感染、产后泌尿系统感染及产褥期抑郁症等常见产褥期疾病妇女的护理，学会识别其诱因，能够正确运用评估方法发现产褥期疾病，并提供相应的护理措施。

学习要点

产褥感染、产后泌尿系统感染及产褥期抑郁症概述相关知识、产褥期疾病妇女身心状况、治疗原则、常见护理诊断及护理措施等。

第一节 产 褥 感 染

案例引导

某产妇，产钳助产产后 10 天，因畏寒发热、下腹疼痛前来就诊。体检：T 38.9℃，P 96 次/分，BP 120/80mmHg，双乳无肿块。妇科检查：会阴伤口愈合良好，阴道黏膜充血、大量脓血性分泌物、有臭味，子宫手拳大、质略软、压痛明显。

根据以上资料，请回答：

1. 该患者最可能的临床诊断。

2. 该类患者主要的护理诊断及护理措施。

一、概述

产褥感染（puerperal infection）是指分娩时及产褥期生殖道受病原体侵袭，引起局部或全身感染，发病率约为6%。产褥病率（puerperal morbidity）是指分娩24小时以后的10天内，每日经口测量体温4次，每次间隔4小时，有2次体温≥38℃。产褥病率的主要原因是产褥感染，其次是生殖道以外的感染，如泌尿系统感染、乳腺炎、上呼吸道感染、血栓性静脉炎等。由于抗生素的早期应用，严重的产褥感染目前已经少见，但因抗生素滥用及耐药菌株的形成，在机体抵抗力低下时仍可导致严重的产褥感染。产褥感染与产科出血、妊娠合并心脏病及严重的妊娠期高血压疾病是目前导致孕产妇死亡的四大原因。

二、护理评估

（一）生理评估

1. 病因

（1）诱因：正常分娩通常不会增加产妇感染的机会。但如果产妇体质虚弱，伴有营养不良、孕期贫血、慢性疾病、产前存在生殖道或泌尿道感染、妊娠晚期性生活、妊娠合并症、分娩过程中胎膜早破、羊膜腔感染、产道损伤、产程延长、产后出血过多、胎盘残留、产科手术等情况，均可降低机体防御能力，常常会成为产褥感染的诱因。

（2）病原体：孕期及产褥期阴道内的生态环境复杂，有大量需氧菌、厌氧菌、真菌以及衣原体、支原体等寄生，可分为致病微生物和非致病微生物。许多非致病菌在特定环境下也可致病，称为条件致病菌，但即使是致病微生物也需要达到一定数量或机体免疫力下降时才会致病。

1）需氧菌：链球菌中以 β-溶血性链球菌最为常见、致病性最强，此菌感染后能使病变迅速扩散导致严重感染；杆菌中以大肠杆菌、变形杆菌及克雷伯菌属多见，是菌血症和感染性休克最常见的病原菌；金黄色葡萄球菌多为外源性感染，容易导致伤口严重感染。

2）厌氧菌：革兰阳性球菌中的消化链球菌和消化球菌存在于正常阴道内，当产道损伤、胎盘或胎膜残留、局部组织坏死缺氧时，细菌迅速繁殖，若与大肠杆菌混合感染，可发出异常恶臭的气味；厌氧芽胞梭菌主要是产气荚膜梭菌，产生外毒素，毒素可溶解蛋白质而产气及溶血；厌氧杆菌常见的有脆弱类杆菌，其加速血液凝固，可引起感染邻近部位发生血栓性静脉炎。

3）支原体：可在女性生殖道内寄生引起生殖道感染，症状不明显，临床表现轻微。

（3）感染途径：一是外源性感染，外界病原体通过被污染的衣物、用具、手术器械等侵入生殖道而引发的感染；二是内源性感染，正常产妇生殖道或其他部位寄生的病原体，多数不致病，当抵抗力降低等感染诱因出现时条件性的致病菌大量繁殖而引起感染。

2. 健康史　详细询问产妇的孕产史、用药史、本次妊娠情况及分娩全过程，询问是否有贫血、营养不良、生殖道及泌尿系统感染等病史，评估产妇个人卫生习惯及卫生状况，重点了解本次妊娠有无并发症及合并症、分娩过程中是否发生胎膜早破、产道损伤、产程延长、产后出血过多、胎盘残留及手术助产等诱因。

3. 临床表现　发热、疼痛、异常恶露或伤口脓血性分泌物是产褥感染的主要症状。因感染的部位、程度及扩散范围不同，表现有所不同。

（1）急性外阴、阴道、宫颈炎：主要指分娩伤口部位的感染。分娩时会阴部损伤或手术产，在葡萄球菌或大肠杆菌的作用下导致感染。会阴部感染后常引起局部疼痛，坐位困难，可有低热。局部伤口红肿、硬结、压痛明显，脓性分泌物流出，排尿有烧灼感；阴道、宫颈感染可表现为黏膜充血、溃疡、大量脓性分泌物。感染部位较深时，可引起结缔组织炎；宫颈裂伤感染时，可向深部蔓延至宫旁组织，引起盆腔结缔组织炎。产妇可伴有轻度发热。

（2）子宫感染：包括急性子宫内膜炎和子宫肌炎。子宫内膜炎时，内膜充血、坏死，阴道内有大量脓性分泌物且有臭味。子宫肌炎者，腹痛，恶露呈脓血性、量多、有异味,下腹部压痛明显,子宫复旧不良,宫底高度不下降,宫缩不佳。产妇可伴有高热、寒战、头痛、全身乏力。

(3)急性盆腔结缔组织炎、急性输卵管炎:产妇出现下腹痛伴肛门坠胀感,伴有寒战、发热、全身不适;下腹明显压痛、反跳痛、肌紧张;白细胞持续增高,中性粒细胞增多,核左移;宫旁单侧或双侧结缔组织增厚、压痛、可触及炎性包块,严重者侵及整个盆腔形成"冰冻骨盆"。

(4)急性盆腔腹膜炎及弥漫性腹膜炎:产妇可出现严重全身中毒症状,如高热、恶心、呕吐、腹胀,体检时下腹压痛、反跳痛明显。腹膜面渗出大量液体,纤维蛋白覆盖引起肠粘连,也可在子宫直肠陷凹处形成局限性脓肿,若脓肿累及肠管及膀胱可有腹泻、里急后重和排尿困难。

(5)血栓性静脉炎:盆腔血栓静脉炎多于产后 1~2 周出现反复发作的寒战、高热,多有下腹部持续性疼痛,体征与急性盆腔结缔组织炎相似。下肢血栓静脉炎多继发于盆腔血栓静脉炎之后,局部静脉压痛,如硬索状,出现下肢水肿、皮肤发白和疼痛,习称"股白肿"。

(6)脓毒血症及败血症:若细菌侵入血液循环大量繁殖可引起败血症;若感染血栓脱落进入血液循环可引起脓毒血症;出现肺、脑、肾脓肿或肺栓塞,可出现寒战、高热、脉细数、血压下降、呼吸急促、尿量减少等严重全身症状及感染性休克症状,危及生命。

4. 相关检查

(1)血、尿常规及血清 C 反应蛋白:血常规提示白细胞计数增高,中性粒细胞比值增加;血沉加快;尿常规可见脓性细胞、白细胞;C 反应蛋白 >8mg/L 有助于早期诊断感染。

(2)病原体检查:取伤口分泌物、宫腔分泌物、脓肿穿刺物、后穹窿穿刺物做细菌培养和药敏实验,以指导用药;疑有败血症时,在寒战、高热发作时抽外周静脉血做血培养。

(3)影像学检查:B 型超声、CT 或磁共振成像可对脓肿、包块进行定性、定位;彩色多普勒超声有助于下肢血栓性静脉炎的诊断。

5. 处理原则　清除感染灶、抗感染治疗及对症支持治疗可有效控制感染。

(1)支持疗法:加强营养并补充足够维生素,增强机体抵抗力,纠正水、电解质紊乱。取半卧位,利于恶露或脓性分泌物流出或使炎症局限。

(2)清除感染灶:会阴伤口感染者及时切开引流。盆腔脓肿可经腹或后穹窿切开引流。胎盘胎膜残留者抗感染同时,清除宫腔内残留物。子宫严重感染且经积极治疗无效者,应及时行子宫切除术。

(3)抗生素治疗:未确定病原体时,首选广谱高效抗生素。然后依据细菌培养及药敏试验结果,选择抗生素的种类和剂量。中毒症状严重者,短期内可加用肾上腺皮质激素。

(二)心理社会评估

产褥期妇女心理上较脆弱,加之感染所致的发热、疼痛和频繁的检查、治疗,严重影响了产妇的休息和舒适,加重其烦躁、焦虑的情绪。产妇因身体不适无法亲自照顾、哺育新生儿,会出现不同程度的沮丧和担忧,并产生失落感和内疚感。通过观察产妇的语言、行为及情绪变化,评估其是否存在焦虑、烦躁、沮丧不安等不良情绪。

三、常见的护理诊断/医护合作性问题

1. 体温过高　与产褥感染有关。
2. 急性疼痛　与产褥感染引起的炎性反应有关。
3. 焦虑　与疾病引起的不适和母子分离有关。

四、护理措施

（一）一般护理

1. 保持病室清洁、空气清新,保证产妇有充足的睡眠和休息,必要时可遵医嘱给予镇静剂。

2. 给予高蛋白、高热量、高维生素、易消化饮食,有助于伤口的愈合和抵抗力的提高;如无特殊限制,鼓励多饮水,保证足够的液体摄入,防止高热引起的脱水。

3. 严密监测产妇病情变化,每 4 小时测量 1 次生命体征变化;观察会阴伤口有无红、肿、热、痛及脓性分泌物;注意恶露的颜色、性状与气味及子宫复旧情况;及时评估疼痛的部位与程度;呕吐、腹泻严重者监测血清电解质情况,详细记录出入量。

4. 采取半卧位或抬高床头,促进恶露排出,使炎症局限,防止扩散。

（二）心理护理

向产妇及其家属讲解产褥感染的原因、治疗方法及预后,解除产妇及其家属的疑问。鼓励产妇倾诉心中的不安、表达自己的情绪,提供心理支持。在母婴分离期间,护理人员及时向产妇提供新生儿信息,选择适当的时机提供母婴接触的机会以减轻产妇的焦虑。

（三）缓解症状的护理

1. 病情观察　严密监测产妇生命体征,尤其是体温,每 4 小时测量一次,必要时增加测量次数。注意观察恶心、呕吐、腹胀、腹痛等症状。观察感染部位红、肿、热、痛及脓性分泌物等情况。及时评估疼痛程度。观察并记录恶露量、性质、气味以及子宫复旧等情况。

2. 会阴护理　保持会阴的清洁干燥,及时更换会阴垫。按医嘱使用 1:20 碘伏溶液进行会阴冲洗或擦洗,每日 2 次,也可配合红外线烤灯照射会阴部,促进伤口的愈合。

3. 正确执行医嘱　根据细菌培养和药敏试验结果选择有效抗生素,注意抗生素使用间隔时间、使用方法、剂量等,维持血液有效浓度。需要进行脓肿引流术、清宫术、后穹窿穿刺术的患者,做好术前准备及护理工作。

（四）健康教育与出院指导

1. 卫生知识宣教　加强孕期卫生宣传,临产前 2 个月避免性生活及盆浴,加强营养,增强体质。及时治疗外阴炎、阴道炎及宫颈炎等慢性疾病和并发症。避免胎膜早破、滞产、产道损伤及产后出血。保持外阴清洁干燥,教会产妇预防感染的卫生知识,养成良好的卫生习惯,及时更换会阴垫。必要时遵医嘱给予抗生素预防感染。

2. 出院指导　教会产妇学会自我观察的方法。治疗期间不可盆浴,但可淋浴。传授母乳喂养知识,示教护理新生儿具体方法如喂奶、换尿布、洗澡、脐带护理等,病情

笔记

允许的情况下,鼓励产妇参与新生儿护理。

第二节　产后泌尿系统感染

一、概述

产后泌尿系统感染是指各种病原微生物入侵产妇泌尿道引起的炎性反应,其发生率约为 2%~4%。按感染部位可分为上、下尿路感染,下尿路感染主要指膀胱炎,上尿路感染主要指肾盂肾炎。轻者经积极处理短期即可好转,重症者如处理不当可转为慢性、反复发作、病情迁延不愈,甚至损伤肾功能。因此,护理人员应加强对产褥期妇女泌尿道管理,预防感染发生。

二、护理评估

(一)生理评估

1. 病因

(1)诱发因素:①女性尿道短而直,尿道口与阴道、肛门邻近,产褥期妇女抵抗力下降,导致病原体从尿道外口入侵造成上行感染;②分娩过程中,膀胱受胎儿先露部压迫、黏膜充血、水肿,容易发生膀胱炎;③分娩前后的导尿或多次阴道检查,无菌技术不严格,病原体入侵造成感染;④分娩时尿道因受压水肿,产后膀胱张力降低,以及产妇因会阴伤口疼痛不敢排尿,造成尿潴留而引发感染。

(2)病原体:主要为细菌所致,革兰阴性杆菌最为常见,其中以大肠杆菌最为多见,其次有变形杆菌、产气杆菌及葡萄球菌等。

(3)感染途径:主要为上行感染,即病原菌从尿道外口入侵,先达膀胱,随后再沿输尿管上行感染肾盂、肾盏。

2. 健康史　评估产妇既往是否有泌尿系统感染的病史。详细了解本次分娩经过,有无产程延长、导尿、会阴切开等情况,产后有无发生排尿困难和尿潴留,询问产后第 1 次自行排尿的时间及尿量。

3. 临床表现

(1)症状:尿路感染典型症状常发生在产后 2~3 天。炎症累及膀胱时,产妇通常有尿频、尿急、尿痛及下腹部疼痛,排尿时尿道口有烧灼感。有的产妇表现为尿潴留,下腹部胀痛不适。部分产妇可伴有低热,但通常无全身症状。肾盂肾炎多由下泌尿道感染上行所致,右侧多见,也可双侧同时受累。产妇除上述症状外,全身感染症状明显,寒战、高热伴有恶心、呕吐、肌肉酸痛等,单侧或双侧腰部疼痛。

(2)体征:膀胱炎时膀胱部位有压痛;肾盂肾炎的产妇体温常达 40℃,肋脊角区和季肋点压痛阳性,单侧或双侧肾区叩痛阳性。

4. 相关检查

(1)尿常规:可见脓细胞、白细胞、红细胞,可有蛋白尿、管型尿。

(2)尿细菌培养:中段尿细菌培养计数 $\geq 10^5/ml$。

(3)肾功能:血尿素氮及肌酐升高常提示肾功能受损。

5. 处理原则　卧床休息,积极控制感染,选用有效抗生素,保证液体摄入量及尿液通畅。

（二）心理社会评估

通过观察语言、行为，评估产妇的情绪和心理状态。由于产后泌尿系统感染带来的身体不适，产妇常会出现紧张、焦虑、烦躁、羞怯等负性情绪。

三、常见的护理诊断/医护合作性问题

1. 排尿障碍　与泌尿系统感染有关。
2. 体温过高　与产后急性肾盂肾炎有关。
3. 知识缺乏　缺乏预防尿路感染的知识。

四、护理措施

（一）一般护理

1. 急性期产妇应卧床休息，给予高营养、易消化、无刺激的饮食；保证足够的液体摄入，每日饮水 3000 ~ 4000ml，以达到冲洗尿道的目的。

2. 严密监测产妇生命体征的变化，观察尿次及尿量，评估有无尿急、尿痛、排尿困难、肾区疼痛等症状。检查子宫底高度、恶露量及膀胱充盈程度，如有尿潴留可于耻骨联合上方触及到凸起、胀满的膀胱。

（二）心理护理

讲解产后泌尿系统感染发生的原因及防治方法，鼓励产妇表达自己焦虑、紧张情绪，给予安慰和关心，以缓解其不良情绪。

（三）缓解症状的护理

1. 保持会阴部清洁　加强会阴伤口护理，大小便后进行会阴擦洗或冲洗，切口要单独擦拭，避免感染的尿液污染会阴伤口。

2. 正确执行医嘱　遵医嘱给予敏感抗菌药，同时要考虑到所用药物是否适合哺乳，注意药物用法、剂量及疗程，连续使用抗菌药直至症状完全消失，复查尿常规，必要时行尿培养直至确认为无菌。遵医嘱可口服碳酸氢钠碱化尿液，减轻尿路刺激征。必要时使用抗痉挛药和止痛药，以解除产妇不适。

（四）预防性措施及健康教育

1. 预防感染发生　正确处理产程，避免产程延长造成膀胱过度受压；产后及时检查产妇有无排尿困难及膀胱充盈过度的现象；鼓励产妇自解小便，如出现排尿困难，利用各种方法促进排尿，如提供排尿所需的隐蔽环境、协助下床如厕、听流水声、温水冲洗会阴、按压耻骨联合处等，每 4 小时 1 次定时排空膀胱，避免膀胱过度膨胀，需安插尿管时严格无菌操作。

2. 卫生知识宣教　指导产妇保证液体摄入量，养成定时排尿的习惯，避免膀胱过度膨胀；每次便后冲洗会阴以保持会阴部清洁。便后擦拭时应由前向后，以防尿道口被污染。

3. 出院指导　告知产妇坚持治疗避免转为慢性的重要性，正确使用抗生素。病情允许的情况下，鼓励产妇参与新生儿的护理，但应注意洗净双手，以免感染新生儿。

第三节　产褥期抑郁症

一、概述

产褥期抑郁症(postpartum depression,PPD)是指产妇在产褥期出现抑郁症状,是产后妇女最常见的一种精神综合征。产褥期抑郁症不仅严重影响产妇身心恢复,更破坏了家庭功能,还会对新生儿认知能力和行为发展造成不利影响。近年来发病呈上升趋势。

二、护理评估

(一) 生理评估

1. **病因**　尚不明确。目前认为,产褥期抑郁症的发生是多因素共同作用的结果。

(1)生物学因素:妊娠、分娩及产后神经内分泌的重大改变是引发产褥期抑郁症的生物学基础。有学者认为产后雌激素和孕激素水平急剧下降、胎盘类固醇分泌突然减退、皮质激素产后减少,都可能是促发产后抑郁的生物学因素。经历妊娠和分娩,机体精神紧张、疲乏,进一步促进了神经系统和内分泌功能的不稳定。

(2)心理因素:产褥期抑郁症易发生在性格内向、情绪不稳定、好强固执、以自我为中心、求全责备或遇事悲观、自信心差等性格特点的产妇身上,表明性格特征也是产褥期抑郁症发生的重要因素,孕产期各种不良刺激都可能引发产褥期抑郁症的发生。

(3)社会因素:社会支持系统不良是产后抑郁发生的一个重要因素。如:夫妻关系紧张、家庭不和睦、缺乏家人尤其是丈夫的关心和帮助、经济状况不佳,不仅是产后抑郁的促发因素,也是影响产妇心理康复的重要因素。

(4)产科因素:产时及产后并发症、难产、滞产、早产以及新生儿出生后健康状况不良等均可造成产妇身心损伤,进一步促使神经和内分泌状态不稳定,增加该病发生可能。

(5)遗传因素:有精神病家族史,特别是抑郁症家族史的产妇患病率高。

2. **健康史**　评估产妇有无抑郁症或其他精神疾患病史及家族史、孕期有无不良生活事件发生、本次妊娠及分娩的经过是否顺利、新生儿的健康状况、有无良好的支持系统及产妇的性格特征等。

3. **临床表现**　产褥期抑郁症通常在产后 2 周内发病,产后 4～6 周症状明显,约70% 的患者 1 年内可治愈。主要表现为:

(1)情绪异常:患者情绪消沉、压抑、沮丧、淡漠、悲观绝望,甚至焦虑、恐惧、易怒,有时表现为孤独、不愿参与社会活动或伤心、流泪。

(2)自我评价降低:常常内疚自责,对自己事事不满意;由于无法参与新生儿的护理,常有负罪感;对身边的人充满敌意。

(3)创造性思维受损:思维缓慢,联想困难,思考能力下降,言语减少。

(4)对生活丧失兴趣:感觉生活毫无意义,常常感到疲乏,丧失愉快感,不能料理家务,不愿见人,食欲不振,睡眠障碍,性欲减退。

(5)轻生或伤婴倾向:严重患者,会反复出现轻生的想法和行为,甚至会伤害新生儿。

4. **相关检查**　对产褥期抑郁症的判别通常采用心理测量量表进行初步筛查和评定。筛查工具可分为两类:一类是专门用于产褥期抑郁症的,如:爱丁堡产后抑郁量表

（Edinburgh postnatal depression scale，EPDS，见附录）、产后抑郁筛查量表（Postpartum depression screening scale，PDSS）；另一类是抑郁症筛查通用的，如 Beck 抑郁量表（Beck depression inventory，BDI）、抑郁自评量表（self-rating depression scale，SDS）、汉密顿抑郁量表（Hamilton depressive scale，HAMD）等。对筛查阳性的产妇需要再进行临床定式检查从而做出有效的诊断。

5. 处理原则　产褥期抑郁症治疗包括心理治疗和药物治疗。心理治疗为重要治疗手段，应制定并提供个体化的心理辅导。病情严重者，可配合抗抑郁药物进行治疗。

（二）心理社会评估

评估产妇的情绪变化、观察其行为方式，是否存在悲观、焦虑、情绪低落、自我照顾能力不足。观察母婴之间的接触和交流情况，了解产妇对分娩的感受及对新生儿的喜恶程度。评估产妇的人际交往能力与社会支持系统，了解产妇所处的环境，家人尤其是丈夫的支持、夫妻和婆媳等家庭关系是否和睦、产妇及家人对新生儿性别的看法、经济状况及产妇的性格等。

　知识链接

产褥期抑郁症的诊断标准

产褥期抑郁症尚无统一诊断标准。美国精神病学会（American Psychiatric Association，APA，1994 年）在《精神疾病的诊断与统计手册》（DSM-IV）中制定了以下标准：

1. 产后 2 周内出现下列 5 条或 5 条以上症状，必须具备（1）（2）两条

（1）情绪抑郁

（2）对全部或多数活动明显缺乏兴趣或愉悦

（3）体重显著下降或增加

（4）失眠或睡眠过度

（5）精神运动性兴奋或阻滞

（6）疲劳或乏力

（7）遇事皆感毫无意义或自罪感

（8）思维力减退或注意力不集中

（9）反复出现死亡想法

2. 在产后 4 周内发病

三、常见的护理诊断/医护合作性问题

1. 应对无效　与产妇的抑郁行为有关。
2. 自我认同紊乱　与自我评价降低有关。
3. 睡眠型态紊乱　与产后抑郁引起的睡眠障碍有关。
4. 家庭运作过程失常　与无法承担家庭角色有关。

四、护理措施

（一）一般护理

1. 营造一个安静、舒适的休息环境，保证产妇有良好的休息和充足的睡眠；给予高蛋白、高热量、高钙、易消化的汤汁饮食，保证营养的摄入和乳汁的分泌。

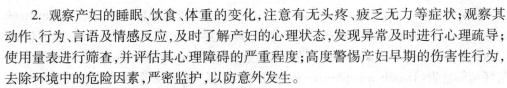

2. 观察产妇的睡眠、饮食、体重的变化，注意有无头疼、疲乏无力等症状；观察其动作、行为、言语及情感反应，及时了解产妇的心理状态，发现异常及时进行心理疏导；使用量表进行筛查，并评估其心理障碍的严重程度；高度警惕产妇早期的伤害性行为，去除环境中的危险因素，严密监护，以防意外发生。

（二）心理护理

1. 鼓励产妇表达内心感受 部分产妇及其家属对产褥期抑郁症认识不足，对产妇出现的异常情绪和反应没能引起重视。护理人员应向产妇和家属介绍产褥期抑郁症的原因及表现，使他们能够正确认识并看待这是非正常的表现，鼓励产妇倾诉心理问题，表达自己的内心感受，做好心理疏导。

2. 积极的自我评价 使患者认识到出现产后抑郁不是她们的过错，只要积极治疗不会给自己或婴儿带来严重的不良后果，以减轻其心理压力。轻症患者或恢复期，协助产妇参与护理新生儿，促进其母亲角色适应，培养产妇的自信心。

3. 及时有效地进行心理疏导 心理咨询和心理疏导是产褥期抑郁症的重要干预手段，应根据患者的个性特点、心理状态、发病原因给予个体化的心理辅导，指导产妇保持乐观的精神，调整好家庭中的各种关系，增加对他人的宽容和理解。

4. 做好家属的心理护理 向家属介绍孕产妇的生理、心理变化特点，讨论产后抑郁的相关问题。家属应多给予生活上的照顾和心理上的支持，满足产妇身心方面的需求，营造良好的家庭氛围。明确丈夫在帮助产妇心理应激过程中的角色，告知其妥善处理夫妻关系方面的具体问题，并允许其表达自己感受。

（三）用药护理

中、重度患者或心理治疗无效患者，应在专科医师指导下使用抗抑郁药物。应尽量不采用经乳汁排出的药物，临床首选 5- 羟色胺再吸收抑制剂和三环类抗抑郁药，使用时应注意观察用药疗效，加强药物管理。

（四）提供预防措施

产后抑郁不仅会严重影响产妇的身心健康，还可能会影响第二代的认知能力，因此，必须积极地进行预防，以减少其发生。

1. 加强围生期的保健 向孕妇宣传有关妊娠、分娩的知识及可能出现的不适，对有高危因素的孕妇给予足够的重视，及时做好心理保健工作，减轻孕妇对妊娠、分娩的紧张。

2. 降低分娩期的焦虑 分娩过程中，医护人员要耐心的指导、安慰，尤其对精神压力大、难产的产妇缓解其紧张恐惧的心理。对娩出早产儿、畸形儿、死胎等不良分娩结局的产妇，解释原因，允许其表达悲伤，给予更多的关心和精神支持。积极开展"导乐"和"陪伴"分娩新模式，以减轻产妇心理压力。

3. 重视产褥期保健 保证充足的睡眠和休息，避免过度劳累和过重的心理负担。产后情感脆弱，心理承受能力较低，护理人员一方面应帮助产妇了解产后的生理、心理变化及恢复过程，正确看待和处理产褥期的情绪变化；另一方面应取得家人更多的体谅和照顾。

4. 发挥家庭和社会支持作用 和睦的家庭关系和良好的社会支持可以为产褥期妇女提供心理支持和保护。指导产妇丈夫及家属在新生儿娩出后，仍需给予产妇足够的关心，避免产妇因家庭中心转移而感到失落。同时，鼓励产妇学会主动倾诉内心感受,寻求家人和朋友的帮助。

附录:爱丁堡产后抑郁量表

爱丁堡产后抑郁量表为自评量表,于产后 6 周内进行调查,共 10 项内容,每项内容 4 级评分,总分合计在 12～13 分者可能患有不同程度的抑郁。在过去 7 天内:

1. 我能看到事情有趣的一面,并笑得开心:

同以前一样	0 分	没有以前那么多	1 分
肯定比以前少	2 分	完全不能	3 分

2. 我欣然期待未来的一切:

同以前一样	0 分	没有以前那么多	1 分
肯定比以前少	2 分	完全不能	3 分

3. 当事情出错时,我会不必要地责备自己:

大部分时候这样	3 分	有时候这样	2 分
不经常这样	1 分	没有这样	0 分

4. 我无缘无故感到焦虑和担心:

一点也没有	0 分	极少有	1 分
有时候这样	2 分	经常这样	3 分

5. 我无缘无故感到害怕和惊慌:

相当多时候这样	3 分	有时候这样	2 分
不经常这样	1 分	一点也没有	0 分

6. 当很多事情冲着我而来,使我透不过气:

大多数情况我都不能应付	3 分	有时候我不能像平时那样应付	2 分
大多数时候我可以应付自如	1 分	一直都能应付得很好	0 分

7. 我很不开心,难以入睡:

大部分时候这样	3 分	有时候这样	2 分
不经常这样	1 分	没有这样	0 分

8. 我感到难过和悲伤:

大部分时候这样	3 分	经常这样	2 分
不经常这样	1 分	没有这样	0 分

9. 我很不开心,我哭泣:

大部分时候这样	3 分	经常这样	2 分
不经常这样	1 分	从不	0 分

10. 我想过要伤害自己:

经常这样	3 分	有时候这样	2 分
很少这样	1 分	从来没有	0 分

学习小结

1. 学习内容

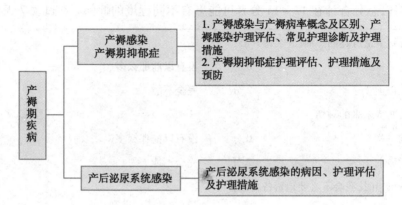

2. 学习方法

通过临床案例分析法学习产褥感染、产后泌尿系统感染及产褥期抑郁症的护理评估、常见护理诊断及护理措施等内容。学习中应注意产褥感染与产褥病率异同,同时重视产褥期相关疾病的预防性护理措施。

（黄海超）

复习思考题

1. 试述产褥感染的临床特点及如何早期发现产妇的感染征象。
2. 试述产褥期抑郁症的预防方法。

第十三章

生殖系统炎症妇女的护理

学习目的

通过学习外阴部炎症、阴道炎症、子宫颈炎症、盆腔炎性疾病及性传播疾病妇女的护理，掌握临床表现、相关检查、处理原则及护理措施，为护理生殖系统炎症妇女奠定基础。

学习要点

外阴部炎症、阴道炎症、子宫颈炎症、盆腔炎性疾病、性传播疾病临床表现、相关检查、处理原则及护理措施等。

女性生殖系统炎症是妇女的常见病和多发病，主要包括外阴炎、阴道炎、子宫颈炎、盆腔炎以及性传播疾病。炎症可局限于一个部位或多个部位同时受累，症状可轻可重，轻者无明显症状，重者引起败血症，甚至发生感染性休克死亡。女性生殖系统炎症不仅危害患者，还可危害胚胎、胎儿甚至新生儿及其配偶。因此，对女性生殖系统炎症应积极防治。

第一节　女性生殖系统炎症概论

一、概述

（一）女性生殖道的自然防御功能

女性生殖道的解剖和生理生化特点使健康妇女具有较完善的自然防御功能，一般不会引起炎症。其自然防御功能主要有以下几个方面：

1. 两侧大阴唇自然合拢，遮掩阴道口及尿道口，防止外界微生物污染。

2. 盆底肌的作用，阴道口闭合，阴道前后壁紧贴，防止外界微生物的侵入。

3. 阴道自净作用，阴道上皮受雌激素的影响增生变厚并增加细胞内糖原含量，阴道上皮细胞分解糖原为单糖，阴道乳杆菌将单糖转化为乳酸，维持阴道正常的酸性环境（pH≤4.5，多在3.8~4.4），使适应于弱碱性环境中繁殖的病原体生长受到抑制，称为阴道自净作用。

4. 宫颈内膜所分泌的黏液形成碱性的"黏液栓"，堵塞宫颈管并抑制嗜酸性病原体的活动和繁殖，且宫颈内口紧闭，有利于阻止病原体侵入。

5. 育龄妇女子宫内膜周期性剥脱，有利于消除宫腔内的感染。

6. 输卵管黏膜上皮细胞的纤毛向子宫腔方向摆动以及输卵管的蠕动,有利于阻止病原体的侵入。

虽然女性生殖道有较完善的防御功能,但由于外阴前与尿道毗邻,后与肛门相邻,局部潮湿,易受污染。阴道又是性交、分娩及各种宫腔操作的通道,容易受到损伤及外界病原体的感染。尤其在妇女月经期、妊娠期、分娩期和产褥期,机体免疫功能下降,自然防御功能更易遭到破坏,可导致生殖道炎症的发生。

（二）病原体

各种病原体均可侵入女性生殖道而致病。细菌多为化脓菌,如葡萄球菌、链球菌、大肠埃希菌、厌氧菌、变形杆菌、淋病奈瑟菌、结核杆菌等。原虫以阴道毛滴虫最为多见,其次为阿米巴原虫。真菌以假丝酵母菌为主。病毒以疱疹病毒、人乳头瘤病毒为多见。螺旋体多为苍白密螺旋体。衣原体常为沙眼衣原体。支原体是正常阴道菌群的一种,在一定条件下也可引起生殖道炎症。

（三）传播途径

1. 沿生殖道黏膜上行蔓延　病原体侵入外阴、阴道后,沿黏膜经宫颈、子宫内膜、输卵管黏膜至卵巢及腹腔。葡萄球菌、淋病奈瑟菌及沙眼衣原体多以此途径蔓延（图13-1）。

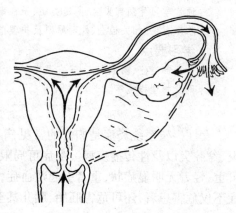

图 13-1　炎症经黏膜上行蔓延

2. 经淋巴系统蔓延　病原体如链球菌、大肠埃希菌、厌氧菌等,经外阴、阴道、宫颈及宫体创伤处的淋巴管侵入盆腔结缔组织及内生殖道而致炎症,此传播途径是产褥感染、流产后感染及宫腔操作后感染的主要传播途径（图13-2）。

3. 经血液循环蔓延　病原体先侵入人体的其他系统,再经血液循环感染生殖道。结核菌感染主要以此途径蔓延（图13-3）。

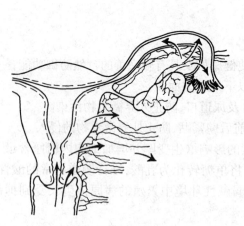

图 13-2　炎症经淋巴系统蔓延

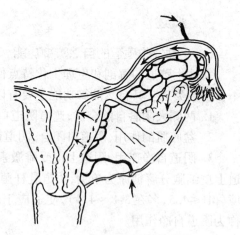

图 13-3　炎症经血行蔓延

4. 直接蔓延　腹腔其他脏器感染后,直接蔓延至内生殖道。如阑尾炎可直接蔓延引起右侧输卵管炎。

（四）性传播疾病

1. 概念 性传播疾病（sexually transmitted diseases，STD）指与性行为或性活动相关的疾病。

2. 范围 传统上的性病，是指通过生殖器性交传播的疾病，如梅毒、淋病、软下疳及腹股沟肉芽肿等，它们被称为"经典的性病"（venereal diseases，VD）。由于性传播疾病涵盖一些无症状感染，1999 年，世界卫生组织（WHO）建议将性传播疾病改为性传播感染（sexually transmitted infections，STI），指与性行为或性活动相关的感染。目前，我国需重点监测并做疫情报告的性传播疾病主要包括梅毒、淋病、艾滋病、非淋菌性尿道炎、尖锐湿疣、软下疳、性病性淋巴肉芽肿和生殖器疱疹等 8 种。其中，前 3 种疾病列为乙类传染病。

3. 传播途径

（1）直接传播：性交是 STD 主要传播方式，占 95% 以上。由于性行为的多样性如口交、肛交、触摸等，增加了 STD 传播的机会。

（2）间接传播：通过患者污染的衣物、被褥、便器、浴具等，可间接传播给易感人群。

（3）医源性传播：使用污染的医疗器械，可使 STD 交叉感染。如梅毒、艾滋病、乙肝等可通过输血或血液制品、器官移植、人工授精等传播。

（4）职业性传播：由于防护措施不严，医务人员或防疫人员工作时被污染的器械误伤而感染。

（5）母儿传播：孕妇一旦感染性传播疾病后，若未能及时诊治，妊娠时可通过垂直传播（母婴传播）使胎儿感染，导致流产、早产、死胎、死产。或分娩经产道传播，HIV还可通过母乳传播，感染新生儿。

（6）其他媒介传播：不注意饮食卫生，食用污染的食物；环境卫生不良、昆虫叮咬等可导致 STD 的传播。

4. 危害 STD 对人类危害极大，轻者威胁患者身心健康，重者造成不育、残疾和死亡。孕妇一旦感染性传播疾病后，若未能及时诊治，还可通过垂直传播感染胎儿、婴幼儿，贻害后代。STD 被认为是人类最常见的一组传染病，已导致当今世界严重的社会经济问题和公共卫生问题。

（五）炎症的发展与转归

1. 痊愈 患者抵抗力强、病原体致病力弱或得到及时、有效的治疗时，病原体完全被消灭，炎症很快被控制，炎性渗出物完全被吸收，称为痊愈。痊愈后组织结构、功能一般都可以恢复正常，不留痕迹。但如果坏死组织、炎性渗出物机化形成瘢痕或粘连，则组织结构和功能不能完全恢复，只是炎症的消失。

2. 转为慢性 炎症治疗不彻底、不及时或病原体对药物不敏感，身体防御功能和病原体的作用处于相持状态，则炎症长期存在。机体抵抗力强时，炎症可以被控制并逐渐好转。一旦机体抵抗力降低，慢性炎症可急性发作。

3. 扩散与蔓延 患者抵抗力低下、病原体作用强时，炎症可经各种途径扩散或蔓延到邻近器官。严重时可形成败血症而危及生命。

二、护理评估

（一）生理评估

1. **健康史** 询问患者的年龄、可能的发病诱因，询问月经史、婚育史、哺乳史、生殖系统手术史、性生活史，有无肺结核病史及糖尿病病史，有无吸毒史、输血史，有无接受大剂量雌激素治疗或长期应用抗生素治疗病史，有无宫腔内手术操作后、产后、流产后等感染史，采用的避孕或节育措施，个人卫生及月经期卫生保健。发病后有无发热、寒战、腹痛、阴道分泌物增多、阴道分泌物颜色和性质改变，有无排尿、排便的改变，外阴有无痒、痛、肿胀、灼热感等。了解患者对疾病的治疗经过和效果等。

2. **临床表现**

（1）外阴皮肤瘙痒、疼痛、烧灼，于活动、性交、排尿、排便时加重。

（2）白带异常：白带是由阴道黏膜渗出物、宫颈腺体及子宫内膜的分泌物混合而成，正常白带呈白色稀糊状或蛋清样，高度黏稠，无腥臭味，量少，对健康无不良影响。生殖系统炎症患者往往白带量、性状、气味发生改变。炎症患者常伴随的白带性状为黏液脓性、稀薄泡沫状、稠厚凝乳状、血性等类型。

（3）阴道出血：除正常月经外，患者生殖道任何部位，包括宫颈、阴道、处女膜、阴道前庭和外阴均可发生异常出血。应评估患者的出血量、出血时间（经间、经前、经后、性交后、停经后或绝经后）、伴随症状。外阴溃疡、阴道炎、宫颈炎、宫颈息肉、子宫内膜炎等可引起阴道出血。

（4）炎症扩散症状：当炎症扩散到盆腔时，可有腰骶部疼痛、盆腔部下坠痛，常在劳累、性交后及月经前后加剧。若有腹膜炎，则出现消化道症状如恶心、呕吐、腹胀、腹泻等。若有脓肿形成，则有下腹包块及局部压迫刺激症状。

（5）不孕：由于炎性分泌物不利于精子通过，或输卵管粘连堵塞、蠕动受限等，导致不孕。

（6）全身症状：精神不振、食欲减退、体重下降、乏力、头痛、四肢疼痛等。

3. **相关检查**

（1）妇科检查：仔细观察生殖道的局部变化，如外阴有无充血、肿胀、糜烂、溃疡、皮肤增厚或粗糙等情况，有无抓痕、压痛等情况，阴蒂、大小阴唇、肛门周围、尿道口、阴道口等部位有无乳头状疣、丘疹或斑疹等；观察阴道黏膜炎性改变情况，阴道后穹窿分泌物量及性状；观察宫颈充血、水肿、糜烂、肥大的程度，有无息肉、裂伤、外翻、宫颈腺囊肿及有无宫颈举痛等；双合诊和三合诊检查子宫体大小、位置、质地、活动及压痛情况；检查附件有无肿块、增粗、压痛，如扪及肿块，注意其位置、大小、质地、表面光滑与否、活动度、有无压痛，与子宫及盆壁关系等情况。

（2）实验室检查：阴道分泌物查找病原体，必要时做细菌培养。

（3）其他：宫颈刮片或分段诊刮术、阴道镜检查、聚合酶链反应（PCR）、局部组织活检、腹腔镜、B型超声检查等。

4. **处理原则**

（1）病因治疗：针对病因进行治疗或手术修补。针对病原体选用相应抗生素治疗，要求及时、足量、规范、彻底、有效使用。抗生素可经全身或局部使用，必要时加用辅助药物以提高疗效。

（2）局部治疗：热敷、坐浴、冲洗或熏洗等，也可用抗生素软膏局部涂抹。

（3）物理或手术治疗：物理治疗有微波、短波、超短波、激光、冷冻、离子透入（可加入各种药物）等，可以促进局部血液循环，改善组织营养状态，提高新陈代谢，以利炎症吸收和消退。手术治疗可根据情况选择经阴道、经腹部手术或腹腔镜手术，手术以彻底治愈为原则，避免遗留病灶有复发的机会。

（4）中药治疗：根据病情不同，选用清热解毒、清热利湿或活血化瘀的中药。

（二）心理社会评估

通过与患者接触、交谈，观察其行为变化，以了解患者情绪、心理状态的改变。多数患者在出现典型的临床症状后，出于无奈被迫就医。有些未婚或未育女性，常因害羞、恐惧、害怕遭人耻笑和遗弃等原因未及时就诊，或自行寻找非正规部门处理，以致延误病情。

三、常见的护理诊断/医护合作性问题

1. 不适　与外阴瘙痒、灼热、分泌物多有关。
2. 皮肤完整性受损　与炎性分泌物刺激引起局部瘙痒有关。
3. 疼痛　与局部炎性刺激有关。
4. 焦虑　与治疗效果不佳、不孕有关。
5. 知识缺乏　缺乏生殖系统炎症的防治知识和自我护理的技巧。

四、护理措施

（一）一般护理

炎症急性期患者应卧床休息，帮助其取合理体位；密切观察并详细记录患者生命体征、分泌物的量和性状、用药反应等情况；注意患者的个人卫生习惯，使其保持外阴清洁、干燥；指导患者便后会阴冲洗及擦洗的方法：由前向后、从尿道到阴道，最后到肛门；增加营养，进食高热量、高蛋白、高维生素、易消化饮食，增强体质，提高机体抵抗力；对发热患者，应鼓励其多饮水。

（二）心理护理

患者炎症部位处于隐私处，往往有害羞、不愿及时就医等心理，应向患者解释及时就医的重要性，鼓励坚持治疗和随访。对慢性患者要尊重、耐心倾听诉说，向其解释各种诊疗的目的、作用、方法、副反应和注意事项，与患者及家属共同讨论治护方案，减轻患者的恐惧和焦虑，获得家属的理解和支持。

（三）症状护理

急性盆腔炎性疾病患者，嘱其取半卧位，利于炎症局限和引流；发热患者，进行物理降温，及时观察降温效果，做好患者舒适护理，并记录；疼痛患者，指导其放松技巧，转移注意力，缓解不适；局部奇痒难忍患者，嘱其避免搔抓，遵医嘱使用止痒剂，促进患者舒适；若瘙痒及疼痛而出现睡眠困难的患者，应教会其诱导睡眠的技巧，必要时遵医嘱给予安眠药，提高患者的睡眠质量。

（四）健康教育

指导患者穿用棉质品内裤并勤换内裤，以减少局部刺激；患者治疗期间勿去公共浴池、游泳池、浴盆、浴巾等用具应消毒；禁止性生活；注意经期、孕期、分娩期和产褥期

的卫生;积极开展普查普治,指导患者定期妇科检查,及早发现异常,及早治疗;教会患者局部用药的方法,如坐浴、阴道塞药等。并向患者讲解有关药物的作用、副反应,使其明确各种不同剂型药物的用药途径,以保证疗程和疗效;向患者及其家属讲解常见妇科炎症的病因、诱发因素与患者和家人共同讨论适用于个人及家庭的防治措施,并鼓励其使用。

第二节　外阴部炎症

一、非特异性外阴炎

(一)概述

非特异性外阴炎(non-specific vulvitis)是由物理、化学因素而非病原体所致的外阴皮肤或黏膜的炎症,是妇科最常见的疾病。此类外阴炎以大、小阴唇为多见,可发生于各年龄段。

(二)护理评估

1. 生理评估

(1)病因:由于外阴与尿道、肛门、阴道相邻,经常受到经血、阴道分泌物、尿液及粪便等刺激,如不注意外阴皮肤的清洁,则易引起外阴炎;此外,糖尿病患者糖尿刺激、粪瘘患者粪便刺激以及尿瘘患者尿液长期浸渍等,均可引起外阴炎;另外,外阴部暴露于外,与外界接触较多,特别是穿紧身化纤内裤、经期所使用卫生巾导致局部通透性差、局部潮湿,均可引起非特异性外阴炎。

(2)健康史:询问本次发病的原因及可能的诱因,评估患者外阴皮肤及用药情况,了解其睡眠、活动、饮食以及对疾病相关知识的认识。

(3)临床表现

1)症状:外阴皮肤瘙痒、疼痛、红肿、灼热感,于性交、活动、排尿、排便时加重。病情严重时形成外阴溃疡而致行走不便。

2)体征:妇科检查可见局部充血、肿胀、糜烂,常有抓痕,严重者形成溃疡或湿疹。慢性炎症者,外阴局部皮肤或黏膜增厚、粗糙、皲裂,甚至苔藓样变。

(4)处理原则:包括消除病因和局部积极治疗。

1)病因治疗:积极寻找病因并及时积极治疗,如由糖尿病尿液刺激引起的外阴炎,应及时治疗糖尿病,由尿瘘、粪瘘引起的外阴炎则应及时行修补术。

2)局部治疗:可用高锰酸钾液或0.1%聚维酮碘液坐浴,坐浴后涂抗生素软膏或紫草油。或用清热解毒中药水煎熏洗外阴部,1~2次/日。急性期可用微波或红外线局部照射等物理治疗。

2. 心理社会评估　评估患者有无害羞、恐惧、害怕遭人耻笑等心理反应,有无影响睡眠、性生活等情况。

(三)常见的护理诊断/医护合作性问题

1. 不适　与外阴瘙痒、灼热、分泌物多有关。

2. 皮肤完整性受损　与炎性分泌物刺激引起局部瘙痒有关。

3. 睡眠型态紊乱　与局部瘙痒不适、疼痛、焦虑有关。

4. 知识缺乏　缺乏外阴炎的防治知识。

（四）护理措施

1. 用药护理　教会患者正确的坐浴方法,包括坐浴液的配制、坐浴液的温度、坐浴时间及注意事项。坐浴液的配制:取高锰酸钾结晶加温开水配成 1:5000 高锰酸钾溶液,肉眼观为淡玫瑰红色;坐浴液的温度为 40～42℃;每次坐浴的时间为 15～30 分钟,每日 2 次。注意事项:①坐浴液的浓度应严格按比例配制,浓度过高可致皮肤、黏膜灼伤,浓度过低则影响治疗效果;②坐浴时使会阴部完全浸没于溶液中;③月经期、阴道流血禁止坐浴。

2. 健康教育　指导患者保持好个人卫生,保持外阴部的清洁、干燥,尤其是经期、孕期、分娩期及产褥期的卫生。治疗期间忌酒及辛辣或过敏食物。严禁局部搔抓,宜用温水洗外阴部,勿用刺激性药物或肥皂擦洗。外阴溃破者必须预防继发感染,使用柔软无菌会阴垫,减少摩擦和混合感染的机会。穿纯棉内裤并勤更换。

二、前庭大腺炎

（一）概述

前庭大腺炎(bartholinitis)指病原体侵入前庭大腺使腺管开口部阻塞而引起的炎症。前庭大腺位于两侧大阴唇后 1/3 深部,直径约 0.5～1.0cm,出口管长约 1.5～2.0cm,腺管开口于处女膜与小阴唇之间。由于其解剖部位的特点,在性交、分娩等情况污染外阴部时易发生炎症。育龄妇女多见,幼女及绝经后妇女少见。

（二）护理评估

1. 生理评估

(1)病原体:前庭大腺炎的病原体为葡萄球菌、链球菌、大肠杆菌、肠球菌等,随着性传播疾病发病率的增加,淋病奈瑟菌及沙眼衣原体已成为常见病原体。炎症急性发作时,病原体首先侵犯腺管,导致前庭大腺导管炎,腺管口因肿胀或渗出物凝聚而阻塞,脓液不能外流、积存而形成脓肿,称前庭大腺脓肿;当急性炎症消退后,腺管口粘连闭塞,分泌物不能排出,脓液逐渐转为清液而形成前庭大腺囊肿。

(2)临床表现

1)症状:炎症多发生于一侧,初起时局部肿胀、疼痛、灼烧感,行走不便,有时大小便困难;若囊肿小者为无明显自觉症状,囊肿大者则外阴有坠胀感或性交不适;若脓肿形成时,疼痛加剧,可出现发热等全身症状。

2)体征:可见外阴局部皮肤红肿、压痛明显。囊肿大小不等,多呈椭圆形,向大阴唇外侧明显隆起;当脓肿形成时,表面皮肤发红、变薄,可触及波动感,周围组织水肿,腹股沟淋巴结有不同程度的增大。

(3)处理原则

1)急性期治疗:选用敏感抗生素抗感染,局部可用清热解毒中药热敷或用 1:5000 高锰酸钾坐浴。

2)手术治疗:当脓肿形成后可切开引流并做造口术;若囊肿直径 <3cm 可采用 CO_2 激光行囊肿造口术,取代以前的囊肿剥离术。

2. 心理社会评估　评估患者的心理压力和社会支持系统情况。如有无怕痛和害羞而未能及时诊治的心理障碍,囊肿或脓肿形成需手术而出现害怕及紧张等心理反应。

（三）常见的护理诊断/医护合作性问题

1. 不适　与发热、疼痛有关。

2. 组织完整性受损　与手术或脓肿破溃有关。

（四）护理要点

炎症急性期患者应卧床休息；保持会阴部清洁、干燥；教会患者局部用药的方法；遵医嘱给予抗生素及止痛剂，密切观察病情变化；脓肿或囊肿切开引流后，应行外阴擦洗，每日 2 次。

三、前庭大腺囊肿

前庭大腺囊肿（bartholin cyst）是由于前庭大腺腺管开口部阻塞，分泌物积聚于腺腔而形成。

（一）护理评估

1. 病因　引起前庭大腺腺管阻塞的原因包括：①前庭大腺脓肿消退后，腺管阻塞，脓液吸收后由黏液分泌物所代替；②先天性腺管狭窄或腺腔内黏液浓稠分泌物排出不畅，导致囊肿形成；③前庭大腺管损伤，如分娩时会阴与阴道裂伤后瘢痕阻塞腺管口，或会阴后- 侧切开术损伤腺管。前庭大腺囊肿可继发感染，形成脓肿并反复发作。

2. 临床表现

（1）症状：前庭大腺囊肿多由小逐渐增大，囊肿多为单侧，也可有双侧。囊肿小且无感染时，患者可无自觉症状，常于妇科检查时发现；囊肿增大时，可有外阴坠胀感或性交不适。

（2）体征：检查时可见囊肿多呈椭圆形，大小不等，位于外阴部后下方，可向大阴唇外侧突起。

3. 处理原则　行前庭大腺囊肿造口术，该方法简单、损伤小，术后还能保留腺体功能。手术方法还可采用 CO_2 激光或微波行囊肿造口术。

（二）护理要点

同前庭大腺炎患者的护理。

第三节　阴道炎症

一、滴虫阴道炎

滴虫阴道炎（trichomonal vaginitis）是由阴道毛滴虫感染引起的阴道炎。阴道毛滴虫适宜在温度 25 ~ 40℃ 、pH 5.2 ~ 6.6 的潮湿环境中生长，在普通肥皂水中也能生存45 ~ 120 分钟。滴虫不仅寄生于阴道，还侵入尿道或尿道旁腺，甚至膀胱、肾盂以及男性的包皮皱褶、尿道或前列腺中。女性月经前后、妊娠期、产后等阴道环境改变，易于滴虫生长繁殖，引起炎症发作。

（一）概述

阴道毛滴虫为厌氧可活动的原虫，呈梨形，体积约为多核白细胞的 2 ~ 3 倍，其顶端有 4 根鞭毛，体侧有波动膜，后端尖并有轴柱凸出，无色透明如水滴（图 13-4）。

传播途径:①直接传播:经性交传播为主要途径。由于男性感染滴虫后常无症状,易成为感染源;②间接传播:经公共浴池、浴盆、浴巾、游泳池、坐式便器、衣物、污染的器械及敷料等传播。

（二）护理评估

1. 生理评估

（1）健康史:了解患者个人卫生习惯、性伴侣以及发病后接受治疗的过程及效果。询问患者白带有无异常、外阴瘙痒等情况。

（2）临床表现

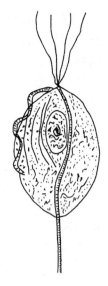

图13-4　阴道毛滴虫

1）症状:潜伏期为4~28日,25%~50%患者早期无症状。典型症状是外阴瘙痒及阴道分泌物呈稀薄泡沫状白带且增多,瘙痒部位主要为阴道口及外阴,间或有灼热、疼痛等。若尿道口有感染,可有尿频、尿痛,有时出现血尿。阴道毛滴虫能吞噬精子,可致不孕。

2）体征:可见阴道黏膜充血,严重者有散在出血斑点,宫颈甚至有出血点,形成"草莓样"宫颈,后穹窿有白带较多,稀薄脓性,呈泡沫状,有臭味。

（3）相关检查:在阴道分泌物中找到滴虫即可确诊。采用0.9%氯化钠溶液湿片法。若多次湿片法未找到滴虫的可疑患者可送培养,准确率为98%左右。

（4）处理原则:切断传染途径,杀灭阴道毛滴虫,恢复阴道正常pH值,保持阴道自净功能。采用全身及局部联合用药为佳。主要治疗口服药物为甲硝唑和替硝唑,以及甲硝唑泡腾片阴道上药。

2. 心理社会评估　外阴不适涉及患者隐私部位,同时对阴道炎缺乏认识和相关知识,心理常常有不安、焦虑、羞涩等不良情绪。评估时还应注意家属对其患病情况的理解与配合程度。

（三）常见的护理诊断/医护合作性问题

1. 不适　与外阴瘙痒、灼热、分泌物多有关。

2. 知识缺乏　缺乏防治滴虫阴道炎的相关知识。

（四）护理措施

1. 指导患者配合检查　拟做阴道分泌物检查,嘱患者取分泌物前24~48小时避免性交、阴道灌洗或局部用药。分泌物取出后应及时送检并注意保暖,否则滴虫活动力减弱,造成辨认困难。

2. 指导患者正确用药　初次治疗可选用甲硝唑或替硝唑2g,单次口服;或甲硝唑400mg,每日2次,连续7日。服用甲硝唑的患者,应嘱其勿空腹服用,因甲硝唑有恶心、呕吐、食欲减退等胃肠道反应,若出现头痛、皮疹、白细胞减少等情况应立即报告医生并停药。此外,由于甲硝唑抑制酒精在体内氧化而产生有毒的中间代谢产物,故甲硝唑用药期间及停药24小时内以及替硝唑用药期间及停药72小时内禁酒。对采用甲硝唑泡腾片阴道上药者,应先用1%乳酸液或0.1%~0.5%醋酸液冲洗阴道,以改善阴道内环境,提高疗效。另外,甲硝唑可透过胎盘到达胎儿体内,亦可从乳汁中排泄,故孕20周前或哺乳期患者禁用。

3. 健康教育　向患者宣传坚持按照医嘱正规治疗的重要性。滴虫阴道炎常于月

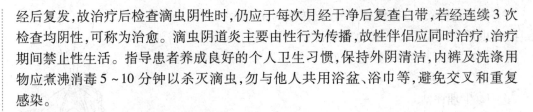

经后复发,故治疗后检查滴虫阴性时,仍应于每次月经干净后复查白带,若经连续3次检查均阴性,可称为治愈。滴虫阴道炎主要由性行为传播,故性伴侣应同时治疗,治疗期间禁止性生活。指导患者养成良好的个人卫生习惯,保持外阴清洁,内裤及洗涤用物应煮沸消毒5~10分钟以杀灭滴虫,勿与他人共用浴盆、浴巾等,避免交叉和重复感染。

二、外阴阴道假丝酵母菌病

（一）概述

外阴阴道假丝酵母菌病(vulvovaginal candidiasis,VVC)是常见的外阴、阴道炎,也曾称外阴阴道念珠菌病。其病原体主要为白假丝酵母菌,其次为光滑假丝酵母菌及近平滑假丝酵母菌等。假丝酵母菌适宜在酸性环境中生长,有利于感染的阴道 pH 值多在 4.0~4.7。假丝酵母菌对热的抵抗力不强,加热至 60℃1 小时即可死亡,但对于干燥、日光、紫外线及化学制剂的抵抗力较强。

传播途径:①内源性传染:是外阴阴道假丝酵母菌病的主要传播途径,假丝酵母菌寄生于阴道、口腔及肠道内,这三个部位的假丝酵母菌可互相传染,当条件适宜可引起感染;②直接传染:少部分患者可通过性生活传播;③间接传染:通过接触感染的衣物等传播。

（二）护理评估

1. 生理评估

（1）病因:假丝酵母菌为机会致病菌,正常情况下阴道内菌量极少,呈酵母相,并不引起症状。当阴道内糖原增加、酸度增高、局部细胞免疫力下降,适合假丝酵母菌的繁殖并转为菌丝相,才引起炎症,常见的诱发因素有妊娠、糖尿病、大量应用免疫抑制剂及广谱抗生素等。此外,应用避孕药、穿紧身裤及肥胖,后者可使会阴局部温度及湿度增加,假丝酵母菌易于繁殖而引起感染。

（2）健康史:询问患者有无与外阴阴道假丝酵母菌病接触史,有无存在致病的诱发因素以及临床症状等。

（3）临床表现

1）症状:主要症状为外阴瘙痒难忍、灼痛,阴道分泌物增多。严重者坐卧不宁,可伴有尿痛及性交痛。

2）体征:妇科检查可见外阴皮肤抓痕,小阴唇内侧及阴道黏膜附有白色膜状物,擦除后露出红肿黏膜面,炎症急性期可见黏膜糜烂或溃疡。典型白带特征为白色稠厚呈凝乳或豆腐渣样。

（4）相关检查:在阴道分泌物中找到假丝酵母菌或芽生孢子即可确诊。可用10%氢氧化钾溶液湿片法或 0.9%氯化钠溶液湿片法。具体方法:取 1 滴 10%氢氧化钾溶液置于玻片上,将少许阴道分泌物与之混匀,在显微镜下可见孢子及假菌丝,也可将涂片用革兰氏染色后进行镜检。对有症状而涂片检查为阴性者可采用培养法。pH 测定具有重要的临床意义,如 pH<4.5,单纯假丝酵母菌感染的可能性较大,如 pH>4.5,则混合感染的可能性较大。

（5）处理原则:消除诱发因素,全身及局部用药相结合。选用氟康唑、伊曲康唑等药物口服以及咪康唑、克霉唑、制霉菌素等栓剂阴道上药。

2. 心理社会评估　外阴不适涉及患者隐私部位,同时患者对阴道炎缺乏认识和相关知识,常常有不安、焦虑、羞涩等不良情绪。评估时还应注意家属对其患病情况的理解与配合程度。另外,此类阴道炎常常反复发作、发病顽固,故患者心理方面会出现烦躁、治疗依从性较差等情况。

（三）常用的护理诊断/医护合作性问题

1. 不适　与外阴瘙痒、灼热、分泌物多有关。

2. 皮肤完整性受损　与炎性分泌物刺激引起局部瘙痒有关。

（四）护理措施

基本同滴虫阴道炎患者的护理,但也有该类疾病的护理特点。

1. 用药护理　教会患者正确的阴道冲洗及局部用药方法。为改变阴道 pH 值,提高治疗效果,在阴道用药前,应先用 2% ~ 4% 碳酸氢钠液冲洗阴道,注意经期禁用。咪康唑栓剂,每晚 1 粒（200mg）,连用 7 日或克霉唑栓剂,每晚 1 粒（150mg）,连用 7 日或制霉菌素栓剂,每晚 1 粒（10 万 U）,连用 10 ~ 14 日,塞入阴道深部;对于不能耐受局部用药或未婚妇女或不愿采用局部用药者,可口服氟康唑 150mg,顿服;如妊娠期合并假丝酵母菌病者,为避免胎儿感染,应坚持局部治疗,甚至到妊娠 8 个月,可用药物如克霉唑栓剂,7 日为一个疗程;禁用口服唑类药;对有症状的性伴侣应进行假丝酵母菌病的检查和治疗,预防女性重复感染。

2. 健康教育　积极治疗糖尿病以消除诱因。正确使用抗生素、雌激素及皮质类固醇激素,必要时停药。指导患者做好自我护理,调畅情志,注意个人卫生,保持外阴清洁,勤换内裤,内裤及清洗会阴用的小毛巾应煮沸 5 ~ 10 分钟（假丝酵母菌不耐热）,清洁外阴用的盆或浴盆等应消毒,避免重复感染。治疗期间应避免性生活或正确使用避孕套。如症状持续存在或诊断后 2 个月内复发者,需再次复诊。

三、萎缩性阴道炎

（一）概述

萎缩性阴道炎（atrophic vaginitis）是绝经后因阴道局部抵抗力低下,致病菌感染所致的阴道炎,严重时可引起阴道狭窄甚至闭锁。常见于自然绝经或人工绝经后妇女,也可见于产后闭经或药物假绝经治疗的妇女。

（二）护理评估

1. 生理评估

（1）病因:绝经后的老年妇女,由于卵巢功能衰退,雌激素水平降低,阴道壁萎缩,黏膜变薄,阴道黏膜上皮细胞内糖原含量减少,阴道的酸度降低（有的甚至降为中性）,局部抵抗力降低,致病菌容易入侵并大量繁殖引起炎症,此即为萎缩性阴道炎,即人们习惯称谓之老年性阴道炎,绝经后妇女有 30% 患有此症。此外,手术切除双侧卵巢、卵巢功能早衰、盆腔放疗后、长期闭经、长期哺乳等均可引起本病发生。

（2）健康史:询问患者有无绝经及卵巢切除术史,评估患者阴道分泌物的性状及伴随症状。

（3）临床表现

1）症状:主要症状为阴道分泌物增多及外阴瘙痒、灼热不适。阴道分泌物稀薄,呈淡黄色,严重者呈血样脓性白带。

2)体征:妇科检查见阴道呈萎缩性改变,上皮萎缩,皱襞消失,上皮平滑、菲薄。阴道黏膜充血,常伴有小出血点,严重者可出现浅表小溃疡。

(4)相关检查:取阴道分泌物检查,显微镜下见大量基底层细胞及白细胞而无滴虫及假丝酵母菌。对分泌物异常或阴道出现病变者,应与生殖道恶性肿瘤鉴别,需做局部刮片或病理组织学检查。

(5)处理原则:补充雌激素以增加机体及阴道抵抗力,采用抗生素抑制致病菌生长。可选用替勃龙、诺氟沙星口服或雌三醇软膏阴道上药。

2. 心理社会评估　外阴不适涉及患者隐私部位,同时对此类阴道炎缺乏认识和相关知识。另外,此类疾病常常反复发作、久治不愈,故患者心理往往有不安、焦虑、羞涩、烦躁、治疗依从性较差等情况。评估时还应注意家属对其患病情况的理解与配合程度。

(三)常见的护理诊断/医护合作性问题

1. 不适　与外阴瘙痒、白带增多、疼痛有关。

2. 有感染的危险　与局部分泌物增多、黏膜受损有关。

(四)护理措施

1. 用药护理　指导患者局部用药方法,用药前洗净双手及会阴,消毒器具,以减少感染的机会。自己用药有困难者,指导其家属协助用药或由医务人员帮助使用。为增加阴道酸度,抑制细菌繁殖,可用1%乳酸液或0.1%~0.5%醋酸液冲洗阴道,冲洗后用甲硝唑或诺氟沙星或中药保妇康栓等于阴道上药,或可用雌三醇软膏局部涂抹,每日1~2次,连用14日。全身用药可选用替勃龙,每次2.5mg,每日1次。

2. 健康教育　对围绝经期、老年妇女积极宣传有关保健知识,使其掌握萎缩性阴道炎的预防措施及方法。加强营养,提高机体抵抗力。保持会阴部清洁并勤换内裤。指导卵巢切除、卵巢功能早衰、盆腔放疗后的患者给予激素替代疗法。

知识链接

细菌性阴道炎

细菌性阴道炎(bacterial vaginosis,BV)为阴道内正常菌群失调引起的混合感染。好发于性活跃妇女。其原因尚不清楚,可能与多个性伴侣、性交频繁及用碱性液灌洗阴道有关。临床症状为患者阴道分泌物增多,呈灰白色、稀薄、均匀一致、鱼腥臭味白带,伴外阴瘙痒。体征可见分泌物黏附于阴道壁,易拭去,但阴道黏膜无充血。处理原则为选择抗厌氧菌药物,主要有甲硝唑、替硝唑和克林霉素口服或局部用药。妊娠合并本病可致羊膜绒毛膜炎、胎膜早破及早产,需进行治疗。

第四节　子宫颈炎症

一、概述

子宫颈炎症(cervicitis)是妇科常见疾病之一,分为子宫颈阴道部炎症和子宫颈管黏膜炎症两种。由于宫颈管黏膜为单层柱状上皮,其抗感染能力较差,故该部位易发生感染。另外,因子宫颈阴道部鳞状上皮与阴道鳞状上皮相延续,故阴道炎症均可引起子宫颈阴道部炎症。受分娩、性交及宫腔操作等影响,临床上以急性宫颈管黏膜炎为多见。由于急性子宫颈炎大部分患者无症状或不典型,故急性子宫颈炎往往得不到及时诊治或病原体持续存在,而形成慢性子宫颈炎症。因此,本节主要介绍慢性子宫颈炎。

二、护理评估

(一)生理评估

1. 病因　慢性子宫颈炎(chronic cervicitis),习称慢性宫颈炎,多由急性子宫颈炎(acute cervicitis)转化而来,常因急性子宫颈炎未及时诊治或治疗不彻底,病原体持续隐藏于子宫颈黏膜形成慢性炎症。多见于分娩、流产或手术损伤宫颈后,病原体侵入引起感染,也可由卫生不良或雌激素缺乏,局部抵抗力降低所致。

2. 病理　慢性子宫颈炎的病理改变通常分为以下几种类型:

(1)慢性子宫颈管黏膜炎:又称宫颈管炎,因宫颈管黏膜皱襞较多,一旦感染后容易形成持续性子宫颈管黏膜炎,表现为宫颈管黏液或脓性分泌物增多,且易反复发作。单纯慢性宫颈管炎宫颈阴道部外观光滑,仅见宫颈外口有脓性分泌物堵塞,有时宫颈管黏膜增生向外口突出,可见宫颈口充血发红。

(2)子宫颈肥大:由于慢性炎症的长期刺激,宫颈组织充血、水肿,腺体和间质增生,还可能在腺体深部有黏液潴留形成囊肿,使宫颈呈不同程度的肥大。由于纤维结缔组织增生,使宫颈硬度增加。

(3)子宫颈息肉:慢性炎症长期刺激使宫颈管腺体和间质局部增生,并向宫颈外口突出而形成息肉。息肉可单发,也可多发,色红、呈舌形、质软而脆,易出血,蒂细长。由于宫颈炎症持续刺激,摘除息肉后仍可复发。

> **知识链接**
>
> ### 宫颈糜烂和子宫颈腺囊肿
>
> "宫颈糜烂"是慢性子宫颈炎最常见的一种病理改变。子宫颈外口处的子宫颈阴道部外观呈细颗粒状的红色区,阴道镜下所见宽大的转化区,肉眼所见红色区,因柱状上皮菲薄无法覆盖其下间质透出为红色,这种情况称之为"宫颈糜烂"。但"宫颈糜烂"与病理学上的上皮溃疡、缺失所致的真性糜烂不一致,也不等同于间质出现慢性炎细胞浸润。因此,子宫颈糜烂改变只是一个临床征象。子宫颈腺囊肿(Naboth cyst)是子宫颈转化区内鳞状上皮取代柱状上皮时,因新生的鳞状上皮覆盖子宫颈腺管口或伸入腺管,将腺管口阻塞;也由于子宫颈局部损伤或子宫慢性炎症使腺管变窄,腺体分泌物引流受阻、潴留形成囊肿。

3. 健康史　询问婚育史,有无阴道分娩、妇科手术等造成的宫颈损伤。有无白带增多,病程时间,治疗过程及效果。

4. 临床表现

(1)症状:慢性子宫颈炎多无症状,就诊患者可表现为阴道分泌物增多,呈淡黄色或脓性,或血性白带或性交出血或月经间期出血,偶有分泌物刺激引起外阴瘙痒或不适。也可有腰骶部酸痛、盆底下坠痛等。宫颈黏稠脓性分泌物不利于精子穿过,可致不孕。

（2）体征：妇科检查可见宫颈有不同程度糜烂样改变，或有宫颈肥大，有时可见息肉，宫颈口可见黄色脓性分泌物增多。

5. 相关检查 常规做宫颈刮片细胞学检查，以鉴别早期子宫颈癌；行宫颈活组织检查，必要时协助明确诊断。

6. 处理原则 在排除早期宫颈癌基础上，不同病变采取不同治疗方法。目前，临床以局部治疗为主，最常用方法是物理治疗如激光、冷冻、微波等。如糜烂样改变者，若仅为生理性柱状上皮异位则无需处理；而对于糜烂样改变且伴有分泌物增多、乳头状增生或接触性出血者，可给予局部物理治疗；子宫颈息肉者，需行息肉摘除术，术后将切除物送病理行组织学检查。

（二）心理社会评估

评估患者出现症状后的情绪变化、思想压力及心理反应，同时也要关注家属对其的理解与配合。

三、常见的护理诊断/医护合作性问题

1. 组织完整性受损 与宫颈上皮糜烂样改变、炎症刺激有关。
2. 焦虑/恐惧 与害怕有癌前病变有关。
3. 知识缺乏 缺乏慢性宫颈炎的防治及自我护理的相关知识。

四、护理措施

（一）一般护理

注意会阴部护理，减轻局部摩擦，保持会阴部清洁、干燥；遵医嘱及时、足量、规范应用具有针对性的抗生素。

（二）心理护理

为患者耐心解释宫颈炎的病因、临床表现、处理原则及注意事项，解除焦虑和担心，鼓励患者积极配合治疗。允许患者表达心理感受，并给予心理支持。

（三）物理治疗注意事项

1. 治疗前行子宫颈癌筛查。
2. 有急性生殖道炎症者列为禁忌。
3. 治疗时间选择月经干净后 3~7 日内进行。
4. 保持会阴部清洁，在创面尚未愈合期间（4~8 周）禁止性生活、盆浴及阴道冲洗。
5. 物理治疗后阴道分泌物增多，甚至有大量黄水流出，术后 1~2 周痂脱落时可有少量出血，如出血量多者，应及时就医处理。
6. 物理治疗会引起子宫颈狭窄、不孕及感染，一般于两次月经干净后 3~7 日复查，复查时观察创面愈合情况、有无子宫颈管狭窄。

（四）预防措施

注重宫颈炎的治疗；妇科检查须定期进行，及时治疗急性子宫颈炎症并力争痊愈；提高助产技术，避免分娩时或器械损伤宫颈；应及时正确缝合宫颈裂伤。

（五）健康教育

向患者讲解疾病的相关知识，使其调整心态，缓解焦虑、恐惧等心理反应，积极配

合治疗;应告知治疗后症状持续存在的患者随诊。对持续子宫颈炎症患者应进行全面评估,寻找原因,完善治疗方案;指导患者做好会阴部清洁;定期进行妇科检查,以早期发现癌前病变。

第五节 盆腔炎性疾病

 案例引导

患者,女,28 岁,因"下腹痛及发热 2 日"入院。入院时,呈急性面容,下腹部有压痛、反跳痛及肌紧张。妇科检查:阴道充血,有大量脓性分泌物,有臭味;宫颈充血、水肿、举痛;后穹窿饱满触痛,宫体及宫旁压痛明显。T 39℃、P 90 次/分、R 20 次/分。实验室检查:WBC 10×10^9/L,中性粒细胞90%。

根据以上资料,请回答:
1. 该患者最可能的临床诊断。
2. 该类患者常见的护理诊断及护理措施。

一、概述

盆腔炎性疾病(pelvic inflammatory disease,PID)为妇科常见疾病,是指女性上生殖道的一组感染性疾病,主要包括子宫内膜炎、输卵管炎、输卵管卵巢脓肿、盆腔腹膜炎,最常见的是输卵管炎和输卵管卵巢炎。炎症可局限于一个部位,也可以同时累及几个部位,盆腔炎性疾病常发生在育龄妇女,很少发生在初潮前、无性生活和绝经后妇女。盆腔炎性疾病若未能及时诊治或彻底治疗,可引起不孕、输卵管妊娠、慢性盆腔痛及炎症反复发作等盆腔炎性疾病后遗症,会对妇女生殖健康造成严重影响,且增加家庭与社会经济负担。

二、护理评估

(一)生理评估

1. 病因 女性生殖道具有较为完善的自然防御功能,机体在体内生物菌群能够保持生态平衡且具有一定抵抗力和防御功能的情况下,一般并不引起炎症。但当自然防御功能遭到破坏、机体免疫力下降、内分泌发生变化及病原体侵入时,即可导致炎症发生。引起盆腔炎性疾病的病原体有内源性和外源性两类,内源性病原体为寄居于阴道内的微生物群,包括需氧菌及厌氧菌,可单独引起感染,但通常以混合感染多见;外源性病原体主要是性传播疾病的病原体。在我国,淋病奈瑟菌及沙眼衣原体引起的盆腔炎性疾病明显增加。病原体可由下生殖道炎症沿生殖道黏膜上行蔓延,或经外阴、阴道、宫颈及宫体创伤处的淋巴管经淋巴系统蔓延,或病原体侵入人体其他系统,经血循环传播感染,或因腹腔其他脏器感染后直接蔓延至内生殖器,如阑尾炎引起右侧输卵管炎。

2. 高危因素 盆腔炎性疾病的高危因素包括以下 7 个方面:

(1)年龄:资料显示,盆腔炎性疾病的好发年龄为 15～25 岁。年轻女性之所以好发盆腔炎性疾病可能与频繁性活动、生理性宫颈柱状上皮移位及宫颈黏液机械性防御

笔记

功能低下有关。

（2）不良性行为：盆腔炎性疾病多发生在性活跃期女性，特别是初次性交年龄较小、有多个性伴侣、性交过频及性伴侣有性传播疾病者。

（3）下生殖道感染：盆腔炎性疾病与一些下生殖道感染密切相关，如淋病奈瑟菌性子宫颈炎、衣原体性子宫颈炎以及细菌性阴道病等。

（4）宫腔内操作：如刮宫术、输卵管通液术、子宫输卵管造影术、宫腔镜检查等，由于术中所致生殖道黏膜损伤或消毒不严格等，可导致下生殖道内源性病原体上行感染。

（5）个人卫生不良：性卫生不良如经期性交、不注意性卫生或经期不良如使用不洁月经垫等，均可导致炎症。

（6）邻近器官炎症直接蔓延：如阑尾炎、腹膜炎等蔓延至盆腔均可导致炎症发作，病原体主要是大肠埃希菌。

（7）盆腔炎性疾病再次急性发作：由盆腔炎性疾病所导致的盆腔广泛粘连、输卵管损伤、输卵管防御能力下降等，容易再次感染，导致急性发作。

3. 病理

（1）急性子宫内膜炎及子宫肌炎：子宫内膜可见充血、水肿、炎性渗出物，严重者可导致子宫内膜坏死、脱落形成溃疡。镜下可见大量白细胞浸润，炎症向深部侵入可形成子宫肌炎。

（2）急性输卵管炎、输卵管积脓、输卵管卵巢脓肿：急性输卵管炎症因病原体传播途径不同而有不同的病理改变：①炎症由子宫内膜向上蔓延者，首先引起输卵管黏膜炎，输卵管黏膜充血、渗出、间质水肿、大量中性粒细胞浸润，严重者输卵管上皮可发生退行性改变或成片脱落，如果黏膜粘连，可致输卵管管腔或伞端闭锁，如脓液积聚其中，则可形成输卵管积脓。淋病奈瑟菌、大肠埃希菌等除直接引起输卵管上皮损伤，还可引起输卵管纤毛大量脱落，使输卵管运输功能减退，甚至丧失；②病原菌经宫颈的淋巴管扩散者，经宫旁结缔组织，首先侵及浆膜层发生输卵管周围炎，进而累及到肌层，而输卵管黏膜层不受累或受累较轻。病变主要以输卵管间质炎为主，其管腔因肌壁增厚受压变窄，但仍能保持通畅。轻者输卵管轻度肿胀、充血、稍增粗，重者输卵管明显增粗、弯曲，可与周围组织粘连。卵巢很少单独发炎，常与发炎的输卵管伞端粘连发生卵巢周围炎，称为输卵管卵巢炎，习称附件炎。炎症通过卵巢排卵的破孔侵入卵巢实质形成卵巢脓肿，脓肿壁与输卵管积脓粘连并穿通，形成输卵管卵巢脓肿。输卵管卵巢脓肿可为单侧或双侧发病，多位于子宫后方或子宫、阔韧带后叶及肠管间粘连处，可破入直肠或阴道，如破入腹腔会引起弥漫性腹膜炎。

（3）急性盆腔腹膜炎：盆腔内器官发生严重感染时往往蔓延到盆腔腹膜，发炎的腹膜充血、水肿、并有少量含纤维素的渗出液，形成盆腔脏器粘连。当有大量脓性渗出液积聚于粘连的间隙内，可形成散在的小脓肿，直肠子宫陷凹处盆腔脓肿较多见，此处脓肿可破入直肠使症状突然减轻，或破入腹腔引起弥漫性腹膜炎。

（4）急性盆腔结缔组织炎：病原体经淋巴管进入盆腔结缔组织，引起组织充血、水肿、中性粒细胞浸润，以宫旁结缔组织炎最常见，随病情发展，炎症由局部呈扇形向两侧盆壁浸润，若组织化脓形成盆腔腹膜外脓肿，可自发破裂进入直肠或阴道。

（5）败血症和脓毒血症：当病原体数量多、毒性强、患者抵抗力低下时，常发生败血症。若身体其他部位同时发现多处脓肿或炎症病灶时，应考虑有脓毒血症存在，但需经血培养证实。

（6）肝周围炎（Fitz-Hugh-Curtis 综合征）：指肝包膜炎症而无肝实质损害的肝周围炎，沙眼衣原体及淋病奈瑟菌均可引起。因肝包膜水肿，吸气时右上腹疼痛。肝包膜上有脓性或纤维渗出物，在肝包膜与前腹壁腹膜之间早期可形成松软粘连，晚期可形成琴弦样粘连。5%～10%输卵管炎会出现肝周围炎，临床多见继下腹疼痛后出现右上腹疼痛，或两者同时出现。

（7）盆腔炎性疾病后遗症：若盆腔炎性疾病未得到及时正确的治疗，可能会发生一系列盆腔炎性疾病后遗症（sequelae of PID），既往称慢性盆腔炎。病理改变为组织破坏、广泛粘连、增生及瘢痕形成。其临床表现为不孕、异位妊娠、慢性盆腔痛或盆腔炎性疾病反复发作。根据病变部位不同，妇科检查可呈现不同的特点。若单纯输卵管炎，在子宫一侧或两侧可触到条索状增粗的输卵管，有轻度压痛；若输卵管积水或输卵管卵巢囊肿，在盆腔一侧或两侧触及囊性肿物，活动多受限；若盆腔结缔组织病变，子宫呈后屈后倾，活动多受限，子宫一侧或两侧有片状增厚、压痛，宫骶韧带增粗、变硬，有明显触痛。

4. 健康史　询问患者婚育史，了解其有无流产、宫腔手术等病史。同时，还应评估患者个人卫生习惯、性伙伴等情况。

5. 临床表现　患者的临床表现因炎症轻重及范围大小而不同。

（1）症状：轻者无症状或症状较轻，常见为下腹痛、阴道分泌物增多。腹痛为持续性，多于月经前后、劳累及性交后加剧。病情严重者可有寒战、高热、头痛、食欲不振。月经期发病可出现经量增多，经期延长。腹膜炎者则出现消化系统症状，如恶心、呕吐、腹胀、腹泻等。脓肿形成时可有下腹部包块及局部压迫刺激症状。当包块位于子宫前方时，出现膀胱刺激症状，如排尿困难、尿频，若引起膀胱肌炎可出现尿痛等；当包块位于子宫后方时，出现直肠刺激症状；若在腹膜外可致腹泻、里急后重感和排便困难。若有输卵管炎症的症状及体征并同时有右上腹疼痛者，应考虑有肝周围炎。

（2）体征：患者体征差异较大，轻者无明显异常发现，或妇科查体时可见宫颈举痛、宫体压痛或附件区压痛。严重者为急性病容，下腹部有压痛、反跳痛及肌紧张，叩诊鼓音明显、肠鸣音减弱或消失。阴道可见大量脓性分泌物，有臭味；宫颈充血、水肿，宫颈口有脓性分泌物流出，穹窿有明显触痛，宫颈举痛；宫体增大，有压痛，活动受限，子宫两侧有明显压痛。

6. 相关检查　血常规检查可见血白细胞总数及中性粒细胞增高，血沉加快；宫颈分泌物检查、病原体培养找到致病菌；B 型超声检查提示盆腔内有炎性渗出或炎性包块；腹腔镜检查，此法对于诊断输卵管炎准确率高，可直接采取感染部位分泌物做细菌培养，但在临床上应用有一定局限性，如对轻度输卵管炎症或单独存在的子宫内膜炎诊断价值不高，因此并非所有盆腔炎性疾病的患者均需腹腔镜检查。

7. 处理原则　主要为及时、足量广谱抗生素药物治疗，必要时手术治疗。对于盆腔炎性疾病后遗症者，可采取综合性治疗方案控制炎症、消除病灶，包括中药、理疗、手术等，同时注意增强局部和全身的抵抗力。

笔记

（二）心理社会评估

评估患者因疾病不适如疼痛、高热、分泌物增多等而引起的心理反应，往往表现为焦虑、急躁等。盆腔炎性疾病后遗症患者因病程长、易反复发作或不孕而引起的焦虑、紧张等精神心理障碍。

三、常见的护理诊断/医护合作性问题

1. 疼痛　与炎症引起下腹部疼痛、腰骶部酸胀痛等不适有关。
2. 焦虑　与病程长、效果不佳及不孕有关。

四、护理措施

（一）一般护理

卧床休息，适度运动，增强机体抵抗力；加强营养，给予高热量、高蛋白、高维生素流食或半流食；加强卫生宣教，保持外阴部清洁与干燥，注意经期、孕期及产褥期的卫生。

（二）心理护理

耐心倾听患者诉说，为患者提供表达不适的机会。主动提供相关知识或正确解答患者问题，解除其思想顾虑，尽可能满足患者需求。不断鼓励患者使其增强对治疗的信心。与患者及其家属共同探讨适合于个人的治疗方案，取得家人的理解和帮助，减轻患者的心理压力。

（三）缓解症状的护理

1. 用药护理　抗生素使用应遵循及时、足量、广谱、个体化及经验性等原则，初始治疗选择广谱抗生素以及联合用药，经治疗绝大多数患者能彻底治愈。患者一般状况良好、症状较轻且能耐受口服抗生素者，可给予口服或肌内注射抗生素治疗。如头孢曲松钠250mg，单次肌内注射，同时口服丙磺舒、甲硝唑等药物；若患者一般状况差，病情严重者，伴有高热、恶心、呕吐，或有盆腔腹膜炎、输卵管卵巢囊肿，不能耐受口服抗生素，应给予静脉滴注为主的综合治疗，注意观察用药反应。如静脉滴注头孢西丁钠2g，每6小时1次；或静脉滴注头孢替坦二钠2g，每12小时1次。

2. 手术前后的护理　对于抗生素治疗无效、脓肿持续存在、脓肿破裂者需手术治疗，可根据患者具体情况选择经腹手术或腹腔镜手术。应做好术前准备，手术器械严格消毒灭菌，术中严格执行无菌操作。宫腔手术后注意外阴清洁卫生，预防感染。

3. 特殊护理　卧床休息时取半卧位，有利于脓液积聚于直肠子宫陷凹使炎症局限。高热者给予物理降温，观察体温变化及不适症状。炎性期尽量避免不必要的妇科检查及阴道冲洗，以免引起炎症扩散。有腹胀者进行胃肠减压。

（四）预防措施

注意性生活卫生，减少性传播疾病；及时治疗下生殖道感染；加强公共卫生宣传教育，提高公众对生殖道感染的认识，强调预防的重要性；及时诊断并治疗盆腔炎性疾病，防止盆腔炎性疾病后遗症的发生。

（五）健康教育

指导患者保持良好个人卫生习惯；增加营养，增强体质，积极锻炼身体，注意劳逸结合，提高机体抵抗力；对沙眼衣原体及淋病奈瑟菌感染的急性盆腔炎患者，应于治疗

后 4～6 周复查病原体；告知患者盆腔炎性疾病的相关知识，如出现症状应及时就医，应做好早期治疗，及时治愈。

 知识链接

盆腔炎性疾病的中医中药治疗

中医认为盆腔炎属"热入血室"、"带下病"、"产后发热"等病证范畴。急性盆腔炎的发病机制为热、毒、湿交结，与气血相搏，邪正相争。临床常见于热毒炽盛证和湿热瘀结证。前者表现为高热寒战，下腹疼痛拒按，带下量多，色黄或赤白如脓血，质黏稠，臭秽，月经量多或淋漓不净。此证的治法为清热解毒，利湿排脓，可用五味消毒饮合大黄牡丹皮汤；后者表现为热势起伏，寒热往来，下腹疼痛拒按，或胀满不适，带下量多、色黄、质稠、臭秽。此证的治法为清热利湿、化瘀止痛，可用仙方活命饮加薏苡仁、冬瓜仁。盆腔炎性疾病后遗症多为正气未复，余邪未尽，风寒湿热、虫毒之邪乘虚内侵所致。法治以活血化瘀为主，注重内外合治，避免复感外邪。

第六节　性传播疾病

性传播疾病（sexually transmitted diseases，STD）是指以性行为为主要传播途径以及可经性行为传播的一组传染性疾病。近年来发病率呈明显上升趋势，目前我国重点监测的性传播疾病有 8 种，即淋病、梅毒、艾滋病、尖锐湿疣、软下疳、性病性淋巴肉芽肿、生殖器疱疹和非淋菌性尿道炎。其中淋病、梅毒和艾滋病被列为乙类传染病。性传播疾病初发部位多为性行为直接接触的生殖器，也可发生于肛门、口、舌等处。孕妇感染后，大部分病原体经胎盘、产道、哺乳或密切接触感染胚胎、胎儿和婴幼儿，可致流产、早产、胎儿生长受限、死胎、出生缺陷或新生儿感染等，严重影响母儿健康。因此，应对高危人群进行教育、筛查、预防和治疗。

一、淋病

（一）概述

淋病（gonorrhea）由革兰阴性的淋病奈瑟菌（简称淋菌）感染引起，是我国发病率最高的性传播疾病，以侵袭生殖、泌尿系统黏膜的柱状上皮和移行上皮为特点。可发生于各年龄段，以 20～30 岁者多见。淋菌在较湿润的环境中及脓液中可保持传染性 10 余小时，甚至数天，但在完全干燥或离开人体后则不易生长，一般消毒剂或肥皂液均能使其迅速灭活。

1. 传播途径　成人 99%～100% 为性交直接传播，多为男性先感染淋菌后再传播给女性，可波及宫颈管、尿道、尿道旁腺及前庭大腺等，其中，以宫颈管最为多见；幼女多为间接途径传播，如接触淋菌的衣物、毛巾、床单、浴盆等物品及消毒不彻底的检查器械等感染；孕妇感染后可累及羊膜腔导致胎儿感染；新生儿多在分娩通过软产道时接触污染的阴道分泌物传播。

2. 对妊娠、产褥、胎儿及新生儿的影响　①对妊娠的影响：在妊娠早期，淋菌性子宫颈管炎可致感染性流产及人工流产后感染；妊娠晚期则使胎膜脆性增加而导致胎膜早破，或长时间感染可引起绒毛膜羊膜炎；②对产褥的影响：分娩后产妇抵抗力降低，易发生产褥感染。若分娩中有机体损伤，易发生淋病播散导致子宫内膜炎、输卵管炎等；③对胎儿的影响：可发生宫内感染和早产，并可引起胎儿宫内窘迫、胎儿宫内发育迟缓，甚至导致死胎、死产；④对新生儿的影响：胎儿分娩时通过软产道感染淋病，可发生新生儿淋菌结膜炎、肺炎，甚至出现淋菌败血症，使围生儿死亡率明显增加。

（二）护理评估

1. 生理评估

（1）健康史：详细询问性病接触史及发病经过，有无生殖道炎症等表现。

（2）临床表现

1）症状：潜伏期为 2 ~ 10 日，平均 3 ~ 5 日。50% ~70% 妇女感染淋菌后无临床症状或症状轻微，易被忽视或感染他人。感染初期病变局限于下生殖道、泌尿道，随病情发展可累及上生殖道。典型症状为阴道脓性分泌物增多，外阴瘙痒或灼热感，偶有双侧下腹痛。急性淋病多起病急，淋菌感染后 1 ~ 14 日可出现尿急、尿频、尿痛等急性泌尿系感染症状，可伴有寒战、高热、头痛、恶心、双侧下腹痛等。上生殖道感染者多在经期或经后一周内发病，可引起子宫内膜炎、急性输卵管炎、盆腔脓肿、弥漫性腹膜炎，甚至中毒性休克。

2）体征：可见宫颈充血、宫颈口大量脓性分泌物、宫颈触痛；若有盆腔腹膜炎则下腹部出现肌紧张及反跳痛；若有输卵管卵巢脓肿，可触及附件囊性包块，压痛明显。

（3）相关检查：宫颈管处分泌物行革兰染色，见中性粒细胞内有革兰阴性双球菌。宫颈管处分泌物淋菌培养，见典型革兰阴性双球菌。

（4）处理原则：治疗应尽早、彻底，遵循及时、足量、规则用药原则。首选药物为头孢曲松 125mg 单次肌内注射。由于 20% ~40% 淋病合并有沙眼衣原体感染，则同时应用抗衣原体药物。性伴侣应同时治疗。对轻症者可使用大剂量单次给药方法，使血液中有足够的药物浓度杀灭淋菌；重症者应连续每日给药，保证足够的治疗时期彻底治愈。由于耐药青霉素菌株增加，目前首选抗生素以第三代头孢菌素及喹诺酮类药物为主。孕期禁用喹诺酮及四环素类药物，可首选头孢曲松钠加用红霉素治疗。

2. 心理社会评估　对于性传播疾病，患者往往担心被人耻笑、被老公厌弃甚至抛弃、担心预后或担心传染家人，表现为难以启齿，顾虑较多。应评估患者性接触史及出现典型症状后的顾虑、焦虑、害怕、恐惧等心理反应，并评估患者与家庭成员关系等情况。

（三）常见的护理诊断/医护合作性问题

1. 焦虑/恐惧　与担心预后、胎儿或新生儿感染等有关。

2. 知识缺乏　缺乏淋病防治的相关知识。

（四）护理措施

1. 一般护理　嘱患者卧床休息，严密做好床边隔离。将患者所使用的物品及器具用 1% 石炭酸溶液浸泡，以防止交叉感染。指导患者自行消毒隔离方法，如患者的内裤、浴盆、毛巾等应煮沸消毒 5 ~ 10 分钟。治疗期间严禁性交。

2. 心理护理　尊重并保护患者的隐私，多给予关心、安慰，解除其思想顾虑，及时到正规医院正规治疗，避免传染给更多的人，帮助患者树立治愈疾病的信心。

3. 新生儿护理　淋菌产妇所分娩的新生儿，尽快使用 0.5% 红霉素眼膏，预防淋菌性眼炎,并使用肌内注射头孢曲松或静脉注射 25～50mg/kg 进行预防。加强观察新生儿播散性淋病的发生,如出现淋菌关节炎、脑膜炎、败血症等,治疗不及时可导致新生儿死亡。

4. 健康教育 在淋病高发地区,孕妇常规筛查淋菌,妊娠早、中、晚期各做一次宫颈分泌物涂片镜检淋菌及淋菌培养,以及时诊断,及时治疗。淋病治愈标准:治疗结束后 2 周内,无性交,临床症状和体征全部消失,在治疗结束后 4～7 日取宫颈管分泌物涂片及培养复查淋菌,连续 3 次均为阴性,确定为治愈。

二、尖锐湿疣

(一)概述

尖锐湿疣(condyloma acuminate)是由人乳头瘤病毒(human papilloma virus,HPV)感染引起的鳞状上皮增生性疣状病变,是一种性传播疾病。发病率仅次于淋病,居第二位,常与多种性传播疾病同时存在。

1. 传播途径 主要是经性交直接传播;偶有通过污染衣物、浴巾、浴盆及器械等间接传播;新生儿通过 HPV 感染产妇的软产道时吞咽含 HPV 羊水、血或分泌物而感染。

2. 对孕妇、胎儿及婴幼儿的影响 妊娠期由于细胞免疫功能下降,甾体激素水平增加,局部血循环丰富,尖锐湿疣生长迅速,巨大尖锐湿疣可阻塞产道,妊娠期尖锐湿疣组织脆弱,经阴道分娩时易致大出血。胎儿宫内感染不多见,多数因分娩时通过软产道感染,在幼儿期可能发生喉乳头瘤。

(二)护理评估

1. 生理评估

(1)病因:尖锐湿疣主要与 HPV 感染有关,其高危因素包括多个性伴侣、早年性交、免疫力低、吸毒和性激素水平较高等。

(2)健康史:询问患者有无白带增多、外阴痒等生殖道炎症的表现,详细询问患者性接触史及发病过程,了解患者治疗经过及心理反应等情况。

(3)临床表现

1)症状:潜伏期 3 周～8 个月,平均 3 个月,以年轻女性居多,临床症状常不明显,部分患者有外阴瘙痒、烧灼痛或性交后疼痛不适。好发于性交受损部位,如阴唇后联合、小阴唇内侧、阴道前庭、尿道口、舟状窝附近等。

2)体征:妇科检查可见初起外阴散在或呈簇状粉色或白色的微小乳头状疣,柔软,有细小的指样突起。病灶逐渐增大、增多,互相融合成鸡冠状或菜花状。

(4)相关检查:病理组织学检查可见挖空细胞,HPV DNA 检测可确诊。醋酸试验组织变白为阳性。

(5)处理原则:处理原则是去除外生疣体,改善症状和体征。

1)妊娠 36 周前:位于外阴的小病灶,可选用局部药物治疗。表面麻醉前提下,选用 80%～90% 三氯醋酸局部涂擦,每周 1 次;若病灶较大且有蒂,可行物理及手术治疗,如激光、冷冻等;巨大尖锐湿疣可行手术直接切除湿疣体,愈合后再采用药物局部治疗。

2)妊娠近足月或足月:病灶小局限于外阴者,可行冷冻或手术切除病灶,可经阴道分娩；若病灶广泛存在于外阴、阴道、宫颈时，应行剖宫产。

2. 心理社会评估 评估患者患病后是否有焦虑、恐惧、不安等心理反应，以及家庭关系等情况。

（三）常见的护理诊断/医护合作性问题

1. 皮肤组织完整性受损 与外阴切除湿疣有关。

2. 焦虑 与治疗后易复发及担心传染胎儿有关。

（四）护理措施

1. 心理护理 尊重患者，保护患者的隐私，热情、诚恳的态度对待患者，解除其思想顾虑，接受正规诊断和治疗，帮助其树立治愈疾病的信心。

2. 缓解症状的护理 做好妊娠期外阴护理，由于分娩后病灶有可能自主消退可暂不处理。若病灶大，影响阴道分娩者应选择剖宫产术，并为其提供相应的手术护理。

3. 新生儿的护理 新生儿出生后需彻底洗澡，使用吸管清理气道，易损伤喉黏膜，导致日后发生婴幼儿喉乳头瘤，故如无窒息，则无需清理气道。

4. 健康教育 保持会阴部的清洁卫生，避免不洁的性关系；被污染的衣裤、生活用品要及时消毒；配偶或性伴侣应同时接受治疗；疣体消失是尖锐湿疣患者的治愈标准，虽治愈率高，但有复发可能，故患者需遵医嘱随诊。

三、梅毒

（一）概述

梅毒（syphilis）是由苍白密螺旋体感染引起的慢性全身性的性传播疾病。苍白密螺旋体在体外干燥条件下不易存在，一般消毒剂及肥皂水即能将其杀灭。但其耐寒力强，4℃存活3天，−78℃保存数年，仍具有传染性。根据病程分为早期梅毒与晚期梅毒。早期梅毒指病程在两年以内，包括：①一期梅毒（硬下疳）；②二期梅毒（全身皮疹）；③早期潜伏梅毒（感染1年内）。晚期梅毒指病程在两年以上，包括：①皮肤、黏膜、骨、眼等梅毒；②心血管梅毒；③神经梅毒；④内脏梅毒；⑤晚期潜伏梅毒。通过分期有助于指导治疗和追踪。

1. 传播途径 ①性接触为最主要的传播途径，未经治疗的患者在感染后1年内最具传染性，随病期延长，传染性逐渐减弱，当病期超过4年者基本无传染性；②接触污染的物品间接传播或通过输血感染，但概率较小；③母婴垂直传播：患梅毒的孕妇通过妊娠期的胎盘感染胎儿，引起先天梅毒；当梅毒孕妇的病期超过4年，螺旋体仍能通过胎盘感染胎儿；新生儿也可在分娩通过软产道时受感染。

2. 对胎儿及新生儿的影响 梅毒螺旋体通过胎盘传给胎儿引起流产、死胎、早产或先天梅毒。若娩出先天梅毒儿，即使幸存，病情也较重。早期表现有皮肤大疱、皮疹、鼻炎及鼻塞、肝脾肿大、淋巴结肿大等；晚期先天梅毒多出现在2岁以后，表现为楔状齿、鞍鼻、间质性角膜炎、骨膜炎、神经性耳聋等。其病死率及致残率均明显增高。

（二）护理评估

1. 生理评估

（1）健康史：详细询问患者性接触史及发病过程，有无皮肤破损的表现，了解患者治疗经过及心理反应等情况。

（2）临床表现

1）症状:潜伏期2~4周。早期主要表现为硬下疳、硬化性淋巴结炎、全身皮肤黏膜损害。晚期主要表现为永久性皮肤黏膜损害,并侵犯心血管、神经系统等重要脏器,造成劳动力丧失甚至死亡。

2）体征:在生殖道、口唇及乳房等部位可见硬下疳,边界清楚,直径1~2cm大小,表面可水肿、糜烂或浅溃疡。继而出现梅毒疹,在躯干、四肢等部位可见对称分布的皮疹,在掌跖可见棕铜色脱屑性斑丘疹。

（3）相关检查:通过病原学检查梅毒螺旋体即可确诊;血清学检查包括非梅毒螺旋体实验、梅毒螺旋体实验。脑脊液检查主要用于诊断神经梅毒,包括脑脊液VDRL、白细胞计数及蛋白测定等。

（4）处理原则:早期明确诊断,及时治疗,用药足量,疗程规范。首选青霉素治疗。

2. 心理社会评估　评估患者对疾病的认识,以及患病后出现的焦虑、不安等心理反应和行为表现。评估家庭及社会对患者的心理支持。

（三）常见的护理诊断/医护合作性问题

1. 焦虑　与担心自身及胎儿或新生儿的预后有关。

2. 知识缺乏　缺乏梅毒的防治知识。

（四）护理措施

1. 一般护理　做好患者外阴部的清洁护理,教会患者清洁会阴的方法及注意事项;对所有孕妇应在首次产前检查时进行梅毒血清学筛查;居住在梅毒高发地区的孕妇,妊娠晚期和分娩期应再次进行梅毒血清学筛查;妊娠20周出现死胎者均需做梅毒血清学筛查。

2. 心理护理　尊重患者,注意保护其隐私。对患者实施耐心、细致的心理疏导,帮助其建立治愈疾病的信心和生活的勇气。

3. 用药护理　向患者强调坚持早期、正规、足量治疗的重要性和必要性。根据医嘱及时正确给药,早期和晚期梅毒孕妇,首选青霉素治疗,若青霉素过敏,首选脱敏和脱敏后青霉素治疗。禁用四环素及多西环素类药物。红霉素和阿奇霉素对孕妇和胎儿感染疗效差,不建议应用。

4. 健康教育　治疗期间禁止性生活,性伴侣共同检查及治疗。治愈标准为临床治愈及血清学治愈。临床治愈是指各种损害消退及症状消失。血清学治愈是指抗病毒治疗2年内,梅毒血清学实验由阳性转为阴性,脑脊液检查结果示阴性。治疗后至少2年内不可妊娠。

5. 随访指导　第1年每3个月随访1次,以后每半年随访1次,连续随访2~3年。随访内容包括临床表现及血清学检查非梅毒螺旋体实验。血清滴度若在治疗后6个月内未下降4倍,应视为治疗失败或再感染,除需重新加倍治疗剂量外,为确定有无神经梅毒还应行脑脊液检查。多数一期梅毒在1年内,二期梅毒在2年内血清学试验转阴。少数晚期梅毒血清非螺旋体抗体滴度水平持续3年以上,可诊断为血清学固定。

笔记

学习小结

1. 学习内容

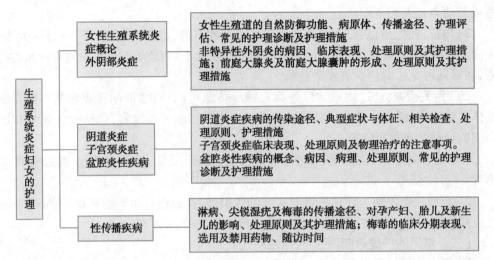

生殖系统炎症妇女的护理
- 女性生殖系统炎症概论 外阴部炎症 —— 女性生殖道的自然防御功能、病原体、传播途径、护理评估、常见的护理诊断及护理措施；非特异性外阴炎的病因、临床表现、处理原则及其护理措施；前庭大腺炎及前庭大腺囊肿的形成、处理原则及其护理措施
- 阴道炎症 子宫颈炎症 盆腔炎性疾病 —— 阴道炎症疾病的传染途径、典型症状与体征、相关检查、处理原则、护理措施；子宫颈炎症临床表现、处理原则及物理治疗的注意事项。盆腔炎性疾病的概念、病因、病理、处理原则、常见的护理诊断及护理措施
- 性传播疾病 —— 淋病、尖锐湿疣及梅毒的传播途径、对孕产妇、胎儿及新生儿的影响、处理原则及其护理措施；梅毒的临床分期表现、选用及禁用药物、随访时间

2. 学习方法

本章通过讲授法、病例导入法、视频演示、教学模型、案例分析、师生互动等方法学习。重点掌握女性生殖道的自然防御功能,女性生殖系统各种炎症的传播途径、典型症状及体征、处理原则、护理诊断及护理措施。

(单伟颖 杨 明)

复习思考题

1. 试述女性生殖系统炎症疾病患者的健康教育内容。

2. 试述滴虫性阴道炎与外阴阴道假丝酵母菌病的异同点。

3. 试述子宫宫颈炎、盆腔炎性疾病的病原体、典型症状与体征、处理原则及其预防措施。

第十四章

生殖内分泌疾病妇女的护理

学习目的

通过学习经前期综合征、功能失调性子宫出血、闭经、痛经和绝经综合征等常见女性生殖内分泌病,了解女性月经与健康的关系,并能运用所学知识对生殖内分泌疾病患者提供相应的治疗指导和整体护理。

学习要点

功能失调性子宫出血、闭经和绝经综合征疾病的概述、病因、病理生理、临床表现、相关检查、处理原则、常见的护理诊断和护理措施等。

女性生殖内分泌疾病是妇科常见疾病,包括经前期综合征、功能失调性子宫出血、闭经、痛经、绝经综合征等疾病。这些疾病既可由妇科和全身器质性病变造成,也可由下丘脑-垂体-卵巢轴功能异常或靶细胞效应异常所致。

第一节 经前期综合征

一、概述

经前期综合征(premenstrual syndrome,PMS)是指妇女在黄体期反复出现影响日常生活和工作的躯体、精神以及行为改变的综合征,而月经来潮后,症状多自然消失。PMS 的发病率为 30%~40%,重症患者占其中的 5%~10%。

二、护理评估

(一)生理评估

1. 病因 尚不清楚,可能与精神社会因素、卵巢激素失调及神经递质异常有关。

(1)精神社会因素:临床发现精神紧张会使 PMS 患者原有症状加重,使用安慰剂治疗时治愈率高达 30%~50%,说明社会环境因素与精神心理之间的相互作用与本病的发病关系密切。

(2)卵巢激素失调:最初认为雌、孕激素比例失调是经前期综合征的发病原因,患者孕激素水平不足、雌激素水平相对过高所致,雌激素可通过肾素-血管紧张素Ⅱ-醛固酮系统使水钠潴留,在月经前使体重增加。近年研究发现,经前期综合征患者体内不存在孕激素绝对或相对不足,补充孕激素不能有效缓解症状。目前认为可能与黄体后期雌、孕激素撤退有关。

(3)神经递质异常:神经类阿片肽在月经周期中对性激素的波动和变化敏感,排卵期或黄体晚期因阿片肽浓度下降而引起紧张、忧虑、易激动和攻击行为,从而引起 PMS。

(4)其他:维生素 B_6 是合成多巴胺和5-羟色胺的辅酶,由于经前期综合征患者缺乏维生素 B_6,致使血液5-羟色胺水平下降,脑组织在5-羟色胺活性降低时机体对应激刺激的敏感性增加、对环境的应激处理能力降低,可引起行为和精神症状。

2. 健康史　评估患者生理、心理方面疾病史;评估既往妇产科疾病史;排除精神病及心、肝、肾等疾病引起的浮肿。不在经前期发生但在经前期加重的疾病如偏头痛、子宫内膜异位症等都不属于经前期综合征。

3. 临床表现

(1)症状:临床症状常出现于月经前 1～2 周,月经来潮后迅速明显减轻至消失,有周期性和自止性的特点。多见于 25～45 岁妇女,常常因情绪激动或工作紧张激发。主要症状有 3 类:

1)精神症状:表现为紧张、焦虑、沮丧、不安、情绪起伏不定、睡眠及性欲改变等。分为两种类型:①焦虑型:精神紧张,情绪不稳定,烦躁易怒,感情易冲动,争吵哭闹;②抑郁型:无精打采,情绪淡漠,郁郁寡欢,失眠健忘,注意力不集中,判断力减弱,有时精神错乱,偏执妄想。

2)躯体症状:表现为:①水钠潴留症状:手、足、颜面浮肿,体重增加,腹部胀满;②疼痛:乳房胀痛,头痛可伴恶心、呕吐或腹泻,腰骶部痛,盆腔痛或全身各处疼痛;③其他:疲乏,食欲增加,喜食甜食或咸食。

3)行为改变:思想不集中,工作效率低,意外事故倾向,出现叛逆性或虐待儿童的行为,甚至有犯罪行为或自杀意图。

(2)体征:全身检查有浮肿体征,妇科检查常无异常。

4. 处理原则　临床处理包括非药物治疗和药物治疗。首选非药物治疗,包括提供心理安慰与疏导、调整生活状态、加强运动与锻炼、促使患者处于精神松弛状态等。必要时配合药物治疗,给予抗焦虑、抗抑郁、利尿、镇静、止痛、口服避孕药等药物以减轻和消除症状。

(二)心理社会评估

本病发生与精神心理社会因素关系密切,评估患者心理状态对于全面了解病情及确定治疗护理方案至关重要。经前周期性出现的身体不适,常使患者感到紧张、焦虑、沮丧、恐惧,甚至畏惧月经的来潮,而这种心态又会加重经前期综合征的症状。应注意评估有无诱发因素,压力源和应对压力的措施,家庭及社会支持系统是否建立,所采取的应对措施能否有效缓解症状。

知识链接

经前期综合征的中医中药治疗

中医认为经前期综合征的发生多为情志不遂、肝气郁结所致。肝气不舒、郁结日久化火形成肝火上炎,乘犯脾土必致脾气虚弱,气血生化乏源、气血两虚。临床应以中药疏肝理气解郁、健脾养血之法来调理,如有肝火上炎可采取清肝泻火、配合清心除烦来缓解症状。常选用丹栀逍遥丸、柴胡疏肝散、甘麦大枣汤、天王补心丹等方灵活加减化裁,疗效满意应该加以推广。

笔记

三、常见的护理诊断/医护合作性问题

1. 焦虑 与周期性经前出现不适症状有关。
2. 体液过多 与雌、孕激素比例失调有关。
3. 疼痛 与精神紧张有关。

四、护理措施

（一）一般护理

指导患者均衡饮食,多摄取富含维生素 B 族的食物,如猪肉、牛奶、蛋黄和豆类食物;鼓励患者加强锻炼和运动,特别是有氧运动如舞蹈、慢跑、游泳等,有助于改善血液循环,增强抵抗力;有水肿者限制盐、糖、咖啡因、酒精等的摄入;指导患者保持心情舒畅,鼓励表达内心感受,提供缓解及应对压力的技巧。

（二）用药指导及护理

遵医嘱指导患者正确使用药物,并提供相应护理。

1. 抗抑郁药 于黄体期口服抗抑郁药,可明显缓解精神症状及改变行为,常用氟西汀(fluoxetine),每次 20mg,每日 1 次。氟西汀可有选择性地抑制中枢神经系统 5- 羟色胺的再摄取,于黄体期口服,不超过 3 个周期,可明显缓解精神症状及行为改变,但对躯体症状疗效不佳。

2. 抗焦虑药 适用于有明显焦虑者,经前口服阿普唑仑(alprazolam),每次 0.25mg,每日 2～3 次,逐渐递增至最大剂量每日 4mg,至月经来潮的 2～3 日。

3. 醛固酮受体的竞争性抑制剂 可通过利尿和对血管紧张素的直接抑制作用来缓解经前水钠潴留,并可改善精神症状。适用于月经前体重增加明显者,常选用螺内酯 20～40mg,每日 2～3 次。

4. 溴隐亭 溴隐亭可降低血催乳素的含量,同时可缓解月经前乳房胀痛。但因少数人用药后有恶心、头痛、呕吐、疲乏、头晕和阵发性心动过速等不良反应,可指导在就餐时服药和小剂量使用以减轻症状。

5. 维生素 B_6 补充维生素 B_6 可调节自主神经系统与下丘脑-垂体-卵巢轴的关系,还可抑制催乳激素的合成而减轻抑郁症状。每次 10～20mg,每日 3 次口服,可改善症状。

6. 口服避孕药 避孕药可通过抑制排卵缓解症状,也可减轻水钠潴留。或采用促性腺激素释放激素激动剂抑制排卵,连用 4～6 个周期。

（三）健康教育

向患者和家属讲解诱发经前期综合征的因素,告知患者预防该病发生的有效措施;指导患者建立月经记录卡,详细记录月经前后的不适及评估治疗效果;向患者家属宣教相关知识,争取得到家属的帮助关心、理解和支持;加强女性自我情绪控制能力技巧的宣教。

笔记

第二节　功能失调性子宫出血

 案例引导

　　某女,19岁,大学生,无性生活史。因"初潮起月经不规律5年,经量增多2个月余"于2015年9月8日就诊。月经史:14岁$\frac{3}{60-180}$5月6日,量少。2015年5月6日末次自然行经,持续15天,量多有血块,经中药治疗后好转。2015年6月26日再次阴道出血至今,量多,目前感头晕、乏力,大小便正常。2015年9月8日入院后查体:身高165cm,体重63.5kg。血红蛋白77g/L,贫血貌。外阴:(-)。子宫:前位,大小正常,质中,活动,无压痛。附件:(-)。盆腔子宫内膜厚度未见异常。心电图检查正常。基础体温呈单相改变。

　　根据以上资料,请回答:

　　1. 该患者最可能的临床诊断。

　　2. 该类患者常见的护理诊断及护理措施。

　　功能失调性子宫出血(dysfunctional uterine bleeding,DUB)简称功血,是在内外生殖器无明显器质性病变、无全身性疾病(如白血病)及妊娠并发症的情况下,由于内分泌调节系统的功能失常所导致的月经周期不规律、经量多少不等、经期长短不定的子宫出血。可发生于月经初潮至绝经间的任何年龄,约50%患者发生于绝经前期,30%发生于育龄期,20%发生于青春期。临床分为两类,即无排卵性功血和排卵性功血,前者约占85%。

一、无排卵性功能失调性子宫出血

(一)概述

　　正常月经是在中枢神经系统、大脑皮质和性腺轴共同调节下产生的,可表现为明显的规律性和自限性,具有相对恒定的月经周期、经期和月经量。一旦上述调节功能紊乱,卵巢不能规律排卵,即可发生月经失调形成无排卵性功血。常发生于青春期或绝经过渡期女性,也可发生于生育期。

(二)护理评估

　　1. 生理评估

　　(1)病因

　　1)青春期女性正值发育期,下丘脑-垂体-卵巢轴激素间的反馈调节尚未成熟,大脑中枢对雌激素的正反馈作用存在缺陷,FSH持续低水平,不能形成促排卵性的LH陡直高峰而不能排卵。

　　2)绝经过渡期女性卵巢上的原始卵泡已消耗殆尽,虽然性腺轴调节功能正常,但卵巢对性激素的调节反应低下,不能规律排卵。

　　3)生育期女性常因内、外环境如劳累、应激、流产、手术或疾病等刺激引起卵巢短暂无排卵;或因肥胖、多囊卵巢综合征、高泌乳素血症等疾病因素导致内分泌环境紊乱引起卵巢持续无排卵。

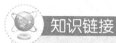知识链接

多囊卵巢综合征
（polycystic ovarian syndrome，PCOS）

多囊卵巢综合征是一种发病多因性、临床表现呈多态性的内分泌综合征,以雄激素过多和持续无排卵(排卵障碍)为临床主要特征,是导致生育期妇女月经紊乱、不孕的最常见原因之一,在育龄妇女中发病率达 4%～12%,占无排卵性不孕症的 75%,该病已成为目前无排卵型不孕症的主要原因之一。由于该病机制复杂,治疗效果不显著,日趋成为现代妇科疾病研究的热点和重点。中医学中无多囊卵巢综合征的病名,根据其症状,一般认为 PCOS 属于中医学"闭经"、"月经后期"、"经量过少"、"不孕"等范畴。

（2）病理生理:导致该病发生的主要机制是性腺轴调节功能异常,卵巢排卵功能障碍,子宫内膜长期受单一雌激素影响而无孕激素对抗,呈现不同程度的增生或萎缩反应所致的异常子宫出血,造成月经紊乱。异常出血主要由雌激素突破性出血（breakthrough bleeding）和雌激素撤退性出血（withdrawal bleeding）所致。突破性出血有以下两种类型:雌激素水平较低且长期维持在阈值水平者,常发生间断少量出血,且持续时间较长,子宫内膜修复较慢;雌激素水平偏高并可维持有效浓度者,常先有较长时间的闭经,但因没有排卵也无孕激素对抗,子宫内膜不牢固易大面积脱落,发生急性突破性出血,血量较大。雌激素撤退性出血主要是子宫内膜长期在单一雌激素作用下发生持续增生,一旦一批卵泡闭锁导致雌激素水平下降,子宫内膜失去激素支持而脱落,造成异常出血。

（3）健康史:评估患者的年龄、月经史、婚育史、既往史、避孕措施、激素类药物使用史、慢性病史(如肝病、糖尿病、高血压、代谢性疾病等);评估发病前有无月经紊乱的诱发因素,如精神过度紧张、过于劳累及环境影响;评估本次发病经过如发病时间、诊治经历、所用药物(如激素)的名称、剂量、效果、不良反应、诊刮的病理结果、目前流血情况等。

（4）临床表现

1）症状:主要表现为子宫不规则异常出血,月经周期紊乱,经期延长且长短不一,经量不恒定,甚至出现大量出血。有时表现为先有数周或数月的月经停闭,然后出现阴道少量或大量出血,持续时间长短不一,经血不能自止;患者一般不伴有腹痛,但出血量大或出血时间较长时常伴有贫血、甚至大量出血可导致休克。根据出血特点,将子宫异常出血分为:①月经过多（menorrhagia）:月经周期规则,但经期延长（＞7 天）或经量增多（＞80ml）;②月经过频（polymenorrhagia）:月经频发,周期缩短,＜21 天;③子宫不规则过多出血（menometrorrhagia）:周期不规则,经期延长,经量过多;④子宫不规则出血（metrorrhagia）:周期不规则,经期可延长而经量不太多。

2）体征:患者一般无明显阳性体征,出血时间长或出血量大的患者可表现为贫血貌;盆腔检查子宫大小及其他生殖器官均正常。注意通过妇科检查和全身检查排除生殖器官及全身器质性病变。

（5）相关检查

1）妊娠试验:有性生活史者应行此检查,以排除妊娠及与妊娠有关的疾病。

2）B 型超声检查:通过超声检查了解子宫大小、形状、宫腔内有无赘生物、子宫内

膜厚度等,可辅助排除器质性病灶,常无异常发现。

3)诊断性刮宫:简称诊刮,适用于生育期或绝经过渡期妇女出血量多者,对于青春期患者激素治疗失败或疑有器质性病变者,在征得家属同意的情况下也可考虑刮宫。诊刮的目的是止血和明确子宫内膜病理诊断。诊刮时间根据目的不同而有所差异,如月经前或月经来潮6小时(不超过12小时)内刮宫,其目的在于判断卵巢排卵功能和黄体功能;不规则阴道流血或大量出血或临床初步考虑子宫内膜恶性病变者,可随时进行刮宫。

4)宫腔镜检查:这是近年来采用的微创检查方法,可直视子宫内膜是否光滑、有无组织突起及充血,初步判断有无发生子宫内膜息肉、子宫黏膜下肌瘤、子宫内膜癌等,并在直视下选择病变区进行活检,比传统诊刮的方法诊断价值更高也更准确。

5)基础体温测定:基础体温测定是了解卵巢排卵功能最简单、操作性较强的方法。无排卵性功血患者基础体温呈单相曲线(图14-1)。

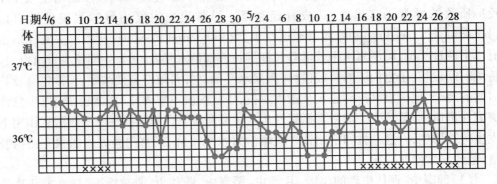

图14-1 基础体温单相型(无排卵性功血)

6)宫颈黏液结晶检查:经前进行宫颈黏液涂片检查若出现羊齿植物叶状结晶提示卵巢无排卵。

7)宫颈细胞学检查:宫颈薄层液基细胞学检测技术(Thin- Cytologic Test,TCT)及TBS(the Bethesda system)检查系统,可帮助排除宫颈癌及其癌前病变。

8)阴道脱落细胞涂片检查:通过阴道上1/3段脱落细胞检查可帮助判断雌激素影响程度。无排卵性功血患者一般表现为中、高度雌激素水平低下影响。

9)激素测定:性激素检测是确定有无排卵的最可靠方法,若月经前血清孕酮或尿孕二酮呈卵泡期水平为无排卵;甲状腺功能检查借以排除甲状腺疾病造成的子宫异常出血。

10)血常规检查:通过评估血红细胞计数及血细胞比容以了解患者有无贫血。

11)凝血功能检查:借以评估异常出血是否与凝血功能障碍性疾病有关。

(6)处理原则:无排卵性功血以周期性性激素治疗为主。患者在出血期间应迅速有效止血并纠正贫血,血止后尽可能查明病因有针对性地确定治疗方案。临床常选择性激素类药物、促进凝血和抗纤溶止血药及中草药,根据不同年龄采取不同方法以控制月经周期或诱导排卵、预防复发及远期并发症。青春期和生育期妇女应以止血、调整周期、促排卵为原则;绝经过渡期妇女止血后则以调整周期、减少经量,预防子宫内膜病变为原则。

2. 心理社会评估 年轻患者常因害羞或其他顾虑而不及时就诊,尤其是病程较长、合并感染或止血效果不显著者,很容易使患者产生恐惧和焦虑,影响身心健康、工作、生活和学习。生育期女性常因有生育要求而就诊,患者常常担心疾病的严重程度及对生育的影响。围绝经期者担心是否患有肿瘤等而更加焦虑不安,甚至恐惧。

（三）常见的护理诊断/医护合作性问题

1. 疲乏　与子宫长期出血导致贫血有关。

2. 焦虑　与担心影响学习、长期出血能否治愈有关。

3. 潜在并发症　生殖器官感染、出血性休克。

（四）护理措施

1. 一般护理　改善全身状况、增强抵抗力、预防感染是护理的关键。①指导患者记录出血量,监测生命体征;②保持会阴部的清洁,每日温开水清洁外阴1~2次,及时更换会阴垫,预防生殖器官感染;③指导加强营养,尤其注意补充含铁、钙、维生素 C、维生素 B_{12}、蛋白质等较高的食物,如猪肝、鸡蛋黄、黑木耳等;可根据患者的饮食习惯制定营养计划,必要时补充相关药物如铁剂、叶酸片等;减少食用辛辣、油腻食物;④叮嘱患者卧床休息,保证足够睡眠,避免过度劳累和剧烈运动。

2. 心理护理　鼓励患者表达内心感受,耐心倾听诉说了解疑虑;向患者解释病情及提供相关信息,帮助澄清问题解除思想顾虑;可交替使用放松技术,如看电视、听音乐、看书等分散患者的注意力。

3. 出血量较多时急救护理　①大出血时应立即采取平卧位,给予吸氧,注意保暖,密切观察生命指征;②迅速建立静脉通道,做好输血前的准备,并配合医生进行输血、输液治疗,注意掌握输血速度;③做好手术室、手术物品等术前准备,必要时配合医生尽快进行诊刮;④配合观察病情变化及治疗效果。

4. 药物治疗及护理　药物治疗是功血的首选方法,无论是性激素还是中药及其他促进凝血和抗纤溶止血药,均应遵循相关原则制定相应的治疗方案及时控制病情发展,预防并发症的发生。贫血者应补充铁剂、维生素 C 和蛋白质,严重贫血者则输血,长期出血者应使用抗生素预防感染。

（1）止血:对于出血量较多的患者,应首先选择性激素止血。要求在性激素使用后6~8小时内见效,24~48小时内出血基本停止,如果超过96小时出血仍然不能停止的应该重新评估病情,查找有无器质性病变。常用的止血方案有:

1）联合用药止血:性激素联合用药的止血效果常优于单一药物。青春期、生育期功血使用孕激素止血时常同时配伍小剂量雌激素,如复方低剂量避孕药、复方单相口服避孕药;围绝经期功血在孕激素止血基础上常配伍雌、雄激素,如三合激素（黄体酮、雌二醇、睾酮）,以克服单一激素治疗的不足,减少激素用量,防止突破性出血。

2）雌激素止血:对于内源性雌激素水平低下的年轻患者,可服用大剂量雌激素来弥补体内雌激素水平的不足以迅速促进子宫内膜生长,在短期内修复创面而达到止血的目的。常用药物有结合雌激素、乙烯雌酚、苯甲酸雌二醇等。但疑有血液高凝或血栓病史者禁用。

3）孕激素止血:对于体内已有一定雌激素水平,或病检提示子宫内膜处于增生期和子宫内膜增殖症的无排卵性功血患者,为促使子宫内膜迅速转化为分泌期,可适当补充孕激素,一旦停药内膜萎缩脱落,出现撤药性出血,常称"药物性刮宫"。常用药物有醋酸甲羟孕酮、甲地孕酮、炔诺酮等。

4）雄激素止血：雄激素止血主要适用于绝经过渡期女性,因其可拮抗雌激素、增强子宫平滑肌及子宫血管张力,减轻盆腔充血而减少出血量。但大出血时单独使用雄激素止血效果常不满意,需配合其他治疗方法。常用药物有甲睾酮、丙酸睾酮等。

5）宫内孕激素释放系统：常用于治疗严重月经过多。指在宫腔内放置含有孕酮或左炔诺孕酮的宫内节育器(levonorgestrel-releasing IUD),使孕激素直接作用于子宫内膜,可减少月经量80%～90%,有时甚至出现闭经。

6）其他：出血期间服用前列腺素合成酶抑制剂如甲氯芬那酸(meclofenamic acid)和其他止血药(如中药三七、云南白药等),可减少子宫内膜剥脱时的出血量,但只起辅助作用,必须与激素类药物同时使用。

（2）调整月经周期：使用性激素止血后必须调整月经周期,尽快建立正常的月经,一般需要三个周期的治疗。青春期及生育期患者通过调整周期可恢复内分泌调节功能,围绝经期妇女也可通过调整周期来预防子宫内膜增生症的发生。常用方法有:雌、孕激素序贯疗法;雌、孕激素联合疗法;后半周期疗法。

1）雌、孕激素序贯疗法：即人工周期。原理是通过模拟自然月经周期中卵巢的内分泌变化,将雌、孕激素序贯应用,使子宫内膜发生相应周期性变化(图14-2)。此法适用于青春期或育龄期功血内源性雌激素水平较低患者。一般连续应用3个周期,用药2～3个月后患者常能自发排卵。常用药物有结合雌激素1.25mg、戊酸雌二醇2mg,每日1次,连用21日,第11天时加用醋酸甲羟孕酮10mg,每日1次,连用10日,连续三个月经周期为一个疗程。

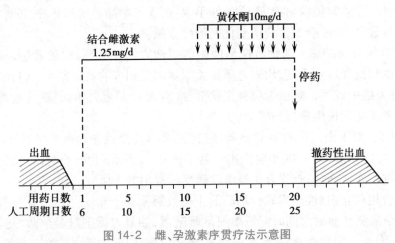

图14-2　雌、孕激素序贯疗法示意图

2）雌、孕激素联合应用：原理是雌激素可使子宫内膜增生修复,孕激素可以限制内膜增生程度,适用于育龄期功血内源性雌激素水平较高者。连用3个周期,撤药后出血量较少。常用低剂量给药,如口服避孕药。

3）后半周期疗法：适用于青春期或绝经过渡期功血患者,使增生期子宫内膜转化为分泌期,模拟排卵后的内膜变化。于月经周期后半期(出血的第16～25日)服用甲羟孕酮或肌注黄体酮,连用10日为一个疗程,共用3个疗程。

4）用药指导：①建立严格的交接班制度,注意反复核对所使用的药物;②告知患者维持血药浓度的重要性,叮嘱按时服用药物,不能随意加减药量和擅自停药,以防停用激素出现药物撤退性出血;③性激素止血时首次选用剂量均较大,应该注意在血止后遵医嘱每3天递减1/3量直至维持量;④维持量使用时间应以月经周期为基准核算,保证患者一月出血一次;⑤告知患者血止并不代表疾病的治愈,进一步的调整周期治疗非常重要,是治愈本病的关键,应该坚持;⑥告知患者及家属治疗期间如果出现子宫异常出血应该及时就医。

(3)促进排卵:适用于青春期和育龄期功血患者,尤其是有生育要求者促排卵治疗既可防止功血复发,又可促进排卵和生育。常用的药物有氯米芬(clomiphene citrate,CC)、来曲唑(letrozole)、人绒毛膜促性腺激素(human chorionic gonadotropin,HCG)、人绝经期促性腺激素(human menopausal gonadotropin,HMG)和促性腺激素释放激素激动剂(gonadotropin releasing hormone agonist,GnRHa)。

5. 手术治疗护理

(1)诊断性刮宫术:诊断性刮宫是目前使用最多的治疗方法,既是诊断的手段,又可迅速有效止血,适用于围绝经期出血、急性大出血及存在子宫内膜癌高危因素的患者。最好在宫腔镜指引下行分段诊刮,刮出物全部送病检,以排除子宫腔内膜及宫颈黏膜器质性病变。

(2)子宫内膜切除术:子宫内膜切除术很少用以治疗功血,但对于经量过多的绝经过渡期妇女或经激素治疗无效且无生育要求的生育期功血患者,可考虑使用。原理是在宫腔镜引导下利用电切割、激光切除、电凝和热疗等方法使子宫内膜组织凝固或坏死,不再受性激素影响发生脱落而出血。优点是创伤小,可减少月经量,部分患者可达治愈效果;缺点是组织受热效应破坏影响病理诊断结果。

知识拓展

宫腔镜手术应用

宫腔镜检查(hysteroscopy),即通过纤维导光束和透镜将冷光源经宫腔镜导入宫腔,在直视下观察宫颈管、宫颈内口、子宫内膜及输卵管开口的形态特征;并针对病变组织准确取材送病检和直接进行宫腔内治疗。宫腔镜常用于查找异常子宫出血的原因、宫腔粘连的诊断、宫内节育器(intrauterine device,IUD)定位及取出、评估超声检查提示异常宫腔回声及占位性病变的病因等。可用于治疗子宫内膜息肉、子宫黏膜下肌瘤、宫腔粘连分离、子宫纵隔切除、子宫内异物取出等。手术时间多选择在月经干净后一周内为宜,因此时子宫内膜处于增生早期,薄且不易出血,黏液分泌少,容易发现宫腔病变。另外,宫腔镜检查有造成子宫内膜癌细胞播散的危险,注意禁忌证。

(3)子宫切除术:对各种治疗效果不佳或无效,并尝试了所有治疗功血的可行方法后,可由患者和家属知情选择接受子宫切除术。

(4)手术患者护理要点:①应该严格掌握手术适应证和禁忌证,不要盲目首先选择手术治疗的方法;②向患者及家属讲明手术方法、过程及目的;③配合医生做好手术前各项准备,手术中予以配合确保手术顺利完成,手术后做好相应护理;④宫腔镜手术中配合医生调节膨宫压力,密切观察生命指征;⑤手术中如果出血量增多应立即停止手术操作,尽快配合医生查找原因;⑥手术后遵医嘱指导患者使用抗生素,术中所取标本必须送病检,以进一步明确诊断。

6. 健康教育　告知患者平时应加强锻炼,增强体质;指导加强饮食,注意摄入含蛋白质、维生素、铁、高热量、高维生素等食物;指导经期卫生保健常识。

二、有排卵性功能失调性子宫出血

（一）概述

有排卵性功能失调性子宫出血简称有排卵性功血，又称为排卵性月经失调（ovulatory menstrual dysfunction），较无排卵性功血少见，多发生于育龄期妇女。患者有周期性排卵，因此临床上仍有可辨认的月经周期。主要分为月经过多和月经周期间出血两种类型。其中，月经周期间出血又分为黄体功能异常和围排卵期出血两种。临床上前者较后者多见，故本节主要介绍黄体功能异常所致的有排卵性功血。黄体功能异常主要包括黄体功能不足（luteal phase defect，LPD）和子宫内膜不规则脱落（irregular shedding of endometrium）两种类型。其中，子宫内膜不规则脱落又称为黄体萎缩不全。

（二）护理评估

1. 生理评估

（1）病因：黄体功能不足是由于神经内分泌调节功能不健全，卵泡期 FSH 水平低下，使卵泡发育缓慢，雌激素分泌量减少，对垂体及下丘脑的正反馈调控不足，LH 峰值不高，虽有排卵但黄体发育不良，孕激素分泌减少，子宫内膜分泌反应不足，使黄体提前萎缩。有时黄体分泌正常，但维持时间较短。部分黄体功能不足可由高催乳素血症、内分泌疾病、代谢异常等引起；黄体萎缩不全的患者虽有排卵，黄体发育良好，但由于下丘脑-垂体-卵巢轴调节功能紊乱或溶黄体机制异常引起萎缩过程延长，导致子宫内膜不能如期完整脱落。

（2）病理生理：黄体功能不足的子宫内膜虽表现为分泌期改变，但因孕激素水平低下内膜腺体分泌不良，间质水肿不明显或腺体与间质发育不同步；黄体萎缩不全时月经的第 5～6 日仍能见到呈分泌期反应的子宫内膜，而正常月经第 3～4 日分泌期子宫内膜即全部脱落。

（3）健康史：评估内容同无排卵性功能失调性子宫出血。

（4）临床表现

1）症状：黄体功能不足常表现为月经频发，即月经周期缩短，常 <21 天，但经期、经量一般正常。有些月经周期虽然正常，但卵泡期延长，黄体期较短，以致患者常不易受孕或易造成流产；黄体萎缩不全常表现为月经周期正常，但经期延长，长达 9～10 天，且出血量多。出血特点常常是月经前数天经量一般不多或稍增多，以后逐渐增多。

2）体征：盆腔检查可排除器质性病灶，常无异常发现。

（5）相关检查

1）诊断性刮宫：于月经前或月经来潮 6 小时（不超过 12 小时）内刮宫，子宫内膜常呈分泌不良反应，内膜活检显示分泌反应落后 2 日及以上，可确定黄体功能不足；在月经期第 5～6 日进行诊刮，见到残留的分泌期子宫内膜与坏死脱落的内膜和新生的增生期子宫内膜同时存在，表现为混合型子宫内膜，可确定为子宫内膜不规则脱落。

2）基础体温测定：①黄体功能不足基础体温主要表现特点是：体温呈双相改变；排卵后体温上升缓慢或上升幅度偏低；高温持续时间低于 11 日，一般仅维持 9～10 日即下降（图 14-3）；②黄体萎缩不全基础体温主要表现特点是：基础体温呈双相改变；高温下降缓慢，常于月经第 5 天才开始缓慢下降（图 14-4）。

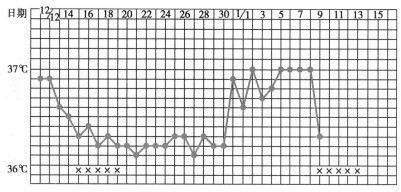

图 14-3　基础体温双相型（黄体功能不足）

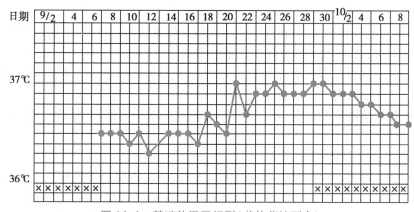

图 14-4　基础体温双相型（黄体萎缩不全）

（6）处理原则：黄体功能不足患者应以促进卵泡发育和排卵，加强黄体功能为主；而黄体萎缩不全子宫内膜不能完整脱落者应调节性腺轴的激素水平及反馈功能，促进黄体及时萎缩。

2. 心理社会评估　患者虽有月经来潮，但因月经频发、经期延长或由此引发感染、贫血、流产、不孕等，或者治疗效果不佳等，常常使患者担心由此而影响健康和生育，心理压力较大，对情绪也有影响，易产生焦虑、恐惧心理。

（三）常见的护理诊断/医护合作性问题

1. 焦虑　与担心生育能力是否受影响和治疗效果有关。

2. 有感染的危险　与长期反复出血有关。

3. 知识缺乏　与缺乏正确使用性激素的知识有关。

（四）护理措施

1. 一般护理　加强营养，改善全身情况，可补充铁剂、维生素 C 和高蛋白、富含维生素类饮食，并向患者推荐猪肝、蛋黄、豆类、葡萄干等富含铁的食物；规律生活保证休息，保持足够睡眠；加强体育锻炼，增强体质。

2. 心理护理　鼓励患者表达内心感受，耐心倾听患者的诉说，了解患者疑虑。向患者解释病情并提供相关信息，消除紧张焦虑的心情，鼓励表达，减轻心理压力。

3. 维持正常血容量的护理　观察并记录患者生命体征及出入量，根据患者出血期间所使用的会阴垫及更换内裤情况估计出血量。出血量较多者，嘱其卧床休息，避免过度疲劳和剧烈运动。贫血严重者，遵医嘱做好备血、输血、有效止血等措施以维持患者正常血容量。

4. 用药指导及护理

（1）黄体功能不足

1）促进卵泡发育并排卵：①卵泡期使用低剂量雌激素：于月经第 5 日起选用小剂量雌激素，如妊马雌酮 0.625mg 或戊酸雌二醇 1mg，连用 5～7 日，可协同 FSH 促进优势卵泡发育；②氯米芬：可通过与内源性雌激素受体竞争性结合，促使垂体释放 FSH 和 LH，促进卵泡发育。常于月经第 5 日起用药，连用 5 日。

2）促进月经中期 LH 峰的形成：近排卵时使用大剂量 HCG 肌内注射促进卵泡破裂排卵，促使形成 LH 峰以维持黄体功能，使黄体不至于提前萎缩。

3）黄体功能刺激疗法：于体温上升后开始，隔日肌内注射 HCG，共 5 次，可延长黄体寿命。

4）黄体功能补充疗法：自排卵后使用天然黄体酮制剂每日 10mg 肌内注射，每天 1 次，共 10～14 天，以补充黄体分泌孕激素的不足。

5）溴隐亭：如合并高泌乳素血症则需配合服用溴隐亭以改变垂体和卵巢分泌性激素的水平，从而改善黄体功能。

另外，有避孕需求的患者，可周期性口服避孕药 3 个周期，反复发作者可酌情用药延至 6 个周期。

（2）黄体萎缩不全

1）孕激素：孕激素可促使黄体及时完整萎缩，子宫内膜如期完整脱落。常用甲羟孕酮或黄体酮。具体使用方法：甲羟孕酮于排卵后 1～2 天或下次月经前 10～14 天开始服用，每日 10mg，连用 10 日。如有生育需求，可肌内注射黄体酮注射液。

2）HCG：有促进黄体功能的作用，用药方法同黄体功能不足。

5. 预防感染的护理　严密观察生命体征及与感染有关的征象，如体温、脉搏、子宫压痛等，监测血常规，特别监测白细胞计数及分类，同时保持会阴部清洁。必要时遵医嘱给予抗生素预防并治疗。

6. 手术配合及护理　需要进行诊刮的患者配合医生做好术前准备、术中配合、术后护理；对需要进行基础体温测试的患者告知测试方法和注意事项。

 知识链接

功能失调性子宫出血的中医药相关知识

中医称功能失调性子宫出血为"崩漏"、"月经过多"、"经期延长"、"月经先后无定期"。

无排卵性功血的发生与肾-天癸-冲任-胞宫生殖轴的失调密切相关。病本在肾，病位在胞宫，变化在气血，表现为子宫藏泻失度。主要病机是冲任不固，不能制约经血；或因禀赋不足，肾气稚弱，天癸初至，冲任未盛；或因绝经前后，天癸将竭，肾失固藏；或因脾虚统摄无权，中气下陷；或因阴虚内热，迫血妄行等，均可致功血。中医将无排卵性功血分为肾阴虚型，肾阳虚型，脾虚型，血热型和血瘀型。

排卵性功血是因脏腑功能失常，气血失调，导致冲任损伤所致，其中主要为虚、热、瘀所致。气虚或血热引起冲任不固，经血失于制约，导致月经先期、月经过多；虚热内扰或瘀阻冲任，致经期延长。中医将排卵性功血分为气虚型，血热型和血瘀型。

中医本着"急则治其标、缓则治其本"的原则，灵活掌握塞流、澄源、复旧三法。主张根据无排卵性功血和排卵性功血的不同分型进行辨证施护。

第三节 闭 经

一、概述

闭经(amenorrhea)是妇科常见症状,表现为无月经或月经停止来潮,分为原发性闭经和继发性闭经两类。原发性闭经(primary amenorrhea)是指年龄超过13岁,第二性征尚未发育;或年龄超过15岁,第二性征已发育,月经还未来潮者。继发性闭经(secondary amenorrhea)指正常月经建立后停止6个月,或按自身原有月经周期计算停经3个周期以上者。临床上继发性闭经较原发性闭经多见。闭经通常按照月经调节轴病变和功能失调的部位分为下丘脑性闭经、垂体性闭经、卵巢性闭经、子宫性闭经和下生殖道发育异常所致闭经。其中,下丘脑性闭经最常见。

知识链接

世界卫生组织对闭经的分型

世界卫生组织(WHO)将闭经归纳为三型:Ⅰ型为无内源性雌激素产生,卵泡雌激素(FSH)水平正常或低下,催乳素(PRL)正常水平,无下丘脑-垂体器质性病变的证据;Ⅱ型为有内源性雌激素产生、FSH及PRL水平正常;Ⅲ型为FSH升高,提示卵巢功能衰竭。

二、护理评估

(一)生理评估

1. 病因 继发性闭经病因复杂,不同类型的闭经发病原因各不相同。

(1)下丘脑性闭经:最常见,主要由于中枢神经系统及下丘脑各种功能和器质性疾病引起,以功能性原因为主。这类闭经的特点是下丘脑合成和分泌 GnRH 缺陷或下降导致垂体促性腺激素(Gn),即卵泡雌激素(FSH),特别是黄体生成素(LH)的分泌功能低下。病因主要包括:精神应激、体重下降及精神性厌食、运动性闭经、药物性闭经、颅咽管瘤等。

1)精神应激:突然或长期精神压抑、紧张、忧虑、情感变化、过度劳累、环境变化、寒冷等,均可影响神经内分泌系统而导致闭经。

2)体重下降及精神性厌食:中枢神经系统对体重变化极为敏感,1年内体重下降10%左右,即使体重仍在正常范围之内也可导致闭经。严重的精神性厌食于内在情感剧烈矛盾或为保持体型强迫节食时发生,而情感剧烈变化及过度节食均可导致闭经。

3)运动性闭经:正常月经来潮及月经维持依赖于一定的肌肉/脂肪比率(17% ~ 22%的脂肪),长期剧烈运动或舞蹈训练可以引起体内脂肪减少,易导致闭经。

4)药物性闭经:长期应用甾体类如奋乃静、氯丙嗪、利血平等,可通过药物抑制下丘脑分泌 GnRH 而引起继发性闭经。药物性闭经一般为可逆的,停药3~6个月后多能自然恢复。

5)颅咽管瘤:瘤体增大压迫下丘脑和垂体柄后,影响下丘脑和垂体功能而引发闭经。

（2）垂体性闭经：主要病变在垂体，由于腺垂体器质性病变或功能失调，影响促性腺激素分泌，继而影响卵巢功能而引起闭经。如垂体肿瘤、垂体梗死（希恩综合征）、空蝶鞍综合征（empty sella syndrome）。

（3）卵巢性闭经：主要原因在卵巢，由于卵巢分泌的性激素水平低落，子宫内膜不发生周期性变化而导致闭经。如卵巢功能早衰、卵巢功能性肿瘤和多囊卵巢综合征等。

（4）子宫性闭经：原因在子宫，此时月经调节功能正常，第二性征发育也正常，只是因为子宫内膜受到破坏或对卵巢激素不能产生正常的反应，从而引起闭经，如 Asherman 综合征、手术切除子宫或放疗。其中，Asherman 综合征为子宫性闭经最常见的原因。多因人工流产过度刮宫或产后、流产后出血、功血等刮宫损伤子宫内膜，导致宫腔粘连而闭经。

（5）下生殖道发育异常性闭经：包括宫颈闭锁、阴道横隔、阴道闭锁及处女膜闭锁等，经血引流障碍从而导致闭经。

（6）其他：肾上腺、甲状腺、胰腺等功能异常也可引起闭经。常见的疾病为甲状腺功能减退或亢进、肾上腺皮质功能亢进、肾上腺皮质肿瘤、糖尿病等均可通过下丘脑影响垂体功能而造成闭经。

2. 健康史　注意评估患者婴幼儿期生长发育过程，有无先天性缺陷或其他疾病；评估家族成员中有无相同疾病者；详细询问月经史，包括初潮年龄、第二性征发育情况如音调、乳房发育、阴毛及腋毛情况、骨盆及是否具有女性体态，并挤压双乳观察有无乳汁溢出；评估已婚妇女生育史及产后并发症；观察患者精神状态、营养、全身发育状况；评估月经周期、经期、经量、有无痛经，了解闭经前月经情况；特别注意评估闭经期限及伴随症状，发病前有无引起闭经的诱因如精神因素、环境改变、体重增减、剧烈运动、各种疾病及用药影响等。

3. 临床表现

（1）症状：闭经患者一般无特殊不适，主要表现为青春期后至绝经前女性无月经来潮。部分患者可出现继发症状，如生殖道闭锁所出现的周期性下腹痛；颅咽管瘤患者出现的生殖器官萎缩、肥胖、颅内压增高、视力障碍等症状；闭经泌乳综合征出现的乳房溢乳；多囊卵巢综合征出现的多毛、痤疮、肥胖等。

（2）体征：患者出现的体征与导致闭经发生的原因密切相关，故需检查全身发育状况，有无畸形；测量体重、身高，四肢与躯干比例，五官生长特征；观察精神状态、智力发育、营养和健康状况。妇科检查应注意内外生殖器的发育，有无先天性缺陷、畸形，腹股沟区有无肿块；女性第二性征如毛发分布、乳房发育是否正常，乳房有无乳汁分泌等。其中第二性征的检查有助于鉴别原发性闭经的病因，缺乏女性第二性征提示该患者从未受过雌激素的刺激。

4. 相关检查　已婚妇女闭经需首先排除妊娠，再结合病史和体检初步确定病因及病位，选择相应的辅助检查明确诊断。

（1）尿（血）HCG 检查：通过测量女性血液中的 HCG 值来判断女性是否怀孕，以排除妊娠。

（2）功能检查

1）子宫功能检查：主要了解子宫形态、子宫内膜及子宫功能。

①B 型超声检查:了解子宫发育情况,子宫的大小、位置、形态等。

②药物撤退试验:常用孕激素试验和雌孕激素序贯试验来评估内源性雌激素水平。

孕激素试验:适用于体内雌激素水平相对较高者。首先给患者服用孕激素(甲羟孕酮),每日 10mg,连用 8~10 日或肌注黄体酮 5 日,每日 20mg,停药 3~7 日后如果出现撤药性出血(阳性反应),表明子宫内膜已受一定雌激素水平的影响,体内有一定量的雌激素,只是卵巢无排卵缺少孕激素对抗;如停药后无撤药性出血(阴性反应),说明体内雌激素水平低下,应进一步行雌孕激素序贯试验。

雌孕激素序贯试验:适用于孕激素试验阴性的闭经患者。每晚睡前服妊马雌酮 1.25mg,最后 10 日加用醋酸甲羟孕酮,每日口服 10mg,于停药后 3~7 日发生撤药性出血为阳性,提示子宫内膜功能正常,可排除子宫性疾病,闭经是由于体内雌激素水平低落所致,应进一步寻找原因。若无撤药性出血为阴性,可再重复试验一次,若再为阴性,提示子宫内膜有缺陷或被破坏,可诊断为子宫性闭经;

③子宫镜检查:在子宫镜直视下观察子宫腔及内膜有无病变,并取材送病理学检查。

④诊断性刮宫:适用于已婚妇女。通过诊刮可了解宫腔深度和宽度,宫颈管或宫腔有无粘连;刮取的子宫内膜送病理检查,还可了解内膜对性激素的反应,如同时做结核菌培养,还可帮助诊断有无子宫内膜结核。

⑤子宫输卵管造影:了解有无宫腔病变和宫腔粘连。

2)卵巢功能检查:重点了解卵巢有无排卵。卵巢的排卵功能与卵巢本身和其上级器官的调节功能有关,卵巢功能检查只能了解卵巢有无排卵,不能明确具体病变部位,还需进一步检查。常用的卵巢功能检查方法有:

①基础体温测定:基础体温若呈双相改变提示卵巢有排卵功能,若为单相说明卵巢不排卵;

②阴道脱落细胞检查:行阴道上 1/3 段脱落细胞检查,涂片见有正常周期性变化,提示性腺轴调节功能正常,闭经原因在子宫;反之涂片中仅见中、底层细胞,表层细胞极少或无,且无周期性变化,提示病变部位不在子宫,而在卵巢、脑垂体和下丘脑。可进一步结合血性激素检查初步判断病变部位,若 FSH 升高,提示病变在卵巢;若 FSH、LH 均低,提示病变部位在脑垂体或下丘脑;

③宫颈黏液结晶检查:取宫颈黏液涂片,干燥后显微镜下观察,若仅见羊齿状结晶,提示卵巢无排卵;若见成串珠状排列的椭圆体,提示子宫内膜已受孕激素影响,说明卵巢有排卵;

④血性激素测定:对性激素各项指标按照周期性变化标准进行分析可帮助判断病因及病变部位;

⑤B 型超声监测卵泡:自月经周期第 10 日开始用 B 型超声动态监测卵泡发育及排卵情况,当卵泡直径达 18~20mm 时为成熟卵泡,估计约在 72 小时内排卵;

⑥卵巢兴奋试验:又称尿促性素(HMG)刺激试验。用 hMG 连续肌内注射 4 日,再测血性激素,若卵巢对 hMG 无反应,提示病变在卵巢;反之,则病变在垂体或垂体以上。

3)垂体功能检查:适用于雌孕激素序贯试验阳性提示体内雌激素水平低下者,为

227

进一步明确发病部位在卵巢、垂体或下丘脑,需做以下检查:

①血性激素放射免疫测定:当血 PRL > 25μg/L 时称高泌乳素血症,进一步测血 TSH,升高为甲状腺功能减退;PRL > 100μg/L 时应进一步做头颅蝶鞍部 X 线摄片或 CT 检查,以排除垂体肿瘤;FSH > 25 ~ 40U/L,为高促性腺激素血症,提示卵巢功能衰竭;若 LH > 25U/L 或 LH/FSH 比例≥2 ~ 3 时则高度怀疑多囊卵巢综合征;FSH、LH 均 < 5U/L,提示垂体功能减退,病变可能在垂体或下丘脑,应进一步进行垂体兴奋试验。

②垂体兴奋试验:又称 GnRH 刺激试验,用以了解造成垂体功能减退的原因和具体病变部位是垂体还是下丘脑。先空腹抽血查 LH,然后静脉注射 LHRH,15 ~ 60 分钟后再次抽血,若 LH 较注射前高 2 ~ 4 倍以上,说明垂体功能正常,病变在下丘脑;若经多次重复试验,LH 值仍无升高或增高不显著,提示引起闭经的原因在垂体,进一步行脑垂体的影像学检查。

③影像学检查:临床初步怀疑有垂体肿瘤时应做头颅蝶鞍 X 线摄片,必要时再做 CT 或 MRI 检查。疑有子宫畸形、多囊卵巢、肾上腺皮质增生或肿瘤时可做 B 型超声检查。

(3)其他检查

1)血染色体检查:疑有先天性畸形者,应做染色体核型分析及分带检查。

2)甲状腺功能检查:考虑闭经与甲状腺功能异常有关者应测甲状腺功能。

3)肾上腺功能检查:疑与肾上腺功能有关时可做尿 17-酮、17-羟类固醇或血皮质醇测定。

(4)闭经的评估步骤(图 14-5,图 14-6)。

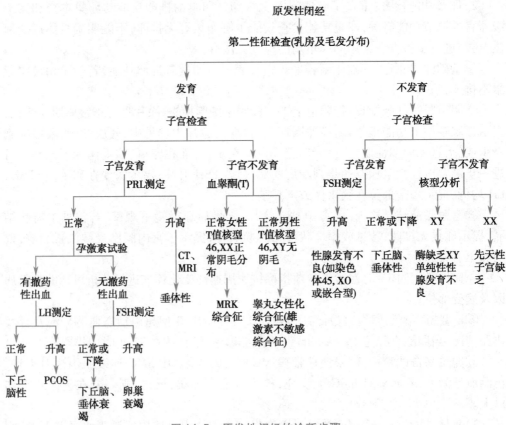

图 14-5 原发性闭经的诊断步骤

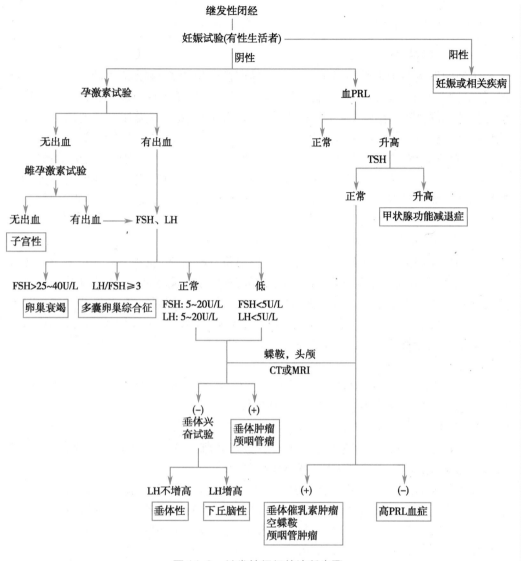

图 14-6　继发性闭经的诊断步骤

5. 处理原则　改善全身健康状况,进行心理和病因治疗,必要时结合使用激素周期调节,是治疗闭经的基本原则。

（二）心理社会评估

虽然闭经病患者常无不适症状,但因担心能否结婚、生育,能否影响性生活而产生极大的心理压力,加之检查项目繁多,治疗周期长,有些疾病治疗效果欠佳,患者常表现为焦虑、情绪低落,有时会丧失信心。

三、常见的护理诊断/医护合作性问题

1. 功能障碍性悲痛　与长期闭经、家属不理解及治疗效果不明显有关。

2. 焦虑　与担心疾病对生育、性生活、健康的影响有关。

3. 自尊紊乱　与长期不能按时来月经形成自我否定的心理有关。

四、护理措施

（一）一般护理

闭经的发生与中枢神经系统及内分泌的调控密切相关，首先应该改善全身健康状况，包括饮食调节、减缓压力、控制体重、调节运动量等；单纯性营养不良性闭经应增加营养保持标准体重；体重过于肥胖造成的闭经，要同时注意有无伴有其他内分泌失调性疾病，积极治疗原发病，并需采用低热量及富含维生素和矿物质饮食；针对精神压力较大，体育运动较少的患者，则应适当减压，加强户外活动，适当增加体力劳动；鼓励表达，多与他人交往，消除自我否定的心理，保持心情舒畅；对于先天性畸形或先天性性腺缺如及功能障碍者，如处女膜闭锁引起的闭经，应告诫患者及早进行手术，保持血流通畅等。

（二）心理护理

心理治疗和护理在闭经治疗中占有重要地位，应该高度重视。要向患者讲明闭经发生的原因，告知闭经的发生与精神因素之间的密切关系，强调心情的调节和心理压力的舒缓对改善内分泌调节有至关重要的作用。因闭经病因复杂，诊断步骤繁多且治疗周期长，主动向患者及家属对诊断过程进行说明，并帮助患者树立信心，鼓励患者积极配合治疗和检查；要以成功的案例鼓励患者积极参与治疗方案的确定。

（三）性激素补充治疗及护理

1. 性激素补充治疗的目的　维持女性性征、维持月经；维持女性全身健康及预防内分泌紊乱导致的疾病发生；实现女性生育的愿望。

2. 性激素补充治疗的方法

（1）雌激素补充治疗：适用于无子宫者。妊马雌酮 0.625mg/d 或微粒化 17-β 雌二醇 1mg/d，用药 21 天停药 1 周后重复给药。

（2）雌、孕激素人工周期疗法：适用于有子宫且体内雌激素水平较低、性功能减退的患者。上述雌激素连服 21 日，最后 10 日同时给予醋酸甲羟孕酮 6~10mg/d。

（3）孕激素疗法：适用于体内有一定内源性雌激素水平的Ⅰ度闭经患者，常于月经周期后半期（或撤药性出血第 16~25 日）口服醋酸甲羟孕酮，每日 6~10mg，共10 日。

（4）诱发排卵：适用于年轻有生育要求的患者，常用药物有氯米芬、HMG、HCG、GnRH，具体方法详见功能失调性子宫出血。

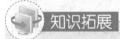 **知识拓展**

常用促排卵药物

诱发排卵是指在监测下采用药物方法诱发卵巢的排卵功能，一般以诱导单个或少量卵泡的发育为目的。根据促排卵药物的使用途径分类，可分为口服和注射两种。

口服促排卵药物主要包括：枸橼酸氯米芬（clomiphene citrate，CC）、来曲唑（letrozole，LE）和溴隐亭。

注射促排卵药物主要包括：外源性 Gn、GnRH、GnRH-a、GnRH-A。

临床上使用促排卵药物时应当掌握促排卵药物机制，针对性地选择并合理使用促排卵药物，在此过程中做好监测，预防促排卵中如卵巢过度刺激综合征（OHSS）、多胎妊娠等并发症，达到安全使用促排卵药物并成功妊娠的目的。

笔记

3. 性激素补充治疗的护理配合　叮嘱患者按时按量服药,不要擅自停服或漏服,不要随意更改药量;详细告知患者激素治疗的必要性、可能出现的不良反应及应对措施;定时检查肝肾功能、乳腺彩超,及早发现异常情况及时处理;告知患者停药时间及使用方法应严格遵医嘱。

（四）溴隐亭（bromocriptine）治疗

溴隐亭为多巴胺受体激动剂,通过与受体结合直接抑制脑垂体分泌 PRL,恢复促性腺激素的正常分泌,还可抑制脑垂体分泌 PRL 肿瘤细胞的生长,适用于单纯高泌乳素血症及垂体催乳素瘤患者。一般用药后 5~6 周可恢复排卵。

（五）其他激素治疗

肾上腺皮质激素如强的松或地塞米松适用于肾上腺皮质增生者;甲状腺素适用于甲状腺功能减退者。

（六）手术治疗及护理

器质性疾病造成的闭经可选择采取手术方法进行治疗,护理人员注意配合医生详细评估病情,做好手术前的准备工作,手术中和手术后的护理配合,术后注意观察月经情况并实施健康教育。生殖器畸形包括处女膜闭锁、阴道横隔、阴道闭锁,均可采取经阴道手术的方法进行切开或成型,告知患者术后取半卧位以利月经血的引流;宫腔粘连综合征者可在宫腔镜直视下进行宫腔分离,之后使用大剂量雌激素促进子宫内膜增生,并在宫腔内放置节育环分离支撑内膜,术后给予相应的激素进行周期性治疗以预防再次粘连;结核性子宫内膜炎者应积极接受抗结核治疗;卵巢或垂体肿瘤者应根据肿瘤的性质、大小、部位等确定手术方案。

（七）健康教育

向患者及家属讲述月经调节的机理,影响月经调节和月经来潮的因素;告知患者闭经的临床实验室检查流程及意义,促使患者接受系统检查和配合医护人员进行周期性治疗;帮助患者澄清错误概念,解除患者的心理压力。

第四节　痛　　经

一、概述

痛经（dysmenorrhea）为妇科常见症状之一,以行经前后或月经期出现下腹部疼痛、坠胀为主,伴随腰酸坠痛、大腿根部疼痛,或合并头痛、乏力、头晕、恶心、手足麻木等其他不适,影响生活和工作质量。严格讲痛经是多种疾病的主要症状,并不是疾病的名称。

痛经分为原发性痛经和继发性痛经两类,前者指生殖器官无器质性损伤而出现的痛经,占痛经 90% 以上。后者指由于盆腔器质性疾病如子宫内膜异位症、盆腔炎或宫颈狭窄等引起的痛经。本节只叙述原发性痛经,继发性痛经将在相关疾病中叙述。

二、护理评估

（一）生理评估

1. 病因　原发性痛经多见于青少年,其疼痛与子宫肌肉活动增强所导致的子宫张力增加和过度痉挛性收缩有关。

原发性痛经的发生与月经期子宫内膜释放前列腺素(prostaglandin, PG)含量增高有关。尤其是 $PGF_{2\alpha}$ 增高与痛经的发生关系最为密切,这是造成原发性痛经的主要原因。$PGF_{2\alpha}$ 可引起子宫平滑肌收缩过强、收缩持续时间延长,甚至发生痉挛性收缩而出现小腹疼痛;在子宫剧烈收缩时,由于子宫供血不足,导致厌氧代谢产物聚集,刺激疼痛神经元引发疼痛。除此以外,原发性痛经的发生还与精神心理因素、遗传、情绪、环境、运动、饮食及主观感受等有关。

(1)内分泌因素:痛经经常发生在有排卵的月经周期,无排卵性子宫内膜因无黄体酮刺激,所含 PG 浓度甚低,月经周期一般不伴有腹痛。

(2)精神、神经因素:内在或外来的应激可使痛阈降低,精神紧张、焦虑、恐惧、寒冷刺激、经期剧烈运动以及生化代谢产物均可通过中枢神经系统刺激盆腔疼痛纤维。

(3)遗传因素:女儿与母亲发生痛经有相关关系。

(4)免疫因素:痛经患者免疫细胞和免疫反应有改变。

2. 健康史　评估患者年龄、月经史与婚育史;询问了解有无诱发痛经的相关因素;评估疼痛发生的时间、部位、性质及程度;疼痛与月经的关系,疼痛时伴随的症状;评估自觉最能缓解疼痛的可靠方法和体位;如果有药物治疗经过则要了解使用药物(特别是止痛药)的名称、药量及持续时间、使用后症状是否缓解。

3. 临床表现

(1)症状:痛经的主要表现特点是:①原发性痛经多发生于青少年时期,月经初潮的 1～2 年内发病率最高;②疼痛多自月经来潮时出现,行经第 1 日最为明显,持续数小时至 2～3 日月经量增加后即缓解,也有行经前 12 小时发生疼痛的;③疼痛初始以下腹正中耻骨联合上最为突出,呈现阵发性,可向腰骶部、大腿根部内侧放射;④疼痛剧烈时可伴随出现恶心、呕吐、腹泻、头晕、倦怠乏力、嗜睡等不适,甚至出现面色苍白、手足逆冷、出冷汗等休克前征兆。

(2)体征:妇科检查无异常发现,个别女性可有子宫过度前倾或后屈倾向。

4. 相关检查　未婚女性可行妇科 B 型超声检查;已婚妇女先行妇科检查,必要时行腹腔镜、宫腔镜等检查来排除因为器质性病变所造成的继发性痛经。

5. 处理原则　痛经的治疗重在预防,可通过减轻精神心理压力、保暖、注意饮食卫生、减少剧烈运动、保持心情愉快等方法防止痛经的发生。必要时配合药物治疗及中医中药的治疗。

(二)心理社会评估

痛经患者因惧怕疼痛常恐惧月经来潮,尤其在影响正常学习和工作时,会产生抱怨心理,因此称来月经为"倒霉"。有些患者和家长认为痛经不是疾病,没有必要治疗,只要休息一下忍一忍即可。个别患者因治疗效果欠佳,可加重其焦虑的心理,容易对治疗失去信心,或长期依赖止痛药或麻醉药来减轻痛苦。

三、常见的护理诊断/医护合作性问题

1. 急性疼痛　与月经期痉挛性子宫收缩,组织缺血缺氧无氧代谢产物刺激疼痛神经元有关。

2. 恐惧　与长时期痛经造成精神紧张、焦虑有关。

3. 睡眠型态紊乱　与疼痛发生影响睡眠姿势和质量有关。

四、护理措施

（一）一般护理

痛经大部分都是宫寒引起的,所谓宫寒是中医学上的一个概念,直白地说就是"子宫寒冷"。俗话说"十病九寒"、"病从寒中来"。女人的生殖系统最怕冷,冬天比较耗损阳气,下半身着凉会直接导致女性宫寒。因此,女性应注意饮食、生活方式的调整,防止寒邪内生,侵害子宫或生殖系统,同时避免过度疲劳,消耗体内阳气。

（二）心理护理

告知患者月经期可能有一些生理反应如小腹坠胀和轻度腰酸,要理解患者的不适和恐惧心理,倾听述说缓解心理压力;讲解有关痛经的生理知识,教会患者缓解痛经的方法,疼痛剧烈时提供非麻醉性镇痛治疗。

（三）缓解症状的护理

痛经发生时腹部使用热宝、热水袋热敷,饮红糖水、热水均可暂时缓解疼痛;采取腹部按摩、针刺、艾灸、理疗等方法也可有效减轻疼痛,增加舒适度;必要时采用中药通过辨证论治进行治疗,常于月经前 1 周至 10 天开始服药,每日 1 剂,每日 3 次,注意中药应热敷。

 知识链接

痛经的中医药治疗

中医学认为,痛经发生的机理主要是"不通则痛"和"不荣则痛"。前者多因气滞、寒凝、湿热蕴结而致胞宫气血瘀滞、经血运行不畅,属实证;后者则因肾气亏损、气血虚弱而致精亏血少,胞宫失于濡养,属虚证。临床以实证居多,虚证较少,也有虚实夹杂者。可根据疼痛发生的时间、部位和性质来辨别虚实寒热。一般痛在经前为实,痛在经后为虚;痛甚于胀多属血瘀,胀甚于痛多属气滞;剧痛多为实证,隐痛多为虚证;绞痛属寒,灼痛属热;痛在两侧病位在肝,痛在正中病位在胞宫,痛在腰骶部病位在肾。常见以下证型:肾气亏损、气血虚弱、气滞血瘀、寒凝血瘀、湿热蕴结。可选用调肝汤、黄芪建中汤、膈下逐瘀汤、温经汤、清热调血汤、天台乌药散、芍药甘草汤、少腹逐瘀汤等加减化裁。

当上述方法治疗无效时可给予前列腺素合成酶抑制剂,因可减少子宫内膜 $PGF_{2\alpha}$ 的合成,预防子宫收缩过强或痉挛性收缩,减轻疼痛反应。该类药物有效率可达 80% 以上。美国 FDA 批准的用于治疗痛经的药物有布洛芬、酮洛芬、甲氯芬那酸、双氯芬酸、萘普生。

对于有避孕要求的痛经妇女,可口服避孕药来缓解疼痛,因为避孕药可抑制排卵及子宫内膜增生,减少月经量及 PG 的含量,有效率可高达 90% 以上。

（四）健康教育

加强月经期保健的宣传教育:如注意经期清洁卫生(选用正规厂家的卫生巾)、禁止性生活、预防感冒;指导患者经期注意保暖,尤其是小腹、腰骶部、双足的保暖;经期避免过度劳累、精神紧张,保证充分的休息;进食宜清淡容易消化,避免生冷、辛辣等刺激性食物等以减少导致痛经发生的诱发因素。

第五节 绝经综合征

案例引导

患者,女,47岁,月经紊乱一年。近一年月经周期3~4个月,伴睡眠差、易怒,情绪不稳定,伴有潮热、疲乏无力,有时头晕、胸闷心慌,且有胃肠功能紊乱和性功能减退的表现。查体:外阴正常,阴道略萎缩,子宫颈光滑,宫体前倾位,正常大小,双侧附件区未触及包块。B型超声及心电图检查均未见异常。

根据以上资料,请回答:

1. 该患者最可能的临床诊断。
2. 该类患者常见的护理诊断及护理措施。

一、概述

绝经综合征指绝经前后因性激素波动或减少而产生的一系列身体及精神心理症状。围绝经期包括绝经过渡期、绝经、绝经后期三个阶段。绝经(menopause)指月经完全停止1年以上,是妇女生命中必经的生理过程,一旦出现提示卵巢功能衰退,生殖能力终止。据统计,目前我国妇女的平均绝经年龄,城市妇女为49.5岁,农村妇女为47.5岁。绝经分为自然绝经和人工绝经。前者指卵巢内卵泡生理性耗竭所致绝经;后者指两侧卵巢经手术切除或受放射治疗所致的绝经。临床上,连续12个月无月经称为绝经,实践中将40岁或以后自然绝经归为生理性,40岁以前月经自动停止为过早绝经,视为病理性。人工绝经妇女较自然绝经妇女更容易发生绝经综合征。

二、护理评估

(一)生理评估

1. **病因** 绝经综合征的发生及严重程度与个体人格特征、神经类型、职业、文化水平等因素有关。

2. **病理** 绝经前后变化最明显的是卵巢功能衰退,随后出现下丘脑-垂体功能退化,进一步出现内分泌紊乱,性激素水平波动或下降。

(1)雌激素:绝经过渡期不同阶段,雌激素水平并非逐渐下降。首先表现为卵泡对FSH敏感性降低,FSH水平升高,引起卵泡过度刺激,此时雌激素水平波动很大,甚至高于正常卵泡期水平。但当卵泡停止生长发育后,雌激素水平急剧下降,至绝经后卵巢不再分泌雌激素,血液中的雌激素水平多来自于肾上腺皮质和卵巢雄烯二酮转化的雌酮。

(2)孕酮:绝经过渡期卵巢偶有排卵功能,仍有孕酮分泌;但由于卵泡期延长,引起黄体功能不全,孕酮分泌量可减少;绝经后无孕酮分泌。

(3)雄激素:绝经后雄激素水平下降,其中雄烯二酮水平仅为育龄期妇女的一半且主要来源于肾上腺。卵巢主要产生睾酮,由于升高的LH对卵巢间质细胞的刺激增加,使睾酮水平较绝经前增高。

(4)促性腺激素:绝经过渡期FSH水平升高,LH仍在正常范围,FSH/LH仍<1。

绝经后雌激素水平降低,负反馈抑制作用减弱,引起下丘脑 GnRH 升高,刺激垂体释放 FSH 和 LH 增加,并且 FSH/LH >1。卵泡闭锁导致雌激素和抑制素水平降低以及 FSH 水平升高,是绝经的主要信号。

（5）促性腺激素释放激素:绝经后下丘脑分泌 GnRH 量增加,伴 LH 同步增加。

（6）抑制素:绝经后血抑制素水平下降比雌二醇早且明显,监测卵巢功能衰退更敏感。

3. 健康史　详细评估患者年龄、月经史;是否有月经紊乱,既往有无妇科手术史和放疗史;有无血管舒缩症状;有无外阴、尿道干涩、萎缩症状;有无腰背关节酸痛、身高下降,甚至易骨折等骨质疏松症状;有无神经、精神方面改变。

4. 临床表现

（1）症状

1）近期症状:①月经紊乱:表现为无排卵性功能失调性月经特征,是绝经过渡期最常见症状;②血管舒缩症状:是雌激素水平下降所致的特征性症状。以阵发性烘热、多汗为主,表现为短暂阵发性面部、颈部和胸部皮肤发红、烘热、多汗,一般持续 1 ~ 3 分钟,常反复发作,应激状态下及夜间明显。持续时间长短不一,个体差异较大,短者 1 ~ 2 年,长者 5 年或更长。严重影响妇女的生活、睡眠及工作;③自主神经功能失调症状:常表现为心悸、失眠、耳鸣、眩晕、头痛等;④精神神经症状:主要包括情绪、记忆及认知功能症状。常表现为激动易怒、情绪低落、焦虑不安、抑郁寡欢、自我控制情绪能力低下、注意力不易集中、记忆力减退等症状。

2）远期症状:①泌尿生殖道症状:主要表现为因尿道缩短、黏膜变薄,括约肌松弛所致的生殖道萎缩症状,如阴道干涩、性交困难、反复阴道感染和反复尿道感染症状如尿急、尿痛、排尿困难等,甚至出现张力性尿失禁。②骨质疏松:雌激素可以促进骨生成和对抗甲状旁腺的骨吸收作用,是保护骨质钙含量的重要激素。女性绝经后由于雌激素水平下降,骨质吸收速度快于骨质生成速度,易引起骨质丢失而变为疏松。骨质疏松可引起骨骼压痛、身材变矮,甚至发生骨折,以桡骨远端、股骨颈、椎体等部位多发。50 岁以上妇女半数以上会发生绝经后骨质疏松,一般发生于绝经后 5 ~ 10 年。③阿尔茨海默病(Alzheimer disease, AD):是老年性痴呆的主要类型,由于雌激素水平过于低下是诱发阿尔茨海默病的主要原因,因此绝经后期妇女比老年男性发病率高;④心血管疾病:包括冠状动脉疾病和脑血管疾病,主要原因仍然与绝经后雌激素水平下降有关。雌激素对女性心血管系统有保护作用,可改善心血管功能并抑制动脉粥样硬化,因此绝经后妇女易发生动脉粥样硬化、心肌缺血、心肌梗死、高血压和脑出血,冠心病发生率及并发心肌缺血的死亡率也随年龄而增加。

（2）体征:妇科检查阴道壁早期可表现为充血,黏膜发红;晚期血管较少,黏膜上皮变为光滑苍白,阴道壁弹性差,宫颈萎缩,分泌物少,子宫体萎缩。

5. 相关检查

（1）激素测定:测血清 FSH 及 E_2 值,可了解卵巢功能。绝经过渡期血清 FSH > 10U/L,提示卵巢储备功能下降;闭经、FSH >40U/L 且 E_2 值 <10 ~20pg/ml,提示卵巢功能衰竭。

（2）氯米芬兴奋试验:月经第 5 日起口服氯米芬,每日 50mg,共 5 日,停药第 1 日测血清 FSH >12U/L,提示卵巢储备功能降低。

（3）骨密度测定：通过 X 线检查了解有无骨质疏松。

（4）B 型超声检查：可见子宫缩小、内膜变薄。

（5）心电图及血脂检查：可了解心脏冠状血管受损情况。

（6）宫颈刮片：定期进行宫颈癌防癌普查。

6. 处理原则　绝经过渡期患者如有月经失调应按照功能失调性子宫出血的治疗原则调节月经紊乱，预防和排除子宫内膜恶性病变。绝经及绝经后期因内分泌环境为雌激素水平低下，所以主要采取激素补充治疗（hormone replacement therapy，HRT）补充外源性雌激素，来改善和预防围绝经期各种症状及相关疾病。激素补充治疗，必须在医生指导下用药，严格掌握适应证和禁忌证。

（二）心理社会评估

女性步入绝经过渡期时正值工作家庭压力最大的时候，加之身体各器官功能逐渐减弱，体力不支，身体不适，严重影响其身心健康。很多女性朋友会为烘热、汗多、情绪的不稳定而困扰，会引起情绪激动或低落。还常因情绪激动、失眠、多疑、记忆力减退、甚至表现为喜怒无常且不能得到家人的理解和帮助，更加重患者的心理压力，严重者可发展为抑郁症。

三、常见的护理诊断/医护合作性问题

1. 自我形象紊乱　与月经紊乱、出现神经及精神症状等有关。
2. 焦虑　与绝经过渡期不能适应内分泌改变，治疗效果不满意有关。
3. 有感染的危险　与绝经后膀胱、阴道黏膜变薄，对感染防御能力下降有关。

四、护理措施

（一）一般护理

绝经综合征患者可因精神、神经不稳定而加剧症状，故应先进行心理治疗，必要时选用适量的镇静剂如谷维素以利睡眠。应鼓励患者坚持体育锻炼，增加日晒时间，增加足量蛋白质及含钙食物补充钙剂，以预防骨质疏松。月经失调患者按照功能失调性子宫出血的治疗原则和护理措施改善月经紊乱，预防和排除子宫内膜恶性病变。

（二）心理护理

护理人员应向患者及其家属讲解绝经是一个生理过程，介绍发生的原因及绝经前后各种常见症状，为即将发生的变化做好心理准备。护士也应向其家属讲述患者可能出现的症状并鼓励家人多理解及提供安慰、心理支持和生活上的照顾。

（三）激素补充治疗的用药护理

围绝经期的内分泌环境主要是雌激素水平低下，所以主要采取激素补充治疗（hormone replacement therapy，HRT）补充外源性雌激素，来改善和预防围绝经期各种症状及相关疾病。

1. 一般护理　①使患者了解激素补充治疗的目的、常用药物类别、药物剂量、适应证、禁忌证、药物副反应等；②告知患者在专业医师指导下应用激素补充治疗，了解应用性激素治疗过程中定期随访的重要性；③与长期用药患者商定定期随访计划，并具体书写药名、服用剂量、用药次数和日期，确定患者能掌握用法；④告知患者用药期

间如出现子宫不规则出血,应行妇科检查及诊断性刮宫,并行病理检查,以排除子宫内膜病变;⑤帮助患者了解常见药物不良反应,如:雌激素用量过大多表现为乳房胀痛、白带增多、阴道出血、头痛、水肿及色素沉着等;孕激素不良反应常表现为抑郁、易怒、乳腺痛和水肿等;雄激素常见不良反应为可诱发高血脂、动脉硬化、血栓性疾病。告知患者出现以上情况应及时就诊。

2. 适应证　适用于出现血管舒缩症状、泌尿生殖道萎缩症状及用于预防骨质疏松患者。不仅可有效缓解症状还可有效控制潮热、多汗、阴道干涩和尿道感染等现象的发生。

3. 禁忌证　①绝对禁忌证:妊娠、不明原因子宫出血、血栓性静脉炎、胆囊疾病及肝脏疾病;已有或可疑子宫内膜癌、乳腺癌、近期有活动性血栓病、重症肝脏疾病等;②相对禁忌证:心脏病、偏头痛、子宫内膜癌史、血栓性疾病史、肝胆疾病史、乳腺良性疾病和乳腺癌家族史者。

4. 常用制剂及剂量　①常用制剂:主要药物为雌激素制剂、组织选择性雌激素活性调节剂、选择性雌激素受体调节剂和孕激素制剂,原则上应选择天然制剂。天然雌激素主要包括雌酮、雌二醇、结合雌激素;合成雌激素主要包括炔雌醇、炔雌醚及尼尔雌醇、替勃龙、雷洛昔芬;孕激素为甲羟孕酮、炔诺酮、炔诺孕酮;②剂量:用药剂量应个体化,取最小有效剂量为佳。

5. 用药途径及方案　激素使用可采取不同途径,包括口服给药和胃肠道外途径用药。口服给药可有效改善血脂且血药浓度稳定,但长期用药对肝脏有一定损害及刺激产生肾素底物和凝血因子;胃肠道外给药,既可有效解除潮热、防止骨质疏松,又可缓解副作用。如经皮肤贴皮贴、涂抹乳胶;经阴道使用霜、片、栓剂;肌内注射油剂及鼻黏膜用药;皮下埋植等。常用治疗方案有雌孕激素序贯给药、雌孕激素联合用药和无对抗单一雌激素治疗,但后者临床已较少应用。

6. 用药时间　应选择最小剂量且有效的短时间用药。治疗从卵巢功能衰减至出现绝经症状开始,一般持续 3～5 年。用药期间应定期评估,如受益大于风险方可继续应用,反之则停药或减量,停止用药时主张缓慢减量或间歇用药,以防止症状复发。

7. 副作用及危险性　使用性激素补充治疗可有以下副作用及危险。

(1)子宫出血:应高度重视仔细查明原因,必要时诊刮排除子宫内膜癌。

(2)性激素副作用:雌激素使用剂量过大时可出现乳房胀、白带多、头痛、水肿、色素沉着等,应酌情减量或更换药物,如雌三醇制剂;孕激素使用剂量过大时可出现抑郁、易怒、乳房疼痛、乳房肿胀,长时间用药患者难以耐受。

(3)子宫内膜癌:长期使用雌激素的患者,可使子宫内膜异常增生和增加子宫内膜癌的危险性,用药时间和用药剂量与风险呈正相关;目前临床常采取间断使用孕激素的方法来对抗上述风险,效果满意。

(4)乳腺癌:流行病学研究表明,雌激素补充治疗用药时间不足 5 年者,不增加乳腺癌发生的危险性;长期用药者如超过 5 年有增加发生乳腺癌的危险

(四)健康教育

通过设立"妇女绝经过渡期门诊"、开设"妇女绝经过渡期课堂"等方式,为患者介绍相关知识,提供咨询及指导,介绍减轻绝经前后症状的方法,指导避免诱发因素如过于激动、进食辛辣食物及兴奋性食物的刺激;鼓励患者使用润滑剂润滑阴道来维持性

生活,维持组织伸缩性,必要时还可使用雌激素制剂缓解和预防阴道干涩;鼓励患者积极参加户外活动,多与他人交流和沟通,陶冶情操,多食含钙质丰富的饮食(牛奶、鱼虾、深绿色或白色蔬菜、豆制品、坚果等)或服用钙剂,预防骨质疏松,必要时服用降钙素;宣传性激素补充治疗的利与弊及注意事项;向家庭成员讲述为患者提供帮助、关心、理解的重要性;积极预防围绝经期妇女常见病、多发病,如高血压、糖尿病、冠心病、阴道炎、尿失禁、骨质疏松和肿瘤等,尤其应注意预防生殖器官和乳房肿瘤;对绝经过渡期妇女的性要求和性生活等方面给予关心和指导。

学习小结

1. 学习内容

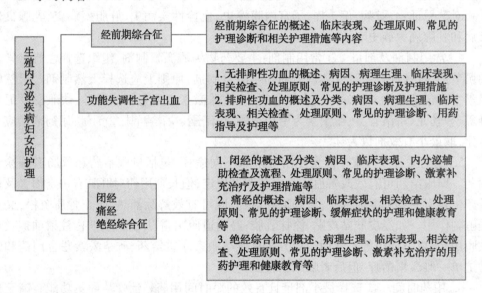

2. 学习方法

通过聆听教师的讲授、病例讨论、临床见习、相关文献学习等方法,来学习妇科生殖内分泌疾病。由于这些疾病的发生与月经生理关系密切,是全书的重点和难点,难以理解,因此需要通过病例讨论逐步理解难点、掌握重点。注意学习临床治疗和护理的重要性,区别不同疾病之间的相同点和不同点,内分泌检查的重要性和临床意义,激素治疗的用药指导和护理措施,相关健康教育指导和预防疾病发生的措施。

(吉彬彬　单伟颖)

复习思考题

1. 试述经前期综合征患者的临床表现。
2. 试述无排卵性功能失调性子宫出血患者的护理评估要点。
3. 试述激素补充治疗在绝经综合征中的运用。

第十五章

妊娠滋养细胞疾病妇女的护理

📖 **学习目的**

通过学习葡萄胎、侵蚀性葡萄胎及绒毛膜癌,了解其病理,清楚其临床表现、相关检查、处理原则及其护理,以达到正确护理妊娠滋养细胞疾病妇女的目的。

学习要点

葡萄胎和妊娠滋养细胞肿瘤的概念、生理评估、常见护理诊断及护理措施。

妊娠滋养细胞疾病(gestational trophoblastic disease,GTD)是一组来源于胎盘滋养细胞的疾病。主要包括葡萄胎、侵蚀性葡萄胎、绒毛膜癌(简称绒癌)和胎盘部位滋养细胞肿瘤。临床上因为侵蚀性葡萄胎和绒癌在临床表现、诊断和处理等方面基本相同,且多由化疗得以治愈,因此国际妇产科联盟(FIGO)妇科防癌委员会 2000 年建议妊娠滋养细胞疾病的临床分类可不以组织学为依据,将侵蚀性葡萄胎和绒毛膜癌合称为妊娠滋养细胞肿瘤(gestational trophoblastic neoplasia,GTN)。

滋养细胞肿瘤绝大多数继发于妊娠,极少数来源于卵巢或睾丸生殖细胞,称为非妊娠性绒毛膜癌,不属于本章讨论范围。

第一节 葡 萄 胎

案例引导

患者,女,39 岁,停经 3 个月,阴道流血 15 天,双下肢水肿 4 天。15 天前出现阴道流血,量少于月经量,无肉样组织排出。自以为来月经,未予重视,10 天前无明显诱因出现双下肢水肿。遂于当地医院就诊,以"功血,水肿原因待查,轻度贫血"收入院,予以补血、利尿等治疗,效果不明显。行 B 型超声检查示:宫腔内充满不均质密集状回声,呈"落雪状"。妇科检查:阴道见少许咖啡样分泌物。宫颈光滑,宫颈口可见暗红色血液流出。宫体前位,子宫增大如孕 5 个月,质软,活动可,有压痛。血 HCG(+),无胎心。

根据以上资料,请回答:

1. 该患者最可能的临床诊断。

2. 该类患者主要的护理诊断及护理措施。

239

一、概述

葡萄胎是一种滋养细胞的良性病变,可发生在任何年龄的生育期妇女。妊娠后胎盘绒毛滋养细胞增生、间质水肿变性,形成大小不一的水泡,水泡间借蒂相连成串形如葡萄,称为葡萄胎,也称水泡状胎块(hydatidiform mole,HM)。葡萄胎分为完全性葡萄胎和部分性葡萄胎两类,多数为完全性葡萄胎。葡萄胎虽为良性疾病,但部分可发展为妊娠滋养细胞肿瘤。

二、护理评估

(一)生理评估

1. 病因　葡萄胎发生的确切原因,尚未完全清楚。

(1)完全性葡萄胎(complete hydatidiform mole)

1)种族、地域因素:流行病学调查表明,亚洲和拉丁美洲国家的发生率较高,而欧美国家发病率较低。我国23个省市自治区的调查资料表明,发生率约平均每1000次妊娠0.78次。

2)营养状况与社会经济因素:饮食中缺乏维生素A及其前体胡萝卜素和动物脂肪者发生葡萄胎的几率显著升高。

3)年龄:是另一高危因素,大于35岁和40岁妇女妊娠时葡萄胎发生率分别是年轻妇女的2倍和7.5倍。相反,小于20岁妇女的葡萄胎发生率也显著升高,其原因可能与这两个年龄段容易发生异常受精有关。

4)其他:前次妊娠有葡萄胎病史也是高危因素,有过1次和2次葡萄胎妊娠者,再次葡萄胎的发生率分别为1%和15%~20%。

(2)部分性葡萄胎(partial hydatidiform mole):部分性葡萄胎的发生率远低于完全性葡萄胎。有关部分性葡萄胎高危因素的流行病学调查资料较少,可能与口服避孕药和不规则月经等有关,但与年龄和饮食因素无关。

2. 病理

(1)完全性葡萄胎:大体检查水泡状物形如串串葡萄,大小不等,其间有纤细的纤维素相连,常混有血块及蜕膜碎片。水泡状物占满整个宫腔,不能发现胎儿及其附属物或胎儿痕迹。镜下见胚胎或胎儿组织缺失;绒毛水肿;弥漫性滋养细胞增生;种植部位滋养细胞呈弥漫和显著的异型性。

(2)部分性葡萄胎:仅部分绒毛变为水泡,常合并胚胎或胎儿,胎儿多已死亡,且常伴发育迟缓或多发性畸形,合并足月儿极少。镜下见有胚胎或胎儿组织存在;滋养细胞增生局限;绒毛大小不等,水肿程度不一;绒毛呈显著的扇贝形,间质内可见滋养细胞包涵体;种植部位滋养细胞呈局限和轻度异型性。

3. 健康史　询问患者的月经史、生育史及本次妊娠史。尤其评估本次妊娠早孕反应发生的时间及程度,有无阴道流血等,如有阴道流血,应询问阴道流血的量、质和时间,以及是否有水泡状物质排出。同时应询问患者及其家族的既往病史,包括既往妊娠滋养细胞疾病病史及其治疗史。

4. 临床表现

(1)完全性葡萄胎

1)停经后阴道流血:为最常见的症状。常在停经 8~12 周左右开始出现不规则阴道流血,时出时止,量多少不定。若葡萄胎组织从蜕膜剥离,母体大血管破裂,可造成大出血,导致休克,甚至死亡。葡萄胎组织有时可自行排出,但排出前和排出时常伴有大量流血,故血中有时可见水泡状组织。若反复阴道流血,时间长而未及时治疗可导致贫血和感染。

2)子宫异常增大、变软:约半数葡萄胎患者的子宫大于停经月份,质地变软,并伴有血清 HCG 水平异常升高。其原因为葡萄胎迅速增长及宫腔内积血所致。但也有患者的子宫大小与停经月份相符或小于停经月份,其原因可能与水泡退行性变、停止发展有关。

3)妊娠呕吐:多发生于子宫异常增大和 HCG 水平异常升高者,出现时间一般较正常妊娠早,症状严重且持续时间长。发生严重呕吐且未及时纠正时,可导致水电解质紊乱。

4)子痫前期征象:多发生于子宫异常增大者,可在妊娠 24 周前出现高血压、蛋白尿和水肿等症状。若患者妊娠早期出现子痫前期,应考虑葡萄胎的可能。

5)卵巢黄素化囊肿:大量 HCG 刺激卵巢卵泡内膜细胞发生黄素化而形成囊肿,称为卵巢黄素化囊肿(theca lutein ovarian cyst)。常为双侧性,但也可单侧,大小不等。囊肿表面光滑,活动度好,切面为多房,囊肿壁薄,囊液清亮或琥珀色。黄素化囊肿常在水泡状胎块清除后 2~4 个月自行消退。

6)腹痛:因葡萄胎增长迅速引起子宫过度快速扩张所致,表现为阵发性下腹痛,一般不剧烈,常发生于阴道流血之前。若发生卵巢黄素化囊肿扭转或破裂,可出现急性腹痛。

7)甲状腺功能亢进征象:约 7% 患者出现轻度甲状腺功能亢进表现,表现为心动过速、皮肤潮湿和震颤,但突眼少见。

由于超声检查和 HCG 测定的广泛应用,患者尚未出现症状或仅有少量阴道流血时已能做出诊断,因此症状典型的葡萄胎患者已很少见。

(2)部分性葡萄胎:多数患者子宫大小与停经月份相符或小于停经月份,妊娠呕吐少见并较轻,多无子痫前期症状,常无腹痛,一般也不伴卵巢黄素化囊肿。部分性葡萄胎常被误诊为不全流产或过期流产,仅在对流产组织进行病理检查时才发现。有时部分性葡萄胎和完全性葡萄胎较难鉴别,需刮宫后经组织学甚至遗传学检查方能确诊。

5. 相关检查

(1)B 型超声检查:超声检查是诊断葡萄胎的重要辅助检查方法。完全性葡萄胎的典型超声影像学表现为子宫明显大于相应孕周,无妊娠囊或胎心搏动,宫腔内充满不均质密集状或短条状回声,呈"落雪状",若水泡较大而形成大小不等的回声区,则呈"蜂窝状"。子宫壁薄,但回声连续,无局灶性透声区。常可测到两侧或一侧卵巢囊肿,多房,囊壁薄,内见部分纤细分隔。彩色多普勒超声检查见子宫动脉血流丰富,但子宫肌层内无血流或仅为稀疏"星点状"血流信号。部分性葡萄胎宫腔内可见由水泡状胎块所引起的超声图像改变及胎儿或羊膜腔,胎儿常合并畸形。

(2)人绒毛膜促性腺激素(HCG)测定:葡萄胎时,滋养细胞高度增生,产生大量 HCG,血清 HCG 滴度通常高于相应孕周的正常妊娠值,而且在停经 8~10 周以后,随着子宫增大仍继续持续上升,利用这种差别可作为辅助诊断。

(3)DNA倍体分析:完全性葡萄胎的染色体核型为二倍体,部分性葡萄胎为三倍体。

(4)其他检查:包括胸部X线摄片、血常规、出凝血时间及肝肾功能等。

6. 处理原则

(1)清宫:葡萄胎一经确诊,应及时清宫。清宫前应仔细做全身检查,注意有无休克、子痫前期、甲状腺功能亢进、水电解质紊乱及贫血等。必要时先对症处理,稳定病情。

(2)卵巢黄素化囊肿的处理:因囊肿在葡萄胎清宫后会自行消退,一般不需处理。

(3)预防性化疗:对于葡萄胎患者一般不作常规推荐。预防性化疗特别适用于有高危因素且随访困难的完全性葡萄胎患者。预防性化疗不能替代随访。部分性葡萄胎不做预防性化疗。

(4)子宫切除术:单纯子宫切除只能去除葡萄胎侵入子宫肌层局部的危险,不能预防子宫外转移的发生,所以不作为常规处理。

(二)心理社会评估

葡萄胎一旦确诊,患者及家属常常难以接受诊断结果,并常期望可能通过某种治疗手段以继续妊娠。在得知无法继续妊娠后,患者及家属会担心孕妇的安全,本次治疗后的远期疗效,在治疗前患者及家属常表现出对清宫手术的恐惧,特别是对今后生育的影响。以上所述患者和家属对妊娠滋养细胞疾病知识的缺乏及预后的不确定性均会增加患者的焦虑情绪。

三、常见的护理诊断/医护合作性问题

1. 焦虑 与担心清宫手术及生育能力有关。
2. 功能障碍性悲痛 与分娩的期望得不到满足及对将来妊娠担心有关。
3. 知识缺乏 缺乏对葡萄胎相关知识的了解。
4. 有感染的危险 与长期阴道流血、贫血造成免疫力下降有关。

四、护理措施

(一)一般护理

严密观察患者的病情变化。观察和评估阴道流血情况,包括出血的量、质、时间等,观察每次阴道排出物,一旦发现有水泡状组织要送病理检查。观察和评估腹痛的情况,给予适当的疼痛护理。对于阴道流血过多及呕吐严重的患者要密切观察生命体征。

(二)心理护理

护士要通过各种护理活动与患者及其家属建立良好的护患关系;取得患者及家属的信任。倾听患者及家属的诉说,详细评估患者对疾病的心理承受能力,鼓励患者表达不能得到良好妊娠结局的悲伤,对疾病、治疗手段的认识,确定其主要的心理问题。向患者及家属讲解有关葡萄胎的性质、治疗、预后等疾病知识,说明尽快清宫手术的必要性。告诉患者治愈2年后可正常生育,使患者能以客观和稳定的情绪面对疾病。

（三）手术及随访指导

1. 清宫手术护理　刮宫前配血备用，建立静脉通路，并准备好缩宫素和抢救药品及物品，以防止大出血造成的休克。在刮宫前检查手术器械包内物品及消毒情况，检查吸引器完好状态，配合医生完成清宫操作。通常选用吸刮术，由于葡萄胎患者子宫大而软，清宫时出血较多，也易穿孔，应在手术室内进行，在输液、备血等准备下，充分扩张宫颈管，选用大号吸管吸引。待葡萄胎组织大部分吸出、子宫明显缩小后，改用刮匙轻柔刮宫。为减少出血和预防子宫穿孔，可在术中应用缩宫素静脉滴注。一般推荐在充分扩张宫颈管和开始吸宫后使用，以免滋养细胞压入子宫壁血窦，导致肺栓塞和转移。子宫小于妊娠 12 周可以一次刮净，子宫大于妊娠 12 周或术中感到一次刮净有困难时，可于一周后行第二次刮宫。应选取靠近宫壁的葡萄样组织送病理检查。

2. 随访指导　葡萄胎虽是良性疾病，但也有 10%～25% 的恶变率，其随访具有重要意义。通过定期随访，可早期发现妊娠滋养细胞肿瘤并及时处理。随访应包括：①定时 HCG 测定，葡萄胎清宫后每周一次，直至连续 3 次正常，然后每个月一次持续半年。此后可每 2 个月一次持续半年，自第一次阴性起共随访 1 年。②每次随访时还应注意月经是否规则，有无异常阴道流血，有无咳嗽、咯血及其转移灶症状，并做妇科检查，选择一定时间间隔定期或必要时做 B 型超声、X 线胸片或 CT 检查。

葡萄胎随访期间应严格避孕 1 年，HCG 成对数下降者阴性后 6 个月可以妊娠，但对 HCG 下降缓慢者必须延长随访的时间。妊娠后应在早孕期间做 B 型超声和 HCG 测定，以明确是否正常妊娠。分娩后也需 HCG 随访直至阴性。避孕方法推荐避孕套或口服避孕药，一般不选用宫内节育器，以免穿孔或混淆子宫出血的原因。

（四）健康教育

让患者和家属了解坚持正规的治疗和随访是根治葡萄胎的基础，懂得监测 HCG 的意义。告知患者摄入高蛋白、高维生素、易消化的饮食，适当活动，保证充足的睡眠时间和质量，以改善机体的免疫功能。保持外阴清洁和室内空气清新，每次刮宫手术后禁止性生活及盆浴 1 个月，以防感染。

第二节　妊娠滋养细胞肿瘤

 案例引导

患者，女，23 岁，平素月经规律，因"人流术后阴道出血淋漓不尽 12 天，昏迷 1 天"入院，患者在当地医院行 B 型超声检查提示"早孕"，行人流术＋阴道壁血肿清除术。术中见绒毛。术后予抗炎止血治疗，一直有少量阴道流血，量少，色鲜红，无腹痛及其他不适。一天前无明显诱因突然昏迷。患者 21 岁初婚，G_2P_0，人工流产 2 次，丈夫体健。

妇科检查：于阴道左侧壁距处女膜 3.5cm 处可见一破裂口，呈紫蓝着色，已缝扎，无明显活动性出血。B 型超声：子宫左后方有 5.3cm×4.1cm×3.1cm 混合性包块，子宫内混合回声。血 HCG：18000MIU/ml。

根据以上资料，请回答：

1. 该患者最可能的临床诊断。

2. 该类患者主要的护理诊断及护理措施。

一、概述

妊娠滋养细胞肿瘤(gestational trophoblastic neoplasia,GTN)是滋养细胞的恶性病变,包括侵蚀性葡萄胎、绒毛膜癌和胎盘部位滋养细胞肿瘤。胎盘部位滋养细胞肿瘤是起源于胎盘种植部位的一种特殊类型的滋养细胞肿瘤,临床罕见。因此本节主要讨论侵蚀性葡萄胎和绒毛膜癌。

妊娠滋养细胞肿瘤60%继发于葡萄胎,30%继发于流产,10%继发于足月妊娠或异位妊娠。继发于葡萄胎排空后半年以内的妊娠滋养细胞肿瘤的组织学诊断多数为侵蚀性葡萄胎(invasive mole),1年以上者多数为绒毛膜癌(choriocarcinoma),半年至1年者绒毛膜癌和侵蚀性葡萄胎均有可能,时间间隔越长,绒毛膜癌可能性越大。继发于流产、足月妊娠、异位妊娠后的组织学诊断为绒毛膜癌。侵蚀性葡萄胎恶性程度一般不高,多数仅造成局部侵犯,仅4%患者并发远处转移,预后较好。绒毛膜癌恶性程度极高,在化疗药物问世以前,其死亡率高达90%以上。如今随着诊断技术的进展及化学治疗的发展,绒毛膜癌患者的预后已得到极大改善。

二、护理评估

(一)生理评估

1. 病理

(1)侵蚀性葡萄胎:大体可见子宫肌壁内有大小不等、深浅不一的水泡状组织。侵蚀病灶接近子宫浆膜层时,子宫表面可见紫蓝色结节。显微镜下可见侵入子宫肌层的水泡状组织的形态和葡萄胎相似,有绒毛结构,滋养细胞增生和分化不良。绒毛和滋养细胞可破坏正常组织侵入血管,造成血管壁坏死、出血。

(2)绒毛膜癌:多发生在子宫,也有未发现子宫内原发病灶而只出现转移灶者。肿瘤常位于子宫肌层内,单个或多个,无固定形态,与周围组织分界清,质地软而脆,剖视可见癌组织呈暗红色,常伴出血、坏死及感染,可突入宫腔或穿破宫壁而至阔韧带或腹腔。镜下表现为滋养细胞极度不规则增生,分化不良并广泛侵入子宫肌层及血管,周围大片出血、坏死,绒毛结构消失。肿瘤不含间质和自身血管,瘤细胞靠侵蚀母体血管获取营养。

2. 健康史　询问患者月经史、婚育史、流产史或异位妊娠史等;若既往曾患葡萄胎,应详细了解清宫的时间、水泡大小、吸出组织物的量等情况;收集患者随访过程中血、尿HCG的变化情况,X线胸片检查结果;询问患者的阴道不规则流血病史,询问与生殖道、肺部、脑等转移的相关的症状,询问患者是否做过化疗,化疗的时间、药物、剂量、疗效及用药后机体的反应情况。

3. 临床表现

(1)无转移滋养细胞肿瘤:大多数继发于葡萄胎妊娠,仅少数继发于流产或足月产。

1)不规则阴道流血:在葡萄胎排空、流产或足月产后,有持续不规则阴道流血,量多少不定。也可表现为一段时间的正常月经后停经,然后又出现阴道流血。长期阴道流血者可继发贫血。

2)子宫复旧不全或不均匀增大:多于葡萄胎排空后4~6周子宫未恢复到正常大

小,质地偏软。也可因受肌层内病灶部位和大小的影响,表现出子宫不均匀增大。

3)卵巢黄素化囊肿:在葡萄胎排空、流产或足月产后,卵巢黄素化囊肿可持续存在。

4)腹痛:一般无腹痛。当子宫病灶穿破浆膜层时,可引起急性腹痛及其他腹腔内出血症状。若子宫病灶坏死继发感染,也可引起腹痛及脓性白带。卵巢黄素化囊肿发生扭转或破裂时,可出现急性腹痛。

5)假孕症状:由于肿瘤分泌 HCG 及雌、孕激素的作用,乳房增大,乳头及乳晕着色,甚至有初乳样分泌,外阴、阴道、宫颈着色,生殖道质地变软。

(2)转移性滋养细胞肿瘤:肿瘤主要经血行播散,最常见的转移部位是肺(80%),其次是阴道(30%)、盆腔(20%)、肝(10%)、脑(10%)等。由于滋养细胞的生长特点是破坏血管,故各转移部位共同特点是局部出血。转移性妊娠滋养细胞肿瘤可以同时出现原发灶和转移灶症状,但也有不少患者原发灶消失而转移灶发展,仅表现为转移灶症状,若不注意常会误诊。

1)肺转移:常见症状为咳嗽、血痰或反复咯血、胸痛及呼吸困难。常急性发作,少数情况下可出现肺动脉高压和急性肺功能衰竭。当转移灶较小时也可无任何症状。

2)阴道、宫颈转移:转移灶常位于阴道前壁。局部表现紫蓝色结节,引起不规则阴道流血,甚至大出血。

3)肝转移:预后不良。多同时伴有肺转移,表现上腹部或肝区疼痛,若病灶穿破肝包膜可出现腹腔内出血,导致死亡。

4)脑转移:预后凶险,为主要死亡原因。一般同时伴有肺转移和(或)阴道转移。脑转移的形成分为 3 期,首先为瘤栓期,表现为一过性脑缺血症状,如突然跌倒、暂时性失语或失明等。继而发展为脑瘤期,瘤组织增生侵入脑组织形成脑瘤,出现头痛、喷射样呕吐、偏瘫、抽搐直至昏迷。最后进入脑疝期,因脑瘤增大及周围组织出血、水肿,造成颅内压升高,脑疝形成,压迫生命中枢,最终死亡。

5)其他转移:包括脾、肾、膀胱、消化道、骨等,其症状视转移部位而异。

4. 相关检查

(1)血清 HCG 测定:HCG 水平是葡萄胎后妊娠滋养细胞肿瘤主要的诊断依据。对于葡萄胎后滋养细胞肿瘤符合下列标准中的任何一项且排除妊娠物残留或妊娠,即可诊断为妊娠滋养细胞肿瘤:①HCG 测定 4 次呈平台状态(±10%),并持续 3 周或更长时间,即 1、7、14、21 日;②HCG 测定 3 次升高(>10%),并至少持续 2 周或更长时间,即 1、7、14 日。非葡萄胎后妊娠滋养细胞肿瘤的诊断标准为:足月产、流产和异位妊娠后 4 周以上 HCG 仍持续高水平或一度下降后又上升,已排除妊娠物残留或再次妊娠。

(2)胸部 X 线摄片:肺转移的最初 X 线征象为肺纹理增粗,以后发展为片状或小结节阴影,典型表现为棉球状或团块状阴影。转移灶以右侧肺及中下部较多见。

(3)CT 和磁共振成像:CT 对发现肺部较小病灶和脑等部位的转移灶,有较高的诊断价值。磁共振成像主要用于脑、肝和盆腔病灶的诊断。

(4)B 型超声检查:在声像图上,子宫正常大小或不同程度增大,肌层内可见高回声团块,边界清但无包膜;或肌层内有回声不均区域或团块,边界不清且无包膜;也可

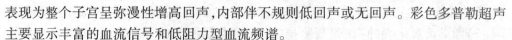

表现为整个子宫呈弥漫性增高回声,内部伴不规则低回声或无回声。彩色多普勒超声主要显示丰富的血流信号和低阻力型血流频谱。

5. **临床分期**　采用国际妇产科联盟(FIGO)妇科肿瘤委员会制定的临床分期,包括解剖学分期和预后评分系统两个部分(表 15-1,表 15-2),其中规定预后评分≤6 分者为低危,≥7 分者为高危。例如:患者为滋养细胞肿瘤脑转移,预后评分为 8 分,此患者的诊断应为"妊娠滋养细胞肿瘤(Ⅳ: 8)"。解剖学分期有助于明确肿瘤进程和各医疗单位之间比较治疗效果,而预后评分是妊娠滋养细胞肿瘤治疗方案制定和预后评估的重要依据。

表 15-1　妊娠滋养细胞肿瘤解剖学分期(FIGO,2000 年)

Ⅰ期	病变局限于子宫
Ⅱ期	病变扩散,但仍局限于生殖器官(附件、阴道、阔韧带)
Ⅲ期	病变转移至肺,有或无生殖系统病变
Ⅳ期	所有其他转移

表 15-2　FIGO/WHO 预后评分系统(2000 年)

评分	0	1	2	4
年龄(岁)	<40	≥40	–	–
前次妊娠	葡萄胎	流产	足月产	–
距前次妊娠时间(月)	<4	4~6	7~12	>13
治疗前血 HCG(U/L)	≤10^3	>10^3~10^4	>10^4~10^5	>10^5
最大肿瘤大小(包括子宫)	–	3~<5cm	≥5cm	–
转移部位	肺	脾、肾	胃肠道	肝、脑
转移病灶数目	–	1~4	5~8	>8
先前失败化疗	–	–	单药	两种或两种以上联合化疗

6. **处理原则**　治疗原则以化疗为主、手术和放疗为辅的综合治疗。制定治疗方案前,根据病史、体征及各项辅助检查结果明确临床诊断后,做出正确的临床分期,并根据预后评分将患者评定为低危无转移、低危转移或高危转移,再结合骨髓功能、肝肾功能及全身情况评估,制定合适的治疗方案,做到分层和个体化治疗。常用化疗药物有甲氨蝶呤(MTX)、放线菌素-D(Act-D)或国产更生霉素(KSM)、氟尿嘧啶(5-Fu)、环磷酰胺(CTX)、长春新碱(VCR)、依托泊苷(VP-16)等。低危患者首选单一药物化疗,高危患者首选联合化疗。

（二）心理社会评估

在疾病未确诊之前,患者常因长期不规则阴道出血而感到不适与不安。一旦确诊为侵蚀性葡萄胎或绒毛膜癌,患者及家属常因不了解该病而感到恐惧、悲哀,情绪低落,不能接受现实。当出现转移症状以及需要进行化疗时,患者和家属必然担心疾病的严重程度,疾病的预后,害怕化疗的副作用,对治疗和生活失去信心。因为需要多次化疗而发生经济困难,表现出焦虑不安。若需要手术,生育过的患者因为要切除子宫而担心女性特征的改变;未生育过的患者则因为生育无望而产生绝望,迫切希望得到丈夫及家人的理解、帮助。

三、常见的护理诊断/医护合作性问题

1. 恐惧　与担心疾病预后和接受化疗有关。
2. 活动无耐力　与化疗副作用有关。
3. 角色紊乱　与较长时间住院及接受化疗有关。
4. 潜在并发症　肺转移、阴道转移、脑转移、肝转移。

四、护理措施

（一）一般护理

严密观察患者病情。观察腹痛及阴道流血情况,记录出血量,出血多时除密切观察患者的血压、脉搏、呼吸外,配合医生做好抢救工作,及时做好手术准备。认真观察转移灶症状,发现异常,立即通知医生并配合处理。

（二）心理护理

对患者做好环境和医护人员的介绍,减轻患者因陌生感而产生的紧张情绪。仔细评估患者及家属对疾病的心理反应,倾听患者与家属的担心及对于疾病的困惑,耐心解答患者及家属提出的各种疑问,鼓励患者宣泄出心里的痛苦,鼓励其接受现实。向患者提供疾病的治疗、护理及预后的信息,减少患者的恐惧及无助感,帮助患者分析可利用的支持系统,纠正消极的应对方式,帮助患者和家属树立战胜疾病的信心。

（三）缓解症状的护理

1. 用药护理　化疗时根据患者的体重正确计算和调整药量,一般在每个化疗疗程的用药前及用药中各测一次体重,选择在早上、空腹、排空大小便后进行测量,酌情减去衣物的重量。护理用药前应仔细阅读药物说明书,掌握药物的用法及毒副反应。正确使用化疗药物,如更生霉素、顺铂等需避光使用,注意保护好静脉,如出现化疗药物外渗时,应及时停止注射并做好相应的处理,减轻疼痛和肿胀,防止局部组织坏死。腹腔内化疗应注意变动体位以增强疗效。护士需了解各种化疗药物的毒副反应,一旦发生药物毒副反应如:口腔溃疡、恶心呕吐、骨髓抑制等,应积极采取措施,减轻症状,尽可能满足患者的合理要求。如果在化疗过程中出现任何异常情况应及时通知医生并协助医生做好适当的处理。

2. 配合治疗的护理　接受化疗者按化疗患者的护理常规护理(见第十八章第三节)。接受手术治疗的患者按妇科手术前后护理常规实施。对疼痛、化疗不良反应等问题,积极采取措施减轻症状,尽可能满足患者合理要求。

3. 转移灶相应的症状护理

（1）肺转移患者的护理

1）卧床休息,减轻患者氧耗,有呼吸困难者给予半卧位并吸氧。

2）按医嘱给予镇静剂及化疗药物。因肺部接受药物比较直接,局部药物浓度最大,故用药效果比较好。

3)密切观察病情,及时进行护理记录。大量咯血时有窒息、休克甚至死亡的危险,若发现应立即让患者取头低患侧卧位并及时清除口鼻内的积血以保持呼吸道的通畅,同时迅速通知医生,配合医生进行止血抗休克治疗。

（2）阴道转移患者的护理

1)禁止做不必要的检查和窥阴器检查,尽量卧床休息,密切观察阴道有无破溃性出血。

2)配血备用,准备好各种抢救器械和物品(输血用物、输液用物、长纱条、止血药物、照明灯及氧气等)。

3)若发生破溃性大出血时,应立即通知医生并配合抢救。出血控制后,应注意患者生命体征变化,及时做好记录。及时取出阴道内填塞的纱条(一般于24~48小时内取出)。取出时必须做好输液、输血及抢救的准备工作。若出血未止可再用无菌纱条重新填塞。做好会阴护理,按医嘱用抗生素预防感染,积极预防感染。

（3）脑转移的护理

1)密切观察病情,观察生命体征,记录出入水量,观察有无电解质紊乱的症状,观察有无颅内压增高的症状,一旦发现异常情况立即通知医生,并配合处理。

2)让患者尽量卧床休息,起床时应有人陪伴,以防脑栓期的一过性症状发生时造成意外损伤。

3)采取必要的护理措施预防跌倒、咬伤、吸入性肺炎、角膜炎、压疮等发生。

4)按医嘱给予静脉补液,严格控制补液总量和补液速度,以防颅内压升高。

5)做好腰穿、CT、MRI等项目的检查准备及配合。

6)昏迷、偏瘫者按相应的护理常规实施护理。

（四）健康教育

指导患者进食,向其推荐高蛋白、高维生素、易消化的饮食,以增强机体的抵抗力。有转移灶症状出现时,应卧床休息,待病情缓解后再适当活动。节制性生活,做好避孕指导。有阴道转移者严禁性生活。注意保持外阴清洁,以防感染。

（五）随访指导

出院后应严格随访。第1次随访在出院后3个月,以后每6个月1次直至3年,此后每年1次直至5年,以后可每2年1次。随访内容同葡萄胎。随访期间应严格避孕,应于化疗停止12个月以上方可妊娠。

 知识链接

妊娠滋养细胞疾病中医中药治疗

　　妊娠滋养细胞疾病属中医"鬼胎"范畴。妊娠数月,腹部异常增大,隐隐作痛,阴道反复流血或下水泡如虾蟆子者,称为"鬼胎",亦称"伪胎"。主要病因病机为素体虚弱,七情郁结,湿浊凝滞不散,精血虽凝而终不成形,遂为鬼胎。常见分型有气血虚弱、气滞血瘀、寒湿郁结、痰浊凝滞。辨证以孕期阴道流血、腹大异常为主,结合全身症状及舌脉等,综合分析,指导治疗。治疗以下胎祛瘀为主,佐以调补气血,以善其后。气血虚弱、气滞血瘀、寒湿郁结、痰浊凝滞各型代表方药分别有救母丹加枳壳、牛膝;荡鬼汤(《傅青主女科》);芫花散(《妇科玉尺》);平胃散加芒硝、枳壳等。

学习小结

1. 学习内容

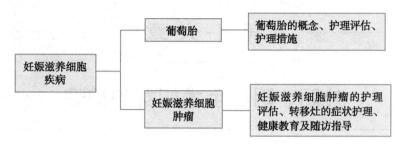

2. 学习方法

通过取聆听讲授、观看视频资料、病例讨论及列表比较分析等方法学习葡萄胎定义、护理评估、护理措施及妊娠滋养细胞肿瘤概述相关知识及转移途径等内容。

（杜　静）

复习思考题

1. 试述葡萄胎患者刮宫术后护士应采取的健康教育内容。

2. 患者,女,40 岁,足月产后 7 个月伴不规则阴道出血 2 个月,咳嗽 1 个月伴头痛 1 周。X 线胸片提示 4 个病灶,脑 CT 提示颅内转移肿瘤 5cm,腹部 CT 提示双肾转移肿瘤。血 HCG:42000IU/L。妇科查体:子宫增大如孕 4 个月大小、质软。超声检查子宫肌层内有不均匀回声,无心管搏动。试述该患者最可能的临床诊断、主要护理诊断及护理措施。

第十六章

外阴、阴道手术妇女的护理

学习目的

通过学习外阴、阴道创伤、外阴恶性肿瘤、处女膜闭锁、先天性无阴道、尿瘘及子宫脱垂等疾病手术前后护理,掌握以上各种疾病的病因、临床表现、处理原则、相关检查及护理,为培养临床外阴、阴道手术妇女的护理人员奠定基础。

学习要点

外阴恶性肿瘤的临床表现、手术治疗和放射治疗的护理措施;尿瘘的症状、相关检查及护理措施;子宫脱垂的病因、临床分度、手术治疗的护理措施及子宫托的使用方法。

第一节　外阴、阴道创伤妇女的护理

一、概述

外阴、阴道创伤主要与分娩、创伤和性交有关。部分妇女会阴过紧、缺乏弹性,分娩时容易发生会阴裂伤;女性外阴神经血管丰富,前方与尿道毗邻,后面紧贴肛门,这些特点使患者外阴一旦受到损伤,容易出现疼痛、出血、感染,可伤及阴道或穿过阴道损伤尿道、膀胱或直肠。

二、护理评估

(一)生理评估

1. **健康史**　了解导致创伤的原因,以判断是因外伤、遭强暴所致,还是阴道性交损伤或分娩致会阴部撕裂未及时缝合导致的创伤。

2. **临床表现**

(1)症状:疼痛为主要症状,疼痛程度由轻微至剧痛,甚至出现疼痛性休克;局部肿胀,可为水肿或血肿,由于外阴部皮肤、黏膜下组织疏松,血管丰富,局部外伤后可导致血管破裂,血液、组织液渗出并迅速蔓延,形成外阴或阴道血肿。如不及时处理血肿可向上扩散,形成巨大盆腔血肿;出血,可见少量或大量的鲜血自阴道流出。如果出血量较多、速度较快,患者可出现头晕、眼花、心慌等失血性休克的症状;合并感染时可有体温升高,局部红、肿、热、痛等表现;由于局部肿胀、疼痛,患者常表现出坐卧不安、行走困难等。

（2）体征：外阴或阴道可有明显裂伤、血肿或活动性出血；形成外阴血肿时，外阴部可见紫蓝色块状物突起，压痛明显；如外伤向前伤及尿道和膀胱时，阴道内流出清亮的尿液；如外伤向后伤及直肠，阴道内可排出粪便。

3. 相关检查

（1）妇科检查：观察外阴、阴道损伤的部位、严重程度，检查局部组织有无红、肿及脓性分泌物，观察血肿或水肿的部位、范围。注意观察有无膀胱、直肠甚至腹腔的损伤。

（2）实验室检查：出血多者，红细胞计数及血红蛋白值下降；有感染者，可见白细胞数目增高。

4. 处理原则　止痛、止血、纠正休克和抗感染。

（二）心理社会评估

由于创伤部位涉及身体隐私处，而且痛感较强且出血相对较多，患者及家属常表现出惊慌、恐惧、不知所措，护士需评估患者及家属对损伤的反应，并及早识别其异常的心理反应。

三、常见的护理诊断/医护合作性问题

1. 恐惧　与突发创伤事件有关。
2. 疼痛　与外阴、阴道创伤有关。
3. 潜在并发症　失血性休克。

四、护理措施

（一）一般护理

严密观察患者意识、血压、脉搏、呼吸、尿量的变化，预防和纠正休克；保持外阴清洁、干燥，外阴冲洗每天 3 次，大便后需及时清洁外阴。

（二）心理护理

突然发生创伤，常导致患者和家属恐惧、担忧，护士应在抢救休克、准备手术的过程中鼓励患者面对现实，积极配合治疗。

（三）缓解症状的护理

1. 保守治疗患者的护理　对小血肿者，采取保守治疗。嘱患者采取健侧卧位，防止血肿受压；遵医嘱及时给予镇静、止血、止痛药物；血肿在 24 小时内冷敷，以降低局部血流速度及局部神经的敏感性，减轻患者的疼痛及不适感；24 小时后可以热敷或行外阴部烤灯，促进血肿或水肿的吸收。对于外出血量多、血肿较大伴面色苍白者，立即让患者平卧、吸氧、补液，并遵医嘱做好血常规检查及交叉配血和输血。

2. 手术前后的护理　外阴、阴道创伤较重的患者需行急诊手术，应按会阴部手术的要求做好皮肤准备、膀胱准备及备血，嘱患者禁食水，充分消毒外阴及伤口。向患者及家属讲解手术的方法、过程、必要性及注意事项；外阴、阴道创伤手术后阴道内常填塞纱条，阴道纱条取出或外阴包扎松解后，应密切观察阴道及外阴伤口有无出血，患者有无进行性疼痛加剧或阴道、肛门坠胀等再次发生血肿的症状。遵医嘱给予抗生素治疗。

第二节　外阴恶性肿瘤

一、概述

外阴恶性肿瘤占女性生殖系统恶性肿瘤的 3%～5%，主要发生于绝经后妇女。以外阴鳞状细胞癌最多见，其次为恶性黑色素瘤、腺癌、基底细胞癌、疣状癌、肉瘤及其他罕见的外阴恶性肿瘤。外阴肿瘤的恶性程度从高到低依次为恶性黑色素瘤、肉瘤、腺癌、鳞癌、基底细胞癌。外阴鳞状细胞癌随年龄增长发病率而升高，近年发病率有增高趋势。外阴恶性肿瘤具有转移早、发展快的特点。转移途径以淋巴转移、直接浸润为主，血运转移常发生在晚期。

二、护理评估

（一）生理评估

1. 病因　目前认为外阴鳞状细胞癌的发生与人乳头状瘤病毒感染和吸烟相关，由外阴上皮内瘤样病变发展而来，倾向于多灶性，多发生于相对年轻妇女；还与慢性非瘤性皮肤黏膜病变相关，如外阴鳞状上皮增生和硬化性苔藓，倾向于单灶性，多发生于老年妇女。

2. 病理　镜下可见多数外阴鳞癌分化好，可见角株和细胞桥。前庭和阴蒂的病灶倾向于未分化或分化差，常有淋巴管和神经周围的侵犯，电镜或免疫组化染色可确定组织学来源。

3. 健康史　了解患者有无不明原因的外阴瘙痒史、外阴赘生物史等。

4. 临床表现

（1）症状：主要为久治不愈的外阴皮肤瘙痒和各种不同形态的肿物，肿物可以呈结节状、菜花状或溃疡状，搔抓后破溃、出血。晚期癌肿向深部浸润，可出现明显的疼痛、渗出和出血。

（2）体征：癌灶可生长在外阴任何部位，约 2/3 发生于大阴唇，其余的 1/3 发生在小阴唇、阴蒂、会阴等部位。

5. 相关检查

（1）妇科检查：早期局部见丘疹、结节或溃疡，晚期累及全外阴可见溃破、出血、感染。若癌灶转移至腹股沟淋巴结，可扪及增大、固定的淋巴结。

（2）组织学检查：外阴活体组织病理检查可明确诊断。

（3）影像学检查：B 型超声、CT、MRI。

（4）膀胱镜检查、直肠镜检查有助于判断是否有局部或远处转移。

6. 处理原则　以手术治疗为主，辅以放射治疗与化学药物治疗。

（二）心理社会评估

外阴局部的瘙痒、疼痛，分泌物的增加，影响到日常的工作和生活。因该病为恶性肿瘤，患者常感到悲哀、恐惧、绝望。外阴部手术后导致身体完整性受到影响，常出现自我形象紊乱、自尊低下等心理方面的问题。

三、常见的护理诊断/医护合作性问题

1. 疼痛 与晚期癌肿侵犯神经、血管和淋巴系统有关。
2. 自我形象紊乱 与外阴切除引起生殖器官不完整有关。
3. 有感染的危险 与患者年龄大、抵抗力低下、手术创面大及邻近肛门等有关。

四、护理措施

(一)心理护理

向患者和家属讲解疾病的相关知识,针对提出的具体问题给予耐心解释、支持和帮助,指导患者采取积极的应对方式;得到家属的理解和支持,使患者对治疗充满信心。

(二)缓解症状的护理

1. 手术前后的护理

(1)术前准备:对于需要手术的患者,术前除按一般会阴部手术患者进行护理外,应协助患者做好相关检查,积极纠正合并症;指导患者练习深呼吸、咳嗽、床上翻身等;耐心讲解预防便秘的方法;外阴需植皮者,应在充分了解手术方式的基础上对植皮部位进行剃毛、消毒后用无菌治疗巾包裹;将术后用的棉垫、各种引流管等消毒备用。

(2)术后护理:术后应给患者进行止痛;术后取平卧、外展、屈膝体位,在腘窝处垫一软枕;严密观察切口有无渗血,皮肤有无红、肿、热、痛等感染征象以及皮肤湿度、温度、颜色等移植皮瓣的愈合情况;观察引流液的颜色、量、性状,保持引流通畅;每日行会阴擦洗,保持局部清洁、干燥;遵医嘱给予抗生素,外阴切口术后 5 天开始间断拆线,腹股沟切口术后 7 天拆线;手术 2 天后红外线照射会阴部、腹股沟部,每日 2 次,每次 20 分钟,可促进切口愈合;指导患者进行合理饮食,鼓励患者上半身和上肢进行活动,预防压疮;术后 5 天口服缓泻剂,软化粪便。

2. 放疗患者的皮肤护理 放疗患者在照射后 8~10 天常出现皮肤反应,应告知患者保护好照射野皮肤。护理人员应在患者放疗期间及以后的一段时间内密切观察照射皮肤的颜色、结构及完整性,根据损伤的程度进行护理。轻度损伤表现为皮肤红斑,然后转化为干性脱屑,此期在保护皮肤的基础上可继续照射;中度损伤表现为水泡、溃烂和组织皮层丧失,此时应停止放疗,局部涂 1% 甲紫或用无菌凡士林纱布换药,注意勿刺破水泡,避免感染;重度表现为局部皮肤溃疡,应停止照射,保持局部清洁、干燥,并用生肌散或抗生素软膏换药。

(三)出院指导

为全面评估其术后恢复情况,应告知患者于外阴根治术后 3 个月返回医院复诊,医师与患者一起讨论治疗及随访计划。治疗后应定期随访。随访内容包括放疗的效果、不良反应及有无肿瘤复发的征象。术后第 1 年:每 1~2 个月 1 次;第 2 年:每 3 个月 1 次;第 3~4 年每半年 1 次;第 5 年及以后每年 1 次。

第三节 处女膜闭锁

一、概述

处女膜闭锁(imperforate hymen)又称无孔处女膜,是临床常见的一种女性生殖道

发育异常,系泌尿生殖窦上皮未能贯穿阴道前庭部所致。在青春期初潮前无任何症状。初潮时经血无法排出,最初经血沉积于阴道,多周期以后逐渐发展至子宫、输卵管积血,甚至腹腔内积血(图 16-1)。

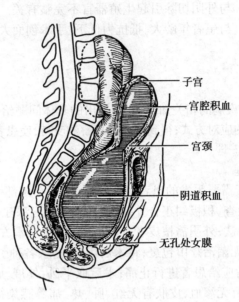

子宫
宫腔积血
宫颈
阴道积血
无孔处女膜

图 16-1 处女膜闭锁并阴道、宫腔积血

二、护理评估

(一)生理评估

1. 健康史 详细询问患者的年龄,有无月经来潮及周期性、进行性加剧的下腹部疼痛、肛门、外阴胀痛等症状。

2. 临床表现

(1)症状:绝大多数患者在青春期后出现周期性、进行性加剧的下腹部疼痛,而无月经来潮。严重者可出现便秘、肛门坠胀、尿频或尿潴留等症状。

(2)体征:外阴检查时可见处女膜向外膨隆,表面呈紫蓝色,无阴道开口。当用食指放入肛门内,可扪到阴道内有球状包块向直肠前壁突出。行直肠-腹部诊时,在下腹部扪及位于阴道包块上方的另一较小包块(为经血潴留的子宫),压痛明显。如用手向下按压包块时,处女膜向外膨隆更明显。

3. 相关检查 盆腔超声检查发现子宫及阴道内有积液,有时积血形成血块,积液征象不典型。

4. 处理原则 确诊后应立即手术治疗。在处女膜正中膨隆部穿刺,抽出积血证实诊断后于处女膜处做"X"形切开,引流积血,排出积血后,剪去多余的处女膜,使切口呈圆形,并缝合切口边缘黏膜。

(二)心理社会评估

处女膜闭锁者多为青春期的学生,常因周期性的下腹痛而影响学习和生活,造成情绪不稳定。因对疾病不了解而感到紧张、羞怯、疑虑、害怕、焦虑和恐惧。

三、常见的护理诊断/医护合作性问题

1. 疼痛　与经血潴留有关。
2. 恐惧　与不了解疾病及缺乏应对能力有关。
3. 情境性低自尊　与青春期闭经有关。

四、护理措施

（一）心理护理

护士应通过书面资料、挂图等方式给患者及其家属讲解疾病的发生、发展过程、手术的方法,让患者及家属理解。鼓励患者表达自身感受,减轻心理压力。

（二）手术后的护理

术后一般采取头高脚低位或半坐卧位,便于积血排出;指导患者使用消毒卫生垫,每日外阴擦洗 2 次,直至积血排尽;注意保持阴道引流通畅,并防止创缘粘连;一般留置尿管 1～2 日,12 小时以后可下床活动。遵医嘱及时给予抗生素预防感染。

（三）出院指导

1 个月后到门诊复查伤口愈合情况。嘱患者及家属注意下个周期月经来潮时经血是否通畅,如仍有下腹部胀痛及肛门坠胀等症状,应及时就诊。

第四节　先天性无阴道

一、概述

先天性无阴道(congenital absence of vagina)为双侧副中肾管发育不全的结果,几乎均合并先天性无子宫或仅有始基子宫,极个别患者有发育正常的子宫,卵巢一般正常。

二、护理评估

（一）生理评估

1. 健康史　绝大多数患者的症状为青春期无月经来潮,极少数伴有周期性下腹痛,已婚者均有性生活困难及不孕史。

2. 临床表现

（1）症状:多数患者系青春期后无月经来潮或婚后性交困难而就诊。极少数患者有发育正常的子宫,表现为青春期因宫腔积血而出现周期性下腹部疼痛。

（2）体征:其外阴发育和第二性征发育正常,无阴道口或阴道口处见一浅凹陷。

3. 相关检查

（1）妇科检查:外阴发育正常,但无阴道口或在阴道外口处仅见一浅凹陷或长度约 2cm 短浅阴道盲端。极少数发育正常子宫者直肠-腹部诊可触及增大、有压痛的子宫。

（2）B 型超声检查:大部分患者不能发现子宫,极少数患者有子宫积血。

4. 处理原则　对准备有性生活的先天性无阴道患者,有短浅阴道者可先采用机

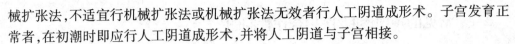

械扩张法,不适宜行机械扩张法或机械扩张法无效者行人工阴道成形术。子宫发育正常者,在初潮时即应行人工阴道成形术,并将人工阴道与子宫相接。

（二）心理社会评估

因不能生育,患者感到自卑,已婚者会对丈夫及家庭产生负疚感。家庭成员也会难以接受患者不能生育的现实。

三、常见的护理诊断/医护合作性问题

1. 疼痛　与宫腔积血、手术创伤等有关。
2. 情境性低自尊　与不能生育有关。

四、护理措施

（一）心理护理

护士应多与患者及家属沟通,让家属了解疾病的知识,并积极面对。术后鼓励患者充分认识自己其他方面的才能,使其对今后的生活充满信心。

（二）手术前后的护理

1. 术前特殊准备　为患者选择型号恰当的阴道模型,消毒后备用。对游离皮瓣阴道成形术者,应准备一侧大腿中部皮肤,皮肤进行剃毛及消毒后,用无菌治疗巾包裹,以备术中使用。对行乙状结肠阴道成形术者涉及肠道手术的患者应做好肠道准备。其他术前准备同一般外阴、阴道手术患者。

2. 术后护理　术后一般护理与外阴阴道手术相同。阴道成形术者应观察人工阴道的血运情况,分泌物的量、性状,有无感染,并控制首次排便时间。需使用阴道模型者应教会患者更换阴道模型的方法。

（三）出院指导

出院前评估患者是否掌握阴道模型的消毒及放置方法。青春期女性需坚持应用阴道模型至结婚有性生活为止;结婚者术后应到医院复查,阴道伤口完全愈合后方可行性生活。

第五节　尿　瘘

一、概述

尿瘘(urinary fistula)是指生殖道和泌尿道之间形成的异常通道,尿液自阴道排出,不能控制。尿瘘发生在生殖道与泌尿道之间的任何部位,根据泌尿生殖瘘发生的部位分为膀胱阴道瘘、尿道阴道瘘、膀胱尿道阴道瘘、膀胱宫颈瘘、膀胱宫颈阴道瘘及输尿管阴道瘘等(图16-2),临床上以膀胱阴道瘘和输尿管阴道瘘最为常见。

二、护理评估

（一）生理评估

1. 病因　产伤引起的尿瘘占90%以上,在我国农村常见。根据发病机制分为坏

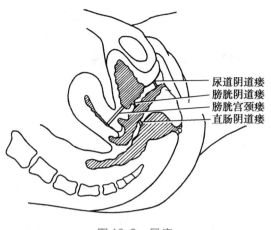

图 16-2　尿瘘

死型和创伤型。坏死型尿瘘是由于头盆不称,产程延长,特别是第二产程延长者,胎头将阴道前壁、膀胱、尿道挤压向耻骨联合处,导致局部组织缺血坏死而形成;创伤型尿瘘是因产科助产手术,使用产钳操作不当直接损伤而形成。创伤型尿瘘多于坏死型尿瘘。妇科手术损伤也是尿瘘的原因之一。膀胱结核、生殖器官肿瘤放射治疗后、晚期生殖道或膀胱癌肿、长期放置子宫托等也可导致尿瘘。

2. 健康史　询问患者既往史,尤其与肿瘤、结核、接受放射治疗等相关病史。了解患者有无难产及盆腔手术史。具体了解患者漏尿发生的时间和临床表现,评估患者目前存在的问题。

3. 临床表现

(1)症状:①漏尿:为最常见、最典型的临床症状。漏尿因漏孔位置不同而有差异,可表现为持续性漏尿、体位性漏尿、压力性尿失禁或膀胱充盈性漏尿等。不同的病因出现漏尿的时间也不相同,坏死型尿瘘一般在产后及手术后 3 ~ 7 天出现,手术直接损伤者术后即出现;②外阴瘙痒和疼痛:患者感外阴瘙痒、灼痛、呈皮炎改变,行走不便等;③尿路感染:合并尿路感染者有尿频、尿急、尿痛等症状。

(2)体征:用阴道窥器或手指触诊可发现瘘孔。在患者的会阴部、臀部、大腿内侧可见皮疹,甚至表浅溃疡。

4. 相关检查

(1)妇科检查:观察外阴部是否有湿疹及破溃;阴道检查明确瘘孔的部位、大小及周围瘢痕情况,注意观察尿液自阴道流出的方式。

(2)特殊检查:亚甲蓝试验、靛胭脂试验为主要的检查方法,膀胱镜、输尿管镜、排泄性尿路造影和肾图也可协助尿瘘的诊断。

5. 处理原则　手术修补是主要治疗方法。根据漏孔的部位选择手术方式,如经阴道、经腹或经腹-阴道联合手术、输卵管膀胱植入术等。手术治疗需注意时间的选择,直接损伤应尽早修补,其他原因所致应等待 3 个月。瘘修补失败后至少 3 个月后再次手术,放疗所致尿瘘有学者推荐 12 个月后再修补。由于分娩和妇科手术后缺血坏死所致尿瘘或输尿管阴道瘘小漏孔采用较长时间留置尿管、变换体位等方式,部分患者出现微小尿瘘漏孔,可自行愈合。

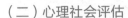

（二）心理社会评估

由于漏尿,患者表现为与他人接触交往减少,常感自卑。家属和周围人群的不理解加重了患者的自卑、失望等。详细了解患者对漏尿的感受,给予心理支持。

三、常见的护理诊断/医护合作性问题

1. 皮肤完整性受损　与尿液刺激所致外阴皮炎有关。
2. 社交障碍　与长期漏尿,不愿与人交往有关。

四、护理措施

（一）一般护理

采取适当体位,一般采取使瘘孔高于尿液面的卧位;鼓励患者饮水,应向患者解释限制饮水的危害,并指出多饮水可以达到稀释尿液,自然冲洗膀胱的目的。一般每天饮水不少于3000ml。

（二）心理护理

护士应耐心解释和安慰患者,告诉患者和家属,通过手术能使该病痊愈,让患者和家属对治疗充满信心,配合手术。

（三）手术前后的护理

1. 做好术前准备　术前3~5日每日用1:5000的高锰酸钾或0.2‰的碘伏坐浴;外阴部有湿疹者,可在坐浴后行红外线照射,然后涂氧化锌软膏;对老年妇女或闭经者,按医嘱术前半月服用雌激素或阴道局部使用含雌激素的软膏;伴尿路感染者控制感染后再手术;必要时使用地塞米松软化瘢痕。

2. 术后护理　术后护理是尿瘘修补手术成功的关键。术后必须留置导尿管或耻骨上膀胱造瘘7~14日,妥善固定,保持尿管通畅;拔管前应训练膀胱功能的恢复,拔管后嘱患者多饮水,协助患者每1~2小时排尿1次,逐步延长排尿时间;根据瘘孔的位置决定体位,膀胱阴道瘘的瘘孔在膀胱后底部者,应取俯卧位;瘘孔在侧面者应健侧卧位,使瘘孔位于高位,减少尿液对修补伤口处的刺激。术后患者每日补液不少于3000ml,目的是增加尿量,达到膀胱冲洗的目的;尽量避免下蹲等增加腹压的动作,积极预防咳嗽和便秘。

（四）预防措施

大多数尿瘘可预防。怀疑有损伤者,留置导尿管10日,为预防尿瘘发生可留置导尿管使膀胱空虚,有利于膀胱受压部位血液循环恢复。妇科手术时,对盆腔粘连严重、恶性肿瘤有广泛浸润等估计手术困难时,术前经膀胱镜放入输尿管导管,使术中易于辨认。对容易进行的全子宫切除术者,术中也应明确解剖关系后再行手术操作。如果术中发现输尿管或膀胱损伤,必须及时修补。进行子宫颈癌放射治疗时注意阴道内放射源的安放和固定,放射剂量不能过大。使用子宫托者须定时取出。

（五）出院指导

按医嘱继续服用抗生素或雌激素药物;3个月内禁止性生活及重体力劳动。尿瘘修补手术成功者妊娠后加强孕期保健,提前分娩。如手术失败,应告知患者下次手术时间,并教会患者保持外阴清洁的方法,尽量减少局部皮肤刺激。

第六节　子宫脱垂

一、概述

子宫脱垂(uterine prolapse)是指子宫从正常位置沿阴道下降,宫颈外口达坐骨棘水平以下,甚至子宫全部脱出阴道口以外。以患者平卧用力向下屏气时子宫下降的程度,将子宫脱垂分为 3 度(图 16-3,图 16-4):①Ⅰ度轻型:宫颈外口距处女膜缘 < 4cm,尚未达到处女膜缘;重型:宫颈已达处女膜缘,在阴道口能见到宫颈;②Ⅱ度轻型:宫颈已脱出阴道口,宫体仍在阴道内;Ⅱ度重型:宫颈及部分宫体已脱出至阴道口;③Ⅲ度:宫颈及宫体全部脱出至阴道口外。

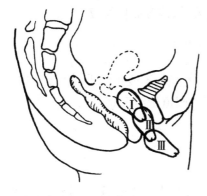

图 16-3　子宫脱垂分度

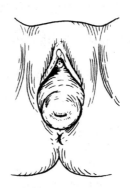

图 16-4　子宫脱垂

二、护理评估

(一)生理评估

1. 病因　妊娠、分娩,尤其是产钳或胎吸困难的阴道分娩,使盆腔筋膜、子宫主、骶韧带和盆底肌肉过度牵拉使支撑力量减弱;产褥期早期重体力劳动,影响盆底组织张力的恢复,导致未复旧的子宫出现不同程度下移;腹压增加,过高的腹压将子宫推向阴道发生脱垂,如慢性咳嗽、腹腔积液、频繁举重物、便秘及腹型肥胖等;随着年龄的增长,特别是绝经后患者盆底组织萎缩退化导致子宫脱垂;医源性原因,手术所造成的盆腔支持结构的缺损。

2. 健康史　了解患者有无产程过长、阴道助产及盆底组织撕裂等病史。还应评估患者有无慢性咳嗽、盆腹腔肿瘤、便秘等。

3. 临床表现

(1)症状:轻症患者一般无不适。重症患者自觉腹部下坠、腰酸,站立过久或劳累时症状更明显,还常伴有排便排尿困难、便秘、残余尿量增加,部分患者还会出现压力性尿失禁,随着膨出的加重,压力性尿失禁的症状减轻,反而出现排尿困难并发泌尿系感染。脱出的肿物轻症者卧床休息时可自行回缩,重症者不能还纳,患者行动极为不便。子宫颈因长期暴露摩擦,可出现宫颈溃疡、甚至出血,溃疡继发感染时,有脓性分泌物渗出。一般情况下,子宫脱垂不影响月经,轻症子宫脱垂不影响受孕、妊娠和分娩。

（2）体征：可见阴道前后壁膨出、阴道黏膜增厚角化、宫颈肥大，不少病例宫颈显著延长。

4. 相关检查　妇科检查注意评估脱垂子宫的程度，宫颈、阴道壁有无溃疡及溃疡面的大小、深浅等。检查患者是否有压力性尿失禁。

5. 处理原则　无症状者无须治疗。有症状者采用保守治疗或手术治疗。保守治疗包括盆底肌肉锻炼、物理疗法、放置子宫托、中药和针灸。对脱垂超出处女膜且有症状者可行手术治疗。根据患者年龄、生育要求及全身健康情况，实行个体化治疗。

（二）心理社会评估

由于长期的子宫脱垂，致使患者行动不便、不能从事体力劳动、大小便异常，严重者性生活受到影响，患者常出现自卑、焦虑、烦恼等心理反应。

三、常见的护理诊断/医护合作性问题

1. 焦虑　与长期的子宫脱出影响正常生活、不能预料手术效果有关。
2. 疼痛　与子宫脱垂牵拉韧带、宫颈，阴道壁溃疡有关。

四、护理措施

（一）一般护理

加强营养，卧床休息，避免重体力劳动，保持大便通畅。积极治疗导致长期腹压增加的疾病。教会患者盆底和肛门肌肉的运动锻炼方法，增强盆底肌肉、肛门括约肌的张力。

（二）心理护理

子宫脱垂患者由于长期受疾病折磨，常常表现为情绪烦躁，护理人员应理解患者的苦衷，通过主动向患者讲解子宫脱垂相关知识做好心理疏导。同时，做好家属的思想工作，让家属理解患者，协助患者早日康复。

（三）缓解症状的护理

1. 使用子宫托的护理　子宫托是支持子宫和阴道壁并使其维持在阴道内不脱出的工具（图16-5），适用于各度子宫脱垂及阴道前后壁膨出者。

（1）放托：选择大小适宜的子宫托，嘱患者排尽大小便，洗净双手，下蹲并两腿分开，一手持托柄，使托盘呈倾斜位进入阴道口，将托柄边向内推边向前旋转，直至托盘抵达宫颈，然后屏气，使子宫下降，同时用手指将托柄向上推，使托盘牢牢吸附在宫颈上。放妥后，将托柄弯度朝前，对正耻骨弓后面即可。

（2）取托：手捏住子宫托柄，上、下、左、右轻轻摇动，待负压消失后，向后外方向牵拉，即可从阴道滑出。

（3）注意事项：使用子宫托前阴道局部应有一定水平的雌激素作用，放托前4~6周应用雌激素，在放托的过程中长期使用；子宫托应每日早上放入阴道，睡前取出消毒后备用；保持阴道清洁，月经期和妊娠期停止使用；放托后，分别于第1、3、6个月到医院检查1次，以后每3~6个月复查1次。

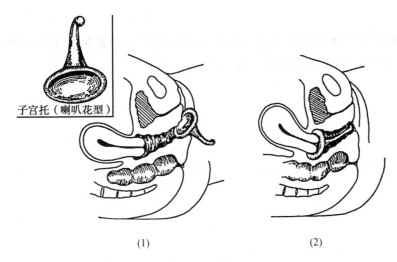

子宫托（喇叭花型）

(1)　　　　　　　　　(2)

图 16-5　喇叭型子宫托及其放置

2. 手术前后的护理

（1）术前准备：行手术治疗者，应于术前 5 日开始阴道准备。Ⅰ度子宫脱垂患者，每天用 1∶5000 的高锰酸钾或 0.2‰的碘伏溶液坐浴 2 次；Ⅱ、Ⅲ度子宫脱垂患者，特别是有溃疡者，行阴道冲洗后局部涂 40% 紫草油或含抗生素的软膏，冲洗液的温度以 41～43℃为宜。冲洗后戴上无菌手套将脱垂的子宫还纳于阴道内，嘱患者平卧半小时；站立时用清洁的卫生带或丁字带支托下移的子宫，避免子宫与内裤摩擦；积极治疗局部炎症，按医嘱使用抗生素，局部涂含雌激素的软膏。

（2）术后护理：术后应卧床休息 7～10 天；留置尿管 10～14 天；避免增加腹压的动作，如下蹲、咳嗽等；术后用缓泻剂预防便秘；每日行外阴擦洗；应用抗生素预防感染。其他护理同一般外阴、阴道手术的患者。

（四）出院指导

术后一般休息 3 个月，半年内避免重体力劳动，禁止盆浴及性生活。术后 2 个月复查伤口愈合情况；3 个月后再次复查，医生确认完全恢复后方可恢复性生活。

学习小结

1. 学习内容

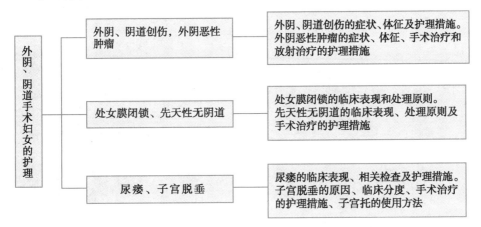

笔记

2. 学习方法

通过比较不同种类外阴、阴道手术患者的临床特点、护理评估、护理诊断及护理措施，找出异同点，以牢固掌握各相关知识点。

（单伟颖）

复习思考题

1. 试述尿瘘患者的护理措施。
2. 试述子宫脱垂的临床分度及子宫托使用的注意事项。

第十七章

子宫、附件肿瘤妇女的护理

学习目的

通过学习子宫颈癌、子宫肌瘤、子宫内膜异位症、子宫内膜癌及卵巢肿瘤,学会子宫及附件肿瘤疾病的病因、病理、临床表现、转移途径、处理原则、相关检查及护理措施,为培养临床子宫、附件肿瘤妇女的护理人员奠定基础。

学习要点

子宫颈癌、子宫肌瘤、子宫内膜异位症、子宫内膜癌及卵巢肿瘤等妇科肿瘤妇女护理的概述相关知识点、临床表现、特殊检查、常见护理诊断及特殊护理措施等。

女性生殖器官是功能活跃的器官,因此也是肿瘤的好发部位。子宫和卵巢的肿瘤尤为常见,多发生于 40～60 岁的女性群体。子宫肿瘤有良性和恶性之分,其中,最常见的良性肿瘤为子宫肌瘤,恶性肿瘤有子宫颈癌、子宫内膜癌和子宫肉瘤。卵巢肿瘤也分为良性肿瘤和恶性肿瘤,由于卵巢位于盆腔深部,卵巢恶性肿瘤早期病变不易发现,晚期病例也缺乏有效的治疗手段,因此卵巢恶性肿瘤死亡率居妇科恶性肿瘤首位,已成为严重威胁妇女生命和健康的主要肿瘤。本章内容包括子宫颈癌、子宫肌瘤、子宫内膜癌和卵巢肿瘤。子宫内膜异位症虽然在形态学上呈良性表现,但在临床行为学上具有类似肿瘤的特点,如种植、侵袭及远处转移等,因此也放在本章中讨论。

第一节 子宫颈癌

案例引导

患者,女,53 岁。因接触性出血近 1 年,加重 1 个月入院。平素月经规律, $\dfrac{5～6}{28～30}$,色红,量中等。患者于 1 年前无明显诱因性生活后出现阴道流血,色鲜红,量少,呈点滴状,可自行好转。1 个月前性生活后阴道流血量增加,约为平素月经量的一半,可自行消失。婚育史:20 岁初婚, G_5P_1 ,人工流产 4 次,15 年前顺产一男孩,体健。丈夫体健。妇科检查:有少量血性分泌物,宫颈肥大,失去正常形态,后唇有菜花样组织增生,质脆,触之易出血,宫旁无增厚。B 型超声检查:子宫前位,正常大小,无压痛,轮廓清晰。双附件及其他未见异常。

根据以上资料,请回答:
1. 该患者最可能的临床诊断。
2. 该类患者常见的护理诊断及护理措施。

263

一、概述

子宫颈癌（cervical cancer），习称宫颈癌，是最常见的妇科恶性肿瘤，高发年龄为50~55岁，起源于子宫颈上皮内瘤变（cervical intraepithelial neoplasia，CIN），两者病因相同，均为高危型人乳头瘤病毒（human papilloma virus，HPV）感染所致。据统计，全世界每年子宫颈癌的新发病例大约是50万，我国有近13万新发病例，每年有2万~3万名妇女死于宫颈癌。自20世纪50年代以来，由于宫颈细胞学筛查的普遍应用，使宫颈癌和癌前病变得以早期发现和治疗，宫颈癌的死亡率已明显降低。

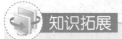

知识拓展

子宫颈上皮内瘤变
（cervical intraepithelial neoplasia，CIN）

CIN是一组与宫颈浸润癌密切相关的子宫颈病变，高发年龄为25~35岁的女性。可分为Ⅰ~Ⅲ级，大部分低级别的CIN可以自行消退，而高级别的CIN被视为癌前病变，可能发展为浸润癌，属于宫颈癌的癌前病变，CIN反映了宫颈癌发生过程中连续发展的一系列病理变化，及时发现和治疗CIN是预防子宫颈癌行之有效的措施。本病在中医古籍中并无明确记载，根据其常见症状，如带下量多、色黄可归属于"带下病"范畴。《傅青主女科》中提到"夫带下俱是湿症"。湿的来源除外湿或湿毒入侵外，多数情况也与肝脾肾三脏功能失常导致任带二脉失于固约有关。

二、护理评估

（一）生理评估

1. 病因　子宫颈癌的发病可能与多种因素有关。首先，人乳头瘤病毒（HPV）感染与子宫颈癌发病密切相关。已在接近90%的CIN和99%以上的子宫颈癌组织发现有高危型HPV感染，其中约70%与HPV16和HPV18亚型有关。其次，性生活过早、早育、多产、多个性伴侣及宫颈有慢性炎症者，宫颈癌的发病率明显增高。再次，与高危男子（凡有阴茎癌、前列腺癌或前妻曾患宫颈癌者）有性接触的妇女也易患宫颈癌。吸烟也可能与宫颈癌的发病有关。

宫颈癌的病变多发生在宫颈外口的原始鳞-柱状交接部与生理性鳞-柱状交接部所形成的移行带区。胎儿期，在宫颈外口形成原始鳞-柱状交接部。青春期后，在雌激素的作用下，子宫颈发育增大，使原始鳞-柱状交接部外移。原始鳞-柱状交接部的内侧因覆盖的是菲薄的子宫颈管单层柱状上皮，其下间质的红色透出，肉眼观似糜烂，过去称为"宫颈糜烂"，实际上并非真性糜烂，现称为柱状上皮异位（columnar ectopy）。以后，在阴道酸性环境的作用下，外移的柱状上皮向着宫颈口的方向逐渐被鳞状上皮代替，形成新的鳞-柱状交接部，称为生理性鳞-柱状交接部。在移行带形成过程中，宫颈上皮化生过度活跃，加上外来物质刺激，未成熟的化生鳞状上皮或增生的鳞状上皮细胞易形成CIN。随着CIN的继续发展，突破上皮下基底膜，浸润间质，则形成宫颈浸润癌。由子宫颈上皮内瘤变→原位癌→微小浸润癌→浸润癌的一系列病理变化反映了子宫颈癌的连续发展过程。

2. 病理　按组织发生学划分，子宫颈癌的病理类型主要有鳞状细胞癌、腺癌和腺鳞癌。其中，鳞状细胞癌最常见，约占75%~80%。腺癌次之，约占20%~25%。腺鳞癌最少,约占 3% ~5%。鳞状细胞癌与腺癌在外观上无明显差异,两者均可发生在宫颈阴道部或子宫颈管内。

(1)鳞状细胞癌

1)巨检:镜下早期浸润癌及极早期宫颈浸润癌肉眼观察类似子宫颈柱状上皮异位,无明显异常。根据病变发展,分为 4 种类型(图 17-1):

外生型:此型最常见。癌灶向外生长呈乳头状或菜花样,质脆易出血,常累及阴道,较少浸润宫颈深层组织及宫旁组织。

内生型:癌灶向宫颈深部组织浸润,宫颈表面光滑或仅有宫颈柱状上皮异位,宫颈肥大变硬如桶状,常累及宫旁组织。

溃疡型:不论外生型或内生型病变进一步发展,癌组织坏死脱落,可形成凹陷性溃疡或空洞,似火山口状。

颈管型:癌灶发生在宫颈管内常侵入宫颈及子宫下端供血层,并转移到盆壁的淋巴结。

2)显微镜检

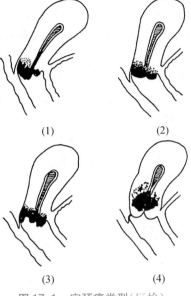

图 17-1 宫颈癌类型(巨检)
(1)外生型 (2)内生型
(3)溃疡型 (4)颈管型

鳞状细胞微小浸润癌:指在原位癌的基础上镜检发现小滴状、锯齿状癌细胞团突破基底膜,浸润间质。

鳞状细胞浸润癌:癌组织浸润范围超出微小浸润癌,多呈网状或团块状浸润间质。

(2)黏液腺癌:来源于子宫颈管柱状黏液细胞,镜下见腺体结构,腺上皮细胞增生呈多层,异型性明显,见核分裂象,癌细胞呈乳突状突入腺腔。

1)巨检:来自子宫颈管内,浸润管壁;或自子宫颈管内向子宫颈口突出生长;常可侵犯宫旁组织;病灶向子宫颈管内生长时,子宫颈外观可正常,但子宫颈管膨大,形如桶状。

2)显微镜检

黏液腺癌:来源于子宫颈管柱状黏液细胞,镜下见腺体结构,腺上皮细胞增生呈多层,异型性明显,见核分裂象,癌细胞呈乳突状突入腺腔。

恶性腺瘤:属高分化子宫颈管黏膜腺癌。癌性腺体多,大小不一,形态多变,呈点状突起伸入子宫颈间质深层,腺上皮细胞无异型性,常有淋巴转移。

(3)腺鳞癌:癌组织中含腺癌和鳞癌两种成分。是由储备细胞同时向腺细胞和鳞状细胞分化发展而形成的。

知识拓展

子宫颈上皮内瘤变(CIN)病理过程分为 3 级

CIN I 级:即轻度异型。上皮下 1/3 层细胞核增大,核质比例略增大,核染色稍加深,核分裂象少,细胞极性正常。

CIN II 级:即中度异型。上皮下 1/3 ~2/3 层细胞核明显增大,核质比例增大,核深染,核分裂象较多,细胞数量明显增多,细胞极性尚存。

CIN III 级:包括重度异型和原位癌。病变细胞占据 2/3 层以上或全部上皮层,细胞核异常增大,核质比例显著增大,核形不规则,染色较深,核分裂象多,细胞拥挤,排列紊乱,无极性。

笔记

3. 转移途径 主要为直接蔓延及淋巴转移,血型转移少见。

（1）直接蔓延:最常见,癌组织局部浸润,向邻近器官及组织扩散,向下累及阴道壁,向上由宫颈管累及宫腔,向两侧扩散可累及主韧带及阴道旁组织直至骨盆壁,晚期可向前、后蔓延侵及膀胱或直肠,形成癌性膀胱阴道瘘或直肠阴道瘘。

（2）淋巴转移:癌灶局部浸润后累及淋巴管,形成瘤栓,并随淋巴液引流进入局部淋巴结经淋巴引流扩散。最先累及宫旁、宫颈旁、闭孔、髂内、髂外、髂总、骶前淋巴结;继而累及腹股沟深浅、腹主动脉旁淋巴结。晚期癌还可出现左锁骨上淋巴结转移。

（3）血行转移:极少见,晚期可转移至肺、肝或骨骼等。

4. 临床分期 根据国际妇产科联盟（FIGO,2009 年）的分期标准（表 17-1,图 17-2）。

表 17-1 子宫颈癌的临床分期（FIGO，2009 年）

Ⅰ期	肿瘤局限在子宫颈(扩展至宫体将被忽略)
Ⅰ A	镜下浸润癌(所有肉眼可见的病灶,包括表浅浸润,均为 Ⅰ B 期)间质浸润深度 < 5mm,宽度≤7mm
Ⅰ A1	间质浸润深度≤3mm,宽度≤7mm
Ⅰ A2	间质浸润深度 >3mm 且 <5mm,宽度≤7mm
Ⅰ B	临床癌灶局限于子宫颈,或镜下病灶 > Ⅰ A
Ⅰ B1	临床可见癌灶≤4cm
Ⅰ B2	临床可见癌灶 >4cm
Ⅱ期	肿瘤超出子宫,但未达骨盆壁或未达阴道下 1/3
Ⅱ A	肿瘤侵犯阴道上 2/3,无明显宫旁浸润
Ⅱ A1	临床可见癌灶≤4cm
Ⅱ A2	临床可见癌灶 >4cm
Ⅱ B	有明显宫旁浸润,但未达骨盆壁
Ⅲ期	肿瘤已扩展至骨盆壁,在进行直肠指诊时,在肿瘤和盆壁之间无间隙。肿瘤累及阴道下 1/3,由肿瘤引起的肾盂积水或肾无功能的所有病例,除非已知由其他原因所引起
Ⅲ A	肿瘤累及阴道下 1/3,但未扩展到骨盆壁
Ⅲ B	肿瘤扩展到骨盆壁,或有肾盂积水或肾无功能
Ⅳ期	肿瘤超出了真骨盆范围,或侵犯膀胱和(或)直肠黏膜
Ⅳ A	肿瘤侵犯邻近的盆腔器官
Ⅳ B	远处转移

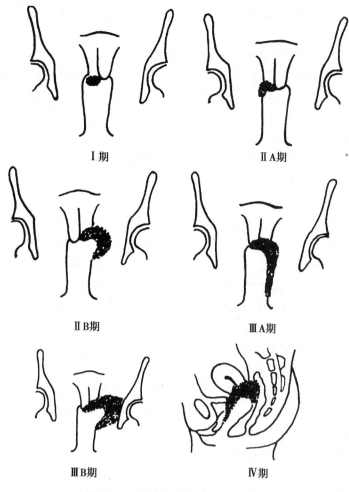

图 17-2　子宫颈癌临床分期示意图

5. 健康史　仔细询问患者婚育史、性生活史,特别是与高危男子有性接触的病史。询问有无慢性宫颈炎、遗传等诱发因素。了解月经情况,有无异常阴道流血、排液,老年患者要询问绝经后异常阴道出血情况。询问患者既往妇科检查、子宫颈细胞学检查的结果及处理经过。定期筛查不仅可以发现子宫颈癌早期病变,根据筛查的结果可以早期干预早期治疗,能明显减少子宫颈癌的发病率和死亡率。

6. 临床表现

(1)症状:早期一般无自觉症状,多由普查或体检发现。CIN 阶段往往无特殊症状,偶有阴道排液增多,伴或不伴臭味。也可在性生活或妇科检查后发生接触性出血。妇科检查可见子宫颈光滑,或仅见局部红斑、白色上皮,或糜烂样改变表现。患者随病程进展出现典型的临床症状。

1)阴道流血:最早症状常常表现为接触性出血,即性生活或妇科检查后阴道流血。早期也可表现为白带增多;后期则为不规则阴道流血,或经期延长、经量增多;老年患者常表现为绝经后阴道流血。

2)阴道排液:多数有阴道排液增多,可为白色或血性,稀薄如水样或米泔状,有腥臭。

3)晚期症状:随着病情的进展,根据癌灶累及范围,可出现不同的继发症状。邻近组织器官及神经受累时,可出现尿频尿急、便秘、下肢肿胀、疼痛等症状;肿瘤压迫或累及输尿管时可引起输尿管梗阻,肾积水及尿毒症。

(2)体征:微小浸润癌可无明显病灶,子宫颈光滑或糜烂样改变。随病情发展,可出现不同体征。妇科检查可见宫颈光滑或为子宫颈柱状上皮异位,随宫颈浸润癌生长发展可见外生型者宫颈有息肉状、菜花状赘生物,常伴感染,质脆易出血;内生型表现为宫颈肥大,质硬,颈管膨大;晚期癌组织坏死脱落形成溃疡或空洞伴恶臭。阴道壁受累时,可见赘生物生长;宫旁组织受累时,三合诊检查可扪及宫颈旁组织增厚、结节状、质硬或形成冰冻骨盆。

7. 相关检查

(1)子宫颈细胞学检查:是 CIN 及早期宫颈癌筛查的主要方法,可用巴氏涂片或液基细胞涂片法。筛查应在 21 岁以后开始,或有性生活史 3 年后开始,并定期复查。子宫颈细胞学检查的报告形式主要有巴氏 5 级分类法和 TBS(the Bethesda system)分类系统。巴氏分类法各级之间区别无严格客观标准,也不能很好地反映组织学病变程度。目前推荐使用 TBS 分类系统,该系统较好地结合了细胞学、组织学与临床处理方案。

TBS 分类法及其描述性诊断内容:

1)未见上皮内病变细胞和恶性细胞

病原体:①滴虫;②假丝酵母菌;③细菌;④单纯疱疹病毒;⑤衣原体。

非瘤样发现:①反应性细胞改变;②子宫切除术后的腺细胞;③萎缩(有或无炎症)。

其他:子宫内膜细胞出现在 40 岁以上妇女的涂片中,未见上皮细胞不正常。

2)上皮细胞异常

鳞状上皮细胞异常:①不典型鳞状上皮细胞(atypical squamous cells,ASC):包括无明确诊断意义的不典型鳞状细胞(atypical squamous cells of undetermined significance,ASCUS)和不能排除高级别鳞状上皮内病变不典型鳞状细胞(atypical squamous cells-cannot exclude HIS,ASC-H);②低度鳞状上皮内病变(low-grade squamous Intraepithelial Lesions,LSILs):与 CIN Ⅰ 术语符合;③高度鳞状上皮内病变(high-grade squamous Intraepithelial Lesions,HSILs):包括 CIN Ⅱ 、CIN Ⅲ 和原位癌;④鳞状细胞癌:若能明确组织类型,应按下述报告:角化型鳞癌、非角化型鳞癌、小细胞型鳞癌。

腺上皮细胞改变:①不典型腺上皮细胞(atypical glandular cells,AGC):包括宫颈管细胞 AGC 和子宫内膜细胞 AGC;②腺原位癌(AIS);③腺癌:若可能,则判断来源:宫颈管、子宫内膜或子宫外。

3)其他恶性肿瘤:原发于宫颈和子宫体的不常见肿瘤及转移癌。

(2)高危型 HPV DNA 检测:可与细胞学检查联合应用于子宫颈癌筛查。当细胞学检查为意义未明不典型鳞状上皮细胞(ASC-UC)时进行 HPV DNA 检测,阳性者行阴道镜检查,阴性者 12 个月后行细胞学检查。由于年轻妇女的 HPV 感染率高,且大多为一过性感染,推荐用于 30 岁以后的女性。高危人群起始年龄应相应提前。高危人群定义为 HIV 感染、器官移植、长期应用皮质激素的妇女。具有高危因素和已烯雌酚暴露史或细胞学结果 ≥ASCUS 的年轻妇女应进行 HPV DNA 检测,同时建议 HPV DNA 初筛检测应从 25～30 岁开始。细胞学和高危型 HPV DNA 检测均为阴性者,表明其发病风险很低,可将筛查间隔延长到 3～5 年。在医疗不发达地区,妇女至少应在性活跃及生育年龄期进行 1 或 2 次 HPV 检测,且检测结果阳性的妇女进一步行细胞学检查。而在医疗发达地区,HPV 检测联合细胞学检查的筛查策略则更为推荐。

(3)阴道镜检查:如果细胞学检查为 ASCUS 并高危 HPV DNA 检测阳性,或 LSIL 及以上者,均应做阴道镜检查。阴道镜检查的目的为从视觉和组织学上确定宫颈的状况,全面观察鳞状细胞交界处和移行带区,评定其病变区域,必要时取活组织进行检查,做出组织学诊断。

(4)宫颈碘试验:正常宫颈阴道部鳞状上皮含丰富糖原,碘溶液涂染后呈棕色或深褐色,不染色区说明该处上皮缺乏糖原,可能有病变。

(5)宫颈和宫颈管活组织检查:为确诊宫颈癌及宫颈癌前病变的最可靠依据。宫颈有明显病灶,可直接在癌灶取材。宫颈无明显病变区时,可在转化区 3、6、9、12 点 4 处取材,或在碘试验不染色区、阴道镜下取材做病理检查。所取组织应包括间质及邻近正常组织。宫颈刮片阳性,但宫颈光滑或宫颈活检阴性,应用小刮匙搔刮宫颈管,刮出物送病理检查。

早期病例应采用子宫颈细胞学检查和(或)高危型 HPV DNA 检测、阴道镜检查、子宫颈活组织检查的“三阶梯”程序,如果细胞学结果正常,定期随诊;对细胞学检查结果为未明确诊断意义的不典型鳞状细胞(ASCUS)的妇女,可以在 3 ~ 6 个月后复查宫颈细胞学检查,如仍有问题,则应行阴道镜检查及活组织检查,确诊依据为组织学诊断。

8. 处理原则　根据临床分期、年龄、生育要求、全身情况、医护技术水平及设备条件等综合分析,制定个体化治疗方案。CIN Ⅰ 约 60% 会自然消退,若细胞学检查为 LSIL 及以下,可仅观察随访。若在随访观察的过程中病变发展或持续存在 2 年,宜进行治疗。常用治疗方法有物理治疗、子宫颈锥切术、手术、放疗及化疗等治疗方案。

(1)物理治疗:CIN Ⅱ 阴道镜检查满意可采用冷冻或激光。

(2)子宫颈锥切术:包括子宫颈环形电切除术(loop electrosurgical excision procedure,LEEP)和冷刀锥切术。阴道镜检查不满意的 CIN Ⅱ 和所有的 CIN Ⅲ,或细胞学检查为 HSIL 而且阴道镜检查不满意通常采用宫颈锥切术。

(3)手术治疗:适用于 Ⅰ A ~ Ⅱ A 期患者,多选用全子宫切除术、广泛性子宫切除术及盆腔淋巴结切除术,未绝经、年龄小于 45 岁的年轻患者卵巢正常可保留。

(4)放射治疗:适用于各期患者,以及全身情况不适宜手术的早期患者,手术后病理检查发现有高危因素的辅助治疗等。早期病例以局部腔内照射为主,体外照射为辅;晚期患者以体外照射为主,腔内照射为辅。

(5)化疗:主要适用于晚期或复发转移的子宫颈癌患者。常用抗癌药物有顺铂、卡铂、氟尿嘧啶、紫杉醇、环磷酰胺等,一般采用联合用药。

(二)心理社会评估

评估患者的心理压力和社会支持系统情况。宫颈癌患者都会产生恐惧感,害怕疼痛、被抛弃和死亡等。确定诊断后,与其他恶性肿瘤患者一样会经历否认、愤怒、妥协、忧郁、接受等心理反应阶段。

三、常见的护理诊断/医护合作性问题

1. 恐惧　与确诊宫颈癌有关

2. 有感染的危险　与术后留置导尿管有关。

3. 排尿异常　与宫颈癌根治术后影响膀胱张力有关。

4. 预感性悲痛　与担心宫颈癌危及生命、疾病长期折磨有关。

四、护理措施

（一）一般护理

护士应该向患者介绍诊治过程可能出现的不适及有效的应对措施，让其了解各项操作的目的、需要的时间、可能的感受等；介绍长时间留置导尿管的必要性及膀胱功能恢复后尽早拔除尿管的重要性，讲解术后的生理变化，使患者以最佳的心态接受手术治疗。

鼓励患者摄入足够的营养，必要时与营养师联系，兼顾患者的饮食偏好，纠正患者不良的饮食习惯。指导患者维持个人卫生，勤换会阴垫，每天冲洗会阴2次，保持会阴部清洁干燥。保持床单位清洁，注意室内空气流通，促进舒适。

（二）心理护理

心理护理对于治疗起着十分重要的作用。宫颈癌患者有较复杂的心理，因此应该主动关心体贴患者，向患者及其家属介绍宫颈癌发生、发展过程及预后情况，尤其强调早发现、早治疗的重要性，告知其肿瘤并不可怕，许多患者通过治疗是可以痊愈的。使其放下思想包袱，并开导患者面对现实，正确对待疾病，消除患者恐惧感和焦虑的心理，增强战胜疾病的信心。

（三）手术前后的护理

1. 术前准备　由于患者阴道排液的症状，术前需每天阴道冲洗2次，因宫颈癌组织很脆易引起阴道大出血，所以做术前阴道准备时，动作应轻柔，避免损伤。肠道按清洁灌肠准备，尤其注意手术前3天选用消毒剂消毒宫颈及阴道。

2. 术后护理　宫颈癌根治术手术范围广，创面大，术后反应也较大。护士应为患者术后0.5小时观察一次体温、脉搏、呼吸、血压和液体出入量并记录，平稳后改为4小时观察一次。注意保持导尿管、引流管的通畅，认真观察引流液的性状、颜色和量，引流管一般术后2~3天拔除，术后7~14天拔除尿管。拔除尿管前3天进行膀胱功能训练，定时间断放尿，促进正常的排尿功能。每日0.02%碘伏溶液擦洗外阴2次，保持外阴部清洁。协助卧床患者进行肢体活动，预防并发症发生。

（四）配合医疗的护理

1. 评估患者目前的身心状况和对治疗方案的反应，为患者介绍有关宫颈癌相关的医学知识。

2. 宫颈癌合并妊娠者，较少见。因妊娠期盆腔血流及淋巴液流速丰富，促进癌肿增长及转移，分娩时容易发生癌组织扩散，并导致出血和感染。宫颈癌合并妊娠者的治疗方案应由多学科专家共同参与制定治疗方案，并经患者和家属充分讨论后确定。一般不应经阴道分娩。应根据宫颈癌期别及妊娠月份采用适当的诊疗方案，妊娠早中期以及时治疗母体疾病为主，应立即终止妊娠；妊娠24周者严密随访，32~34周行剖宫产后，再治疗宫颈癌。妊娠时宫颈鳞-柱交接部受高雌激素影响外移，可出现类似原位癌病变，产后6周可恢复正常，不需处理。

3. 随访指导　随访时间治疗后2年内应每3~4个月复查1次；3~5年内每6个

月复查 1 次,第 6 年开始每年复查 1 次。随访内容包括盆腔检查、阴道脱落细胞学检查、X 线胸片、血常规等,同时,指导患者出现症状及时就诊。

（五）健康教育

子宫颈癌病因明确、筛查方法较完善,是一种可以预防的肿瘤。护士有责任积极宣传与宫颈癌发病有关的高危因素,积极治疗宫颈炎,早期诊治 CIN,阻断宫颈癌的发生。30 岁以上的妇女定期防癌普查,一般 1~2 年普查一次,常规做宫颈刮片,有异常者进一步做阴道镜和病理学检查。广泛宣传早期发现、早期诊断、早期治疗的重要性,提高广大妇女接受子宫颈癌筛查和预防性传播疾病的自觉性。2006 年第一个 HPV 疫苗上市,大量的临床试验显示 HPV 疫苗能有效防止 CIN 的发生,因此推广 HPV 疫苗注射,可通过阻断 HPV 感染预防子宫颈癌的发生。

护士还要在出院前与患者及家属商讨制定出院后的康复计划,以保证出院计划的可行性。嘱患者术后避免重体力劳动,性生活恢复需依据术后复查结果而定。护士还应协助患者调整自我,重新评价自我能力,保持乐观的生活态度,有淋巴转移者需接受放疗,以提高 5 年生存率。

 知识拓展

HPV 感染与宫颈癌

大量研究证实,持续高危型 HPV 感染是导致宫颈癌的主要原因,99.7% 宫颈癌患者存在 HPV 感染。德国科学家哈拉尔德·楚尔·豪森（Harald zur Hausen）于 1976 年发现 HPV 是导致宫颈癌的罪魁祸首,这一发现被授予 2008 年度诺贝尔生理学与医学奖。因此,高危型 HPV DNA 检测对于预防和早期发现宫颈癌有非常重要的意义。另外,近几年来大量研究发现,HPV L1 蛋白可以识别和侵袭宿主细胞的特定部位,具有与宿主细胞识别并黏附的抗原表位,在宫颈感染以及癌变过程中发挥着重要的作用。在宫颈液基细胞标本中 HPV L1 蛋白的表达随着病变由 LSL 向 HSL 进展而呈现出下降的趋势。因此,认为 HPHV L1 蛋白对于宫颈病变的诊断具有一定的临床价值,其可以作为辅助诊断指标用于宫颈癌筛查。

第二节　子宫肌瘤

 案例引导

患者,女,45 岁。平素月经规律,$\frac{4~5}{28~32}$,色红,量中等,无痛经。因发现子宫增大 5 个多月,月经量增多 3 个多月入院。患者于 5 个多月前体检发现子宫增大,无月经改变。近 3 个月出现月经量增多,有血块,经期延长至 10 天,伴尿频,腰酸痛,自诉于下腹正中可扪及块状物。白带增多,时有头晕。患者 23 岁初婚,G_2P_1,人工流产 1 次。妇科检查:阴道通畅,后穹窿可见阴道分泌物,量多,宫颈肥大,宫体前位,增大如孕 3 个月大小,表面有多个结节状突起,质硬,活动好,无压痛。血常规:RBC 2.3×10^{12}/L,Hb 72g/L,WBC 7.2×10^9/L,N 0.68。双附件及其他未见异常。

根据以上资料,请回答:

1. 该患者最可能的临床诊断。
2. 该类患者常见的护理诊断及护理措施。

一、概述

子宫肌瘤(uterus myoma)是女性生殖器中最常见的良性肿瘤,由平滑肌及结缔组织组成,常见于30~50岁妇女;20岁以下少见。据统计,30岁以上育龄妇女20%有子宫肌瘤,因肌瘤患者多无或少有临床症状,临床报道发病率远低于实际发病率。中医认为本病的主要病机是气血运行失调,脏腑经络功能紊乱,久而结成。如明代医家张景岳总结前人之说,指出此证乃"由经期,或由产后,凡内伤生冷,或外受风寒,或患怒伤肝,气逆而血留;或忧思伤脾,气虚而血滞;或积劳成疾,气弱而不行,总有血动之时,余血未净,而一有所逆,则留滞日积,而渐成癥矣。"

二、护理评估

(一)生理评估

1. 病因 确切的发病因素尚未明了。因子宫肌瘤多发生于生育年龄期女性,而青春期前少见,绝经后肌瘤即萎缩或消退,一般认为其发生和生长与雌激素长期刺激有关。雌激素可促进子宫肌瘤增大。此外,近年来研究还证实孕激素可以促进肌瘤有丝分裂,刺激肌瘤生长。

2. 分类

(1)按肌瘤生长部位分类:分为宫体肌瘤(约占90%)和宫颈肌瘤(约占10%)。

(2)按肌瘤与子宫肌壁的关系分为3类(图17-3):

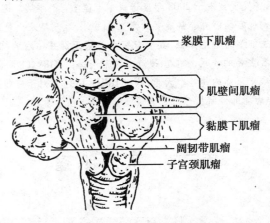

图17-3 各型子宫肌瘤示意图

1)肌壁间肌瘤(intramural myoma):肌瘤位于子宫肌层内,周围均为肌层包绕,为最常见的类型,约占总数的60%~70%。

2)浆膜下肌瘤(subserous myoma):肌瘤向子宫浆膜面生长,突出于子宫表面,肌瘤表面仅由子宫浆膜覆盖,约占总数的20%。若瘤体继续向浆膜面生长,仅有一蒂与子宫相连,称为带蒂浆膜下肌瘤,由蒂部血管供应营养。若肌瘤位于宫体侧壁向宫旁生长突出于阔韧带两叶之间称阔韧带肌瘤。

3)黏膜下肌瘤(submucous myoma):肌瘤向宫腔方向生长,突出于宫腔,仅有黏膜覆盖,约占10%~15%。子宫肌瘤常为多个,各种类型的肌瘤可发生在同一子宫,称为多发性子宫肌瘤。

3. 病理

（1）巨检：肌瘤为实质性球形包块，表面光滑，质地较子宫肌层硬，肌瘤被周围肌壁纤维形成的假包膜覆盖，肌瘤切面呈白色，可见漩涡状或编织状结构。

（2）镜检：肌瘤主要由排列成漩涡状或编织状的大小均匀的平滑肌细胞和不等量纤维结缔组织构成，核染色较深。

（3）肌瘤变性：肌瘤生长迅速时可发生中心性缺血，造成失去其原有典型结构称肌瘤变性。常见的变性有玻璃样变、囊性变、红色样变、肉瘤样变及钙化。玻璃样变又称透明变性，最常见；子宫肌瘤玻璃样变继续发展即可发生囊性变；红色变多见于妊娠期或产褥期，肌瘤发生变性坏死，肌瘤剖面为暗红色，患者可有剧烈腹痛伴恶心、呕吐、发热、白细胞计数升高等；肉瘤样变发生率仅为 0.4% ~ 0.8%，多见于绝经后伴疼痛或出血的患者，应警惕恶变可能；钙化多见于蒂部细小、血供不足的浆膜下肌瘤以及绝经后妇女肌瘤者，常于肌瘤脂肪变性后形成。

4. 健康史　询问患者月经史、生育史，是否有不孕、流产史，应详细询问月经的经期、周期、月经量的改变。是否有长期使用雌激素的病史，同时注意询问因肌瘤压迫所伴随的症状。并注意排除因妊娠、内分泌紊乱及生殖器官恶性肿瘤所致的异常子宫出血。当肌瘤增长较快或停经后仍有症状者，应警惕其恶变的可能。

5. 临床表现

（1）症状：多无明显症状，偶在体检时发现。具体症状与肌瘤发生部位、有无变性有关，而与肌瘤大小、数量关系不大。常见症状包括：

1）月经改变：是最常见的症状。黏膜下肌瘤常表现为月经量过多，随肌瘤逐渐增大，经期延长。大的肌壁间肌瘤可致宫腔及内膜面积增大，子宫收缩不良或子宫内膜增生过长等，致使月经周期缩短、经期延长、经量增多、不规则阴道流血等。长期月经增多可继发贫血，出现乏力、心悸等症状。

2）下腹包块：随着肌瘤逐渐增大，使子宫超过 3 个月妊娠大时，可从腹部扪及。

3）白带增多：肌壁间肌瘤使宫腔面积增大，内膜腺体分泌增加，并伴有盆腔充血致白带增多；黏膜下肌瘤一旦感染，可有大量脓样白带。若有溃烂、坏死、出血时，可有血性或脓血性恶臭的阴道排液。

4）腹痛、腰酸、下腹坠胀：子宫后壁肌瘤（峡部或后壁）可引起下腹坠胀不适，经期加重。浆膜下肌瘤蒂扭转时出现急性腹痛。肌瘤红色变性时腹痛剧烈伴发热。

5）压迫症状：肌瘤压迫膀胱引起尿频、尿急、排尿障碍及尿潴留；压迫输尿管可致肾盂积水；压迫直肠可引起下腹坠胀、便秘等。

6）不孕或流产：子宫肌瘤压迫输卵管使之扭曲或宫腔变形，影响受精卵的输送和着床，造成不孕或流产。

（2）体征：与肌瘤大小、数目、位置以及有无变性有关，大的肌瘤可在下腹部扪及不规则实性肿块。妇科检查可扪及增大的子宫，表面不规则单个或多个结节状突起。黏膜下肌瘤突于子宫颈口或阴道内，呈红色，表面光滑，伴感染时，可有坏死、出血及脓性分泌物。浆膜下肌瘤可扪及单个实性球状肿块与子宫由蒂相连。

6. 相关检查　可借助 B 型超声、探针（探测宫腔深度和方向）、宫腔镜、腹腔镜、子宫输卵管造影等检查，协助明确诊断。

7. 处理原则　根据患者的症状、年龄、肌瘤大小、数目、生长部位及对生育要求等情况进行全面考虑,选择最佳治疗方案。

（1）保守治疗

1）随访观察:对于肌瘤小、无症状的患者一般不需治疗,特别是近绝经期妇女。每3～6个月随访检查一次。

2）药物治疗:肌瘤小于2个月妊娠子宫大小,症状轻,近绝经期或全身情况不宜手术者,可给予药物对症治疗。①促性腺激素释放激素类似物(gonadotropin-releasing hormone agonist,GnRH-a）:采用大剂量连续或长期非脉冲式给药,可抑制垂体功能并降低雌激素水平,以缓解症状并抑制肌瘤生长使其萎缩。由于用药后可产生绝经综合征、骨质疏松等副作用,故此药长期使用受限;②其他药物:米非司酮可作为术前或提前绝经使用。但因其拮抗孕激素的作用,长期使用易导致子宫内膜长期受雌激素刺激,增加子宫内膜增生风险,故不宜长期使用。

（2）手术治疗:手术可经腹、经阴道或采用宫腔镜、腹腔镜进行。手术的适应证包括:月经过多致继发性贫血,药物治疗无效;严重腹痛、性交痛或慢性腹痛、有蒂肌瘤扭转引起的腹痛;体积大或引起膀胱、直肠等压迫症状;能确定肌瘤是不孕或反复流产的唯一原因者;疑有肉瘤变。手术方式有:

1）肌瘤切除术(myomectomy):适用于有生育要求的患者,多经腹或经腹腔镜下切除肌瘤,黏膜下肌瘤可经阴道或宫腔镜摘除。

2）子宫切除术(hysterectomy):适用于不要求保留生育功能,或疑有恶变者。可行全子宫切除术或次全子宫切除术,术前应行子宫颈细胞学检查,排除宫颈恶性病变。

（二）心理社会评估

子宫肌瘤患者症状轻微或体积小时,往往易被忽视,当肌瘤增长迅速、临床出现典型的月经改变甚至出现继发性贫血的全身性症状时,患者会焦虑、恐惧,担心肌瘤恶变,尤其是担心手术后对生活方式的改变。注意评估患者对疾病心理反应的程度,对治疗方案是否存在应对无效,了解其家庭成员的顾虑,丈夫的支持效应等情况。

三、常见的护理诊断/医护合作性问题

1. 知识缺乏　缺乏子宫肌瘤的相关知识。
2. 个人应对无效　与选择子宫肌瘤治疗方案的无助感有关。
3. 营养失调:低于机体需要量　与阴道流血过多、营养摄入不足有关。

四、护理措施

（一）一般护理

为患者提供安静、舒适的休息环境,保持充足的睡眠;加强营养,给予高热量、高蛋白、高维生素、富含铁的饮食;定期监测患者的血红蛋白、血清蛋白、血浆运铁蛋白量及淋巴细胞数,以观察治疗效果;经常头晕、贫血较重者,在出血期间应卧床休息,保证睡眠,避免过度劳累和剧烈运动,降低体能消耗,必要时多次少量输血,及时纠正贫血,尽早手术治疗。

（二）心理护理

护士要注意多与患者沟通，建立良好的护患关系，了解不同患者所处不同时期的心理特点，耐心听取患者的倾诉，提供个体化的心理支持。评估患者对疾病的认知程度，尊重患者，耐心解答患者提出的问题，告知患者和家属子宫肌瘤是妇科最常见的良性肿瘤，让患者消除顾虑，纠正错误认识，积极配合治疗。

向患者及其家属介绍子宫肌瘤治疗措施，鼓励患者以积极的态度接受各种诊治方案，帮助患者接受目前的健康状况，鼓励患者参与决策过程，根据患者的能力提供疾病的有关知识，允许患者参与制定治疗护理方案，使患者认识到自己的能力。医护人员应与家属配合，使患者感受到别人的支持和帮助，增强战胜疾病的信心。

（三）缓解症状的护理

1. 对出血多需住院的患者，护士应严密观察并记录其生命体征变化情况，协助医生完成血常规及凝血功能检查、查验血型、交叉配血等。注意收集会阴垫，评估出血量。按医嘱给予止血药和子宫收缩剂，必要时输血、补液、抗感染或刮宫止血。巨大子宫肌瘤者常出现局部压迫症状，如排尿不畅者应予以导尿；便秘者可用缓泻剂缓解不适症状。保持患者的外阴清洁干燥，如黏膜下肌瘤脱出宫颈口者，应保持其局部清洁，预防感染。

2. 保持会阴清洁干燥，每日 0.02% 碘伏溶液擦洗会阴 2 次，指导患者使用消毒会阴垫。密切观察患者体温、腹部手术切口及血象变化，发现感染征象及时报告医生。

（四）配合医疗的护理

1. 对于接受保守治疗的患者应明确随访的时间、目的及联系方式等，使患者主动配合接受随访。

2. 向接受药物治疗的患者解释清楚所服药物的名称、剂量、方法、可能出现的不良反应及应对措施。如使用雄激素治疗时，要严格控制剂量，以防男性化。采用抗雌激素制剂时易出现潮热、急躁、阴道干燥等围绝经期综合征的症状。

3. 子宫肌瘤合并妊娠约占肌瘤患者的 0.5%～1%，占妊娠的 0.3%～0.5%。子宫肌瘤对妊娠及分娩的影响与肌瘤的类型及大小有关。如黏膜下肌瘤可影响受精卵着床；过大的肌壁间肌瘤可使宫腔变形或内膜供血不足引起流产。生长位置较低的肌瘤可妨碍胎先露下降，导致胎位异常、产道梗阻等。妊娠期及产褥期肌瘤易发生红色样变。因此，合并妊娠者应定期进行产前检查，多能自然分娩，但要预防产后出血。若子宫肌瘤阻碍胎儿下降，应做好剖宫产术前及术后护理。

4. 指导手术后的患者出院后 1 个月返门诊复查，了解患者术后康复情况，并给予术后性生活、自我保健、日常工作恢复等健康指导。任何时候出现不适或异常症状，需及时随诊。

（五）健康教育

保守治疗的患者需定期随访，护士要告知患者随访的目的、意义和随访时间。应 3～6 个月定期复查，期间监测肌瘤生长状况、了解患者症状的变化。对应用激素治疗的患者，护士要向患者讲解用药的相关知识，使患者了解药物的治疗作用、使用剂量、服用时间、方法、副作用及应对措施。

第三节　子宫内膜异位症

案例引导

　　患者,女,36 岁,因剖宫产术后 5 年,腹痛伴腹壁包块 3 年入院。5 年前患者因足月臀位于当地医院行剖宫产,手术过程顺利,术后恢复好。3 年前出现腹壁伤口处周期性疼痛,于经期出现,经后缓解。疼痛呈进行性加重。自扪及切口处包块直径约 2cm,近 3 年包块增大至 3cm,为求进一步诊治入院。月经史:既往月经规律,$13\dfrac{7}{13\sim28}$,量中,近 3 年有痛经,且逐渐增强。其他未见异常。

　　根据以上资料,请回答:

　　1. 该患者最可能的临床诊断。

　　2. 该类患者主要的护理诊断及护理措施。

一、概述

　　具有活性的子宫内膜组织(腺体和间质)出现在子宫体以外部位时称为子宫内膜异位症(endometriosis,EMT),简称内异症。内异症可以侵犯全身任何部位,但绝大多数位于盆腔内,以卵巢及宫骶韧带最常见,其次为子宫、腹膜脏层、阴道直肠隔亦常见(图 17-4)。由于内异症是激素依赖性疾病,在自然绝经或人工绝经后,异位内膜可逐渐萎缩吸收。中医古籍中无此病名记载,但据内异症的临床表现,本病可归属于"痛经"、"癥瘕"、"月经不调"、"不孕"等范畴。可以认为"瘀血阻滞胞宫、冲任"是其基本病机,又与脏腑功能失常、血气失调以及感受外邪等因素有关。常见的病因病机有气滞血瘀、寒凝血瘀、肾虚血瘀、气虚血瘀、热灼血瘀等。

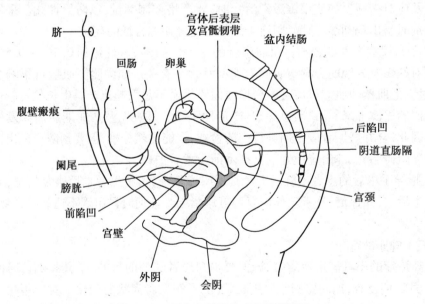

图 17-4　子宫内膜异位症发生的部位

二、护理评估

(一)生理评估

1. 病因　病因尚未阐明,目前主要的学说有:

(1)子宫内膜种植学说:1921 年,Sampson 首次提出了种植学说,提出妇女经期时子宫内膜腺上皮和间质细胞可随经血倒流,经输卵管进入腹腔,种植于卵巢和盆腔腹膜,并在该处继续生长和蔓延,形成盆腔内异症。经血逆流是形成子宫内膜异位症的主要原因。子宫内膜可以通过淋巴及静脉向远处播散,发生异位种植,是子宫内膜异位症异位种植学说的组成部分。

(2)诱导学说:未分化的腹膜组织在内源性生物化学因素诱导下可发展为子宫内膜组织。

(3)体腔上皮化生学说:Mayer 认为异位内膜细胞来源于腹膜的体腔上皮化生。体腔上皮分化来的组织在受到持续卵巢激素或经血及慢性炎症的反复刺激后,能转化为子宫内膜样组织。

(4)遗传因素:内异症具有一定的家族聚集倾向,研究发现单卵双胎姐妹中一方患有内异症时,另一方发生率可达 75%。患者一级亲属的发病风险是无家族史者的7 倍。

(5)免疫与炎症因素:如免疫监视功能、免疫杀伤细胞的细胞毒作用减弱不能有效清除异位内膜。还有亚临床腹膜炎时,腹腔液中巨噬细胞、炎性细胞因子、生长因子、促血管生成物质增加促进了异位内膜存活、增殖并导致局部纤维增生、粘连。

2. 病理　主要病理变化为内膜随卵巢激素的变化而发生周期性出血。伴有周围纤维组织增生和粘连形成以致病变区出现紫褐色斑点或小泡,最后发展成为大小不等的紫蓝色实质性结节或包块。内膜异位一般极少发生恶变。

(1)巨检:卵巢最易被异位内膜侵犯,异位内膜侵犯卵巢皮质并在其内生长、反复周期性出血,形成单个或多个囊肿型的典型病变,称为卵巢子宫内膜异位囊肿。囊肿大小不一,直径多在 5cm 左右,内含暗褐色、似巧克力样糊状陈旧性血性液体,故又称为卵巢巧克力囊肿。随着病变的发展,如囊肿反复破裂,囊内容物刺激局部腹膜发生炎症,会导致卵巢与周围组织器官(如子宫、阔韧带、乙状结肠等)发生粘连,此时卵巢固定,活动度差。在宫骶韧带、直肠子宫陷凹、盆腔腹膜等部位发生时,也可见紫蓝色或红棕色点片状病损。

(2)显微镜检:典型的异位内膜组织在镜下可见子宫内膜上皮、腺体、内膜间质、纤维素及出血成分。但异位内膜反复出血后,典型的镜下改变将被破坏,出现临床表现极典型而组织学特征极少的不一致现象。肉眼正常的腹膜组织镜检时发现子宫内膜腺体和间质,称为镜下内异症。

3. 临床分期　目前我国多采用美国生育学会(AFS)提出的分期,即修正子宫内膜异位症分期法,于 1985 年提出,1997 年再次修正。分为 4 期,Ⅰ 期(微型)1~5分,Ⅱ 期(轻型)6~15 分,Ⅲ 期(中型)16~40 分,Ⅳ 期(重型)>40 分。在腹腔镜下或剖腹探查手术时详细观察异位内膜的部位、数目、大小、粘连程度等进行评分(表17-2)。

表 17-2　ASRM 修正子宫内膜异位症分期法（1997）

患者姓名＿＿＿＿＿＿　　日期＿＿＿＿＿＿

Ⅰ期（微型）：1～5 分　　腹腔镜＿＿＿＿＿＿剖腹手术＿＿＿＿＿＿病理＿＿＿＿＿＿

Ⅱ期（轻型）：6～15 分　推荐治疗＿＿＿＿＿＿

Ⅲ期（中型）：16～40 分　＿＿＿＿＿＿＿＿＿＿＿＿＿＿＿＿＿＿＿

Ⅳ期（重型）：>40 分

总分＿＿＿＿＿＿　　　　预后＿＿＿＿＿＿

异位病灶		病灶大小				粘连范围		
		<1cm	1～3cm	>3cm		<1/3 包裹	1/3～2/3 包裹	>2/3 包裹
腹膜	浅	1	2	4				
	深	2	4	6				
卵巢	右浅	1	2	4	薄膜	1	2	4
	右深	4	16	20	致密	4	8	16
	左浅	1	2	4	薄膜	1	2	4
	左深	4	16	20	致密	4	8	16
输卵管	右				薄膜	1	2	4
					致密	4	8	16
	左				薄膜	1	2	4
					致密	4	8	16
直肠子宫陷凹部分消失		4			全部消失	40		

注：若输卵管全部被包裹，应为 16 分

其他子宫内膜异位灶：＿＿＿＿＿＿＿＿　　相关病理：＿＿＿＿＿＿

4. 健康史　了解有无痛经史、剖宫产、流产史、多次妊娠分娩或过度刮宫史；询问并记录发病后月经详细变化情况，以及治疗过程、疗效及机体用药反应；评估有无宫颈狭窄或阴道闭锁引起经血潴留，并注意发病时间与这些因素的关系。

5. 临床表现　患者的症状和体征与子宫内膜异位症的生长部位关系密切，多数患者月经期下腹坠痛。经量明显增多可致贫血，患者表现面色苍白、乏力、心悸等。评估患者痛经的持续时间、月经量有无明显增多，有无药物治疗史。

（1）症状

1）痛经和持续下腹痛：继发性痛经、进行性加重是子宫内膜异位症的典型症状。疼痛多位于下腹部及腰骶部，可放射至阴道、会阴、肛门或大腿，常于月经来潮前 1～2 日开始，经期第一日最剧，以后逐渐减轻，至月经干净时消失。

2）月经失调：15～30% 患者有经量增多、经期延长或经前点滴出血。

3）不孕：正常妇女不孕率约为 15%，内膜异位症患者可高达 40%。

4）性交痛：性交时由于宫颈受到碰撞及子宫的收缩和向上提升，可引起疼痛，一般表现为深部性交痛，多见于直肠子宫陷凹有异位病灶或因病变导致子宫后倾固定的患者,且以月经来潮前性交痛更为明显。

5)其他特殊症状:肠道子宫内膜异位症患者可出现腹痛、腹泻或便秘,甚至有周期性少量便血。异位内膜侵犯膀胱肌壁可在经期引起尿痛和尿频,但多因严重的痛经症状所掩盖而被忽略。

(2)体征:除巨大的卵巢子宫内膜异位囊肿可在腹部扪及囊块及囊肿破裂时出现腹膜刺激征外,腹部检查均无明显异常。凡育龄妇女有继发性痛经进行性加重和不孕史,盆腔检查时可扪及盆腔内有触痛性结节或子宫旁有不活动的囊性包块。典型的内异症多位于子宫后方、子宫后壁及双侧宫骶韧带,还可于盆底触及痛性结节。若病变累及直肠阴道隔,可在阴道后穹窿扪及隆起的小结节或包块,甚至有时可直接看到局部隆起的蓝色斑点或结节。

6. 相关检查

(1)B型超声检查:可确定卵巢子宫内膜异位囊肿的位置、大小和形状,偶能发现盆腔检查时未能扪及的包块。B型超声显示卵巢内膜异位囊肿壁较厚,且粗糙不平,与周围脏器特别是与子宫粘连较紧。囊肿内容物呈囊性、混合性或实性,但以囊性最多见。

(2)血清 CA125 值测定:内异症患者血清 CA125 值可能升高,重症患者更为明显,临床上多用于重度内异症和疑有深部病灶者。

(3)腹腔镜检查:是目前诊断内异症的标准方法,往往在腹腔镜下对可疑病变进行活检即可确诊。下列情况应首选腹腔镜检查:疑为内异症的不孕症患者,妇科检查及 B 型超声检查均无阳性发现的慢性腹痛及痛经进行性加重者,有症状特别是血清 CA125 水平升高者。腹腔镜检查或剖腹探查直视下可确定内异症的临床分期。

7. 处理原则　根据患者年龄、症状、病变部位和范围以及对生育要求加以选择,强调治疗个体化。现分述如下:

(1)期待疗法:适用于病变轻微、无症状或症状轻微患者,定期随访,希望生育的患者,促使尽早受孕。一旦妊娠,病变组织多坏死、萎缩,分娩后症状可缓解,甚至病变完全消失,且不再复发。

(2)药物治疗:由于妊娠和闭经可避免发生痛经和经血逆流,并能导致异位内膜萎缩退化,故采用性激素治疗导致患者较长时间闭经已成为临床上治疗内膜异位症的常用药物疗法。常用的激素类药物有:口服避孕药、孕激素、达那唑、促性腺激素释放激素激动剂(GnRH-a)、米非司酮等。

(3)手术治疗:根据手术范围的不同,可分为保留生育功能、保留卵巢功能和根治性手术 3 类。适用于药物治疗后症状不缓解、局部病变加剧或生育功能未恢复者,较大的卵巢内膜异位囊肿者。

1)保留生育功能手术:适用于年轻有生育要求的患者,特别是采用药物治疗无效者。①腹腔镜手术:目前已作为手术治疗子宫内膜异位症的首选;②剖腹手术:适用于粘连广泛,病灶巨大,特别是巨大的卵巢巧克力囊肿患者。对有生育要求的妇女,术后不宜应用药物巩固治疗而应进行促排卵或辅助生殖技术等治疗,以便尽快受孕。手术后 2 年以内不能妊娠者,再妊娠机会甚微。

2)保留卵巢功能手术:此手术适用于年龄在 45 岁以下,且无生育要求的重症患者,但少数患者在术后仍有复发。

3)根治性手术:即将子宫、双侧附件及盆腔内所有内膜异位病灶予以切除,适用于45岁以上近绝经期的重症患者。

(4)药物与手术联合治疗:手术治疗前后可先用药物治疗3~6个月以使内膜异位灶缩小、软化,从而有可能适当缩小手术范围和有利于手术操作,降低术后复发率。

(5)中医药治疗:辨病与辨证相结合,是现阶段中医药治疗本病的主要思路与方法。在辨证上,遵循"瘀阻胞宫、冲任"基本病机,治以"活血化瘀"之法,根据疼痛主证的部位、性质、程度及伴随证、舌脉象结合病史寻求血瘀的成因,分别予以理气行滞、温经散寒、补肾温阳、健脾益气、清热凉血、化痰除湿诸法。病程长者,常因瘀久成癥,多需配用散结消癥。经期当以调经止痛为先,平时重在化瘀攻破。同时因用药多为攻伐之剂,宜择配补肾、益气、养血之品,预培其损。常用代表方药为:膈下逐瘀汤、少腹逐瘀汤、补肾祛瘀方、举元煎合桃红四物汤、小柴胡汤合桃核承气汤等。

(二)心理社会评估

评估患者的心理压力和社会支持系统情况。由于痛经进行性加重,影响生活工作和学习,患者常表现为焦虑、烦躁、对疾病的治愈缺乏信心。尚未生育的患者担心影响生育;药物治疗的患者担心药物副反应,如治疗后月经能否恢复,是否会出现男性化,停药后是否复发等;手术治疗患者担心手术效果,如手术后能否怀孕,是否减轻症状,是否影响生理功能。

三、常见的护理诊断/医护合作性问题

1. 疼痛　与异位的子宫内膜反复出血有关。
2. 焦虑　与不孕、疗程长、药物副反应、手术效果有关。
3. 营养失调:低于机体需要量　贫血与长期痛经影响食物摄入,月经量过多有关。

四、护理措施

(一)一般护理

护士与患者建立良好的护患关系,用实例向她们讲明按时用药及手术治疗的必要性,鼓励患者积极配合治疗。向患者解释痛经的原因,指导患者在月经期注意休息,保暖,保持心情愉快,疼痛时可用热水袋热敷下腹部。

指导患者加强营养,注意劳逸结合,保持心情舒畅;避免经期进酸、冷、辣等刺激性食物;保持会阴部清洁,每天用温开水清洗会阴1~2次。疼痛是子宫内膜异位症的主要症状之一,使用放松术,如听音乐、看书、参加文娱活动,以转移、分散注意力;腰腹部酸痛严重时,进行腰腹部按摩,增加舒适感。月经来潮前用热水坐浴,热敷下腹部,每天2次;喝热饮料,减轻疼痛。

(二)心理护理

理解并尊重患者,耐心解答患者提出的问题,告知患者本病是良性疾病,通过治疗许多症状可以缓解,只有坚持规范治疗才会有比较好的疗效,说明治疗过程往往较长,让患者做好心理准备并有耐心,鼓励患者树立战胜疾病的信心。

(三)手术前后护理

术前进行皮肤准备、阴道准备、肠道准备、配血。术后严密观察患者的病情、意识、面色,监测生命体征的变化。注意倾听患者的主诉、注意伤口及阴道的出血、渗血情

况。有引流管的患者,需观察引流液的色、性状,引流管是否通畅;术后保持安静的休养环境,护士动作轻柔、语言温和,并教会患者侧卧位上、下床;术后加强巡视,及时满足患者所需。

（四）配合医疗护理

评估患者目前的身心状况和对治疗方案的反应,让患者了解疾病及手术的相关知识,对用药患者告知假绝经疗效原理,出现闭经是正常现象,可能疗效会更好,不能因此停药,否则可能出现子宫出血,造成月经紊乱,并影响疗效;对实施保留生育功能手术的患者,应指导其术后半年到一年内受孕;增强患者对病情及治疗的认识,指导其手术伤口的护理;进行性生活的指导,强调按时复诊的重要性。

（五）健康教育

由于初潮年龄早和月经周期短作为危险因素已得到承认,故此类患者除注意预防外,当出现临床症状时需及时就诊;月经期避免剧烈运动、性交、妇科检查、盆腔手术操作;及时发现并治疗引起经血潴留的疾病,如先天性生殖道畸形、闭锁等;口服避孕药可使月经规律、经量减少、经血逆流的机会减少,与未应用者相比,发病危险性较低。尽量避免多次的宫腔手术操作,防止医源性异位内膜种植。

 知识拓展

子宫腺肌病

子宫腺肌病(adenomyosis)是指子宫内膜腺体和间质侵入子宫肌层时形成的弥漫或局限性的病变。多发生于 30～50 岁经产妇,与子宫内膜损伤相关。主要症状为月经改变和进行性痛经。妇科检查可见子宫均匀增大或局限性隆起,质硬且有压痛。根据病史、症状及体征即可做出初步诊断,确诊需组织病理学检查。

目前常根据患者的症状、年龄、生育需求等进行个体化治疗。无根治性药物,对于症状较轻,尤其是近绝经期的患者,可以选择达那唑、孕三烯酮或 GnRH-a 治疗。手术是主要的治疗手段,包括子宫切除术、子宫腺肌病病灶切除术、子宫内膜及肌层切除术等。子宫切除术适用于患者无生育要求,且病变广泛,症状严重者。子宫腺肌病病灶切除术适用于年轻有生育要求的患者。

第四节 子宫内膜癌

 案例引导

患者,女,62 岁。因绝经后阴道流血 1 个月就诊。患者于 10 年前绝经,近 1 个月出现阴道间断流血,时多时少。近 10 天觉腰骶部疼痛,无外阴瘙痒,无阴道排液。患者有 10 余年糖尿病史,体型肥胖。患者自发病以来,大小便正常,饮食睡眠可。月经史:既往月经规律,$13\frac{7}{23\sim28}$,量中,无痛经。婚育史:21 岁初婚,G_2P_0,人工流产 1 次,育有一子,体健,丈夫体健。妇科检查:外阴正常,阴道通畅,宫颈光滑,宫体稍大且软,双侧附件未扪及明显异常。诊断性刮宫术:刮出多量较脆内膜。

根据以上资料,请回答:

1. 该患者最可能的主要临床诊断。

2. 该类患者常见的护理诊断及护理措施。

一、概述

子宫内膜癌（endometrial carcinoma）是发生于子宫内膜的一组上皮性恶性肿瘤，以来源于子宫内膜腺体的腺癌最常见。为女性生殖道三大恶性肿瘤之一，约占女性恶性肿瘤总数7%，占女性生殖道恶性肿瘤20%～30%，近年发病率在世界范围内呈上升趋势。子宫内膜癌可分为雌激素依赖型（Ⅰ型）和非雌激素依赖型（Ⅱ型）。绝大多数为内膜样腺癌，异常阴道流血是其最常见的症状，确诊依据子宫内膜病理组织学诊断。子宫内膜癌的治疗早期首先手术治疗，晚期多采用手术、放射、药物等综合治疗方案。中医无此病名，根据其临床表现可归属于"崩漏"、"带下病"、"经断复来"、"癥瘕"的范畴。中医认为此病的主要病机为冲任二脉损伤，不能制约经血，胞宫藏泄失常，使气血郁遏，血不循经，非时妄行。

二、护理评估

（一）生理评估

1. 病因　子宫内膜癌确切病因尚不清楚。Ⅰ型是雌激素依赖型，临床上常常可见于无排卵性功血、多囊卵巢综合征、分泌雌激素的卵巢肿瘤如颗粒细胞瘤以及长期服用雌激素的绝经后妇女，其发生可能是在无孕激素拮抗的雌激素长期作用下，发生子宫内膜增生症，甚至癌变。这种类型占子宫内膜癌的大多数，均为子宫内膜腺癌，预后比较好，多见于年轻女性。Ⅱ型是非雌激素依赖型，发病与雌激素无明确关系，这类子宫内膜癌的病理类型较少见，多见于老年体瘦妇女，肿瘤分化差，恶性度高，预后不良。

2. 病理

（1）巨检：病变多见于子宫底部内膜，以子宫角附近多见。根据病变的范围和形态分为弥散型和局灶型两种。①弥散型：子宫内大部分或全部被癌组织侵犯，并突向宫腔，常伴有出血、坏死，病变较少浸润肌层；②局灶型：多见于子宫底部或宫角部，易侵犯肌层。

（2）镜检及病理类型

1）内膜样腺癌：占80%～90%，内膜腺体高度异常增生，上皮复层，并形成筛孔状结构。分化差的腺癌腺体少，结构消失，成实性癌块。按腺癌分化程度分为Ⅰ级（高分化，G1）、Ⅱ级（中分化，G2）、Ⅲ级（低分化，G3）。分级愈高，恶性程度愈高。

2）腺癌伴鳞状上皮分化：腺癌组织中鳞状上皮成分，伴化生鳞状上皮成分者称为棘腺癌（腺角化癌），伴鳞癌者称为鳞腺癌，介于两者之间称为腺癌伴鳞状上皮不典型增生。

3）浆液性腺癌：又称为子宫乳头状浆液性腺癌（UPSC），占1%～9%。癌细胞异型性明显，不规则复层排列，复杂的乳头样结构，恶性程度高，易有深肌层浸润和腹腔、淋巴及远处转移，预后差。

4）黏液性癌：约占5%，肿瘤一半以上是由胞质内充满黏液的细胞组成，大多数腺体分化良好，预后较好。

5）透明细胞癌：约占4%，癌细胞多呈实性片状、腺管或乳头状排列，癌细胞细胞质丰富、透亮，核呈异型性，或由靴钉状细胞组成。恶性程度高，易早期转移。

3. 转移途径　大部分子宫内膜癌生长缓慢,仅局限于内膜或宫腔内,只有少数如浆液性腺癌、鳞腺癌和低分化腺癌发展很快,在短时间内发生转移。主要转移途径为直接蔓延、淋巴转移,晚期可有血行转移。

(1)直接蔓延:癌灶初期沿子宫内膜蔓延生长,向上可沿子宫角波及输卵管,向下可累及宫颈管及阴道。若癌瘤向肌壁浸润,可穿透子宫肌层,累及子宫浆膜层,进而可广泛种植于盆腹膜、直肠子宫陷凹及大网膜。

(2)淋巴转移:为子宫内膜癌的主要转移途径。当癌肿累及宫颈、深肌层或癌组织分化不良时,易早期发生淋巴转移。转移途径与癌肿生长部位有关,按癌灶部位可分别转移至腹股沟深、浅淋巴结,髂淋巴结及腹主淋巴结,有的可达卵巢,也可通过淋巴逆流至阴道及尿道周围淋巴结。

(3)血行转移:偶有经血行转移到肺、肝、骨等处。

4. 临床分期　子宫内膜癌的分期,现多采用国际妇产科联盟(FIGO,2009 年)修订的手术-病理分期(表 17-3)。

表 17-3　子宫内膜癌手术-病理分期（FIGO，2009）

Ⅰ期	肿瘤局限于子宫体
ⅠA	肿瘤浸润深度 <1/2 肌层
ⅠB	肿瘤浸润深度 ≥1/2 肌层
Ⅱ期	肿瘤侵犯宫颈间质,但无宫体外蔓延
Ⅲ期	肿瘤局部和(或)区域扩散
ⅢA	肿瘤累及浆膜层和(或)附件
ⅢB	阴道和(或)宫旁受累
ⅢC	盆腔淋巴结和(或)腹主动脉淋巴结转移
ⅢC1	盆腔淋巴结阳性
ⅢC2	腹主动脉淋巴结阳性伴(或不伴)盆腔淋巴结阳性
Ⅳ期	肿瘤侵及膀胱和(或)直肠黏膜,和(或)远处转移
ⅣA	肿瘤侵及膀胱和(或)直肠黏膜
ⅣB	远处转移,包括腹腔内转移和(或)腹股沟淋巴结转移

5. 健康史　询问病史时应重视子宫内膜癌的高危因素,如老年、高血压、糖尿病、肥胖、绝经期推迟、不育、少育等,了解停经后是否接受过雌激素替代治疗,其药物名称、剂量、用法、效果等。询问有无肿瘤家族史,尤其是近亲属中是否有乳腺癌、子宫内膜癌等肿瘤病史。对绝经后阴道流血、绝经过渡期月经紊乱者应高度重视。

6. 临床表现

(1)症状:早期无明显症状,随着病情的发展可出现下列症状:

1)阴道流血:主要表现为绝经后阴道流血,量一般不多,尚未绝经者可表现为月经增多、经期延长或月经紊乱。

2)阴道排液:少数患者自诉阴道排液增多,多为血性液体或浆液性分泌物,合并感染则有脓血性排液,有恶臭。

临床统计,约90%的患者出现阴道流血或阴道排液症状。

3)疼痛:当癌瘤侵犯宫颈内口,可引起宫颈积脓,出现下腹胀痛及痉挛样疼痛。晚期癌瘤浸润周围组织或压迫神经可引起下腹及腰骶部疼痛。晚期可出现贫血、消瘦及恶病质等症状。

(2)体征:早期患者妇科检查时无明显异常。随着病程进展,盆腔检查发现子宫增大、变软。晚期病例偶见癌组织自宫颈口脱出,质脆,触之易出血。合并宫腔积脓时子宫明显增大,极软。晚期病灶向周围浸润时子宫固定,宫旁或盆腔内可扪及不规则结节状肿物。

7. 相关检查

(1)分段诊断性刮宫:是确诊子宫内膜癌最常用、最可靠的方法。先用小刮匙环刮宫颈管,再进宫腔搔刮内膜,刮取物分瓶标记送病理检查。

(2)B型超声检查:典型的子宫内膜癌表现为子宫增大或大于绝经年龄,宫腔内见实性不均质的回声区,形态不规则,宫腔线消失。

(3)细胞学检查:采用特制的宫腔吸管或宫腔刷放入宫腔,吸取分泌物做细胞学检查,阳性率可达90%,常用于筛选检查用。怀疑有子宫外转移者,血清 CA125 值会升高,也可作为疗效观察的指标。

(4)宫腔镜检查:可直接观察子宫内膜病灶的部位、范围等生长情况,并在直视下取可疑组织送病理检查。

8. 处理原则 根据病情及患者具体情况决定治疗方案。治疗方法包括手术、放射治疗和药物治疗,可单一或综合治疗。

(1)手术治疗:为首选方案,尤其是早期病例。根据病情选择手术方式及手术范围。

(2)放射治疗:适用于老年患者,或有严重合并症不能耐受手术及晚期患者不宜手术的病例。分为腔内照射和体外照射两种,腔内照射多用于后装治疗机腔内照射,高能反射源为^{60}钴或^{137}铯。体外照射常用^{60}钴或直线加速器。目前子宫内膜癌单纯放疗5年生存率已达50%～70%。

(3)化学治疗:晚期不能手术或治疗后复发者。常用药物有顺铂(PDD)、阿霉素(ADM)、F-5 氟尿嘧啶(5-FU)、环磷酰胺(CTX)、丝裂霉素(MMC)等。可单药化疗,或联合药物化疗。

(4)孕激素治疗:对晚期或复发患者不能手术切除,或年轻、早期、要求保留生育功能者,可考虑大剂量、高效、长期使用孕激素治疗,具有一定的疗效。常用药物有醋酸甲羟孕酮和己酸孕酮等。

(二)心理社会评估

患者主要存在焦虑、恐惧和绝望心理,对各种检查的不熟悉、对检查结果的担忧,对检查中不适感的恐惧以及对得知肿瘤诊断的绝望心理。

三、常见的护理诊断/医护合作性问题

1. 焦虑 与住院、需接受的诊治手段有关。

2. 知识缺乏 缺乏术前常规、术后锻炼及活动方面的知识。

3. 疼痛 与子宫内膜癌手术范围广、术后刀口疼痛有关。

四、护理措施

（一）一般护理

提供温馨、整洁、安静的病室环境,集中医疗护理操作,减少夜间医源性干扰,为患者创造舒适的睡眠环境。指导患者应用放松等技巧促进睡眠,必要时遵医嘱应用小剂量的镇静剂保证每天 7~8 小时的睡眠。

鼓励患者多进高蛋白、高热量、高维生素、微量元素全面的饮食,必要时静脉补充营养,提高机体抵抗力。指导患者多卧床休息,排液多时,取半卧位,每天用 0.02% 碘伏溶液擦洗外阴 2 次,保持外阴清洁干燥,预防感染。

（二）心理护理

通过观察和了解患者的心理反应及需求,制定个性化的护理方案。提供疾病相关知识与信息,使患者认识到子宫内膜癌虽是恶性肿瘤,但转移晚,预后较好,向患者详细介绍疾病的治疗方法及效果,增强战胜疾病的信心。同时引导患者之间相互关心,经常沟通,鼓励家人多陪伴,增加亲情关爱,减轻紧张和焦虑的心理状态。

（三）手术前后护理

子宫内膜癌首选手术治疗,认真做好术前准备,协助患者完成术后各项护理活动。

1. 手术前 3 天开始进流质饮食,术前 8 小时禁食,术前 4 小时内禁水。术后禁饮食,待肠蠕动恢复肛门排气后给流质饮食,禁食牛奶与含糖食物,以避免产气过多加重腹胀,待患者排气后再给予高蛋白、富含维生素、易消化饮食。卧床期间应协助患者翻身,加强皮肤护理,为防止下肢静脉血栓形成,要多做下肢活动。咳嗽有痰者协助排痰,并鼓励患者早期离床活动,避免并发症发生。

2. 子宫内膜癌手术时间较长,范围广,手术切口会给患者带来很大疼痛,此时护士可采用沟通、触摸、安慰,分散其注意力,增强对疼痛的耐受性。必要时适当应用镇痛剂,以缓解痛苦,保证休息。

3. 术后每日 2 次擦洗外阴及尿道口以保持外阴清洁,每周更换尿袋 2 次,保留导尿管 7~10 天。拔管前 2 日每 2~3 小时开放尿管一次,热敷按摩膀胱及锻炼腹式呼吸,提肛训练,增强尿道肌、尿道括约肌的收缩能力,促使膀胱受损神经逐渐恢复,促进自主排尿。

（四）配合医疗护理

1. 对术前或术后接受放射治疗的患者,要讲解放疗的目的、作用、方法、副反应及应对措施。接受腔内放疗者,之前要灌肠、留置导尿管,使直肠、膀胱空虚,避免放射性损伤。腔内置入放射源期间,指导患者绝对卧床,学会在床上活动的方法,避免发生长期卧床的并发症,取出放射源后,渐进性增加活动量,逐渐完成生活自理。

2. 对采用孕激素治疗的患者,应解释此类药应用剂量大,时间长,需 8~12 周才能评价疗效,患者需要耐心的配合。常用的药物有甲羟孕酮、己酸孕酮等。患者在治疗期间出现的钠水滞留、药物性肝炎等副反应停药后会缓解,不必紧张。采用抗雌激素制剂如他莫西芬(TMX)治疗时,患者可能出现类似围绝经期综合征的症状,如潮热、畏寒、急躁等或轻度的白细胞、血小板计数下降,恶心、呕吐、闭经及不规则阴道流血等药物副反应。

3. 完成治疗后定时随访,随访时间:术后 2 年内,每 3~6 个月 1 次;术后 3~5 年,每 6~12 个月 1 次。

（五）健康教育

普及防癌知识,定期防癌普查,大力宣传定期普查的重要性,30 岁以上妇女每年接受一次妇科检查。对生育期、绝经期后有不规则阴道流血的高危妇女,合并内科高血压、糖尿病、肥胖的妇女增加检查次数。对应用雌激素替代治疗的患者应加强监护和随访管理。围绝经期月经紊乱或绝经后阴道不规则流血者,尽早做宫颈和子宫内膜分段诊刮,以便早发现、早诊断和早治疗。

第五节 卵 巢 肿 瘤

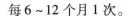 案例引导

患者,女,50 岁,因"绝经 2 年,腹胀 1 个月"入院。5 年前查体发现右附件囊肿,性质不明,未定期复查。绝经 2 年,无阴道出血及排液,1 个月前自觉腹胀,腹部可触及包块。妇科检查:子宫右前方可及 10cm×12cm×12cm 肿物,与子宫前壁粘连,表面光滑,活动可,近子宫部分可及直径 4cm 实性部分,其余部分为囊性部分,张力较大,无压痛,左附件未及。B 型超声检查:左附件1.9cm×2.4cm×1.3cm,右卵巢多房性非纯囊性肿物 12.1cm×12.0cm×8.3cm,包膜完整,内有多个房隔,最大囊腔直径 9.5cm,肿物内右侧房隔密集区直径 2.5cm,子宫直肠陷凹处液 1.0cm。血液检查:CA 125 4.93U/ml,CEA 0.792ng/ml。其他未见异常。

根据以上资料,请回答:

1. 该患者最可能的临床诊断。
2. 该类患者常见的护理诊断及护理措施。

一、概述

卵巢肿瘤是妇科常见的肿瘤之一,可发生于任何年龄。卵巢肿瘤可以有各种不同的形态和性质:单一型或混合型、一侧或双侧性、囊性或实质性;又有良性、恶性和交界性之分。卵巢恶性肿瘤是女性生殖器官三大恶性肿瘤之一。由于卵巢肿瘤位于盆腔深部,早期病变不易发现,晚期病例又缺乏有效的治疗方法,故卵巢恶性肿瘤死亡率居女性生殖器官恶性肿瘤首位,已成为严重威胁妇女健康的一种肿瘤。本病相当于中医"癥瘕"、"肠蕈"范畴。关于癥瘕最早见于《内经·素问·骨空论》:"任脉为病,男子内结七疝,女子带下瘕聚"。明代万全《万氏妇人科》不仅进行了症状描述,还立有治疗方药,"肠蕈者,因经行之时,寒气自肛门而入,客于大肠,以致经血凝滞,月经虽行而血却少,其腹渐大如孕子状,为胎漏状。壮盛之人,半年以后,气盛而除,阴怯者必成涨病,桂花桃仁汤主之"。中医认为此病由外感六淫、内伤七情、饮食不节、房劳过度或生育产伤等致脏腑功能失和,气机阻滞,瘀血内停,或水湿内胜,痰湿凝结,积之日久,发而为病。

二、护理评估

（一）生理评估

1. 病因 卵巢肿瘤的发病因素不明,但环境和内分泌影响在卵巢肿瘤致病因素中最受重视。约 20%~25% 卵巢恶性肿瘤患者有家族史。

2. 组织学分类　卵巢肿瘤分类方法很多,目前普遍采用世界卫生组织(WHO,2003)修订后的卵巢肿瘤组织学分类法(表17-4)。

表 17-4　卵巢肿瘤组织学分类（WHO，2003 年，部分内容）

卵巢肿瘤组织学分类法
一、上皮性肿瘤
（一）浆液性肿瘤
（二）黏液性肿瘤,宫颈样型及肠型
（三）子宫内膜样肿瘤,包括变异型及鳞状分化
（四）透明细胞瘤
（五）移行细胞肿瘤
（六）鳞状细胞肿瘤
（七）混合性上皮性肿瘤（注明各成分）
（八）未分化和未分类肿瘤
二、性索-间质肿瘤
（一）颗粒细胞-间质细胞肿瘤
1. 颗粒细胞瘤
2. 卵泡膜细胞瘤-纤维瘤
（1）卵泡膜细胞瘤
（2）纤维瘤
（二）支持细胞-间质细胞肿瘤（睾丸母细胞瘤）
（三）混合性或未分类的性索-间质肿瘤
（四）类固醇细胞肿瘤
三、生殖细胞肿瘤
（一）无性细胞瘤
（二）卵黄囊瘤
（三）胚胎性瘤
（四）多胚瘤
（五）非妊娠性绒毛膜癌
（六）畸胎瘤
1. 未成熟型
2. 成熟型
（1）实性
（2）囊性　①皮样囊肿②皮样囊肿恶变
3. 单胚性和高度特异性
（1）卵巢甲状腺肿
（2）类癌
（七）混合型
四、转移性肿瘤

3. 常见的卵巢肿瘤及病理

（1）卵巢上皮性肿瘤（ovarian epithelial tumor）：为最常见的卵巢肿瘤，占原发性肿瘤的50%～70%，占恶性肿瘤的85%～90%。多见于中老年妇女。分为良性、恶性和交界性。

1）浆液性囊腺瘤（serous cystadenoma）：约占所有卵巢良性肿瘤的25%，主要发生于生育年龄。其囊肿大小不一，囊内充满淡黄色清凉液体，壁薄，表面光滑，球形，多为单侧，可分为单纯浆液性及乳头状两种。

2）浆液性囊腺癌（serous cystadenocarcinoma）：占卵巢上皮性癌的75%。多为双侧，体积较大，半实质性。呈灰白色，结节状或分叶状，切面为多房，腔内充满乳头，质脆，出血、坏死。细胞异型明显，并向间质浸润。

3）交界性浆液性囊腺瘤（borderline serous cystadenoma）：中等大小，多为双侧，囊内乳头状生长较少。细胞核轻度异型，核分裂象少，无间质浸润，预后好。

4）黏液性囊腺瘤（mucinous cystadenoma）：占卵巢良性肿瘤的20%，多发于生育年龄。多为单侧，体积较大，表面光滑，灰白色。切面为多房，囊腔内充满胶冻样黏液。癌细胞种植在腹膜上继续生长并分泌黏液，在腹膜表面生长，称为腹膜黏液瘤。

5）黏液性囊腺癌（mucinous cystadenocarcinoma）：占卵巢上皮性癌20%。多为单侧，瘤体较大，囊壁可见乳头或实质区，囊液浑浊或为血性。

6）交界性黏液性囊腺瘤（borderline mucinous cystadenoma）：体积较大，多为单侧，表面光滑，常为多房。囊壁增厚，囊内由实质区和乳头状形成，乳头细小，质软。细胞轻度异型，核大、深染，有少许核分裂象，无间质浸润。

（2）卵巢生殖细胞肿瘤（ovarian germ cell tumor）：为来源于原始生殖细胞的一组肿瘤，好发于年轻妇女和幼女，青春期前患者约占60%～90%。生殖细胞肿瘤中仅成熟畸胎瘤为良性，其他类型均属恶性。

1）畸胎瘤（teratoma）：由多胚层组织组成。肿瘤组织多数成熟，少数未成熟，肿瘤的良、恶性及恶性程度取决于组织分化程度，而不决定于肿瘤的质地。①成熟畸胎瘤（mature teratoma）又称皮样囊肿（dermoid cyst），属良性肿瘤，占卵巢肿瘤的10%～20%，占生殖细胞肿瘤的85%～97%。多为单侧，中等大小，壁光滑质韧，多为单房，囊内充满油脂和毛发，有时可见牙齿或骨质。偶见向单一胚层分化，形成高度特异性畸胎瘤。成熟囊性畸胎瘤恶变率为2%～4%，多见于绝经后妇女。②未成熟畸胎瘤（immature teratoma）属于恶性肿瘤。多见于年轻患者，平均年龄11～19岁。复发及转移率高。

2）无性细胞瘤（dysgerminoma）：亦称生殖细胞癌，是青春期及生育期女性最常见的恶性生殖细胞瘤。多发生于右侧。中等大小，表面光滑或呈分叶状。镜下见圆形或多角形大细胞，核大，细胞质丰富，瘤细胞呈片状或条索状排列，间质常有淋巴细胞浸润，对放疗敏感。

3）卵黄囊瘤（yolk sac tumor）：也称为内胚窦瘤（endodermal sinus tumor），较罕见，好发于儿童及青少年，恶性程度高。多为单侧，较大，易破裂。镜下见疏松网状和内胚窦样结构，瘤细胞扁平、立方、柱状或多角形，产生甲胎蛋白（AFP），故检测患者血清AFP水平是指导临床诊断和治疗的重要指标。

（3）卵巢性索间质肿瘤（ovarian sex cord stromal tumor）：来源于原始性腺中的性索及间质组织，占卵巢肿瘤的4.3%～6%。此类肿瘤常常具有内分泌功能，故又称为卵巢功能性肿瘤。

1）颗粒细胞瘤（granulosa cell tumor）：由卵巢性索向上皮分化而成，是最常见的功能性肿瘤，肿瘤能分泌雌激素，高发于45～55岁，属低度恶性肿瘤。肿瘤多为单侧，表面光滑，实性或部分囊性。镜下见瘤细胞呈小多边形，偶呈圆形或圆柱形，细胞质嗜酸或中性，细胞膜界限不清，核圆，核膜清楚。预后较好，5年生存率在80%以上。

2）卵泡膜细胞瘤（theca cell tumor）：属良性肿瘤，常与颗粒细胞瘤同时存在，多为单侧，切面为实性，灰白色。镜下见瘤细胞短梭形，胞浆富含脂质，细胞交错排列呈旋涡状。常合并子宫内膜增生甚至子宫内膜癌。恶性较少见，预后较卵巢上皮性癌好。

3）纤维瘤（fibroma）：为较常见的卵巢良性肿瘤，多见于中年妇女。肿瘤多为单侧，中等大小，表面光滑或结节状，切面灰白色，实性坚硬。镜下见瘤细胞梭形，呈编织状排列。纤维瘤伴有腹水或胸腔积液，称为梅格斯综合征（Meigs syndrome），手术切除肿瘤后，胸腔积液、腹水自行消失。

4）支持细胞-间质细胞瘤（sertoli-leydig cell tumor）：又称为睾丸母细胞瘤（andro-blastoma），罕见，多发生于40岁以下妇女。多为单侧、较小，实性且表面光滑。镜下见不同分化程度的支持细胞及间质细胞。肿瘤具有男性化作用，少数无内分泌功能，雌激素升高呈现女性化。中低分化为恶性，占10%～30%，5年存活率为70%～90%。

（4）卵巢转移性肿瘤：体内任何部位的原发性癌均可能转移到卵巢。库肯勃瘤（Krukenberg tumor）是一种特殊的卵巢转移性腺癌，原发部位在胃肠道，肿瘤为双侧性，中等大小，多保持卵巢原状或呈肾形。镜下见典型印戒细胞，能产生黏液，周围是结缔组织或黏液瘤性间质。恶性程度高，预后极差。

4. 卵巢恶性肿瘤的转移途径　直接蔓延及腹腔种植是卵巢恶性肿瘤主要的转移途径。淋巴转移也是重要的转移途径，可直接侵犯包膜，累及邻近器官，并广泛种植于盆腹膜及大网膜、横膈、肝表面。淋巴转移有三种途径：①沿卵巢血管经卵巢淋巴管向上至腹主动脉旁淋巴结；②沿卵巢门淋巴管达髂内、髂外淋巴结；③沿圆韧带进入髂外及腹股沟淋巴结。横膈为转移的好发部位，右膈下淋巴丛密集最易侵犯。血行转移少见。晚期可转移到肺、胸膜及肝。

5. 卵巢恶性肿瘤的分期　采用国际妇产科联盟（FIGO）的手术-病理分期（表17-5）。

表17-5　卵巢恶性肿瘤的手术病理分期（FIGO，2006年）

Ⅰ期	肿瘤局限于卵巢
ⅠA	肿瘤局限于一侧卵巢，包膜完整，卵巢表面无肿瘤，腹腔积液中未找到恶性细胞
ⅠB	肿瘤局限于双侧卵巢，包膜完整，卵巢表面无肿瘤，腹腔积液中未找到恶性细胞
ⅠC	肿瘤局限于单侧或双侧卵巢并伴有如下任何一项：包膜破裂；卵巢表面有肿瘤；腹腔积液或腹腔冲洗液有恶性细胞
Ⅱ期	肿瘤累及一侧或双侧卵巢，伴有盆腔扩散
ⅡA	扩散和（或）转移至子宫和（或）输卵管
ⅡB	扩散至其他盆腔组织
ⅡC	ⅡA或ⅡB期，伴有卵巢表面有肿瘤，或包膜破裂，或腹腔积液或腹腔冲洗液有恶性细胞

Ⅲ期	肿瘤侵犯一侧或双侧卵巢,并有组织学证实的盆腔外腹膜种植和(或)局部淋巴结转移;肝表面转移;肿瘤局限于真骨盆,但组织学证实肿瘤细胞已扩散至小肠或大网膜
ⅢA	肉眼见肿瘤局限于真骨盆,淋巴结阴性,但组织学证实腹腔腹膜表面存在镜下转移,或组织学证实肿瘤细胞已扩散至小肠或大网膜
ⅢB	一侧或双侧卵巢肿瘤,并有组织学证实的腹腔腹膜表面肿瘤种植,但直径≤2cm,淋巴结阴性
ⅢC	盆腔外腹膜转移灶直径>2cm,和(或)区域淋巴结转移
Ⅳ期	肿瘤侵犯一侧或双侧卵巢,伴有远处转移。有胸腔积液且胸腔肿瘤细胞阳性为Ⅳ期;肝实质转移为Ⅳ期

6. 常见并发症

(1)肿瘤破裂:可因囊壁缺血坏死或肿瘤侵蚀穿破囊壁引起自发性破裂;或因受挤压、分娩、妇科检查及穿刺致外伤性破裂。确诊后,应立即剖腹探查,切除囊肿,清洗腹腔。

(2)恶性变:卵巢良性肿瘤恶变多发生于年龄较大尤其绝经后者,肿瘤在短期内迅速增大,患者感腹胀,检查肿瘤体积明显增大,固定,多有腹水。疑有恶性变者,应及时处理。

(3)感染:较少见,多继发于肿瘤蒂扭转或破裂等。主要症状有发热、腹痛、白细胞升高及不同程度腹膜炎。应积极控制感染,择期手术探查。

(4)蒂扭转:较常见,为妇科急腹症之一。蒂扭转后,由于肿瘤静脉回流受阻,引起充血,呈紫褐色,甚至血管破裂出血。可因动脉阻塞致肿瘤发生坏死、感染(图17-5)。

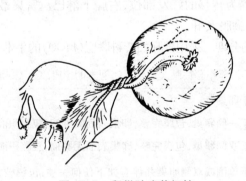

图17-5　卵巢肿瘤蒂扭转

7. 健康史　早期病史无特殊,收集病史时应警觉与卵巢肿瘤症状有关的主诉,如尿频、便秘、下腹坠胀不适、腹围增大等。根据患者年龄、病程长短及局部体征初步判断是否为卵巢肿瘤、有无并发症及良恶性评估。注意收集与发病相关的高危因素。

8. 临床表现

（1）症状

1）卵巢良性肿瘤：肿瘤较小，多无症状，常在妇科检查时偶然发现。肿瘤增大时，感到腹胀或腹部扪及肿块。双合诊和三合诊检查可在子宫一侧或双侧触及圆形或类圆形肿块，多为囊性，表面光滑，活动，与子宫无粘连。肿瘤继续长大占满盆、腹腔时，可出现尿频、便秘、气急、心悸等压迫症状。

2）卵巢恶性肿瘤：早期常无症状。晚期主要症状为腹胀、腹部肿块及胃肠道症状。肿瘤向周围组织浸润或压迫，可引起腹痛、腰痛或下肢疼痛；压迫盆腔静脉可出现下肢浮肿；功能性肿瘤可出现不规则阴道流血或绝经后阴道流血表现。有时可在腹股沟、腋下或锁骨上触及肿大的淋巴结。

（2）体征：早期肿瘤小，不易被发现。当肿瘤长到中等大小时或出现明显症状时，盆腔检查发现子宫旁一侧或双侧囊性或实性包块；表面光滑或高低不平；活动或固定不动。随着卵巢肿瘤增大，通过妇科双合诊或三合诊检查可发现。阴道穹窿部饱满，可触及瘤体下极，子宫体位于肿瘤的侧方或前后方。

9. 相关检查

（1）B 型超声检查：临床诊断符合率 ＞90％，但直径 ＜1cm 的实性肿瘤不易测出。彩色多普勒超声可测定卵巢及其新生组织血流变化。

（2）腹腔镜检查：可直接观察肿块外观和盆腔、腹腔及横膈等部位，必要时在可疑部位进行多点活检。巨大肿块或有粘连者禁用腹腔镜检查。

（3）细胞学检查：通过腹水或腹腔冲洗液找癌细胞，有助于进一步确定 I 期患者的临床分期及选择治疗方案，并可用以随访观察疗效。

（4）放射学诊断：CT 检查能通过更多的切面清晰显示病变范围及与周围组织的关系，肝肺有无结节及腹膜后淋巴结有无转移，卵巢畸胎瘤行腹部平片检查，可显示牙齿及骨质等。淋巴造影可判断有无淋巴转移。

（5）其他：还可以通过免疫学、生物化学等方法测定患者血清中的肿瘤标志物（如 AFP），检测卵巢上皮性癌患者血清中癌抗原（CA125）浓度等。

10. 处理原则　卵巢肿瘤一经确诊，首选手术治疗。手术中需区别卵巢肿瘤的良、恶性，必要时做冷冻切片组织学检查，以确定手术范围。恶性肿瘤患者还需要辅以化疗、放疗的综合治疗方案。卵巢肿瘤并发症属急腹症，一旦确定应立即手术。

（二）心理社会评估

在判断肿瘤性质时期，对患者及其家属而言，是一个艰难而又恐惧的时期，护理对象迫切需要相关信息支持，并渴望及早得到确切的诊断结果。患者一旦得知患有恶性肿瘤，其治疗可能改变自己的生育状态及以往生活方式，而产生极大的心理压力，需要护理人员协助应对这些压力，提供情感支持。

三、常见的护理诊断/医护合作性问题

1. 营养失调：低于机体需要量　与卵巢恶性肿瘤的恶病质有关。

2. 焦虑　与发现盆腔包块有关。

3. 知识缺乏　缺乏卵巢肿瘤的相关知识。

四、护理措施

（一）一般护理

向患者及家属介绍摄取足够营养的重要意义。嘱患者卧床休息，降低机体能量消耗。每周测体重，必要时记录出入水量，及时补充纠正血容量的不足。卵巢癌患者因早期自觉症状不明显，约70%患者为晚期，患者一般情况差，入院后应卧床休息。指导患者进食品种多样、高蛋白、高维生素、高热量、易消化的食物，必要时静脉补充营养，如输血、白蛋白、氨基酸等。

（二）心理护理

护士要注意多与患者沟通，了解不同患者所处不同时期的心理特点，耐心听取患者的倾诉，针对患者的心理特点寻找引起不良心理反应的原因，提供个体化的心理支持。护士应首先了解患者的疑虑和需要，评估患者焦虑的程度以及应对压力的技巧，讲明早期治疗的重要性，使患者勇于面对病情，积极配合治疗。卵巢癌患者就诊时大多数已属于晚期，且易于转移复发，大多数患者已经经历了手术及反复化疗，部分患者疗效不佳对治疗信心不足，另外化疗给患者带来难以用语言表达的身体不适，容易出现焦虑、恐惧、沮丧的心理；长期的住院治疗对患者经济上也有一定的压力，针对其心理反应，向患者介绍成功病例，使其树立战胜疾病的信心。

（三）手术前后护理

1. 术前准备　术前3天做好肠道、阴道准备。术前3天起遵医嘱使用肠道抗生素，每天用肥皂水灌肠1次。术前清洁灌肠，以备肿瘤侵及肠道时行肠切除或肠外置。用0.02%碘伏溶液冲洗阴道2次。巨大肿瘤患者，手术中准备砂袋加压腹部，以免腹压骤然下降出现休克。

2. 术后护理　术后注意观察切口及阴道残端有无渗血、渗液并及时更换敷料与会阴垫。对行肿瘤细胞减灭术者，术后一般放置腹膜外引流管与腹腔化疗管各1根。保持引流通畅，记录引流量与引流液性质。对存在大量腹水影响呼吸及卧位者，应行腹腔穿刺引流腹水，向患者讲明治疗的必要性，备齐腹腔穿刺物品，协助医师操作，在放腹水过程中，严密观察患者的生命体征变化、腹水的性质及有无不良反应，注意一次放腹水量不超过3000ml，速度不宜过快，以免腹压骤降，发生虚脱。放腹水后，腹部可加沙袋，以防止腹压骤降。为避免低蛋白血症，可静脉补充白蛋白与血浆等。

3. 随访和监测　卵巢癌易复发，需长期进行随访和监测。随访时间为术后一年内，每月1月；术后第二年，每3个月1次；术后3年，每6个月1次；3年以上者，每年1次。

（四）健康教育

对住院患者应大力宣传预防保健知识。30岁以上妇女，应每年进行1次妇科检查。高危人群不论年龄大小，最好每半年接受1次检查，以排除卵巢肿瘤。对行卵巢癌根治术后患者应根据病理报告的组织学类型、临床分期和组织学分级，告知家属，并讲清后期化疗的必要性，化疗既可用于预防复发，也可用于手术未能全部切除者。化疗多需8~10个疗程，一般为每月1次，化疗应在医院进行，以便随时进行各系统化疗副反应的监测，护士应督促、协助患者克服实际困难，正确指导患者减轻化疗反应，顺利完成治疗计划。

笔记

知识链接

子宫附件肿瘤中医中药治疗

子宫附件肿瘤属中医"癥瘕"范畴。妇女下腹有结块,或胀,或满,或痛者,称为"癥瘕"。多因脏腑不和,气机阻滞,瘀血内停,气聚为癥,血结为瘕。由于病程日久,正气虚弱,气、血、痰、湿互相影响,故多互相兼夹而有所偏重,以气滞血瘀、痰湿瘀结、湿热瘀阻为多见。中医药治疗癥瘕,在选择非手术治疗的癥瘕的适应范围后,辨证为先。气滞血瘀、痰湿瘀结、湿热瘀阻各型代表方药分别为香棱丸(《济生方》)加桃仁、瞿麦、八月札、海藻、木香、丁香、京三棱、莪术、枳壳、青皮、川楝子、茴香;苍附导痰丸合桂枝茯苓丸;大黄牡丹汤加木通、茯苓。

学习小结

1. 学习内容

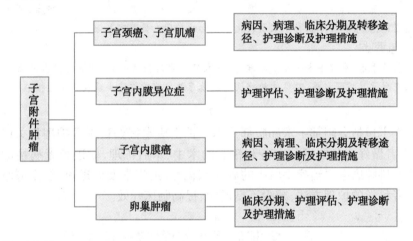

2. 学习方法

通过聆听讲授、病例导入、师生讨论及相关文献学习等方法,掌握子宫颈癌、子宫肌瘤、子宫内膜癌的病因、病理、临床分期及转移途径、护理评估、护理诊断及护理措施。熟悉卵巢肿瘤临床分期、护理评估、护理诊断及护理措施。了解子宫内膜异位症的护理评估、护理诊断及护理措施。

（杜　静）

复习思考题

1. 试述宫颈癌发病的高危因素与发病的新进展。
2. 试述子宫肌瘤的患者的护理。
3. 试述卵巢肿瘤患者的常见的并发症、预防和护理。

笔记

第十八章

妇科手术及放化疗妇女的护理

学习目的

通过学习会阴部手术、腹部手术及放化疗妇女的护理,掌握以上手术的特点、适用范围和护理措施,为培养临床妇科手术及放化疗妇女的护理人员奠定基础。

学习要点

会阴部手术、腹部手术妇女术前准备、手术日和术后护理措施、常见化疗药物毒副反应的临床表现及其护理措施、常见的放疗反应和放疗并发症的临床表现及其护理措施。

妇科手术包括会阴部手术和腹部手术。护士应掌握妇科手术护理相关的知识和技能,为患者做好充分的术前准备和精心的术中、术后护理,促进患者病情的早日恢复。作为妇科肿瘤主要治疗手段中的放疗和化疗,近年来发展迅速,护士应掌握放疗和化疗患者科学的护理方法,减少不良反应,提高临床疗效。

第一节 会阴部手术妇女的一般护理

一、概述

会阴部手术是指女性外生殖器部位的手术。前方与尿道毗邻,后面接近肛门,而且会阴部血管、神经丰富,基于会阴部这些解剖学特点,手术容易出现疼痛、出血、感染等相关的护理问题。会阴部手术部位涉及女性身体隐私部位,患者在心理上常常会出现羞涩、担心、焦虑、自我形象紊乱、自尊低下等护理问题。

临床上女性外生殖器部位的手术通常包括:广泛性外阴切除术、外阴切除术、外阴局部病灶切除术、前庭大腺切开引流术、处女膜切开术、阴道成形术、陈旧性会阴裂伤修补术、阴道前后壁修补术、生殖道瘘修补术、子宫黏膜下肌瘤切除术、阴式子宫切除术、各种悬吊(带)手术等。

二、护理评估

(一)生理评估

1. 健康史 了解疾病的发病时间、病情发展经过、目前主要症状、体征、治疗情况及效果等,注意有无月经来潮。

2. 临床表现　症状与体征参见各类妇科疾病章节。

3. 相关检查　参见各类妇科疾病章节。

（二）心理社会评估

患者常担心手术会破坏其身体的完整性；手术切口的瘢痕可能导致将来性生活的不和谐；手术部位为身体的隐私部位，常担心手术过程中身体的过多暴露，出现自我形象紊乱、自尊低下等护理问题。

三、常见的护理诊断/医护合作性问题

1. 自尊低下　与暴露或涉及隐私部位、性生活有关。

2. 焦虑　与缺乏手术相关知识有关。

3. 急性疼痛　与手术后创伤有关。

4. 排尿障碍　与术后卧床及留置导尿管有关。

四、护理措施

（一）手术前护理

1. 心理护理　针对会阴部手术患者特有的心理特点，护理人员应理解患者，主动介绍手术的目的、实施过程、术后对患者生理、心理、家庭、性生活等方面的影响，帮助患者选择积极的应对措施；通过亲切和蔼的语言耐心解答患者及其家属所提问题，并鼓励患者表达自己的感受，进而获得患者信任，使其主动配合手术。进行术前准备、检查、手术时尽量减少暴露，使用屏风遮挡患者，注意保护患者隐私；同时应取得家属的支持，尤其已婚者应做好丈夫的工作，使其能够理解患者，配合治疗及护理的全过程。

2. 术前准备

（1）全身情况准备：同外科手术患者的准备一样，详细了解患者全身重要器官功能，正确评估患者对手术的耐受力。如有贫血、高血压、心脏病、糖尿病等合并症者应遵医嘱予以纠正。观察患者生命体征，注意有无月经来潮，如有异常应及时通知医生。应做药物过敏试验、配血备用等常规术前准备。

（2）皮肤准备：会阴部手术患者术前应每日清洗外阴。如会阴部皮肤有炎症、溃疡、感染等问题，需治愈后再行手术。术前 1 日行皮肤准备，备皮范围上起耻骨联合以上 10cm，包括会阴部、腹股沟及大腿内侧上 1/3，下至肛门周围，两侧至腋中线。

（3）消化道准备：由于阴道与肛门解剖位置很近，术后排便易污染手术视野，故术前应认真做好肠道准备。大型手术者术前 3 日进半流食，遵医嘱给予肠道不吸收抗生素，如可每日 3 次、每次 8 万单位庆大霉素口服。术前 1 日晚肥皂水灌肠 1 次或甘露醇口服清洁肠道。

（4）阴道准备：涉及阴道的手术应在术前 3 日开始进行阴道准备，一般每日 2 次用 1：5000 的高锰酸钾、0.2‰的碘伏等溶液行阴道冲洗。术晨用消毒液行阴道消毒，消毒时应特别注意阴道穹窿部。

（5）膀胱准备：嘱患者去手术室前排空膀胱，导尿管的留置根据手术需要，遵医嘱于术中或术后留置。

（6）其他准备：根据手术的特殊要求准备好相关用物，如软垫、支托、阴道模型、丁

字带、绷带等。

3. 术前健康教育指导　根据患者拟定实施的手术种类,向患者介绍手术的名称、目的、实施过程、预后及相关注意事项等。解释术前准备内容、目的、方法及主动配合的技巧等。讲解疾病相关知识、术后保持外阴清洁的重要性以及方法等。指导患者术前进行床上便器使用的方法。教会患者床上肢体锻炼的方法,以预防术后并发症。

（二）手术后护理

1. 体位　根据不同手术采取相应的体位。处女膜闭锁及有子宫的先天性无阴道患者,麻醉清醒、血压稳定后采取半卧位,有利于潴留经血的引流;外阴根治术后的患者则应采取平卧位,双腿外展屈膝,膝下垫软枕,减少腹股沟及外阴部的张力,有利伤口的愈合和减轻伤口疼痛;行阴道前后壁修补或盆底修补术的患者,术后应取平卧位,禁止半卧位,以降低外阴、阴道张力,促进伤口的愈合。

2. 疼痛护理　护理人员应在正确评估患者疼痛的基础上,针对患者的个体差异,采取不同的方法缓解疼痛,如更换体位减轻切口的张力、遵医嘱及时给予足量止痛药物、应用自控镇痛泵、分散患者的注意力等。

3. 切口护理　护理人员要随时观察会阴切口有无渗血、红肿、热、痛等炎性反应,局部皮肤的颜色、温度、湿度,有无皮肤或皮下组织坏死;注意阴道分泌物的量、性质、颜色及有无异味。注意保持外阴清洁、干燥,每天行外阴擦洗 2 次。外阴包扎或阴道内纱条一般在术后 12 ~ 24 小时内取出,取出时注意核对数目。术后 3 天后可行外阴烤灯,促进局部血液循环,有利于伤口的愈合。有引流的患者要保持引流管通畅,严密观察引流物的量及性质,定时更换引流袋。

4. 排尿护理　外阴、阴道手术后保留尿管 5 ~ 10 日,留置尿管期间注意保持尿管通畅,观察尿量、色,如发现尿管不通需及时查找原因并予以处理。尿管拔除前应训练膀胱功能,尿管拔除后应嘱患者尽早排尿。如有排尿困难,给予诱导、膀胱区热敷和按摩等方法帮助排尿,必要时重新留置尿管。

5. 排便护理　会阴部手术的患者为防止大便对手术切口的污染及排便时对切口的牵拉,应控制首次排便时间,一般手术 5 日以后大便为宜,以利于切口的愈合。具体方法:患者排气后,遵医嘱给予常用药物鸦片酊 5ml,加水至 100ml,日三次口服,每次 10ml。术后第 5 日给予缓泻剂使大便软化,避免排便困难导致切口裂开。

6. 出院指导　术后 3 个月内避免重体力劳动及用力排便、剧烈咳嗽等增加腹压的动作;嘱患者回家后应注意保持会阴部清洁;禁止性生活及盆浴;出院 1 月后到门诊检查术后恢复情况,并于术后 3 个月再次复查。经医生检查确定伤口完全愈合后方可恢复性生活。

第二节　腹部手术妇女的一般护理

一、概述

近年来,随着手术技术的不断提高、术式的日益改进以及手术条件的逐渐完善,腹部手术已经在妇产科疾病治疗中占有相当重要的位置。虽然手术已是妇产科患者治疗中的常见手段,但手术过程同时也是创伤过程,为保证手术治疗的安全性和有效性,有必要在学习外科护理学的基础上,了解妇产科手术患者特殊的护理内容。妇产科腹部手术分类按手术急缓程度,可分为择期手术、限期手术和急诊手术;按手术范围分主要包括剖腹探查术、剖宫产术、附件切除术、子宫肌瘤或(和)卵巢肿物切除术、次全子宫切除术、全子宫切除术、次全子宫及附件切除术、全子宫及附件切除术、广泛性子宫切除术及盆腔淋巴结切除术、肿瘤细胞减灭术等。

二、护理评估

(一)生理评估

1. 健康史　了解疾病的发生、发展经过、主诉、症状、体征、治疗情况及其效果等,并注意有无月经来潮。

2. 临床表现　症状与体征参见各类妇科疾病章节。

3. 相关检查　参见各类妇科疾病章节。

(二)心理社会评估

妇科腹部手术患者会担忧手术过程中身体的过度暴露,更顾虑手术可能会使自己丧失某些重要的功能,以致改变生活方式。有些患者担心子宫切除会使身体形象受损、引起早衰、甚至影响夫妻关系等,这都会给患者造成很大的精神压力。

三、常见的护理诊断/医护合作性问题

1. 焦虑　与不了解手术过程、预后及担心术中暴露等有关。

2. 急性疼痛　与手术后创伤或剖宫产后子宫收缩有关。

3. 潜在并发症　术后切口感染、肺炎、泌尿系统感染等。

四、护理措施

(一)手术前护理

1. 心理护理　当确定手术治疗后,护理人员应主动向患者及其家属介绍手术的必要性、实施过程、预后及相关内容,采取通俗的语言耐心解答患者的疑问,并为其提供相关信息和资料等,通过知识宣教帮助患者解除内心的担心和焦虑。部分受术者会因为丧失生育功能产生失落感,护士应协助护理对象度过哀伤过程。安排患者与接受同种手术且已康复的病友交谈,以增强对手术的信心。提醒家属要经常探视患者,使其得到社会支持。

2. 术前指导

(1)用通俗易懂的语言向患者介绍手术名称、过程、术后康复及预后等内容;解释术前准备的内容、必要的检查程序等;介绍患者自手术室至恢复室后可能进行的静脉输液、吸氧、各种导管及监护等;若是产妇,则应使其认识到及早母乳喂养的重要性。

(2)做好预防术后并发症的指导工作,包括床上便器的使用、深呼吸、咳嗽、翻身、收缩和放松四肢肌肉的运动等。

(3)饮食指导:术前营养状况直接影响术后康复过程,护士要指导患者摄入高蛋白、高热量、高维生素及低脂肪饮食。

(4)若是子宫切除者,术前护理人员应告诉患者术后将不再出现月经;卵巢切除的患者会出现停经、潮热和阴道分泌物减少等症状。即使保留一侧卵巢,也会因术中

影响卵巢血运,暂时性引起性激素水平波动而出现停经。

（5）积极处理术前合并症,如贫血、营养不良等。对于老年患者,术前应全面评估,并进行必要的处理,为手术的进行及预后创造最佳条件。

3. 手术前一天的护理

（1）皮肤准备:受术者于术前一日完成沐浴、更衣等个人卫生。手术区域皮肤以顺毛、短刮的方式进行剃毛备皮,上自剑突下,下至两大腿上 1/3,包括外阴部,两侧至腋中线。备皮完毕用温水洗净、拭干。如经腹行全子宫切除术,在备皮同时需行阴道准备（详见本章第一节）。

（2）消化道准备:术前 8 小时禁食,4 小时禁饮。一般手术前 1 日晚灌肠 1~2 次,或口服缓泻剂,使患者排便 3 次以上。根据手术需要,有些患者术前一日晚需进行清洁灌肠。预计手术可能涉及肠道时,例如卵巢癌有肠道转移者,手术前 3 日进无渣半流饮食,并按医嘱给予肠道制菌药物。

（3）休息与睡眠:护士应为患者提供安静、舒适、有助于休息和睡眠的环境。完成术前治疗后,可遵医嘱给予患者适量镇静剂,以减轻患者的焦虑,保证患者充足睡眠。

（4）其他:与外科腹部手术患者一样,护士要认真核对受术者生命体征、药物敏感试验结果、交叉配血等;查看各项实验室检查项目报告,发现异常及时与医师联系。确保患者术前处于最佳身心状态。

（二）手术日护理

1. 手术日晨,护士宜尽早看望患者,核查体温、血压、脉搏、呼吸等,询问患者的自我感受。一旦发现月经来潮、表现为过度恐惧或忧郁的患者,需及时通知医师。若非急诊手术,应协商重新确定手术时间。

2. 术日晨取下患者可活动的义齿、发夹、首饰及贵重物品交家属或护士长保管。常规留置导尿管并合理固定,保持引流通畅。拟行全子宫切除术者,术前用消毒液进行阴道冲洗,术日晨用消毒液进行阴道、宫颈、穹窿部消毒,然后用美蓝或 1% 甲紫溶液涂宫颈及阴道穹窿（作为术者切除子宫的标志）。

3. 术前半小时遵医嘱注射基础麻醉药物,通常为苯巴比妥和阿托品,目的在于缓解患者的紧张情绪和减少唾液分泌。

4. 送患者去手术室前,应允许家属和亲友有短暂探视时间。手术室护士和病房护士在患者床旁需认真核对患者姓名、床号、住院号等病历资料,并护送患者至手术室。由病房护士直接向手术室巡回护士介绍患者,当面交接、核对无误后签字确认。病房护士根据患者手术种类及麻醉方式,铺好麻醉床,准备好术后监护用品及急救用物。

（三）手术后护理

1. 恢复室的护理

（1）床边交班及病情观察:手术完毕、患者被送至恢复室时,病房值班护士须向手术室护士及麻醉师详尽了解术中情况,认真做好床边交接班,及时监测患者的生命体征、肢体感觉的恢复、意识情况,检查输液、腹部切口、阴道流血、背部麻醉管是否拔除或是否使用镇痛泵等,并详尽记录所观察到的资料。

（2）观察生命体征:通常术后每 30 分钟观察血压、脉搏、呼吸并记录 1 次;直到平稳后,改为每 4 小时 1 次;病情平稳后可改为每日 4 次测量体温、血压、脉搏、呼吸直至正常后 3 天。手术后 1~2 日体温稍有升高,但一般不超过 38℃,此为手术后正常反应。术后持续高热,或体温正常后又再次升高,则提示有感染的可能。

(3)体位安置:按手术及麻醉方式决定术后体位。全身麻醉患者在尚未清醒前应有专人守护,采取去枕平卧位,头侧向一旁,稍垫高一侧肩胸,避免呕吐物和分泌物呛入气管,引起吸入性肺炎或窒息;蛛网膜下腔麻醉者,去枕平卧 12 小时;硬膜外麻醉者,低枕平卧 6~8 小时。如果患者情况稳定,术后次晨可采取半坐卧位。麻醉清醒后,鼓励患者活动肢体,每 15 分钟进行一次腿部运动,防止下肢静脉血栓形成。每 2 小时翻身、咳嗽、做深呼吸 1 次,有助于改善循环和促进良好的呼吸功能。

(4)排尿护理:术后应注意保持尿管通畅,并认真观察尿量及性状。术后患者每小时尿量至少 50ml 以上。通常于术后 24 小时拔除尿管,身体虚弱者可延至 48 小时。如每小时尿量少于 30ml,伴血压逐渐下降、脉搏细速、患者烦躁不安,或诉说腰背疼痛,或肛门处下坠感等,应考虑有腹腔内出血。留置尿管期间,应擦洗外阴每日 2 次,保持局部清洁,预防泌尿系统感染的发生。拔除尿管后要协助患者排尿,观察膀胱功能恢复情况。

(5)缓解疼痛:疼痛是术后常见的护理问题。在麻醉药物的作用消失后,妇科腹部手术患者通常会感到手术切口疼痛,术后 24 小时内最为明显。需根据患者具体情况,及时给予缓解疼痛的护理。

经过一段时间的精心护理,患者各项生命体征稳定,呼吸、循环功能已适合转入病房。此时,与病房联系将患者转入。

2. 病房的护理　护士在患者返回病房之前,应全面做好迎接患者的准备。病房护士在了解患者在手术室及恢复室的情况后,需重新全面评估患者,继续执行恢复室的观察和护理活动。逐渐增加患者的活动量,为促进患者尽早恢复、预防并发症、增强自理能力制定护理计划。

(1)切口的护理:继续观察切口有无渗血、渗液等,如有异常及时联系医生。采用腹带包扎伤口,必要时用 1~2kg 沙袋压迫腹部伤口 6~8 小时,可以缓解疼痛,防止出血。

(2)留置管的护理:主要包括留置尿管和引流管的护理。术后尿管留置约 24~48 小时,留置期间首先保证尿管通畅,并同时注意观察尿量、颜色、性质。若为宫颈癌根治术加盆腔淋巴清扫术,术后尿管则需保留 7~14 天,期间应指导患者每日进行盆底肌肉锻炼,尿管拔出前 3 天每 3~4 小时放尿一次,锻炼膀胱功能。尿管拔出后 4~6 小时协助患者自行排尿以免尿潴留;部分患者术后在腹腔或盆腔放置引流管,术后应注意引流管的固定,术后 24 小时引流量不超过 200ml,颜色自术后至拔出一般依次为淡血性、浆液性,引流量逐渐减少,一般术后 2~3 日拔出引流管。

(3)阴道分泌物的护理:子宫全切术后患者阴道残端有伤口,应注意观察阴道分泌物的量、性质、色、味等,以判断伤口愈合情况。受阴道残端缝线反应的影响,术后阴道有少许浆液性分泌物属正常现象。

3. 术后常见并发症及护理

(1)腹胀:一般情况下肠蠕动于术后 12~24 小时开始恢复,可闻及肠鸣音。通常术后 48 小时恢复正常肠蠕动,一经排气,腹胀即可缓解。如果术后 48 小时肠蠕动仍未恢复正常,应排除麻痹性肠梗阻、机械性肠梗阻的可能。刺激肠蠕动、缓解腹胀的措施很多,例如采用生理盐水低位灌肠,1、2、3溶液灌肠,热敷下腹部等。在肠蠕动已恢复但仍不能排气时,可针刺足三里、按医嘱皮下注射新斯的明或肛管排气等。术后早期下床活动可预防或减轻腹胀。

(2)泌尿系统感染:主要表现为尿频、尿急、尿痛,伴有高热。一旦诊断有泌尿系统的感染,应遵医嘱进行尿培养,确定感染病菌,有针对性地使用抗菌药物;嘱患者多喝水,起到自然冲洗尿路的作用。

(3)手术切口血肿、感染、裂开:如果创口有出血或压痛明显、肿胀、检查有波动感,应考虑为切口血肿。血肿极易感染,常为伤口感染的重要原因。极少数患者,尤其年老体弱或过度肥胖者,可出现伤口裂开的严重并发症。此时,患者自觉切口部位疼痛,有渗液从伤口流出;更有甚者,腹部敷料下可见大网膜、肠管脱出。护士在通知医师同时,立即用无菌手术巾覆盖、包扎,送手术室协助缝合处理。

4. 出院指导　根据患者的不同情况提供相应的出院指导,指导内容应包括自我照顾技巧、生活形态改变后的适应及环境调整,还有饮食、药物服用、运动、可能的并发症等。如子宫切除术患者出院时告知患者:出院后继续执行腹部肌肉增强运动以加强术后相关肌肉张力,术后2个月内避免提举重物以防影响伤口愈合,避免过早从事如跳舞、久站等使盆腔充血的运动或活动,未经医生同意避免阴道冲洗或性生活,出现阴道流血、异常分泌物时应及时就诊等。

第三节　放化疗妇女的护理

化学药物治疗(简称化疗)和放射治疗(简称放疗)因其疗效肯定,目前已成为了治疗妇科恶性肿瘤的重要手段之一。但同时化疗药物毒副反应、放射反应和放疗并发症也常见。护理人员应掌握放化疗的基本知识,及时处理放化疗反应及并发症,以取得较好的治疗效果。

一、化疗妇女的护理

(一)概述

化疗是治疗妇科恶性肿瘤的主要方法之一。妇科肿瘤中,化疗对滋养细胞疾病的疗效尤为突出,作用也十分明显。

1. 化疗药物的作用机制　化疗药物的主要作用机制为:①影响脱氧核糖核酸(DNA)的合成;②直接干扰核糖核酸(RNA)的复制;③干扰转录、抑制信使核糖核酸(mRNA)的合成;④阻止纺锤丝的形成,抑制有丝分裂;⑤干扰蛋白质的生物合成。

2. 常用化疗药物种类　常用的化疗药物有:①烷化剂:是细胞周期非特异性药物,临床上常用的有抗瘤新芥和消瘤芥,副作用有骨髓抑制、白细胞下降;②抗代谢药物:能干扰核酸代谢,导致肿瘤细胞死亡,属细胞周期特异性药物,常用的有甲氨蝶呤和5-氟尿嘧啶;③抗肿瘤抗生素:是由微生物产生的具有抗肿瘤活性的化学物质,属细胞周期非特异药物,常用的有放线菌素D,即更生霉素;④抗肿瘤植物药:此类药物有长春碱和长春新碱,顺铂、卡铂、紫杉醇等。

3. 常用化疗方案及给药途径　化疗方案的选择目前国内外基本一致,低危患者选择单一药物化疗,高危患者选择联合化疗。单一化疗的疗效有限、易产生耐药、常有复发。根据对细胞动力学、药物药理学及细胞耐药性等基础知识的了解,选择两种或两种以上药物联合化疗,有利于充分发挥抗癌作用,以提高疗效。但必须注意根据不同肿瘤选择药物,合理配伍,制定合适的化疗方案。根据肿瘤部位、扩散部位、药物的代谢吸收特性及病情决定给药途径。常用的给药途径有口服、肌内注射、静脉给药、腔隙内给药、肿瘤局部给药等。目前尚有动脉插管局部灌注给药、靶向治疗等。

4. 化疗药物的常见毒副作用　化疗药物能抑制肿瘤细胞生长、杀伤肿瘤细胞,也能不同程度地损害人体正常组织细胞,引起全身毒性反应。化疗药物引起的毒副作用可以是急性的,也可以在用药后数月至数年出现。根据化疗药物应用后副作用出现的时间,将其分为三种情况:即刻反应、早期反应和晚期反应。任何一种化疗药物都可引起这三种类型的毒性。即刻反应是指在用药后 24 小时内出现者,最明显的是恶心呕吐;早期反应指用药数天至数周内出现的反应,最常见的早期反应是白细胞和血小板减少;晚期反应出现在用药数周甚至数年之后,如肺纤维化、肝细胞损害、肝硬化,性腺功能减退和不育,过度色素沉着,继发恶性肿瘤等。

化疗药物的常见毒副作用主要有:①造血系统功能障碍:又称为骨髓抑制。绝大多数化疗药物抑制骨髓,主要表现为服药期间外周血白细胞和血小板计数减少,停药后多可自然恢复;②消化系统毒性反应:最常见的表现为恶心、呕吐,也可出现口腔溃疡、腹痛、腹泻或便秘,一般于停药后自然消失。其中,恶心、呕吐多数于用药后 2~3 天开始,5~6 天后达到高峰。而口腔溃疡多数于用药后 7~8 天出现。有些患者会出现肝区疼痛、血转氨酶值升高、肝肿大、黄疸等肝功能损害症状;③神经系统毒性反应:长春新碱的神经毒性反应比较突出,常常表现为指(趾)端麻木、腱反射消失、感觉异常或复视等;④泌尿系统毒性反应:环磷酰胺对膀胱有损害,某些药如顺铂、甲氨蝶呤对肾脏有一定的毒性,用药期间要监测肾功能;⑤生殖系统毒性反应:可引起卵巢功能减退,出现闭经,导致胎儿畸形、死亡或流产;⑥皮肤损害和脱发:皮疹最常见于应用甲氨蝶呤后,严重者可引起剥脱性皮炎;脱发,最常见于应用更生霉素者,1 个疗程即可全脱,停药后均可生长;局部损害,有些刺激性较强的药物当静脉注射时可引起严重的局部反应,包括局部发热、红肿、不同程度的疼痛,甚至组织坏死和溃疡,如丝裂霉素、更生霉素、长春碱类、氮芥等;有些药物可引起栓塞性静脉炎,表现为所用静脉部位疼痛、发红,以后沿静脉皮肤色素沉着和静脉栓塞,如 5-氟尿嘧啶、更生霉素、长春新碱等;⑦其他:过敏反应,如紫杉醇、博来霉素和平阳霉素等;致癌作用,如马法兰、瘤可宁和环磷酰胺等;此外还有心脏毒性、肺毒性。

(二)护理评估

1. 生理评估

(1)健康史:接受化疗的患者,应详细询问患者的病情,了解本次化疗方案。对再次接受化疗的患者,应了解既往的化疗方案、疗效和毒副反应,以及本次化疗是否有化疗方案变更等情况。询问婚育史、消化系统、循环系统、泌尿系统、呼吸系统病史,了解是否有感染、发热、末梢感觉异常等症状及有无药物过敏史等。

(2)临床表现

1)症状:肿瘤引起的局部和全身症状:乏力、消瘦、发热、贫血、恶心、呕吐、阴道不规则流血等。转移灶引起的局部和全身症状:肺转移患者可出现胸痛、咯血,腹腔转移患者可出现腹胀和腹痛等。化疗药物引起的全身与局部毒性反应症状:化疗药物引起

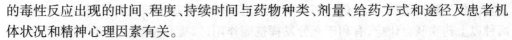

的毒性反应出现的时间、程度、持续时间与药物种类、剂量、给药方式和途径及患者机体状况和精神心理因素有关。

2）体征：未经化疗的患者，主要表现为肿瘤原发灶和转移灶体征，详见各类妇科肿瘤所在章节的描述。化疗药物引起的全身与局部毒性反应体征：全身检查可见慢性面容、贫血貌、口腔黏膜炎及溃疡，心脏听诊心律不齐，膝腱反射减弱甚至消失，注射药物部位皮肤红肿、有硬结，局部血管变硬呈条索状等。

（3）相关检查：血常规和血生化检查、尿常规、B 型超声检查、胸部 X 线摄片，必要时可行 CT、MRI 检查。其中，需密切观察血常规的变化趋势，如用药前白细胞 $< 4.0 \times 10^9/L$、血小板 $< 5.0 \times 10^9/L$ 者不能用药；患者用药期间如白细胞 $< 3.0 \times 10^9/L$ 则需考虑停药。

2. 心理社会评估 初次化疗的患者对化疗的过程、可能产生的毒副反应及治疗效果甚为担忧，对其心理产生较大的负面影响。化疗引起的脱发、月经失调、消化道不适和局部组织损害等毒副反应，常使再次化疗患者产生畏惧和悲观情绪。化疗也给家庭带来较重的经济负担，有些患者因不能支付医疗费用而放弃治疗。

（三）常见的护理诊断/医护合作性问题

1. 营养失调：低于机体需要量 与肿瘤消耗及化疗所致的消化功能紊乱有关。

2. 有感染的危险 与化疗引起骨髓及免疫抑制，白细胞与淋巴细胞减少有关。

3. 自我形象紊乱 与化疗引起脱发有关。

（四）护理措施

1. 心理护理 化疗前应向患者介绍化疗方案、化疗药物的性质、可能出现的毒副反应与应对措施，让患者有充分的思想准备。化疗过程中应多关心患者，尤其当出现严重的化疗副反应时，应多陪伴患者，尽量减轻其不适症状。另外，应重视患者家属的心理支持，尤其当患者需进行保护性隔离时，要取得患者和家属的理解，护理人员应及时传递双方的情感信息。当本次化疗完成后，患者往往因害怕化疗药物的毒副作用而出现抵触情绪，甚至不愿接受下次化疗。因此应鼓励患者尽快调整身体与心理状态，树立继续化疗的信心，坚持完整的化疗过程。

2. 一般护理 主要是病情观察。观察体温，判断有无感染的征象；观察有无牙龈出血、鼻出血、皮下淤血或阴道活动性出血等倾向；观察有无上腹疼痛、恶心、呕吐或腹泻等消化道损害的症状和体征；观察有无尿频、尿急、血尿等膀胱炎症状；观察有无皮疹等皮肤反应；观察有无如肢体麻木、肌肉软弱、偏瘫等神经系统的毒性反应。如有上述情况应及时通知医生。

3. 用药护理

（1）准确测量并记录体重：化疗时需根据体重计算和调整药量，一般在每个疗程的用药前及用药中各测体重 1 次，体重测量应在早上空腹，排空大小便后进行，并酌情减去衣服重量。如体重不准确，用药剂量过大，可发生中毒反应，过小则影响疗效。

（2）正确使用药物：根据医嘱严格三查七对，正确溶解和稀释药物，并做到现配现用，一般常温下配好的药物放置时间不宜超过 1 小时。联合用药时，认真核对配伍禁忌和用药顺序。更生霉素、顺铂等需要避光的药物，使用时要用避光罩或黑布包好或使用棕色输液管。环磷酰胺应选择静脉快速推注。氟尿嘧啶、阿霉素等最好选用静脉注射泵或输液泵缓慢给药。依托泊苷类需在给药前后给予水化，同时鼓励患者多饮水,并每天保持尿量大于2500ml以减少对肾脏的损害。腹腔内化疗时应注意变动体位以提高疗效。

(3)合理使用并注意保护静脉血管:遵循长期补液保护血管的原则,从远端开始,有计划地使用血管,有条件可经外周静脉穿刺中心静脉置管(peripherally inserted central venous catheters,PICC)。用药前,先注入少量生理盐水,确认针头在静脉后再注入化疗药物。用药过程中要按医嘱调节滴速,以减少对静脉的刺激。一旦怀疑或发现药物外渗应重新穿刺,遇到局部刺激较强的药物,如氮芥、长春新碱、更生霉素等外渗,应立即停止输液并给予局部冷敷,同时用生理盐水或普鲁卡因局部封闭,再用金黄散外敷,以防止局部组织坏死。化疗结束前应用生理盐水冲管,以降低穿刺部位拔针后的药物残留浓度,起到保护血管的作用。

4. 药物毒副反应护理

(1)口腔护理:鼓励患者多饮水以清洁口腔,用漱口水或生理盐水漱口,使用软毛牙刷刷牙。如发现口腔黏膜充血、疼痛,可局部喷射西瓜霜等粉剂;如有黏膜溃疡,应每日用生理盐水棉球擦拭口腔,局部涂抹冰硼散等;如因口腔溃疡疼痛难以进食时,可在进食前15分钟用地卡因溶液涂敷溃疡面,避免因疼痛而影响进食。

(2)呕吐护理:在化疗前后给予镇吐剂;合理安排化疗药物用药时间以减少化疗所致的恶心、呕吐;提供患者喜欢的可口的清淡饮食,少量多餐;创造良好的进餐环境;患者呕吐严重时应补充液体,预防电解质紊乱。

(3)造血功能障碍的护理:定期检查血常规,如白细胞 $<3.0\times10^9/L$,血小板 $<50\times10^9/L$ 时,应报告医生,暂停化疗,并遵医嘱给予升白细胞集落刺激因子。白细胞 $<1.0\times10^9/L$ 时,应予以保护性隔离,避免感染的发生。对血小板严重抑制者,不宜进行注射治疗,严格无菌操作,预防继发感染的发生。遵医嘱应用抗生素、输入新鲜血或白细胞浓缩液、血小板浓缩液等。

(4)脱发的护理:脱发通常是女性患者最苦恼的副反应之一,因此应加强心理护理,使患者能够正确认识脱发。脱发严重时可佩戴假发,以保持患者的仪表形象,维持自我形象与尊严。

> **知识链接**
>
> ### 化疗毒副作用的中医中药治疗
>
> 化疗引起的造血功能障碍,中医辨证为脾虚或脾肾两虚,可选补中益气汤、归脾汤、左归丸、健脾益肾冲剂加减。化疗引起的消化道反应,中医辨证为脾胃不和,可选橘皮竹茹汤和保和丸。化疗引起的口腔溃疡可用清热解毒中药如金银花10g、野菊花10g或连翘15g煎水嗽口,溃疡面可涂锡类散或冰硼散,中药汤剂可选玉女煎加减。化疗引起的肝功能损害多属脾虚湿阻证,可选香砂六君子、参苓白术丸、藿朴夏苓汤加减。化疗引起的肾功能损害,中医辨证为气化不利,水湿内停,可选五苓散、真武汤加减。化疗引起的末梢神经损害属中医血虚脉络痹阻证,可选四物汤、桂枝汤、黄芪桂枝五物汤加减。化疗导致的脱发为肾精亏证,可选六味地黄丸加制首乌、黑芝麻。

5. 健康教育 告知患者化疗前要保证充分休息、加强营养、适当锻炼、增强体质;即使出现口腔溃疡或恶心、呕吐等消化道不适时,坚持进食的重要性;化疗时和化疗后两周内是化疗反应较重的阶段,不宜吃损伤口腔黏膜的坚果类和油炸类食品;由于白细胞下降,会引起免疫力下降,容易遭受感染,指导患者应经常擦身更衣,保持皮肤干燥和清洁,尽量不去公共场所;化疗造成的脱发并不影响脏器功能,化疗结束后头发便会长出。同时告知患者定期来院检查肝肾功能与骨髓造血功能,如有明显不适时应及时就诊。

二、放疗妇女的护理

(一)概述

放疗是妇科恶性肿瘤的治疗手段之一,治疗效果肯定,放射反应和放疗并发症也常见。

1. 放疗作用机制　放疗是通过放射生物效应发挥对肿瘤的治疗作用。放射线所致的生物效应十分复杂,其核心是通过射线的直接和间接作用,使受照射的细胞造成放射损伤。从细胞水平看,放射线可使细胞核凝固、胞浆空泡变性等,从分子水平看,放射线可使 DNA 分子断裂、模板作用消失等。

2. 常用放疗方法　放疗的方法主要有腔内照射和体外照射。腔内照射采用后装治疗机,放射源为^{192}铱(Ir),^{137}铯(Cs)等用以治疗控制局部原发病灶。体外照射多用直线加速器、^{60}钴(Co)等,用以治疗原发灶旁及转移病灶。

3. 常见的放射治疗副反应　①全身反应:乏力、发热、食欲减退、消瘦、贫血等;②消化系统症状:恶心、呕吐、腹痛、腹胀、腹泻、便次增多、黏液便、血便等;③泌尿系统症状:腰痛、尿频、尿急、血尿等;④皮肤黏膜症状:皮肤瘙痒、脱屑、黏膜水肿等。

4. 放疗并发症　包括局部皮肤僵硬、阴道狭窄、宫腔积液;肠粘连、肠狭窄,甚至肠梗阻和肠坏死;放射性直肠炎和放射性膀胱炎,严重者形成直肠阴道瘘和膀胱阴道瘘;血管及淋巴管闭塞,导致下肢循环障碍等。

(二)护理评估

1. 生理评估

(1)健康史:询问患者的年龄和婚育史。重点评估患者肿瘤确诊时间、组织类型、临床分期及治疗方法、经过、效果、副反应及并发症;对初次放疗的患者,重点评估所患肿瘤对放疗是否敏感、有无禁忌证;对再次放疗的患者,应了解前次放疗后出现的放射反应和并发症。此外还应评估患者的饮食和排泄情况。

(2)临床表现

1)症状:评估妇科肿瘤本身出现的症状及放疗常见的放射反应症状,包括全身症状、消化系统症状、泌尿系统症状、皮肤黏膜症状等。

2)体征:患者在放疗前,主要表现为肿瘤原发灶和转移灶体征,详见各类妇科肿瘤所在章节的描述。全身检查可见贫血貌、体温升高、体重下降、皮肤色素沉着、下肢水肿;腹部听诊肠鸣音亢进,可触及有压痛的包块,有肾区叩击痛;有较多量腹腔积液,可见腹部膨隆,并可有移动性浊音。妇科检查:阴道和子宫颈管狭窄,若出现生殖道瘘,阴道内可见瘘孔及大便或尿液自阴道排出;直肠指诊可触及直肠前壁瘘孔等。

(3)相关检查:尿常规、大便常规、亚甲蓝试验、B 超检查、排泄性尿路造影、直肠镜等。

2. 心理社会评估　患者对恶性肿瘤的认知程度、放疗反应及对预后的估计,使患者有不同的心理状态。有的患者表现为充满信心、积极配合,有的患者表现为缺乏信心、消极抵触。一些年轻女性,由于子宫或卵巢切除手术或放疗,丧失做母亲的希望,可能选择放弃治疗,甚至产生轻生的念头。此外,疾病与放疗对于正常工作、学习与家庭生活的影响,也会使患者产生焦虑或抑郁情绪。

（三）常见的护理诊断/医护合作性问题

1. 皮肤完整性受损　与放疗引起的皮肤损伤有关。

2. 疼痛　与肿瘤生长侵及神经、肿瘤压迫及放疗引起组织损伤有关。

3. 焦虑　与放疗引起副反应及影响正常的工作、学习、生活有关。

（四）护理措施

1. 放疗前的护理

（1）心理护理:放疗前,向患者讲解放疗的基本原理、放疗过程及可能出现的放疗反应。尽量消除不良刺激,减轻患者的心理压力。并取得家属的密切配合,给予精神支持,使患者能振奋精神,主动配合治疗。

（2）一般护理:准确记录患者体重,测量生命体征;帮助患者适当活动,以促进下肢静脉和淋巴回流;保持外阴部清洁;为患者提供安静、舒适的休息环境,保证患者良好的睡眠。

（3）改善局部与全身状况:放疗前应增强营养,给予高蛋白、高热量和高维生素、易消化的饮食。遵医嘱补液或输血,以改善全身状况;保持拟受照射部位皮肤清洁;若患者体温升高或照射区皮肤有伤口,应及时通知医生,妥善处理伤口。

2. 放疗中的护理

（1）病情观察:在放疗期间,应密切观察并详细记录患者的生命体征、血液系统、消化系统、泌尿系统及生殖系统的变化。及时送检各项检查标本,详细查看实验室检查结果,特别是白细胞、中性粒细胞和血小板计数。若患者的放射反应较重,应及时报告医生,建议暂停治疗或调整剂量、改变疗程或分割次数等。

（2）组织保护:放疗过程中,患者应穿着全棉柔软内衣,避免粗糙衣物摩擦皮肤。避免照射部位皮肤受冷、热刺激,避免使用刺激性消毒液、化妆品及粘贴胶布,以免加重皮肤损伤。照射区皮肤禁作注射部位,禁剃毛发,在放疗过程中,应尽量保护正常组织,如对肝、肾区的定位防护等。

（3）对症护理:提供易消化的半流质饮食,少量多餐,以减轻恶心、呕吐等放疗过程中出现的胃肠道反应。鼓励患者多饮水,增加尿量,以减轻尿频和尿急症状。遵医嘱输液、输血和用药,增强全身和局部抵抗力。

（4）心理护理:倾听患者诉说放疗过程中的不适和焦虑,耐心解释患者提出的各类问题,鼓励其坚持疗程治疗,正确对待放疗反应。

3. 放疗后的护理

（1）一般护理:护士应详细了解患者的放疗过程、放射反应情况。比较放疗前后体重、生命体征、实验室检查结果,检查放疗部位及周围组织的完整性。放疗后患者抵抗力下降,应为患者提供清洁、舒适的休息环境,保持外阴及照射部位皮肤清洁。

（2）放射反应及并发症的护理:鼓励患者多饮水,促进放疗所致肿瘤细胞破裂、死亡而释放的毒素排出体外,同时缓解泌尿系统的症状。注意保护照射部位皮肤,如局部出现红斑、皮屑脱落或感觉痒痛时,告知勿用手搔抓,可涂维生素 AD 软膏;若局部皮肤出现水疱、溃烂时,可涂抗生素软膏或可的松软膏,防止感染。外阴黏膜或阴道黏膜受到照射刺激,可出现充血、水肿、溃疡等,检查操作应小心、轻柔。

　　放疗引起的组织纤维化导致器官狭窄、血管及淋巴管闭塞、生殖道瘘及肠粘连、肠梗阻和肠坏死等并发症,临床上一般采取保守治疗。若保守治疗无效,需手术治疗,其护理参见本章妇科手术患者的护理。

　　(3)心理护理:放疗后患者可能由于放射反应而产生焦虑或恐惧心理,惧怕下一个疗程的放疗,护士应向其解释放疗反应发生的原因,告知患者肿瘤细胞并非一次放疗就能全部死亡,要坚持足够的疗程。多数放射反应经过一段时间治疗与护理后能够逐渐消失,增强患者坚持治疗的信心。

　　(4)健康教育:告知患者放疗并发症出现的时间较晚,要注意观察。若发现异常,应及时就医。指导患者在家期间做好照射部位皮肤的护理。告知患者社区抗肿瘤协会的联系方式及相关网站,便于患者获取相关知识及信息。

学习小结

1. 学习内容

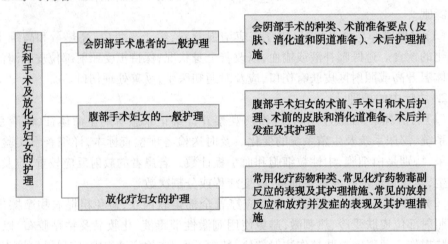

妇科手术及放化疗妇女的护理	会阴部手术患者的一般护理	会阴部手术的种类、术前准备要点(皮肤、消化道和阴道准备)、术后护理措施
	腹部手术妇女的一般护理	腹部手术妇女的术前、手术日和术后护理、术前的皮肤和消化道准备、术后并发症及其护理
	放化疗妇女的护理	常用化疗药物种类、常见化疗药物毒副反应的表现及其护理措施、常见的放射反应和放疗并发症的表现及其护理措施

2. 学习方法

　　会阴部手术和腹部手术妇女护理的内容,通过结合病例进行讲授,再在临床见习此类妇女的护理,以增强感性认识,加深知识的理解和掌握。放疗和化疗妇女的护理内容则可结合妇科恶性肿瘤妇女的护理相关内容一起学习。

(王 炯)

复习思考题

1. 请列表比较会阴部手术与腹部手术术前准备的异同。
2. 请列表比较放、化疗的常见毒副反应及相应护理措施的异同。

第十九章

不孕症妇女的护理

📖 学习目的

通过学习不孕症、辅助生殖技术及护理,能够掌握和熟悉不孕症概念、相关因素、相关检查以及辅助生殖技术领域常见知识、辅助生殖技术并发症的护理等内容,以适应迅速发展的辅助生殖技术及其临床护理要求。

学习要点

不孕症、辅助生殖技术及并发症护理的相关知识点、身体状况、特殊辅助检查、常见护理诊断及特殊护理措施等。

第一节 不 孕 症

 案例引导

某女 33 岁,婚后正常性生活 3 年未避孕未怀孕入院。患者常感下腹坠胀、腰骶部酸痛,劳累或性交后加剧。妇科检查:子宫大小正常,活动度可、后位;无宫颈触痛;子宫左侧片状增厚、压痛,子宫右侧触及一增大肿物;外生殖器、阴道、宫颈无异常。子宫输卵管造影显示:左侧输卵管周围粘连,右侧输卵管积水。男方 35 岁,精液检查正常。

根据以上资料,请回答:

1. 该女性患者最可能的临床诊断。

2. 该类女性患者常见的护理诊断及护理措施。

一、概述

女性无避孕性生活至少 12 个月而未孕,称为不孕症(infertility),在男性则称为不育症。不孕症分为原发性和继发性两大类,既往从未有过妊娠史,无避孕而从未妊娠者称为原发不孕;既往有过妊娠史,而后无避孕连续 12 个月未孕者称为继发不孕。不孕症发病率因国家、民族和地区不同存在差别,我国不孕症发病率约为 7% ~10%。

二、护理评估

(一)生理评估

1. **病因**　受孕是一个非常复杂的生理过程,正常情况下受孕的条件:卵巢排出正常的卵子;精液正常并含有正常的精子;卵子和精子能够在输卵管内相遇结合成为受精卵,并能顺利地被输送入子宫腔;子宫内膜适合于受精卵着床。这些环节中有任何一个不正常便能阻碍受孕。导致不孕的原因可能有女方、男方、男女双方或不明原因。

(1)女性不孕因素

1)输卵管因素:是导致不孕症最常见的原因。输卵管的功能是运送精子、捡拾卵子和向宫腔运送受精卵,同时也是精子和卵子结合的场所。①输卵管发育异常:输卵管过度细长弯曲,管壁肌肉薄弱,纤毛运动及管壁蠕动丧失等;②输卵管炎症:既往生殖道及盆腔感染或性传播疾病(STD),可导致伞端闭锁或输卵管阻塞,通畅欠佳;纤毛破坏,管壁僵直而蠕动不良,这将会阻止精子和卵细胞结合。

2)卵巢因素:在所有不孕女性中,大约25%有排卵问题。①全身性疾病:如甲状腺功能亢进或低下、肾上腺功能亢进或低下、重度营养不良、重症糖尿病等影响了卵巢功能而导致不排卵;②下丘脑-垂体-卵巢轴功能紊乱:可引起闭经、无排卵性月经。大多数是由于精神紧张,各种心理障碍引起的;③卵巢病变:如多囊卵巢综合征、卵巢子宫内膜异位症、卵巢功能早衰、功能性卵巢肿瘤、先天性卵巢发育不全等。

3)子宫因素:子宫发育不良、子宫黏膜下肌瘤、非特异性子宫内膜炎、子宫内膜异位症、子宫内膜结核、子宫内膜多发性息肉、宫颈粘连及子宫内膜分泌反应不良等可导致不孕、不能着床或着床后早期流产,其中约50%的子宫内膜异位症女性合并不孕。

4)宫颈因素:阴道内的精子能否进入宫腔与宫颈黏液的性状及量有着密切的关系。当体内雌激素水平低下或患有宫颈管炎时,子宫颈黏液的性质和量发生改变,影响精子的活力和进入宫颈的数量;宫颈息肉、宫颈肌瘤、宫颈口狭窄等均可导致精子穿过障碍而引起不孕。

5)阴道因素:先天性无阴道,阴道纵隔、横隔,处女膜闭锁,各种原因引起的阴道损伤后粘连、瘢痕性狭窄都可影响性生活并阻碍精子进入阴道;严重阴道炎症时,大量炎性细胞消耗精液中的能量物质,降低精子活力,缩短其生存时间致不孕。

6)免疫因素:不孕妇女血清中存在透明带自身抗体,与透明带反应后阻止精子进入卵子进而不能受精。

(2)男性不育因素

1)精液异常:导致精液中无精子或精子数量少、活力弱、形态异常的原因是多方面的,主要是生精障碍与输精障碍。①睾丸发育异常:如先天性睾丸发育不全不能产生精子,双侧隐睾导致曲细精管萎缩妨碍精子产生;②急性或慢性疾病:腮腺炎并发睾丸炎、睾丸结核、精索静脉曲张;③病原体感染:沙眼衣原体、解脲支原体感染,可能影响精子的正常发生及精子的运动、产生自身抗体而影响受孕;④输精管道阻塞及精子运送受阻:先天性输精管结构畸形、缺如,或因炎症、手术、创伤等导致输精管阻塞;⑤内分泌功能障碍:男性内分泌受下丘脑-垂体-睾丸轴的调节,垂体、甲状腺及肾上腺功能障碍也可能影响精子的产生;⑥遗传因素:染色体核型异常,如克氏综合征、嵌合型、Y染色体微缺失等。

2）免疫因素：男性体内产生对抗自身精子的抗体破坏精子，或射出的精子产生自身凝集而不能穿过宫颈黏液而致不孕。

3）勃起异常：表现为勃起功能障碍、阴茎异常勃起，导致的原因很多，可分为精神心理性和器质性两大类。

（3）男女双方因素：①缺乏性生活基本知识；②男女双方急切盼望怀孕等精神心理障碍；③免疫因素：精子精浆或受精卵被阴道或子宫内膜吸收后，机体产生免疫抗体，导致精子和卵子不能正常结合或受精卵发生着床障碍。

（4）不明原因不孕：男女双方通过系统的检查，仍然不能明确不孕的原因。这部分患者可能存在某些方面的异常，但目前应用的检测手段无法确诊。

2. 健康史

（1）询问女方的月经史，包括初潮年龄、月经周期、经期、经量以及伴随月经来潮的异常症状，孕产史及有无感染、大出血等并发症，有无生殖器炎症史（盆腔炎、宫颈炎、阴道炎）、盆腔或腹腔手术史及慢性疾病史，有无吸烟、酗酒、成瘾性药物、吸毒及毒物接触史，家族中有无出生缺陷及流产史。

（2）询问男方的健康状况，既往有无腮腺炎、结核及前列腺感染史，有无泌尿外科手术史，有无囊性纤维化或遗传病家族史，烟酒嗜好等。

（3）询问夫妇双方婚育史（如非初婚者，要了解既往生育情况）、是否两地分居、性生活情况等，是否采用过避孕措施，所采用的方法及持续时间。

3. 相关检查　通过对夫妇双方全面有序的检查不但可明确病因，而且能估计预后，并指导其选择合适的治疗方案。

（1）女方检查：常规行妇科检查及 B 型超声检查内生殖器及盆腔有无异常，还需进行以下检查：①卵巢功能检查：卵巢激素检查、基础体温测定、子宫颈黏液变化和阴道 B 型超声监测卵泡发育、子宫内膜厚度及形态等；②输卵管通畅试验：有排卵、黄体功能良好者，应行输卵管通畅试验。常用的方法是子宫输卵管通液术、子宫输卵管碘油造影术及 B 型超声下输卵管通液术；③性交后精子穿透力试验：试验前 3 天禁止性交，避免阴道用药或冲洗，应选择在预测的排卵期性交，受试者于性交后 2～8 小时后受检；④宫腔镜检查：直接观察子宫形态、内膜的色泽和厚度、双侧输卵管开口、是否有宫腔粘连、畸形、息肉、黏膜下肌瘤等；⑤腹腔镜检查：可与腹腔镜手术同时进行，既可直观盆腔情况如输卵管形态、有无盆腔粘连等，也可进行腹腔镜粘连分离术或异位病灶电灼术等治疗；⑥免疫检查：检查血清内抗精子抗体（AsAB）、抗子宫内膜抗体（AEM）、抗绒毛膜促性腺激素抗体（A-HCG）、抗卵巢抗体（AOV）等；⑦遗传学检查。

（2）男方检查：①全身检查和外生殖器检查；②精液检查：正常精液常规检查结果为精液量 >1.5ml，精子密度计数 $\geq 15 \times 10^6/ml$，向前运动精子 $\geq 32\%$，pH 值 ≥ 7.2，白细胞 $<1 \times 10^6/ml$，精子活动率 $\geq 40\%$。无精子、精子数量少、精子活动力弱等均为异常；精子形态分析正常结果为精子形态染色 $\geq 4\%$，精子形态不染色 $\geq 30\%$；③免疫检查：通过精子凝集试验或制动试验检测血清或精浆中的精子凝集抗体或制动抗体；④内分泌检查：主要测血浆睾酮水平，人绒毛膜促性腺激素刺激试验、促性腺激素释放激素刺激试验等，了解下丘脑-垂体-睾丸轴的功能；⑤病理学检查：对于无精症的患者，可行睾丸活检；⑥遗传学检查；⑦超声影像学检查。

4. 处理原则　不孕与年龄关系较为密切，治疗原则的制定要充分考虑女性卵巢

笔记

的生理年龄。尽量采取自然、安全、合理的方案。首先应改善生活方式,体重超重者至少减轻体重5%~10%;体质瘦弱者应积极纠正营养不良和贫血;戒烟、戒毒、不酗酒;性交频率应适中,以增加受孕机会。针对不孕症的病因进行处理;根据具体情况必要时选择辅助生殖技术。

(二) 心理社会评估

在我国,由于受儒家思想的长期影响,不孕症直接影响到家庭和社会的稳定,生育被看作是妇女的基本社会职能之一,其有生育能力才是女性成功的标志,是自我实现的体现。不孕症患者由于不能生育,承受着来自自身、家庭、社会等各方面的压力,易产生负性情绪。不孕症的诊治过程中,漫长的求医经历和治疗结局的不确定性也会给夫妇双方带来生理和心理负担,影响其正常工作和生活。生理方面的影响包括女方接受药物治疗、取卵术、胚胎移植术等干预措施,男方在诊治过程中需要反复留取精液检查、必须依照时间表同房等。心理方面的影响主要来自于不孕夫妇反复经历从希望到失望的恶性循环,内心倍受打击,从而影响心理健康。从性别上来看,不孕症对女性心理的破坏性尤其严重。

护理评估要仔细评估不孕夫妇双方的心理状态及反应,有时需要夫妇双方一起完成。

社会背景、性格及治疗周期和治疗结局的不同,可能导致不孕患者产生不同的经历和反应,表现出不同的心理特征。不孕症患者经常表达如下的情绪及心理障碍,包括羞涩、怀疑、否认、愤怒、意外、精神紧张、恐惧、挫折、失望、痛苦、负罪感、悲伤、自卑、孤独、焦虑、抑郁、性功能紊乱等。

1. 羞涩、怀疑　不孕症患者一开始常会感到羞涩并怀疑,由于羞涩不敢到医院检查治疗,延误了最佳治疗时机。一些不明原因的不孕患者,对医生的诊断表示怀疑,企图寻找确切病因。经过反复监测和检查,仍未找到确切病因,特别是受过非正规医疗机构欺骗的患者,怀疑心理尤为突出。

2. 否认、意外、愤怒　否认是不孕症患者经常出现的一种心理反应,特别认为自己对生活具有控制感的曾避孕的夫妇,会明显表现出惊讶,很难接受现实,对医生的诊断感到意外。在得到可疑的临床和实验结果时,愤怒可能直接向配偶发泄。

3. 精神紧张、恐惧　当接受了不孕现实后,为了尽快达到生育的目的四处求医,多次检查、治疗及治疗的失败使她们陷入精神紧张不安的情绪。日复一日的经历治疗周期,常产生恐惧感,怕去医院、怕检查、怕开始新的疗程、怕面对再一次的失败。

4. 挫折、失望、痛苦和负罪感　在不孕症患者接受治疗的过程中对成功妊娠抱有较大的希望,治疗失败后又要经受重复的挫折和失望,导致患者产生不可避免的痛苦感,甚至放弃治疗。负罪感可能来源于既往的婚前性行为、婚外性行为、使用过避孕措施或流产等。

5. 悲伤、自卑、孤独　当上述心理变化到一定程度,不孕夫妇常陷入悲伤、忧郁中,逐渐产生自卑感,自我评价降低。不孕妇女往往不再和以往有了孩子的朋友、亲戚交往,把自己封闭起来,因而产生孤独感。当她们得不到同情、理解和支持时孤独感更为严重。

6. 抑郁、焦虑　患者因治疗周期长、注射部位疼痛及可能出现不可预期的不适,而且预后不易判断,又考虑家庭经济承受能力,或是因为不断配合治疗导致生活节奏紧张而致生物钟紊乱等,可出现焦虑、抑郁、睡眠障碍、消极厌世等心理,如长期得不到改善,则可逐渐发展成为抑郁症、焦虑症等精神疾患。

7. 性功能紊乱　对不孕夫妇而言以妊娠为目的性生活枯燥无味,很多时候性生活不再是夫妻情爱的表达而是例行公事,使他们在性行为中表现失常或减少性交次数,甚至影响婚姻关系,导致离婚。有研究显示,接受体外授精-胚胎移植的妇女与丈夫的婚姻生活质量水平较低,对性生活冷淡,夫妻之间的生活缺少浪漫情趣。

三、常见的护理诊断/医护合作性问题

1. 知识缺乏　缺乏生育、不孕症的相关知识
2. 绝望　与治疗效果不佳或因不孕受到家庭、周围人群的歧视有关
3. 慢性疼痛　与慢性盆腔炎或子宫内膜异位症引起的瘢痕粘连及盆腔充血有关
4. 焦虑　与长期不孕及注射药物造成局部疼痛有关

四、护理措施

（一）一般护理

1. 保持健康的生活方式,如戒烟、戒酒,注意营养、减轻压力、适当体育锻炼增强身体健康;避免精神紧张等情绪变化,保持健康心态。

2. 指导夫妻双方主动进行沟通,谈论自己的感受和对未来治疗不孕的计划。

（二）心理护理

1. 提供信息,纠正错误观念,增强自信心　引起不孕的因素相当复杂,过去人们常认为不孕是女方的问题,而实际上由于男方因素、男女双方及不明原因的因素导致不孕约占50%～60%。护理人员详细评估夫妇双方目前所具有的不孕相关知识及错误观念,鼓励夫妇毫无保留地表达自己内心的真实想法及顾虑。深入浅出的讲解,使他们对不孕症有正确的了解,纠正错误的观念,客观地评价生育与不孕。增强夫妇双方对怀孕的信心和勇气,使他们满怀信心地配合检查,确定自身不孕因素。

2. 取得患者信任,给予心理疏导和支持　不孕夫妇中,女方可能承受来自家庭、社会的巨大压力,甚至面临家庭破裂的危险,常会出现自卑、孤独无助,甚至失去生活下去的勇气。应了解各种心理问题,并表示同情及理解,和她们交朋友,取得她们的信任,给予心理疏导和支持。帮助她们提高自信心,用良好的心态对待生活。对于盼子心切,精神高度紧张者,更应重视心理护理,使因大脑皮质功能紊乱所致的排卵异常得到纠正,从而提高受孕的概率。因为和有孩子的女性经常接触,会唤起不孕妇女的痛苦,因而不孕妇女常常远离朋友和家人而缺乏家人的支持。护理人员应帮助不孕妇女和她们的家人进行沟通,提高自我评价,正确应对不孕现实。

3. 正确面对不孕症治疗的结局

（1）治疗成功,发生妊娠:此时孕妇常常担心在分娩前会出现意外的发生。即使分娩出健康的新生儿,她们仍需要他人帮助自己确认事实的真实性。

（2）治疗失败,停止治疗:护理人员应给予患者心理支持,帮助她们走出低谷期,重新建立自信,可以指导妇女采用放松的方式如适当的锻炼、加强营养、提出疑问等减轻压力,获得自我控制感。

（3）治疗失败,发生宫外孕:如果妊娠失败是因为异位妊娠,妇女往往感到失去了

一侧输卵管,此时妇女悲伤和疼痛的感触较多,护士应给予相应的心理疏导,允许患者将内心的不安和恐惧发泄出来,尽量满足患者身心要求,取得患者及家属的信任,建立良好的护患关系;对于经济困难者,尽可能争取更多的社会支持,尤其是家庭成员的支持。

（三）用药护理

1. 如果使用促排卵、黄体支持等药物,教会妇女在月经周期的正确时间用药,剂量准确、浓度适当。

2. 指导妇女在发生妊娠后,严格遵医嘱使用保胎药,禁止随意停用药物,以免发生胚胎停育。

3. 告知患者药物的作用及副作用,提醒患者及时报告药物的副反应。对于长期使用地屈孕酮的患者,嘱患者定期复查肝功能,以免引起肝脏损害。长期注射黄体酮可出现注射部位疼痛、红肿和硬结,护理人员在注射时要更换注射部位,对注射部位进行局部热敷。氯米芬应在饭后或睡前服药,以减轻胃肠道刺激;出现面部潮红、恶心、乏力、皮疹等反应不必紧张,停药后可消失;发生严重头痛、头晕的患者,宜卧床休息。使用尿促性素、HCG 时可诱发卵巢过度刺激,出现卵巢轻到中度肿大、腹胀、恶心、呕吐,严重者可有胸水、腹水。

（四）健康教育

1. 减轻压力,不要把性生活当作为了妊娠而进行的工作。

2. 向他们宣传性生活的基本知识,教会他们预测排卵期的方法。常用方法有基础体温测定,每日清晨醒来后(夜班工作者于休息 6 ~ 8 小时后),尚未起床、进食、谈话等任何活动之前,测量口温 5 分钟,如体温升高 0.3 ~ 0.5℃,表示处于排卵状态。使他们掌握性交的适当时机,如在排卵前 2 ~ 3 天或排卵后 24 小时内进行性交以增加受孕机会。

3. 在性交前、中、后禁止使用阴道润滑剂或进行阴道上药、冲洗。

4. 性交次数适当(每周 2 ~ 3 次),避免过频或过稀。

5. 不要在性交后立即如厕,应当卧床,并抬高臀部,休息 20 ~ 30 分钟,促进精子进入宫颈。

第二节　辅助生殖技术及护理

一、概述

近年来,辅助生殖技术迅速发展,1978 年世界第一例试管婴儿在英国诞生,1992 年首例卵细胞质内单精子显微注射婴儿诞生(第二代试管婴儿),1990 年 Handyside 报道了胚胎植入前遗传学诊断成功(第三代试管婴儿),1998 年通过卵细胞胞浆置换技术成功受孕获得第一例第四代试管婴儿。辅助生殖技术的出现及应用使不孕症的治疗得到极大改进,为不孕不育患者解除了不能生育的痛苦,对妇女的身心健康和家庭稳定起了重要作用。

辅助生殖技术(assisted reproductive techniques , ART)也称为医学助孕,指在体外对配子和胚胎采用显微操作技术,帮助不孕夫妇受孕的一组方法,包括人工授精(artificial insemination,AI)和体外受精-胚胎移植(in vitro fertilization and embryo transfer, IVF-ET)及其衍生技术两大类。在常规的体外受精-胚胎移植基础上,衍生了卵细胞质内单精子注射术、胚胎植入前遗传学诊断、卵细胞胞浆置换、胚胎冷冻、捐赠卵子、代孕等技术等。本节主要介绍人工授精和体外受精-胚胎移植技术。

二、辅助生殖技术

(一)人工授精

人工授精(artificial insemination,AI)是指将精子通过非性交的方式注入女性生殖道或宫腔内,以协助女性受孕的方法。临床上广泛运用的多为宫腔内人工授精(intra-uterine insemination,IUI),是当前人类工程领域中实施的技术之一。

1. 人工授精的分类　按精液来源不同分两类:①丈夫精液人工授精(artificial insemination with husband,AIH);②供精者精液人工授精(artificial insemination with donor,AID)。按国家法规,目前 AID 精子来源一律由卫生部认定的人类精子库提供和管理。

2. 人工授精适应证

(1)夫精人工授精适应证:①精液异常:轻度或中度少精症、弱精症、非严重畸形精子症、液化异常等;②因宫颈黏液异常造成精子无法通过宫颈导致的不孕;③因性功能障碍或生殖道畸形造成的性交障碍;④排卵障碍如多囊卵巢综合征、子宫内膜异位症经药物处理不能受孕者;⑤免疫性不孕。

(2)供精人工授精适应证:①不可逆的无精子症、严重的少精症、弱精症和畸形精子症;②输精管复通失败;③射精障碍;④男方有不宜生育的严重遗传性疾病;⑤严重母儿血型不合不能得到存活的新生儿。

3. 人工授精禁忌证

(1)夫精人工授精禁忌证:①女方患有不宜妊娠的严重的遗传、躯体疾病或精神疾病;②一方患有生殖泌尿系统急性感染性疾病或性传播疾病;③一方近期接触致畸量的放射线、有毒物质,或服用有致畸作用的药品、毒品等并处于作用期。

(2)供精人工授精禁忌证:①女方患有不宜妊娠的严重的遗传、躯体疾病或精神疾病;②女方患有生殖泌尿系统急性感染性疾病或性传播疾病;③女方近期接触致畸量的放射线、有毒物质,或服用有致畸作用的药品、毒品等并处于作用期。

4. 供精者的管理

(1)供精者选择:①智商高,身体素质好,已婚已育的青壮年自愿者;②无遗传性疾病和遗传性疾病家族史;③供、受精双方互相不认识;④供、受精双方血型最好相同;⑤供精者外貌、五官端正,最好与受方夫妇双方相似,并体格健壮。

(2)供精者管理:①建立供精档案;②人工授精前对采集的供精者精液进行常规检查;③取精前禁欲 5～7 天,要求 24 小时内禁饮含酒精饮料;④供精者泌尿生殖道性病检查;⑤已使受精者受孕达 5 人次时,不能再使用此供精者的精液。

5. 人工授精的护理措施

(1)人工授精术前护理:①了解不孕夫妇的年龄、不孕年限、不孕原因、心理状态,向患者解释人工授精的治疗过程,取得夫妇双方的合作与理解;②AID 时,事先必须与接受 AID 治疗的夫妇进行严肃认真的谈话,把 AID 的方法向他们明确阐述,以便确知夫妇双方是否真正要求采取 AID,对夫妇任何一方都不能劝诱勉强,在夫妇双方欣然同意的情况下,才能进行 AID 治疗,同时必须对捐献者和受者实施双向保密;③捐精者应被告知供精者程序及有关法律事宜,并在自愿供精意向书上签字;④指导患者测基础体温,协助医师进行 B 型超声检查、宫颈黏液评分等,以选择最佳授精时间;⑤采用药物诱发排卵时,于月经周期第 3~5 天起口服氯米芬或肌内注射尿促性素,指导患者及时服药或准时到医院注射。确定授精时间后,肌内注射绒毛膜促性腺激素或短效促性腺激素释放激素激动剂(如达必佳);⑥使用丈夫精子人工授精前,丈夫应禁欲 3~5 天,当日取精前丈夫清洗手及阴茎周围,用手淫方法取精,注意避免接触无菌、无毒的取精杯内口,保证取精完整,立即送至实验室。精液液化后,进行精液常规分析,包括精液量、液化时间、精子计数、活动率、凝集等,根据精液质量选择不同方法进行优选处理。整个过程在超净台内进行,保证无菌。常用的精液处理方法一般包括:洗涤、上游、下游、密度梯度离心法等。将优选出的精液置于 37℃,待用。

(2)人工授精术中护理:①安全核查:与实验室技术员、患者和医师核对精样标本上的姓名和患者姓名;②嘱患者排空膀胱,取膀胱截石位,常规无菌生理盐水消毒外阴及阴道,用培养液擦拭宫颈,用 1ml 注射器连接人工授精管,吸取 0.3~0.5ml 处理好的精液,通过宫颈管缓慢注入宫腔,并尽可能避免擦伤黏膜和出血;③操作中与患者进行沟通,将整个操作过程解释清楚,以减轻患者的紧张心理情绪。

(3)人工授精术后护理:①人工授精术后患者仰卧体位,抬高臀部放松静躺 30 分钟;②注意观察患者有无阴道出血、腹痛等情况;③遵医嘱给予口服或肌内注射黄体支持类药物,详细告知药物名称、用药时间、用法、剂量及用药注意事项等;④叮嘱夫妻双方于次日再次复诊,女方行 B 型超声监测,根据排卵情况决定是否需要行第二次人工授精;⑤采用药物诱发排卵时,嘱患者注意有无腹胀、腹痛、体重增加、尿量减少等表现,如有上述症状,必须到医院就诊;⑥IUI 术后 14 天左右,测血 HCG,如阳性为妊娠,根据具体情况继续黄体支持,并在 IUI 术后 30 天左右行 B 型超声检查,如为三胎以上妊娠,需早期行选择性胚胎减灭术;⑦做好随访工作,及时记录各种资料,同时输入计算机存档。

(二)体外受精-胚胎移植

体外受精-胚胎移植(in vitro fertilization and embryo transfer,IVF-ET)技术是指从卵巢内取出卵子,与精子在体外受精形成胚胎,再移植到子宫腔内,着床发育成胎儿的全过程。由于这一过程最早是在试管内进行,故称之为试管婴儿。

1. 体外受精-胚胎移植适应证

(1)女方:①各种因素导致的配子运输障碍:如双侧输卵管阻塞、输卵管缺如、严重盆腔粘连或输卵管手术史等输卵管功能丧失者;②排卵障碍:顽固性排卵障碍经反复常规治疗仍未获妊娠者;③子宫内膜异位症经常规药物治疗或手术治疗仍未获妊娠者。

(2)男方:少、弱、畸精子症。

(3)免疫性不孕与不明原因不孕。

2. 体外受精-胚胎移植禁忌证

(1)男女任何一方患有严重的精神疾病、泌尿生殖系统急性感染、性传播疾病。

(2)患有《母婴保健法》规定的不宜生育且目前无法进行产前诊断或胚胎植入前

遗传学诊断的遗传性疾病。

（3）任何一方具有吸毒等严重不良嗜好。

（4）任何一方接触致畸量的射线、毒物、药品并处于作用期。

（5）女方子宫不具备妊娠功能或严重躯体疾病不能承受妊娠。

3. 术前准备

（1）女方准备：详细了解和记载月经史及近期月经情况、妇科常规检查，进行阴道B 型超声检查、输卵管造影、基础体温测定、女性内分泌激素测定、自身抗体检查及抗精子抗体检查。

（2）男方准备：精液常规检查。

（3）男女双方共同准备：①相关证件：结婚证、夫妇身份证及计划生育服务手册；②男女双方染色体检查、肝脏功能检查、血尿常规及血型检查等。

4. 体外受精-胚胎移植的护理措施

（1）协助患者配合治疗：了解不育夫妇的心理状态，向他们介绍 IVF-ET 的操作程序及相关知识，同时告知 IVF-ET 的成功率、费用、可能出现的并发症，并签署相应的知情同意书，使夫妇双方充分知情同意，并以积极的态度配合治疗。了解各种控制性超促排卵方案及其应用，根据不同方案要求，帮助患者完成控制性超促排卵治疗。

（2）经阴道超声取卵：在阴道超声指导下将穿刺针经阴道穹窿刺入卵泡中抽吸卵泡液的过程称为经阴道超声取卵术。卵泡液中含有所需的卵子。阴道超声取卵是一个简单的手术，如果使用局部麻醉一般无疼痛或仅有轻微的酸胀感，一般取卵后即可下床活动离开医院。取出的卵子经清洗后放培养箱内培养等待授精。

（3）体外受精和胚胎培养：取卵后 4～6 小时将经处理的丈夫精子与卵子一起培养，精子将依靠自身的运动进入到卵细胞中两性的遗传物质结合形成受精卵，一般受精后 12～18 小时就可看到受精卵形成，进一步培养受精卵就会形成两细胞、四细胞、八细胞的胚胎。

（4）胚胎移植：将体外培养形成的胚胎装入细管中经宫颈管送入宫腔中的过程称为胚胎移植，一般在取卵后 2～3 天，少数在取卵后 5～6 天移植。

（5）黄体支持：取卵后使用黄体酮或人绒毛膜促性腺激素支持黄体，胚胎移植后14 天测妊娠试验，若怀孕根据具体情况继续黄体支持。并在移植术后 30 天左右行 B型超声检查，如为三胎以上妊娠，需早期行选择性胚胎减灭术。

（6）患者因预防卵巢过度刺激或其他原因，不能进行鲜胚移植，应耐心做好解释工作，解除患者顾虑，保持良好心态接受下次的冻胚移植。

（三）卵细胞质内单精子显微注射

卵细胞质内单精子显微注射（intracytoplasmic sperm injection，ICSI）是将单个精子直接注入卵细胞浆内，使其受精，ICSI 正常受精率及妊娠率明显高于其他显微受精技术，此为第二代试管婴儿技术。

卵细胞质内单精子显微注射适应证：①严重少、弱、畸精子症；②不可逆的梗阻性无精子症；③生精功能障碍（排除遗传缺陷疾病所致）；④免疫性不育；⑤体外受精失败；⑥精子顶体异常；⑦需行植入遗传学检查者。

（四）胚胎植入前遗传学诊断

胚胎植入前遗传学诊断（preimplantation genetic diagnosis，PGD）技术指对受孕前

的遗传条件进行诊断。与产前诊断(受孕后进行的诊断)不同,胚胎植入前遗传学诊断可在受精后几天内对胚胎的基因紊乱进行监控。该胚胎是通过体外受精产生的,经胚胎植入前遗传学诊断后,只有含有正常基因结构的胚胎可被转移至子宫内。PGD可大大减少婴儿被某些遗传条件影响的风险。

三、辅助生殖技术并发症及护理

辅助生殖技术并发症主要是由于药物刺激超排卵过程所引起,常见的并发症有:

(一)卵巢过度刺激综合征

卵巢过度刺激综合征(ovarian hyperstimulation syndrome,OHSS)是 ART 的严重并发症,由于广泛使用超促排卵药物,卵巢对促性腺激素的刺激反应过度,表现为卵巢增大、腹胀、胃肠道不适、腹水、少尿及低血容量所致的一系列临床综合征,其发生率为20%。

1. OHSS 可分为轻、中、重三度　①轻度:常发生于排卵后 3~6 天,胃部不适,轻微腹胀或下腹痛、恶心。B 型超声检查卵泡数 >10 个,卵巢直径可达5cm,少量腹腔积液,血清 E_2 >5550pmol/L;②中度:腹胀加重,盆腔两侧疼痛有紧迫感,可触及卵巢,恶心、呕吐。B 型超声检查卵巢增大直径 5~12cm,黄素囊肿,中等量腹水,血清 E_2 >11100pmol/L;③重度:腹胀明显,体重增加、失水、少尿、脉搏快、心肺功能障碍,呼吸窘迫、深部静脉血栓形成。B 型超声检查卵巢直径 >12cm,大量腹水伴胸水,甚至心包积液,危及生命。

2. OHSS 的护理措施

(1)护士应提供支持:耐心向患者解释发生 OHSS 的原因,讲述一些治疗信息及同类疾病的治愈情况,减轻患者的心理负担。

(2)轻度 OHSS:无需特殊处理,但注意观察,等待自行缓解。

(3)中度 OHSS:以腹痛、腹胀、胃纳受阻、恶心、呕吐等消化系统症状为主,同时伴有体重增加。应鼓励患者进食,少吃多餐,进易消化高蛋白、富含维生素食物,减少水分的摄入。症状严重者予以对症治疗,同时注意腹痛的部位及伴随症状。

(4)重度 OHSS 的护理:①严密监测患者的生命体征、腹围和体重的变化,准确记录 24 小时出入量,特别是尿量;②绝对卧床休息,给予半卧位,适当进行下肢活动,防止下肢静脉血栓形成;③建立静脉通路,纠正低血容量,遵医嘱给予低分子右旋糖酐、羟乙基淀粉、白蛋白或血浆等;合理安排输液顺序,保持电解质的平衡;由于利尿剂对消除胸、腹腔积液无效,相反可能进一步减少血容量,并诱发休克,所以在未补足液体的基础上,禁止使用利尿剂;④胸、腹水症状护理:对重症 OHSS 伴有胸、腹水、少尿等症状,影响呼吸时,给予患者吸氧,并可进行后穹窿穿刺或腹腔穿刺放腹水,以缓解症状。在放液过程中应严密观察患者的生命体征及皮肤、意识变化,并准确记录,放液后鼓励患者在静脉补充蛋白质和血浆的同时,通过饮食增加蛋白质的摄入,以补充丢失的蛋白质;⑤在重度 OHSS 治疗过程中,经对症处理后,症状继续加重,危及生命时,可终止妊娠;⑥凡 IVF-ET 发生重度 OHSS 时,可先将胚胎冷冻保存,再选择时机行冻胚移植;⑦做好出院宣教,出院后,需继续休息,增加营养,并定期随访。在孕 45 天左右行 B 型超声检查,了解胚胎发育情况。

(二)多胎妊娠

多胎妊娠是人工授精、IVF-ET 等辅助生殖技术的重要并发症,多胎妊娠的结局极

笔记

差,宫腔内如同时有三个以上的胚胎,流产、早产危险性大。为避免多胎妊娠及提高妊娠率,主张在妊娠早期进行多胎减胎术以减灭发育中的胚胎个数,使多胎妊娠转变为双胎妊娠,保证孕妇及胎儿的安全。

（三）异位妊娠

异位妊娠是常见的妇科急腹症之一,随着辅助生殖技术的应用,在其妊娠者中,异位妊娠的发生率3.2%～5%,明显高于自然妊娠。其原因可能与药物超促排卵、多个胚胎移植及患者子宫内膜有缺陷有关。若不及时诊断和抢救,重者出血性休克危及生命。

（四）自然流产

ART 妊娠后流产率约为 25%～30%,明显高于自然妊娠的流产率,可能与女方年龄偏大,其卵细胞的染色体畸变率较高;子宫内膜条件不好;诱发超排卵后的内分泌环境对胚胎发育的影响;黄体功能不全及胚胎自身发育异常等有关。

（五）卵巢扭转

近年来随着促排卵药物的广泛应用,OHSS 反应逐渐增多,有的可并发急性卵巢扭转,如未能及时诊断和处理,可导致卵巢坏死,功能丧失。据有关文献报道,OHSS 导致卵巢扭转的发生率在3%左右,其中 16% OHSS 怀孕妇女会发生卵巢扭转,尤其是多胎妊娠可以增加其发生率。

（六）感染

感染是辅助生殖技术中较少见的并发症之一,接受辅助生殖技术治疗的患者中,有1%的人生殖器官或盆腔可能存在慢性炎症,经阴道操作使她们重复感染的危险升高,手术后发生感染的几率为 0.02%～0.3%。

知识链接

中医中药在辅助生殖技术中的应用

中医中药治疗不孕不育症有着悠久的历史,通过辨证论治、调节阴阳,达到助孕目的。现代科学研究发现,补肾活血化瘀法可以改善下丘脑-垂体-卵巢轴及卵巢局部免疫、微循环、代谢微环境,代表方如左归丸、右归丸结合桃红四物汤或血府逐瘀汤;补肾疏肝法可以提高卵母细胞 GDF-9 蛋白及 mRNA 的表达,改善卵泡发育,提高卵母细胞质量,代表方如逍遥散、柴胡疏肝散合并金匮肾气丸;针灸可激活脑内多巴胺系统,增加卵巢对促性腺激素的反应敏感性,促进垂体分泌和神经肽的释放。可见,中医中药对于辅助生殖技术具有良好的协助作用,尤其是对于排卵障碍、卵巢功能下降、内膜容受性差的患者其疗效更为显著。

学习小结

1. 学习内容

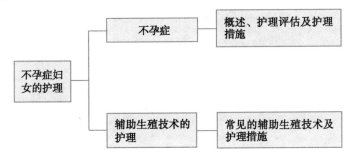

2. 学习方法

通过聆听讲授、病例导入、师生讨论及相关文献学习等方法学习不孕症正常情况下受孕条件、影响生育的主要相关因素,并了解常见的辅助生殖技术及相关的护理措施。

(夏 杰)

复习思考题

1. 试述对不孕症患者的相关知识宣教。
2. 试述目前常见的辅助生殖技术并讨论其利弊。

第二十章

计划生育妇女的护理

学习目的

通过学习各种避孕法、终止妊娠的方法及其护理,掌握宫内节育器的放置术和取出术的适应证、禁忌证及手术步骤,熟悉药物避孕及终止妊娠的常见知识,了解女性绝育方法及护理。

学习要点

对各年龄妇女进行计划生育指导,计划生育手术操作及护理配合,计划生育手术患者术前、术后护理、心理护理、健康教育等。

计划生育(family planning)是妇女生殖系统健康的重要内容,是采用科学的方法,推进生育服务管理改革,实施全面两孩政策,引导家庭负责任、有计划地安排生育;做好避孕节育、优生优育、生殖健康、妇幼保健各项服务,提高出生人口素质和母婴健康水平;女性常用的避孕方法包括工具避孕、药物避孕及外用避孕法。目前男性避孕的主要方法有输精管结扎及阴茎套。本章主要介绍女性采取的避孕方法、绝育及避孕失败补救措施的护理。

第一节 计划生育妇女的一般护理

一、概述

计划生育措施主要包括避孕(工具避孕、药物避孕和其他避孕方法)、绝育(经腹输卵管结扎术、经腹腔输卵管绝育术等)及避孕失败的补救措施(早期人工流产术、中期妊娠引产术)。其中计划生育手术(宫内节育器放置与取出术、输卵管结扎术、人工流产术与中期妊娠引产术)是开展计划生育工作的重要内容,其质量好坏直接关系到妇女一生的健康和家庭的幸福,护士应不断提高技术水平,以强烈的责任心、爱心和科学的态度,积极配合医师完成计划生育工作,保证妇女的安全。

二、护理评估

(一)生理评估

1. 健康史 通过询问拟定采取计划生育妇女的现病史、既往史、月经状况、婚育

笔记

319

史等,了解有无计划生育措施的禁忌证,如对欲采用宫内节育器者,应了解有无月经过多过频、带器脱落史等;对欲采用药物避孕者,应了解有无严重心血管疾病(高血压、冠心病等)、内分泌疾病(甲亢、糖尿病等)、肿瘤及血栓性疾病等;对欲行输卵管结扎术者,应了解有无神经官能症及盆腔炎后遗症等。

2. 临床表现

(1)确定末次月经的时间,评估拟定采取计划生育措施妇女当前有无体温升高及全身急、慢性疾病。

(2)了解外阴、阴道有无赘生物及皮肤黏膜完整性,白带的量、气味及性状,有无宫颈糜烂、裂伤,了解子宫位置、大小、活动度、有无脱垂及压痛,附件有无肿块等。

3. 相关检查

(1)血、尿常规和出凝血时间检查。

(2)生命体征测量,尤其要评估欲采取计划生育妇女的体温、血压。

(3)其他:根据病史及体格检查情况,按需选择相应的检查内容,如肝、肾功能,心电图、白带常规检查及细菌培养等。

(二)心理社会评估

受术者多由于缺乏相关知识,对不同计划生育措施存在思想顾虑,易出现担心手术后遗症、担心手术影响性生活而焦虑,甚至恐惧等复杂心理。因此术前应全面评估受术者的心理状态,针对个体的特点,为其提供良好的心理支持。

三、常见的护理诊断/医护合作性问题

1. 疼痛　与手术伤口、宫缩等有关。

2. 知识缺乏　缺乏计划生育的相关医学知识。

3. 有感染的危险　与腹部皮肤伤口或子宫腔创面有关。

四、护理措施

(一)一般护理

协助育龄夫妇选择计划生育措施,育龄夫妇有对避孕节育方法的知情选择权,医护人员首先要让育龄夫妇了解常用避孕方法的种类、避孕原理、适应证、禁忌证、常见不良反应及防治,学会避孕工具及避孕药物的正确使用方法,耐心解释其疑问。应根据每对夫妇具体情况和需求提供至少3种方法,协助每对夫妇选择最佳的避孕及节育措施。

1. 短期内不想生育的新婚夫妇,可选用男用避孕套或女用阴道套,若避孕套脱落或破裂时需采用紧急避孕法;也可采用口服短效避孕药或女性外用避孕药。

2. 哺乳期妇女宜选用避孕套或宫内节育器,不宜选用药物避孕。

3. 有两个或以上子女夫妇可采用绝育措施。

4. 围绝经期妇女一般选用宫内节育器、避孕套或外用避孕药物。年龄超过45岁的妇女一般不用口服避孕药。

(二)缓解症状护理

主要是缓解疼痛,预防感染。医护人员需与受术者共同讨论、分析缓解疼痛的方法。术后为其提供安静舒适的休息环境。根据手术的需要,安排休息和活动情况。密

切观察受术者阴道出血、腹痛等情况。住院期间定时测量生命体征,注意观察腹部伤口有无感染征象,保持外阴清洁。按医嘱给予镇静、止痛、抗生素等药物。宫内节育器引起的疼痛,及时告知医生,按医嘱指导服用抗炎药物及解痉药物。

（三）健康教育

1. 宫内节育器放置、取出术及人工流产手术均可在门诊进行,术后无需住院,经休息后可回家休养。告知如阴道出血量多,持续时间长,腹痛严重者及时就诊。放置、取出宫内节育器者术后应禁止性生活 2 周;人工流产手术术后应禁止性生活 3 周。

2. 输卵管结扎术需住院,术后应休息 3～4 周,禁止性生活 1 个月。经腹腔镜手术者,术后静卧数小时后即可下床活动,注意观察有无腹痛、腹腔内出血或脏器损伤等征象,勿做使腹压增高的动作,如有咳嗽等宜用腹带包扎腹部。

3. 早孕行钳刮术者术后休息 3～4 周,保持外阴清洁,1 个月内禁性生活及盆浴。协助受术者落实避孕措施。术后 1 个月门诊随访 1 次,如有腹痛、出血多者,随时就诊。

4. 采用药物避孕及其他工具避孕者,教会其使用方法、如何观察其副反应及一般应对措施。

第二节　常用避孕方法及护理

采用科学的方法,使育龄妇女暂时不受孕(在不妨碍正常性生活和身心健康的情况下)称为避孕(contraception)。避孕主要是通过控制生殖过程的 3 个关键环节达到目的。①抑制卵子或精子产生;②阻止卵子与精子结合;③改变子宫环境使之不利于精子获能、生存或不适宜受精卵着床或发育。科学的避孕方法应遵循安全、有效、简便、实用、经济、持久的原则,且不影响夫妻双方性生活及性生理。目前女性常用的避孕方法有工具避孕、药物避孕和其他避孕法。

一、工具避孕

工具避孕是指利用工具阻止精子与卵子结合或改变宫腔内环境以达到避孕的目的。

（一）阴茎套

阴茎套(condom)也称男用避孕套,为男性避孕工具。每次性生活时将其套在阴茎上,使精液排在套内不进入宫腔而达到避孕的目的。阴茎套是筒状优质薄乳胶制品,筒直径分别是 29、31、33、35mm 4 种,其顶端呈小囊状,容量约为 1.8ml,射精时精液储留在小囊内。对乳胶过敏者,可使用生物膜阴茎套。使用前应选好合适型号,用吹气法检查确无漏气,排出储精囊内空气后即可使用。射精后阴茎尚未软缩时,即捏住套口连同阴茎套一并抽出。应坚持每次性生活使用并更换新的避孕套,如发现阴茎套有破孔、破裂、滑落,需采取紧急避孕措施。正确使用者避孕成功率达 93%～95%。使用阴茎套又可防止艾滋病等性传播疾病的作用,故应用广泛。

（二）女用避孕套

女用避孕套（female condom）是一种由聚氨酯（或乳胶）制成长 15~17cm 的宽松、柔软袋状物，又称阴道套（vaginal pouch）。开口处连接直径为 7cm 的柔韧"外环"，套内有一直径 6.5cm 的游离"内环"（图 20-1）。女用避孕套既有避孕作用，又有防止艾滋病等性传播疾病的作用。Ⅱ度子宫脱垂及对女用避孕套过敏者不宜使用。

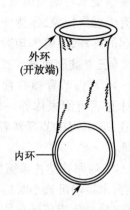

图 20-1 女用避孕套

（三）宫内节育器

宫内节育器（intrauterine device，IUD）是我国育龄期妇女接受的主要避孕措施，是一种具有安全、有效、简便、经济、可逆等优点的避孕方法。据统计，我国占世界使用 IUD避孕总人数的 80% 左右，是世界上使用 IUD 最多的国家。

1. 种类 一般将宫内节育器分为惰性和活性两大类（图 20-2）。

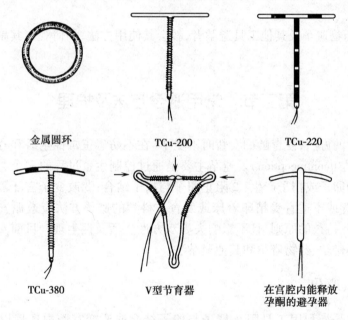

图 20-2 国内常用的宫内节育器

（1）惰性宫内节育器：为第一代 IUD，主要由惰性材料如金属、硅胶、塑料等制成，由于脱落率及带器妊娠率高，已停止生产使用。

（2）活性宫内节育器：为第二代 IUD，其内含有活性物质，如铜离子、药物及激素等，这些物质克服了惰性宫内节育器的缺点，减少了副反应，提高了避孕效果。分为含铜 IUD 和含药 IUD 两大类。

1）含铜宫内节育器：是目前我国应用最广泛的 IUD。在宫内持续释放具有生物活性、有较强的抗生育能力的铜离子。从形态上分为多种：①带铜 T 形宫内节育器（TCu-IUD）：是目前临床常用的宫内节育器。按宫腔形态设计，呈 T 字形。根据铜表面积分为 TCu-200、TCu-220、TCu-380A 等。以聚乙烯为支架，在纵臂或横臂上绕有铜套或铜丝。铜丝易断裂放置年限较短，一般放置 5~7 年。含铜套 IUD 可放置 10~15

年。TCu-IUD 带有尾丝,便于检查及取出。②带铜 V 形宫内节育器(VCu-IUD):简称 V 形环,是我国常用的宫内节育器之一,由不锈钢作 V 形支架,外套硅橡胶管。有尾丝,放置年限 5 ~ 7 年,其带器妊娠率、脱落率较低,但出血较常见,故因出血多而取出率较高。③母体乐(MLCu-375):于 1995 年引入我国生产。以聚乙烯为支架,呈伞状,两弧形臂上各有 5 个小齿,具有可塑性。铜表面积 375mm^2,放置年限 5 ~ 8 年。④宫铜 IUD:在我国四川省广泛应用。形态更接近宫腔形状,铜表面积 300mm^2,分大、中、小号,无尾丝,可放置 20 年左右。⑤含铜无支架 IUD:又称吉妮 IUD。已引入我国,6 个铜套在一根尼龙线上,顶端有一个结固定于子宫肌层,使 IUD 不易脱落,悬挂于宫腔中。铜表面积 330mm^2,有尾丝,可放置 10 年。以上各种形态的宫内节育器避孕有效率均在 90% 以上,临床副作用主要为点滴出血。

2)含药宫内节育器:又称含药物缓释宫内节育器。将药物储存在节育器内,通过每日微量释放提高避孕效果,降低副作用。目前我国临床主要应用含孕激素 IUD 和含吲哚美辛 IUD。①左炔诺孕酮 IUD:以聚乙烯为 T 形支架,人工合成孕激素——左炔诺孕酮储存于纵管内,总量 52mg,纵管外包有含聚二甲基硅氧烷的膜来控制药物的释放,每日释放左炔诺孕酮 20ug,放置时间为 5 年,含有尾丝。主要副作用是出血模式改变,表现为点滴出血,经量减少甚至闭经。取器后恢复正常,有效率达 99% 以上。②含吲哚美辛 IUD:包括含铜 IUD 和活性 r-IUD 等。通过每日释放一定量的吲哚美辛,减少放置 IUD 后引起的月经过多等副反应。

2. 避孕原理　宫内节育器的避孕机制复杂,至今尚不完全清楚。大量研究表明,主要是宫内节育器放置后成为子宫腔内异物,刺激子宫内膜,改变子宫腔内环境,导致子宫内膜表层的无菌性炎性反应,从而阻碍受精卵着床。也可使损伤的子宫内膜产生前列腺素,改变输卵管蠕动,使受精卵的运行与子宫内膜发育不同步而影响受精卵着床。

3. 宫内节育器放置术

(1)适应证:凡育龄妇女无禁忌证,自愿要求放置者。

(2)禁忌证:①妊娠或可疑妊娠者;②生殖道急性炎症者;③人工流产出血多,可疑有妊娠组织物残留或感染可能;中期妊娠引产、分娩或剖宫产后,子宫收缩不良有出血或潜在感染可能;④宫颈过松、重度陈旧性宫颈裂伤或子宫脱垂者;⑤生殖器官肿瘤、子宫畸形者;⑥严重的慢性全身性疾患者;⑦宫腔 <5.5cm 或 >9.0cm(除外足月分娩后、大月份引产后或放置含铜无支架 IUD);⑧近 3 个月内有月经失调、阴道不规则流血;⑨有铜过敏史。

(3)放置时间:①月经干净后 3 ~ 7 日无性交者;②人工流产手术结束后即刻且宫腔深度 <10cm 者;③产后 42 日恶露已净,会阴伤口愈合,子宫恢复正常;④剖宫产后 6 个月;⑤哺乳期放置应先排除早孕;⑥含孕激素 IUD 在月经第 3 日放置;⑦自然流产行经后放置,药物流产 2 次正常月经后放置;⑧性交后 5 日内放置为紧急避孕方法之一。

(4)放置方法:外阴部常规消毒、铺巾,双合诊检查子宫大小、位置及附件情况。阴道窥器暴露宫颈后消毒宫颈及宫颈管,以宫颈钳夹持宫颈前唇(前倾前屈子宫可夹持后唇),用子宫探针顺子宫位置探测宫腔深度。用放置器将节育器推送入宫腔底部,带有尾丝者在距宫口 2cm 处剪断。观察无出血即可取出宫颈钳及阴道窥器。

（5）护理要点

1）节育器大小的选择及消毒：T形带铜节育器按其横臂宽度(mm)分为26、28、30号3种。协助医生选择适当大小的节育器：宫腔深度>7cm以上者适用28号或30号，宫腔深度≤7cm者可选26号。可采用高压蒸汽法、煮沸法消毒。

2）术前准备：①术前护士应向受术者介绍操作步骤，取得合作。受术者测体温正常后，排空膀胱，取膀胱截石位，冲洗外阴及阴道。②器械：弯盘1个，放环器1个，探针1个，宫颈钳1把，节育器1个，阴道窥器1个，消毒钳1把，纱布钳1把，剪刀1把。③敷料：洞巾1块，方纱布3块，长包布1块。长棉签2支，大棉球若干，手套1副。

3）术后健康指导：①术后应休息3天，1周内避免重体力劳动，2周内禁性生活及盆浴。②告知受术者保持外阴清洁，如出现腰疼、发热、出血多时应随时就诊。③3个月内每次月经期或排便需注意有无节育器脱落。④术后第一年1、3、6、12个月进行随访，以后每年随访1次直至停用。

4. 宫内节育器取出术

（1）适应证：①放置节育器后因副反应严重或出现并发症治疗无效者。②带器妊娠者。③计划再生育者。④改用其他避孕措施或绝育者。⑤放置期限已满需更换者。⑥绝经1年以上者。⑦确诊节育器嵌顿、移位或脱落者。

（2）禁忌证：①并发生殖道炎症时，先给予抗感染治疗，治愈后再取出。②全身情况不良或在疾病的急性期，应待病情好转后再取出。

（3）取器时间：①月经干净后3~7日为宜。②带器妊娠者可行人工流产术时取出。③带器异位妊娠术前行诊断性刮宫时，或在术后出院前取出。④子宫不规则出血者，随时可取，同时行诊断性刮宫，刮出组织送病理检查，排除子宫内膜病变。

（4）取器方法：取器前应做B型超声检查或X线检查，确定节育器是否在宫腔内，同时了解IUD类型。手术所需器械及敷料与放置节育器基本相同，需将放置器换为取环钩。术前准备同放置术。有尾丝者，可用血管钳夹取后轻轻牵引取出。无尾丝者，用子宫探针查清节育器的位置后用取环钩钩住环下缘缓慢牵引取出，切忌粗暴用力。取器困难时可在B型超声下进行操作，必要时在宫腔镜下取出。

（5）护理要点：手术后休息1天，禁止性生活和盆浴2周。

5. 宫内节育器的副作用

（1）不规则阴道流血：常发生于放置后1年内，最初3个月内较常见，一般表现为月经量过多、经期延长或不规则点滴出血。一般3~6个月逐渐恢复，故不需特殊处理。但若6个月后不见缓解且经治疗无效者可取出更换，仍无效应改用其他避孕方法。

（2）腰腹酸胀感：主要是节育器与宫腔大小及形态不符时，可引起子宫频繁收缩而出现腰腹酸胀感。轻者不需要处理，重者可休息或更换。

6. 宫内节育器放置的并发症及护理

（1）感染：常因放置节育器时不按无菌操作规程操作或因T形节育器尾丝长期暴露于阴道内，病原微生物上行感染所致。一旦发生感染，应用抗生素积极治疗并取出节育器。

（2）子宫穿孔、节育器异位：多因操作过于粗暴损伤宫壁引起子宫穿孔，其发生率虽低，但危害极大。因此，术前应查清子宫位置及大小，操作轻柔，尤其哺乳期及瘢痕子宫,术时甚易穿孔。节育器异位的临床症状不明显。可通过 B 型超声或 X 线检查,根据其所在部位,经腹或阴道将节育器取出。

(3)节育器嵌顿或断裂:多由于放置时损伤宫壁或放置时间过长,也可因节育器过大或表面不光滑,致部分节育器嵌入子宫肌壁或发生断裂。一经确诊应及时取出。

(4)节育器下移或脱落:多发生在放置节育器第 1 年,尤其是前 3 个月。可因放置时未将节育器送至宫底部;节育器与宫腔大小、形态不符;宫颈内口松弛;月经量过多,劳动强度过大等。因此,放置节育器 1 年内应定期随访。

(5)带器妊娠:多见于 IUD 下移、脱落或异位。一经确诊,行人工流产同时取出 IUD。

二、药物避孕

药物避孕也称为激素避孕(hormonal contraception),是指应用甾体激素达到避孕效果。目前国内常用的几乎都是女用避孕药,主要为人工合成的甾体激素避孕药,激素的成分主要是雌激素和孕激素。

(一)甾体激素避孕药的作用机制

1. 抑制排卵　抑制下丘脑释放 LHRH,影响垂体对 FSH 和 LH 的合成分泌,不出现排卵前 LH 高峰,使卵巢的卵细胞发育障碍,不发生排卵或黄体功能不足。

2. 改变宫颈黏液性状　受孕激素影响,使宫颈黏液分泌量减少,黏稠度增加,拉丝度降低,不利于精子穿透。单孕激素制剂改变宫颈黏液作用可能为主要避孕机制。

3. 阻碍着床　改变子宫内膜功能和形态。避孕药抑制子宫内膜的增殖变化,使子宫内膜与胚胎发育不同步,不适于受精卵着床。

4. 改变输卵管的功能　在雌、孕激素作用下,输卵管功能受到影响,改变受精卵在输卵管内的正常运动,干扰受精卵着床。

(二)适应证与禁忌证

1. 适应证:健康育龄妇女均可服用甾体激素避孕药。

2. 禁忌证　①严重的心血管疾病、血栓性疾病不宜应用,如高血压、冠心病、静脉栓塞等。雌激素有促凝作用,增加心肌梗死及静脉栓塞的发生;②急、慢性肝炎或肾炎;③恶性肿瘤、癌前病变;④内分泌疾病:如糖尿病、甲状腺功能亢进等;⑤哺乳期不宜使用,因雌激素可抑制乳汁分泌;⑥精神病患者;⑦有严重偏头痛,反复发作者;⑧年龄 >35 岁的吸烟妇女,不宜长期服用避孕药,可增加心血管疾病发生率。

(三)甾体激素避孕药种类

甾体激素避孕药包括口服避孕药、长效避孕针、缓释避孕药和探亲避孕药。常用药物种类见表 20-1。

1. 口服避孕药　包括复方短效口服避孕药和复方长效口服避孕药。

(1)短效口服避孕药:以孕激素为主,辅以雌激素构成的复方避孕药。在我国,根据在整个周期中雌、孕激素的剂量和比例变化有单相片和三相片 2 种。其中,单相片在整个周期中雌、孕激素含量是固定的。三相片中每一组雌、孕激素含量根据女性生理周期而制定不同剂量。

表 20-1　常用甾体激素药物种类

类别		名称	成分		剂型	给药途径
			雌激素含量（mg）	孕激素含量（mg）		
口服避孕药	短效片 单相片	复方炔诺酮片（避孕片 1 号）	炔雌醇 0.035	炔诺酮 0.6	薄膜片	口服
		复方甲地孕酮片（避孕片 2 号）	炔雌醇 0.035	甲地孕酮 1.0	片	口服
		复方左炔诺孕酮片	炔雌醇 0.03	左炔诺孕酮 0.15	片	口服
		复方去氧孕烯片（妈富隆）	炔雌醇 0.03	去氧孕烯 0.15	片	口服
		复方孕二烯酮片	炔雌醇 0.03	孕二烯酮 0.075	片	口服
		屈螺酮炔雌醇片	炔雌醇 0.03	屈螺酮 3.0	片	口服
	三相片 左炔诺孕酮三相片	第一相(1-6 片)	炔雌醇 0.03	左炔诺孕酮 0.05	片	口服
		第二相(7-11 片)	炔雌醇 0.04	左炔诺孕酮 0.075	片	口服
		第三相(12-21 片)	炔雌醇 0.03	左炔诺孕酮 0.125	片	口服
	长效片	复方炔雌醚片	炔雌醇 3.0	氯地孕酮 12.0	片	口服
		复方左炔诺孕酮 2 号片（复甲 2 号）	炔雌醇 2.0	炔诺酮 10.0	片	口服
		三合一炔雌醚片	炔雌醇 2.0	氯地孕酮 6.0 炔诺酮 6.0	片	口服
	探亲避孕片	炔诺酮探亲避孕片		炔诺酮 5.0	片	口服
		甲地孕酮探亲避孕片 1 号		甲地孕酮 2.0	片	口服
		炔诺孕酮探亲避孕片		炔诺孕酮 3.0	片	口服
		双炔失碳酯片（53 号抗孕片）		双炔失碳酯 7.5	片	口服

续表

类别		名称	成分		剂型	给药途径
			雌激素含量（mg）	孕激素含量（mg）		
长效针	单方	庚炔诺酮注射液		庚炔诺酮 200.0	针	肌注
		醋酸甲羟孕酮避孕针（迪波普拉维）		甲羟孕酮 150.0	针	肌注
	复方	复方己酸孕酮	戊酸雌二醇 2.0	己酸羟孕酮 250.0	针（油剂）	肌注
		复方甲地孕酮避孕针	17β-雌二醇 5.0	甲地孕酮 25.0	针（混悬剂）	肌注
		复方甲羟孕酮避孕针	环戊丙酸雌二醇 5.0	醋酸甲羟孕酮 25.0	针	肌注
皮下埋植剂		左炔诺酮硅胶囊Ⅰ型		左炔诺酮 36×6		皮下埋植
		左炔诺酮硅胶囊Ⅱ型		左炔诺酮 75×2		皮下埋植
缓释阴道避孕药		甲硅环		甲地孕酮 200.0 或250.0		阴道放置
微球或微囊避孕药		庚炔诺酮微球针		庚炔诺酮 65.0 或100.0	针	皮下注射
		左旋诺酮微球针		左旋诺酮快孕酮 50.0	针	皮下注射
		炔高诺酮微囊针剂		炔高诺酮 50.0	针	皮下注射
避孕贴剂		Ortho Evra	炔雌醇 0.75	17-去酰炔诺酯 6.0	贴片	皮肤外贴

用法及注意事项:①单相片:自月经周期第 5 天起,每晚 1 片,连服 22 天不间断。若漏服必须于次晨补服。一般于停药后 2~3 天出现撤药性出血,类似月经来潮,于月经第 5 天,开始服用下一个周期用药。若停药 7 天尚无阴道出血,于当晚或第 2 天开始第 2 周期服药。若服用两个周期仍无月经来潮,则应该停药并就医诊治。②三相片:第 1 周期于月经周期第 1 天开始服药,按顺序每天 1 片,连服 21 天不间断,第 2 周期及以后改为月经周期第 3 天开始服药,每天 1 片,连服 21 天不间断。若停药 7 天尚无撤药性出血,于第 2 天开始服下一个周期三相片。

(2)复方长效口服避孕药:主要由长效雌激素和人工合成的孕激素配伍制成。服用一次可避孕一个月。此类药由于激素含量较大,副反应较多,已较少应用,将被淘汰。

2. 长效避孕针　目前有单纯孕激素类和雌、孕激素复合制剂两种。单纯孕激素类长效避孕针容易并发月经紊乱,因不含雌激素,适用于哺乳期妇女避孕。雌孕激素复合制剂发生月经紊乱较少。

用法及注意事项:每月肌注 1 次,避孕 1 个月,避孕有效率达 98%。首次应于月经周期第 5 天和第 12 天各肌内注射 1 支,第 2 个月起于每次月经周期第 10~12 天肌注 1 支,一般于注射后 12~16 天行经。应用长效避孕针前 3 个月内,可能出现月经周期不规则或经量过多,或应用止血药,用雌激素或短效口服避孕药调整。月经频发或经量过多者不宜选用长效避孕针。

3. 探亲避孕药　服用此类药物的时间不受月经周期的限制,适用于短期探亲夫妇。药物成分除双炔失碳酯外,均为孕激素类制剂或雌、孕激素复合制剂。有抑制排卵、改变子宫内膜形态与功能、宫颈黏液变稠等作用,避孕效果可靠。但由于目前激素避孕药种类不断增加,探亲避孕药剂量又大,现在已很少使用。

4. 缓释避孕药　将避孕药(主要是孕激素)与具备缓释性能的高分子化合物制成多种剂型,在体内持续恒定进行微量释放,起长效避孕作用。

(1)皮下埋植剂:有效率为 99% 以上,可避孕 5 年。第一代(Norplant Ⅰ),由 6 个硅胶囊组成,每个胶囊内含左旋 18 甲基炔诺酮 36mg。第二代(Norplant Ⅱ),由 2 个硅胶囊组成,每个胶囊内含左旋 18 甲基炔诺酮 70mg。主要的副作用是不规则少量阴道流血。服药期间禁用巴比妥、利福平等可使肝酶活性增加的药物,因其能加速药物代谢,降低血中避孕药水平,影响避孕效果。皮下埋植剂避孕时间为 5 年,平均年妊娠率为 0.3/100 使用者。

用法:月经周期第 7 天在上臂内侧做皮下扇形插入,埋植后 24 小时即可发挥作用。

(2)微球和微囊避孕针:是一种新型缓释系统避孕针,采用具有生物降解作用的高分子聚合物与甾体激素避孕药混合或包裹制成微球或微囊,在体内能够降解、吸收,无需取出。我国研制的甲地孕酮微囊,每月注射 1 次,妊娠率为 0.88%。

用法:皮下注射微球和微囊避孕针一次注入皮下,缓慢的释放避孕药,可避孕 3 个月。

(3)缓释阴道避孕环:通过载体携带甾体激素避孕药,制成环状放入阴道,引导黏膜上皮直接吸收药物,产生避孕作用。我国研制的硅胶阴道环也称甲硅环,有效率达 97.3%。

用法：月经干净后将甲硅环放入阴道后穹窿或套在宫颈上，有效期 1 年，缓释阴道避孕环具有取、放方便的优点。

（4）避孕贴剂：避孕贴剂是一种外用的缓释系统避孕药。贴剂中含有人工合成的雌激素及孕激素储药区，粘贴于皮肤后，可按一定的药物浓度和比例释放，通过皮肤吸收，发挥避孕作用，效果同口服避孕药。

用法：美国研制的 Ortho Evra 贴剂含有炔雌醇和 17- 去酰炔诺肟酯，月经周期第一天使用，每周 1 贴，使其黏附于皮肤，连用 3 周，停药 1 周。

（四）甾体激素避孕药的副作用及处理

1. 类早孕反应　避孕药中含有的雌激素刺激胃黏膜，服药初期可引起恶心、呕吐、乏力、头晕、纳差等类似妊娠早期的反应。较轻者不需处理，数日后可自行减轻或消失。症状严重者可考虑更换制剂或停药改用其他措施。

2. 不规则阴道出血　服药期间阴道流血，称突破性出血。多数发生在漏服避孕药后。轻者点滴出血，不需处理，随着服药时间延长而逐渐减少直至停止。流血偏多者，每晚在服用避孕药同时加服雌激素直至停药。若流血似月经量或流血时间已近月经期，则停止服药，作为一次月经来潮。于出血第 5 日再开始服用下一周期的药物或更换避孕药。

3. 闭经　大约 1%～2% 妇女发生闭经，常发生于月经不规则妇女。停药后月经不来潮，需除外妊娠，停药 7 日后可继续服药，若连续停经 3 个月，需停药观察。

4. 体重增加及色素沉着　一般不需作处理，停药后多数能自然恢复。如症状显著者可改用其他避孕措施。

5. 其他　偶可出现皮疹、皮肤瘙痒、头痛、复视、乳房胀痛等，可对症处理，必要时停药检查。

三、其他避孕方法

（一）紧急避孕

紧急避孕（postcoital contraception）是指在无防护性措施性生活后或避孕失败后几小时或几日内，妇女为防止非意愿性妊娠的发生而采取的避孕方法。此种方法只针对一次性无防护性生活起保护作用。紧急避孕是通过阻止或延迟排卵，干扰受精或阻碍着床来完成的。

（1）适应证与禁忌证：无保护性性生活 3～5 天内可使用紧急避孕方法；未采用任何避孕方法者；避孕失败者（如阴茎套过早取出、破裂、滑脱，IUD 脱落、避孕药漏服等）；遭到性强暴者等。已确定妊娠的妇女不再适用此方法。

（2）方法：可采用避孕药物和宫内节育器。

1）避孕药物及用法：①激素类：主要包括雌激素复方制剂和单孕激素制剂。复方制剂以复方为代表，无保护性生活后 72 小时内即服 4 片，12 小时再服 4 片；左炔诺孕酮片为单孕激素制剂，无保护性生活后 72 小时内即服 1 片，12 小时后再服 1 片。激素类药物可有恶心、呕吐、不规则阴道出血等副反应；②非激素类：米非司酮为抗孕激素制剂，在无保护性生活后 120 小时内服用，单次口服 25mg，一片即可。米非司酮副反应较轻。

2）宫内节育器：为带铜宫内节育器，在无防护性措施性生活 120 小时内放置。适

329

合于希望长期避孕且符合放置宫内节育器的妇女。

（二）安全期避孕

又称自然避孕。是指不用其他药具避孕而单靠避开易孕期性交而达到避孕目的的方法。成熟卵子自卵巢排出后受精能力最强的时间是排卵后24小时内,可在妇女体内存活约1～2日;而精子进入女性生殖道后可存活2～3日;故排卵前后4～5日内为易孕期,其余时间不易受孕,被视为安全期。

采用安全期避孕的关键是护理人员必须教会要采取安全期避孕法的妇女确定安全期:①月经周期规律者可通过月经周期推算,推测排卵时间为下次月经来潮前14天为排卵日,在其前后4～5日以外的时间则为安全期。但由于妇女排卵时间可受外界环境、情绪、健康状况等因素的影响而提前或退后,此法并不可靠;②基础体温测定,育龄期妇女的基础体温可在排卵后上升$0.3～0.5℃$,3昼夜后为安全期;③宫颈黏液检查,正常育龄妇女宫颈黏液的性状和量有周期性变化,排卵期量增加10倍,稀薄、透明、黏液拉丝度可达10cm以上。

基础体温的曲线变化与排卵时间的关系并不恒定,宫颈黏液的观察需要经过培训才能掌握。因此,安全期避孕法(自然避孕法)并不十分可靠,不宜推广。

（三）外用避孕药

通过阴道给药杀精或改变精子的功能起到避孕作用。目前广泛使用的为非离子型表面活性剂,如以壬苯醇醚为主药制成避孕药膜,具有快速高效杀精能力。将药膜揉成团状,于性交前10分钟放入阴道深处,待其溶解后即可性交。若正确使用,避孕率可达95%以上。

（四）免疫避孕法

免疫避孕法主要分为抗生育疫苗和导向药物避孕。前者是筛选生殖系统或生殖过程的抗原成分制成疫苗,通过介导机体细胞或体液免疫反应,攻击相应的生殖靶抗原,以阻断正常生殖生理过程中的某一环节,起到避孕作用。导向药物避孕是利用单克隆抗体将抗生育药物导向受精卵透明带或滋养层细胞,引起抗原抗体反应,干扰受精卵着床和抑制受精卵发育,达到避孕目的。

（五）黄体生成激素释放激素类似物避孕

在正常生理情况下,下丘脑释放GnRH能促进FSH、LH合成和分泌,从而促进卵泡发育和排卵,并释放性激素。当外源性非脉冲式给予大剂量LHRHa时,其作用相反,可能是其持续作用使垂体LHRH受体失去敏感性,不再对LHRHa产生反应,从而抑制卵泡发育和排卵。

第三节　女性绝育方法及护理

女性绝育是通过手术或药物的方法,使妇女达到永久不生育的目的。目前,女性绝育的主要方法为输卵管绝育术。通过手术或用药物使输卵管管腔粘连、堵塞等方法,使精子与卵子不能相遇而达到绝育目的,是一种安全、永久性节育措施。目前常用方法为经腹输卵管结扎术或腹腔镜下输卵管绝育,绝育方式可经腹、经腹腔镜、经阴道操作。经阴道手术已基本不做。药物粘堵因输卵管吻合复通困难,输卵管再通率低,现已较少应用。

一、经腹输卵管结扎术

经腹输卵管结扎术是国内应用最广的绝育方法,具有切口小、组织损伤小、操作简易、安全方便等优点。

（一）适应证

1. 育龄期妇女自愿接受绝育术且无禁忌证者。

2. 患有严重的全身性疾病不宜生育者。

（二）禁忌证

1. 各种疾病的急性期(如急性生殖道炎症或腹部皮肤有感染灶者)。

2. 全身情况不良,如心力衰竭、产后出血、急性传染病等不能胜任手术者。

3. 患严重的神经官能症。

4. 24 小时内有 2 次体温达到或超过 37.5℃者。

（三）手术时间选择

1. 非孕妇女应选择在月经干净后 3~4 日。

2. 人工流产或取环术或分娩后 48 小时内。

3. 自然流产月经复潮干净后 3~7 日为宜。

4. 哺乳期或闭经妇女应排除早孕后。

（四）术前准备

1. 详细询问病史,进行全面评估,包括全身检查、妇科检查、肝功能、凝血功能、血尿常规等。

2. 评估受术者对手术的认识水平、接受程度、心理状况等,耐心解答问题,解除其思想顾虑。

3. 按腹部手术常规准备。

（五）麻醉方式

采用局部浸润麻醉或硬膜外麻醉。

（六）手术步骤及配合

1. 受术者排空膀胱,取仰卧位,留置导尿管。

2. 手术野按常规消毒、铺巾。

3. 切口 一般在下腹正中耻骨联合上方 3~4cm 处做约 2cm 纵切口,产后妇女则在宫底下 2cm 处做纵切口,逐层切开,进入腹腔。

4. 提取输卵管 术者左手示指伸入腹腔,沿宫底滑向一侧,到卵巢或输卵管后,右手持卵圆钳将输卵管夹住并轻轻提至切口外。亦可用指扒法或吊钩法提取输卵管。

5. 确认输卵管 用鼠齿钳替代卵圆钳夹持输卵管,再以 2 把无齿镊交替使用依次夹提输卵管直至露出伞端,并检查卵巢。

6. 结扎输卵管 目前广泛应用结扎输卵管的方法是抽心包埋法,具有血管损伤少、并发症少、成功率高等优点。方法:在输卵管峡部背侧浆膜下无血管区注入 0.5%~1% 普鲁卡因 1ml 使浆膜膨胀,用尖刀切开膨胀的浆膜层,再用弯蚊钳轻轻游离出该段输卵管,两端分别用弯蚊钳钳夹,相距 1.5cm 处以 4 号丝线各做一道结扎,剪除其间输卵管。最后用 1 号丝线连续缝合两层浆膜,将近端包埋于输卵管系膜内,远端包埋于系膜外。检查无出血后,松开鼠齿钳,将输卵管送回腹腔。同法处理对侧。

7. 清点纱布、器械,关闭腹腔,手术结束。

（七）护理要点

1. 协助医师掌握适应证和禁忌证,选择恰当手术时间,做好术前及术时护理。

2. 术后密切观察生命体征及有无腹痛等。

3. 保持伤口敷料干燥,清洁,以免感染。

4. 严格执行医嘱。

5. 鼓励、协助受术者早日下床活动。

6. 术后休息 3~4 周,禁止性生活 1 个月。

（八）术后并发症及防治措施

一般不易发生并发症,多因操作粗暴,未按常规进行所致。

1. 出血、血肿　多因过度牵拉,损伤输卵管及其系膜所致,也可见创面血管漏扎或结扎不紧引起出血,一旦发现须立即止血。血肿多见于腹壁,输卵管系膜,偶见于腹腔内。因此,术时应避免损伤血管,严格止血。

2. 感染　分内源性和外源性。多因手术中不执行无菌操作规程或手术指征掌握不严。表现为腹壁切口,盆腔与腹腔不同程度感染,但败血症极少见。因此,要加强无菌观念,规范操作程序,严格掌握手术指征,治疗体内原有的感染灶,预防发生感染。

3. 脏器损伤　多为操作不熟练,术前未排空膀胱,解剖关系辨认不清而损伤膀胱或肠管。因此,手术应严格执行操作规程,一旦发现损伤要及时处理。

4. 绝育失败　由于绝育措施本身的缺陷,或技术操作误差,绝育术后再孕的情况偶有发生。此时除宫内妊娠外,还应警惕异位妊娠情况。

二、经腹腔镜输卵管绝育手术

1. 适应证　同经腹输卵管结扎术。

2. 禁忌证　腹腔粘连,心肺功能不全,膈疝者禁用,余同输卵管结扎术。

3. 术前准备　术前日晚做肥皂水灌肠,术时取头低仰卧位。余同输卵管结扎术。

4. 手术步骤　局麻浸润麻醉或硬膜外麻醉。于脐孔下缘做 1~1.5cm 的横弧形切口,将 Verres 气腹针插入腹腔,充气(二氧化碳)2~3L,然后换置腹腔镜。在腹腔镜直视下将弹簧夹或硅胶环钳夹或环套于输卵管峡部,以阻断输卵管通道。也可采用双极电凝烧灼输卵管峡部 1~2cm。

5. 术后护理　术后需静卧数小时后下床活动;严密观察受术者的体温,脉搏,腹痛,腹腔内出血或脏器损伤的征象。

经腹腔镜行输卵管结扎术简单易行、安全、效果好,近年来我国各大城市已逐渐推广使用。

第四节　避孕失败补救措施及护理

采用工具避孕、药物避孕和绝育术,均有一定的失败率。避孕失败且已确诊妊娠而需要终止妊娠者,护士应协助其及早发现并及时采取适宜的避孕失败补救措施。

一、早期妊娠终止方法

早期妊娠终止是指在妊娠早期采用人工方法终止妊娠,亦称为人工流产,也是避孕失败的补救措施。人工流产可分为药物流产和手术流产两种方式。

(一)药物流产

药物流产也称药物抗早孕。它具有痛苦小、安全、高效、简便、副反应少或轻、不需宫腔操作等特点。目前常用的药物是米非司酮(mifepristone)与米索前列醇(misoprostol)配伍。米非司酮为甾体类,与孕酮的化学结构相似。米非司酮对子宫内膜孕激素受体的亲和力比孕酮高3~5倍,因而能和孕酮竞争受体取代孕酮与蜕膜的孕激素受体结合,从而阻断孕酮活性而终止妊娠。同时由于蜕膜坏死,内源性前列腺素释放而使宫颈软化,子宫收缩促使妊娠物排出。米索前列醇是前列腺素的衍生物,可以起到兴奋子宫肌、抑制子宫颈胶原的合成、扩张和软化子宫颈的作用。

1. 适应证

(1)妊娠49天以内,自愿要求使用药物终止妊娠并确诊为正常宫内妊娠,年龄<40岁的健康妇女。

(2)人工流产术高危因素者,如瘢痕子宫、哺乳期、宫颈发育不良或严重骨盆畸形者。

(3)多次人工流产史,对手术流产有恐惧心理者。

2. 禁忌证

(1)米非司酮的禁忌证:有肾上腺疾病、肝肾功能异常、与甾体激素有关的肿瘤、糖尿病、妊娠期皮肤瘙痒史、血液疾患、血管栓塞等病史。

(2)前列腺素类药物的禁忌证:如二尖瓣狭窄、低血压、高血压、青光眼、哮喘、过敏体质、胃肠功能紊乱、癫痫、贫血等。长期服用抗癫痫、抗抑郁、抗结核、前列腺素生物合成抑制剂、巴比妥类药物,嗜酒、吸烟等。

(3)带器妊娠、异位妊娠。

(4)其他:过敏体质、妊娠剧吐、长期服用抗结核、抗癫痫、抗抑郁药等。

3. 用药方法 米非司酮分顿服法和分服法。顿服于第一日顿服200mg。分服法150mg米非司酮分次口服,于第1日晨口服50mg,8~12小时再服25mg;第2日早晚各服米非司酮25mg;第3日上午7时再服25mg。每次服药前后至少空腹1小时。顿服法于用药第3日早上口服米索前列醇0.6mg,前后空腹1小时;分服法于第3日服用米非司酮后1小时服米索前列醇。

服药后应严密观察,服药过程中可出现恶心、呕吐、腹痛、腹泻等胃肠道症状,出血时间长、出血多是药物流产的主要副作用,用药物治疗效果差。极少数人可大量出血需急诊刮宫终止妊娠,药物流产必须在有正规抢救条件的医疗机构进行。

(二)手术流产

手术流产(surgical abortion)是采用手术的方法终止妊娠,包括负压吸引术和钳刮术。

1. 适应证

(1)因避孕失败自愿要求终止妊娠者。

(2)因各种疾病不宜继续妊娠者。

2. 禁忌证

（1）各种疾病的急性期。

（2）生殖器官急性炎症者。

（3）妊娠剧吐酸中毒尚未纠正者。

（4）术前测 2 次体温均达 37.5℃ 或以上者。

3. 术前准备、手术操作 无菌手术器械、敷料与放置宫内节育器相同，另加宫颈扩张器 1 套、小头卵圆钳 4 把、有齿卵圆钳 1 把、刮匙 1 把、不同号的吸管各 1 个、并备人工流产负压电吸引器。

4. 手术流产阵痛与麻醉 手术流产操作时间短，一般不需要麻醉，为了减轻受术者疼痛，也可在麻醉下进行。常用的麻醉方法有依托咪酯（etomidate）静注法，是目前手术流产较常用的方法；宫旁神经阻滞麻醉；宫腔、宫颈表面麻醉和氧化亚氮吸入麻醉。

5. 操作方法

（1）负压吸引术：适用于妊娠 10 周以内者。

1）术前准备：受术者排空膀胱后，取膀胱截石位，常规外阴、阴道消毒，铺消毒洞巾。做双合诊检查，查清子宫位置，大小及附件情况。手术者按常规准备。

2）消毒宫颈：用阴道窥器暴露宫颈并消毒。

3）探测宫腔，扩宫颈：用宫颈钳夹持宫颈前唇（或后唇），用子宫探针顺子宫屈向探测子宫屈向和深度。以执笔式宫颈扩张器按子宫屈向扩张宫颈，自 5 号起逐步扩张至所用吸管半号或 1 号。扩张时手法应注意稳、准、轻、用力适度，切忌强行伸入。

4）吸管吸引：连接好吸引管，进行负压吸引试验无误后，一般按顺时针方向吸引宫腔 1 ~ 2 周，所用最大负压不宜超过 79.8kPa。当感觉子宫壁粗糙，子宫缩小，吸头上下移动受阻时，可慢慢取出吸管，如出现少量血性泡沫而无出血时，表示已吸净。吸引结束后，退出吸管，用小号刮匙绕宫腔轻刮一周，特别注意宫底及两侧宫角处。将全部吸出物用纱布过滤，仔细检查有无绒毛及胚胎组织，肉眼观察发现异常者送病理检查。

（2）钳刮术：适用于妊娠 10 ~ 14 周者。

1）术前准备同负压吸引术。

2）消毒宫颈：用窥阴器暴露宫颈，常规宫颈、阴道消毒。

3）探测宫腔：方法同人工流产负压吸引术。

4）扩张宫颈管：方法同负压吸引术。

5）用有齿钳逐步钳出胎儿组织，余同吸引术。

6. 护理要点

（1）协助医师做好辅助检查，严格掌握手术适应证、禁忌证，做好术前、术中护理、遵医嘱给予药物治疗。

（2）术后在观察室休息 1 ~ 2 小时，注意观察腹痛及阴道流血情况。

（3）嘱受术者保持外阴清洁，1 个月内禁止性生活、盆浴。

（4）吸宫术后休息 3 周；钳刮术后休息 4 周。有腹痛或出血多、持续流血达 1 周以上者，应随时就诊。

（5）术后注意休息，加强营养，适当使用抗生素预防感染。

（6）指导夫妇双方采用科学方法避孕。

 知识链接

人流中医中药治疗

人流后余血未尽，离经之血留滞冲任、胞宫，使气血运行不畅，甚或阻塞不通，则可致腹痛。因此，对人流后腹痛的调理应着重温养胞宫气血，由益母草、丹参、红花、元胡、当归等组成的药方可养血、调经止痛，对人流后腹痛起到很好的调理作用。

药方：益母草、丹参各 30g，桃仁 18g，红花、当归、元胡、白芍、五灵脂各 12g，香附 10g，黄芪 24g，炙甘草 6g，桂枝 3g。

用法：加水适量，文火煎煮，去渣取汁，分 3 次服用，每日 1 剂。

功效：活血化瘀、养血益气、调经止痛。主治人流后腹痛，症见人工流产后即闭经，伴周期性小腹剧痛、腰膝酸软，伴经色暗红、舌质黯、脉涩。

7. 并发症及防治

（1）人工流产综合反应：受术者在术中或术后出现心律不齐、心动过缓、血压下降、面色苍白、出冷汗、头晕、胸闷甚至晕厥等症状。多数可在停止手术后逐渐恢复。防治措施主要有：适当降低吸宫的压力。术前肌注阿托品 0.5～1mg；术前做好受术者的心理护理；术前应充分扩张宫颈，操作宜缓慢进行，吸宫时注意掌握负压适度、吸净后勿反复吸刮宫壁；操作轻柔等均有利于预防人工流产综合征。受术者一旦出现心率缓慢，静脉注射阿托品 0.5～1mg，即可缓解症状。

（2）子宫穿孔：是人工流产术的严重并发症。多见于术者操作技术不熟练，哺乳期子宫、瘢痕子宫，子宫过度倾、屈或畸形等情况。因此，术前应查清子宫位置及大小，严格按规程认真执行手术操作，切忌粗暴用力。疑有穿孔者应立即停止手术，给予子宫收缩剂和抗生素，并密切观察受术者的生命体征，有无腹痛、阴道流血及腹腔内出血征象。必要时做剖腹探查。

（3）吸宫不全：指有部分胎儿或胎盘组织残留宫腔。是人工流产后常见的并发症。多因医生操作技术不熟练或子宫位置异常的情况下发生。多见于术后阴道流血超过 10 天，血量过多，或流血暂停后又有多量出血者。经 B 型超声确诊，若出血多，应立即刮宫。出血不多可使用抗生素 3 天后再行清宫术。刮出物送病理检查，术后继续抗感染治疗。

（4）漏吸或空吸：指已确诊为宫内妊娠，术后检查未发现胚胎及胎盘绒毛。常与术者操作技术不熟练，孕周过小、子宫过度屈曲、子宫畸形（双子宫）等有关。因此，应复查子宫大小、形态及位置，重新探测宫腔后再行负压吸引术。

（5）术中出血：多见于钳刮术中，因妊娠月份较大，致子宫收缩欠佳而出血量多。术中扩张宫颈后，可在宫颈注射催产素，同时尽快钳取或吸出内容物。

（6）术后感染：多数因器械、敷料消毒不严或无菌操作观念不强；吸宫不全或流产后过早恢复性生活所致。多表现为子宫内膜炎，盆腔炎甚至腹膜炎，出现体温升高、下腹疼痛、白带混浊或不规则阴道出血等症状。患者需要卧床休息，给予支持疗法，并及时抗感染。如宫腔内有残留妊娠物者，应按感染性流产处理。

（7）羊水栓塞：偶可发生。主要因扩张宫颈时引起宫颈损伤、胎盘剥离使血窦开放,使羊水进入母体血液系统。妊娠早、中期羊水中含细胞等有形成分极少,即使发生羊水栓塞,患者的症状及严重性均不如晚期妊娠者凶险,死亡率较低。此时应做给氧、解痉、抗过敏、抗休克等处理。

二、中期妊娠终止方法

孕妇患有严重疾病不宜继续妊娠或防止先天畸形儿出生需要终止中期妊娠,可以采取依沙吖啶(利凡诺)引产和水囊引产。

(一)依沙吖啶(利凡诺)引产

利凡诺是乳酸依沙吖啶的衍生物,一种强力杀菌剂。当将其注入羊膜腔内、羊膜外引产时,胎儿因药物中毒而死,能刺激子宫平滑肌兴奋、内源性前列腺素升高导致宫缩。利凡诺引产用量的范围大(不超过100mg),安全性高,其引产成功率一般为90% ～100%。但易发生胎盘胎膜残留,故在胎盘及胎体排出后需清宫。常用羊膜腔内注入法及宫腔内羊膜腔外注射法两种。

1. 适应证　妊娠13～28周,自愿终止妊娠无禁忌证者;因患疾病,不宜继续妊娠者;妊娠期接触导致胎儿畸形因素者;因各种原因不愿继续妊娠者。

2. 禁忌证　有急慢性肝、肾疾病及严重心脏病、高血压、血液病等;各种急性感染性疾病、各种疾病急性期(如急性传染病、生殖器官炎症);剖宫产术或子宫肌瘤切除术2年内者;术前体温两次超过37.5℃者;前置胎盘或局部皮肤感染者。

3. 术中注意事项

(1)一般给药量为50～100mg,不超过100mg。

(2)宫腔内羊膜腔外注药,必须将药物稀释为浓度不超过0.4%的溶液。

(3)如穿刺时从穿刺针向外溢血或针管内抽出血液时,应向深部进针或向后退针,仍有血,则应立即更换穿刺部位。

(4)所有操作应严格执行无菌操作。

4. 并发症

(1)全身反应:常在用药后24～48小时内偶见体温升高,一般不超过38℃,胎儿排出后很快恢复正常。

(2)产后出血:80%受术者出血量不超过100ml,极少数可超过400ml。

(3)产道损伤:受术者可见不同程度的软产道损伤。

(4)胎盘胎膜残留:发生率较低,预防措施多主张胎盘排出后即行清宫术。

(5)感染:发生率低,但发生感染严重者可致死亡。

5. 护理要点

(1)做好术前准备工作。

(2)术中操作过程中,注意孕妇有无羊水栓塞症状(呼吸困难,发绀等)。

(3)用药后注意定时测量生命体征,观察并记录宫缩、胎心、胎动消失的时间及阴道流血等情况。为防出现突然破水等情况,孕妇应尽量卧床休息。

(4)产后仔细检查软产道、胎盘及胎膜的完整性,常规做清宫术。注意观察产后宫缩、阴道流血、排尿功能的恢复情况及有无感染体征。

(5)即刻采取退乳措施,术后6周内禁止盆浴及性生活,为产妇提供科学避孕措施指导。

（6）对中期引产终止妊娠者进行心理护理。给予同情、宽慰、鼓励和帮助,减轻患者无助感,为其提供表达内心顾虑、恐惧、自我贬低等情感的机会。

（7）给药 5 天后仍未临产者视为引产失败,通报医师、家属及孕妇,协商再次给药或改用其他方法。

（二）水囊引产

水囊引产是将消毒后囊内注入一定量生理盐的水囊置于子宫壁和胎膜之间,使子宫膨胀,宫内压力增高刺激子宫引起宫缩,使妊娠物排出。水囊引产时间短,简便有效,无药物反应及副作用,并发症较少,但应注意无菌操作,预防感染。

1. 适应证与禁忌证

适应证:同依沙吖啶(利凡诺)引产。

禁忌证:除同依沙吖啶(利凡诺)引产外,子宫壁有瘢痕、宫颈或子宫发育不良、前置胎盘;妊娠期有反复流血史者。

2. 注意事项

（1）水囊注入生理盐水量不超过 600ml。

（2）水囊引产最好只用一次,再次放置应在前次取出水囊的 72 小时后,注意无菌操作。

3. 并发症　同依沙吖啶(利凡诺)宫腔内注入引产法。

4. 护理要点　同依沙吖啶(利凡诺)引产。放置水囊后出现临产应取出水囊。不论有无宫缩,水囊放置的时间最长不超过 48 小时。如子宫收缩过强、出血多或体温超过 38℃者,则应立即取出,并设法终止妊娠。如宫缩乏力,取出水囊后无宫缩或有较多阴道出血时,应加用催产素静脉点滴加强宫缩。

学习小结

1. 学习内容

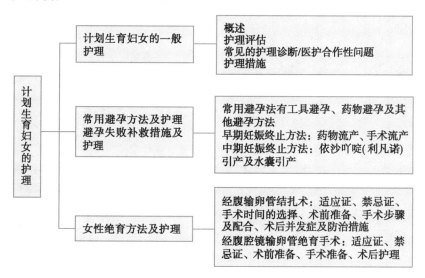

2. 学习方法

本章学习要重点结合实践。通过聆听讲授,视频及临床见习等方法,掌握工具避孕法的原理、宫内节育器避孕法的操作、药物避孕法的用药及注意事项、药物流产及手术流产术的适应证、方法及护理要点等内容。

（张英艳）

复习思考题

1. 试述宫内节育器放置术的护理要点内容。
2. 试述药物流产术与人工流产术适应证的区别。
3. 试述短效口服避孕药的药物副作用。

第二十一章

妇 女 保 健

学习目的

通过学习妇女保健工作的目的、意义、方法及组织机构，妇女保健工作的任务及妇女保健统计指标，掌握妇女的各期保健，计划生育指导，以及贯彻落实妇女劳动保健制度，为今后开展妇女保健工作奠定基础。

学习要点

妇女保健工作的目的、意义、方法及组织机构，妇女保健工作的任务及妇女保健统计指标。

第一节 概 述

妇女保健是以妇女为对象，以保健为中心，针对女性不同时期的生理、心理、社会特点和保健要求，以及影响妇女健康的自然环境、遗传、卫生服务和社会环境等各方面高危因素，综合运用预防医学、临床医学、保健医学、心理学、社会学、卫生管理学等多学科的知识和技术，制定保健对策和管理方法，保护和促进妇女身心健康，提高人口素质。

随着医学模式向社会-心理-生物医学新模式转换，在妇女的一生中，除身体保健外，还包括心理社会方面保健。妇女保健涉及女性的青春期、生育期、围生期、绝经过渡期和老年期，开展妇女各期保健、妇女常见病和恶性肿瘤的普查普治、计划生育指导、妇女劳动保护、妇女心理保健等保健工作，提高妇女健康水平。

一、妇女保健工作的目的、意义及方法

（一）妇女保健工作的目的

妇女保健工作的目的是通过落实妇女各期的预防、普查、监护和保健措施，以降低患病率，消灭和控制某些疾病及遗传病的发生，阻止性传播疾病的传播，降低孕产妇和围生儿死亡率，从而促进妇女的身心健康。

（二）妇女保健工作的意义

妇女保健以维护和促进妇女的健康为目的，以"保健为中心，临床为基础，保健与临床相结合，以生殖健康为核心，面向基层，面向群体"为工作方针。做好妇女保健工

笔记

作,保护妇女健康,有利于家庭幸福和后代的健康,有利于全民素质的提高和计划生育基本国策的贯彻落实。

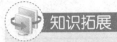 **知识拓展**

妇女保健与生殖健康

生殖健康(reproductive health)是20世纪80年代国际社会提出的一个新概念。1994年世界卫生组织正式通过了生殖健康的定义:生殖健康不仅是生殖过程没有疾病和失调,而且是心理、生理和社会的一种完好状态,并在此状态下完成生殖。同年9月生殖健康概念被在开罗召开的"国际人口与发展会议"所采纳,将其写入行动纲领中。

生殖健康的主要内涵为:能够进行满意和安全的性生活,没有疾病传染和意外妊娠发生;有生育能力,并有权决定是否生育和生育时间;夫妇有权知道和获取安全、有效和可接受的计划生育方法;妇女有权获得适宜生殖保健服务,安全通过妊娠和分娩,保障婴儿存活并健康成长。生殖健康的提出特别强调以妇女为中心,把保护妇女健康提高到人权水平,强调社会参与和政府责任及多学科的合作,是人类社会文明和医学科学发展的体现。

(三)妇女保健工作的方法

妇女保健工作是一个社会系统工程,应充分发挥各级妇幼保健专业机构及三级妇幼保健网的作用,开展以生殖健康为核心的妇女保健,做到以人为中心,以服务对象的需求为评价标准,强调社会参与及政府责任,切实做到:①有计划地组织培训及继续教育,推广妇幼保健适宜技术,不断提高专业队伍的综合素质和业务技能水平;②深入调查研究,制订切实可行的工作计划、防治措施及质量评价体系,做到群体保健与临床保健相结合,防与治相结合;③广泛开展社会宣传和健康教育,提高妇女的自我保健和参与意识;④建立健全相关法律法规和规章制度,保障妇女的合法权利。

二、妇女保健工作的组织机构

(一)卫生行政机构

国家卫生和计划生育委员会内设妇幼健康服务司,下设综合处、妇女卫生处、儿童卫生处、计划生育技术服务处、出生缺陷防治处,领导全国妇幼保健工作,其主要职责为拟订妇幼卫生和计划生育技术服务政策、规划、技术标准和规范,推进妇幼卫生和计划生育技术服务体系建设,指导妇幼卫生、出生缺陷防治、人类辅助生殖技术管理和计划生育技术服务工作,依法规范计划生育药具管理工作。省、市、县各级卫计委均设有相应的基层卫生与妇幼保健管理机构。

(二)专业机构

1. 妇幼卫生专业机构 包括各级妇产科医院、儿童医院,综合性医院妇产科、计划生育科、儿科,预防保健科;中医医疗机构中妇科、儿科,妇产科、儿科诊所以及各级妇幼保健机构。不论其所有制关系如何(全民、集体、个体)均属妇幼卫生专业机构。

2. 各级妇幼保健机构 ①国家级:中国疾病预防控制中心妇幼保健中心是国家级妇幼保健专业机构,是全国性妇幼保健业务技术指导中心;②省级:省妇幼保健院及部属院校妇产科、妇幼系;③(地)市级:(地)市妇幼保健院(所);④县级:县级妇幼保健院(所)。

各级妇幼保健机构均在同级卫生行政部门领导下,认真贯彻落实各项妇幼保健工作。

第二节　妇女保健工作的任务

妇女保健工作的任务包括:①妇女各期保健;②妇女常见病及恶性肿瘤的普查普治;③计划生育技术指导;④妇女劳动保护;⑤女性心理保健;⑥社区妇女保健;⑦健康教育与健康促进。

一、妇女各期保健

(一)青春期保健

此期保健应根据青春期女性的生理、心理、社会行为特点,重视其身心健康与行为方面的问题。主要做好三级预防:一级预防,指导青春期女性养成良好的个人生活和学习习惯,懂得自尊、自爱,学会保护自己,合理营养,参与适当的体育锻炼和体力劳动。重点指导经期卫生保健及乳房保健,进行青春期心理卫生和性知识及性道德教育,使其学会正确对待和处理性发育过程中的各种问题,降低非意愿妊娠率,预防性传播疾病;二级预防包括早期发现疾病和行为异常以及减少危险因素两个方面,可通过学校保健等普对青春期女性的体格检查,及早筛查出健康和行为方面的问题;三级预防包括对青春期女性疾病的治疗与康复。青春期保健以一级预防为重点。

(二)婚前保健

婚前保健是为即将婚配的男女双方在结婚登记前所提供的保健服务,包括婚前医学检查、婚前卫生指导及婚前卫生咨询。婚前医学检查是通过医学检查方法对准备结婚的男女双方发现有影响结婚和生育的疾病,给予治疗,并提出有利于优生的医学意见。婚前卫生指导能促进服务对象掌握性保健、生育保健和新婚避孕知识,以达到生殖健康的目的。婚前卫生咨询针对医学检查结果发现的异常情况以及服务对象提出的具体问题进行解答、提供信息(若精神病在发病期间,传染病在传染期期间,重要脏器疾病伴功能不全,患有生殖器官发育障碍或畸形等应"暂缓结婚";若双方为直系血亲或三代以内旁系血亲"不宜结婚";若患有严重遗传性疾病"不宜生育"),帮助服务对象在知情的基础上做出适宜决定,从而达到保护母婴健康和减少严重遗传性疾病患儿出生的目的。总之,婚前保健保障个人和家庭的幸福,降低遗传病发生,为优生优育打下良好基础,为计划生育提供有力保证。

(三)生育期保健

此期根据妇女的生理、心理及社会特征,保健的主要目的是维护生殖功能的正常,保证母婴安全,降低孕产妇死亡率和围生儿死亡率。切实落实三级预防保健工作,一级预防:普及孕产期保健和计划生育技术指导;二级预防:早期发现、早期治疗妇女在生育期因孕育或节育导致的各种疾病,提高防治质量;三级预防:提高对高危孕产妇的处理水平,降低孕产妇死亡率和围生儿死亡率。其中以一级预防为重点,确保生育期妇女的身心健康。

(四)围生期保健

围生期保健包括妊娠前、妊娠期、分娩期、产褥期、哺乳期、新生儿期,持续为孕产妇和胎婴儿提供一系列保健措施,从而保障母婴安全、降低孕产妇死亡率和围生儿死亡率。

1. 孕前保健　指导夫妇双方选择最佳的受孕时机,如适宜年龄(女性 21～29 岁为宜,男性 23～30 岁为宜)、最佳的身体心理状态、良好的社会环境等,以减少或避免危险因素和高危妊娠的发生,确保优生优育。对长时间使用药物避孕者应停药改为工具避孕半年后再怀孕;高龄孕妇或有不良孕产史、遗传病、传染病史者,此次受孕前应接受产前咨询和遗传咨询,充分做好孕前准备,以减少高危妊娠和高危儿的发生。此外,孕前期妇女尽量保持良好的精神状态,饮食均衡、营养丰富,生活有规律,戒烟酒、工作适度,睡眠充足,保证身体健康尤为重要。

2. 妊娠期保健　主要是加强母儿监护,预防和减少妊娠期并发症的发生,确保孕妇和胎儿在妊娠期间的安全、健康。孕期保健可分为妊娠早期保健、妊娠中期保健、妊娠晚期保健。

(1)妊娠早期保健:孕早期是胚胎、胎儿分化发育阶段。此期易受外界因素及孕妇疾病的影响,导致胎儿畸形或发生流产,应注意防病、防致畸。妊娠早期保健的主要内容有:①尽早确诊妊娠,建立孕期保健手册;②确定基础血压、基础体重;③进行高危妊娠初筛,了解有无不良孕产史、有无慢性病史,如高血压、心脏病、糖尿病、肝肾疾病等;④询问家族成员有无遗传病病史;⑤了解有无接触过有害的化学制剂及长期放射线接触史。妊娠早期应避免精神刺激,保持心情舒畅;保持室内空气清新,避免接触空气污浊环境,病毒感染,戒烟酒;生活起居有规律,避免过劳,每日保证充足睡眠及适量活动;注意营养,提供足够热量,蛋白质,多吃蔬菜水果;患病时遵医嘱服药,以防药物致畸。

(2)妊娠中期保健:孕中期是胎儿生长发育较快的阶段。此期胎盘已形成不易发生流产,孕晚期并发症尚未出现,但此阶段应仔细检查孕早期各种影响因素对胎儿是否有损伤,加强产前诊断和产前治疗,妊娠晚期并发症的预防也需从孕中期开始。该期应注意对孕妇加强营养,适当补充铁剂和钙剂,监测胎儿生长发育的各项指标:如宫高、腹围、体重、胎儿双顶径等。预防胎儿发育异常,进行胎儿开放型神经管畸形和唐氏综合征的遗传筛查,对疑有畸形或遗传病及高龄孕妇的胎儿要进一步做产前诊断。预防妊娠并发症如妊娠期高血压疾病等,并预防及治疗生殖道感染,做好高危妊娠的各项筛查工作。指导孕妇产检和胎教,促进母亲角色转换,鼓励丈夫积极参与。

(3)妊娠晚期保健:孕晚期胎儿生长发育最快,体重明显增加。此期应注意补充营养、防治妊娠并发症和积极治疗合并症,加强孕妇自我监护及胎儿生长发育监测。指导孕妇合理补充营养,注意热量、蛋白质、维生素、微量元素、矿物质等合理摄入,防止贫血等并发症发生。定期行产前检查,防治妊娠并发症和合并症,及早发现并矫正胎位异常,注意胎盘功能和胎儿宫内安危的监测,预防胎儿宫内窘迫,及时纠正胎儿缺氧。做好分娩前的心理准备,考虑对母儿合适的分娩方式。指导孕妇做好乳房准备,有利于产后哺乳。

3. 分娩期保健　提倡住院分娩,确保分娩顺利,母儿安全。持续性地给予孕产妇生理上、心理上和精神上的帮助和支持,缓解疼痛和焦虑,做到"五防"、"一加强"。五防:防滞产、防感染、防产伤、防产后出血、防新生儿窒息;一加强是指加强对高危妊娠的产时监护和产程处理,保证母儿平安。

4. 产褥期保健　预防产后出血、感染等并发症的发生,促进产妇产后生理功能恢复。由于产后家庭关系和产妇身心改变以及亲子关系的建立等因素,使产妇处于一种压力情境中,因此护理人员在产褥期提供相应的身心指导和帮助是非常重要的。

(1)健康教育:指导产妇保持身体清洁,尤其是会阴部皮肤和乳房的清洁;居室应安静、舒适;营养合理,防止便秘;注意休息,至少 3 周以后才能进行全部家务劳动。经阴道自然分娩的产妇,产后 6～12 小时可起床做轻微活动,避免直立性低血压现象,动作宜缓慢,坐起后无眩晕感后方可站立行走;产后第 2 天可在室内随意活动;产后按时做健身操,有利于恢复体力,避免和减少血栓性静脉炎的发生,有利于恢复盆底肌及腹肌的张力;会阴部有切口或剖宫产者,可先进行深呼吸等促进血液循环的运动,待拆线后切口不感觉疼痛时,做产后健身操;运动量应根据自身情况渐进性增加。

(2)家庭适应及产后亲子关系的建立:遵循以家庭为中心的产科护理理念,促进家庭和谐发展。正确评估父亲或母亲角色转换情况,为他们提供机会谈论妊娠分娩的经验;表达对新生儿的看法、鼓励父亲或母亲检查新生儿身体、并与新生儿有面对面或眼对眼的接触;指导他们对新生儿进行语言交流,表达情感,促进亲子互动;鼓励家人积极参与育婴活动,如沐浴、抚触、喂奶等;母亲获得家人支持的多少与母性行为的适应成正比,因此,需帮助母亲获得更多的家人支持,促进正向和积极的亲子互动,建立良好家庭关系,维护家庭稳定幸福。

(3)产后检查及计划生育指导:产后检查包括产后访视及产后健康检查。产后访视应在产妇出院后 3 天内、产后 14 天和 28 天,共 3 次,如有必要可酌情增加访视次数。访视内容包括产妇的子宫复旧、会阴部切口或剖宫产切口愈合等,检查乳房及母乳喂养情况,以及产妇的饮食、休息、婴儿的健康状况等,并给予正确的指导和处理。产褥期内禁止性生活。产后 42 天产妇应到医院接受全面的健康检查,包括全身检查和妇科检查,同时给予计划生育指导,使夫妇双方知情选择适宜的避孕措施。

5. 哺乳期保健　哺乳期是指产妇用自己的乳汁喂养婴儿的时期,时间通常为 1 年。近年来,国际上将保护、促进和支持母乳喂养作为妇幼保健工作的重要内容,因此,哺乳期保健的主要目的是促进和支持母乳喂养。

(1)向产妇及家人宣传母乳喂养可促进母婴健康:①母乳中所含的营养物质最适合婴儿的消化吸收,且经济、方便;②母乳中含有多种免疫物质,能提高婴儿的免疫功能,预防疾病;③母乳喂养时的母子联系,可促进婴儿的心理健康发育;④婴儿吸吮刺激有助于面部肌肉发育,有利于牙齿发育;有利于母亲的子宫收缩,防止产后出血;⑤母乳喂养可降低母亲患乳腺癌、卵巢癌的危险性。

(2)促进母乳喂养成功的 10 项措施:①向所有卫生保健人员常规传达母乳喂养政策;②对所有的保健人员进行必要的技术培训;③向所有孕妇宣传母乳喂养的好处及相关问题的处理;④帮助母亲在产后半小时内哺乳;⑤指导母亲如何喂奶,以及在与婴儿分开的情况下如何保持泌乳;⑥除医疗上需要外,只喂母乳,禁止给新生儿喂任何其他食品和饮料;⑦实行母婴同室;⑧按需哺乳;⑨不给婴儿吸橡皮奶嘴;⑩支持促进母乳喂养组织的建立,并将出院的母亲转给妇幼保健组织。我国目前有较健全的三级医疗保健网,通过家庭访视,可以使母亲继续获得支持和帮助。

(3)现在母乳喂养率不断提高的同时,母乳不足的发生率也随婴儿月龄增长而逐月上升。母乳不足并不说明母亲没有足够奶水,而是婴儿未能吃到足够乳汁。原因有:①母乳喂养因素:表现在开奶延迟,人工喂奶次数少,哺乳时间过短未吸空乳房;②母亲心理因素:疲劳、信心不足、紧张、忧虑或不愿哺乳;③母婴健康状况:产后母亲服用利尿剂、避孕药,使乳汁减少,婴儿生病或口腔畸形;④暂时性供需不足:生后2个月婴儿体重增长最快,需要营养相对增加,如母亲乳汁分泌尚未随之增多则会发生母乳不足。处理方法:①保健人员亲自观察母亲哺乳全过程,找出存在的问题;②教会母亲判断婴儿是否获得足够奶量的方法:评估婴儿体重增长,一般婴儿体重每月大约增长600g;摄奶量正常情况下婴儿昼夜至少排尿6~8次,尿外观色淡而无味;③提供有关母乳喂养知识和哺乳技巧,频繁、有效的吸吮会使乳汁越吸越多,并增强母亲哺乳信心,克服紧张、焦虑情绪。许多药物能通过乳汁进入婴儿体内,哺乳产妇应慎重用药,并且最好采用工具避孕。

(4)哺乳期保健人员职责:①定期访视:评估母亲身心康复情况,指导母亲饮食、休息、清洁卫生及产后适度运动;②评估母乳喂养及婴儿生长发育情况:重点了解哺乳的次数、是否按需哺乳、哺乳的姿势、予以正确指导,大小便次数及性状、婴儿睡眠、母子情感交流及正确养育婴儿的方法;③指导母亲在哺乳期合理用药及采取正确的避孕措施:如工具避孕或产后3~6个月放置宫内节育器,不宜采取药物避孕和延长哺乳期的方法;④评估家庭支持系统,完善家庭功能。

 知识链接

全面两孩政策与妇幼保健

　　为适应人口和经济社会发展的新形势,促进人口长期均衡发展,党的十八届五中全会提出全面实施两孩政策,并自2016年1月1日起施行。目前我国符合全面两孩政策的对象有9000万左右,60%在35岁以上。政策实施后,高龄孕产妇明显增多,发生孕产期合并症、并发症及出生缺陷的风险增加。为合理解决新政策后民众对妇幼保健服务的需求和保障母婴安全,国家积极采取相应措施:一是增加妇幼保健能力的供给,加强技术人员的培训;二是推进分级诊疗,引导孕产妇合理选择助产的服务机构;三是加强孕产妇咨询指导,增强孕产妇的自我保健能力;四是加强妊娠风险评估和高危孕产妇专案管理,完善急危重症孕产妇和新生儿转诊、会诊机制,确保母婴安全。

(五)绝经过渡期保健

　　绝经过渡期是指妇女40岁左右开始出现内分泌、生物学变化和临床表现直至绝经。在绝经过渡期前后可出现因性激素减少而引发的一系列躯体和精神心理症状,故此期保健的主要目的是提高绝经过渡期妇女的自我保健意识和生活质量。

　　绝经过渡期保健内容包括:①通过多途径健康宣教,使绝经过渡期妇女了解这一特殊时期的生理、心理特点,合理安排生活,重视蛋白质、维生素及微量元素的摄入,保持心情舒畅,注意锻炼身体;②绝经过渡期常见健康问题指导:保持外阴部清洁,预防萎缩的生殖器发生感染;防治绝经过渡期月经失调,重视绝经后阴道流血。此期是妇科肿瘤的好发年龄,应每1~2年定期体检;指导妇女进行缩肛运动,加强盆底组织支持力,预防子宫脱垂及压力性尿失禁;在医师的指导下,采用激素替代治疗、补充钙剂等方法防治绝经期综合征、骨质疏松、心血管疾病等;③指导避孕:此期虽然生育能力下降,仍应避孕至月经停止12个月以后。

（六）老年期保健

由于社会经济发展,医疗服务技术水平的提高,使人类的平均寿命延长。国际老年学会规定,65 岁以上为老年期。老年期是一生中生理和心理上一个重大转折点,由于生理上的明显变化,使老年期妇女的心理和生活发生巨大的变化,较易患各种身心疾病,如萎缩性阴道炎、子宫脱垂和膀胱膨出、直肠膨出、妇科肿瘤、脂代谢紊乱、老年性痴呆等。因此应指导老年人定期体格检查,合理应用激素类药物,加强身体锻炼,适度参加社会活动和从事力所能及的工作,以利身心健康,提高生命质量。

二、妇女常见疾病及恶性肿瘤的普查普治

建立健全妇女保健网络,定期进行妇女常见病及良恶性肿瘤的普查普治工作,35岁以上妇女每 1～2 年普查 1 次。普查内容包括妇科检查(外阴、阴道、宫颈、双合诊、三合诊)、阴道分泌物检查、宫颈细胞学检查、B 型超声检查。当普查发现异常时,应进一步进行阴道镜检查、宫颈活组织检查、分段诊刮术、CT、MRI 等特殊检查。对妇科恶性肿瘤做到早期发现、早期诊断及早期治疗,提高妇女生命质量。针对普查结果,制定预防措施,降低发病率,提高治愈率,维护妇女健康。

三、计划生育技术指导

积极开展计划生育知识的健康教育及技术咨询,使育龄妇女了解各种节育方法的安全性和有效性,指导夫妇双方选择适宜的节育方法,并减少因节育措施而产生的不良心理影响,降低人工流产率及妊娠中期引产率,预防性传播疾病。严格掌握节育手术的适应证和禁忌证,减少和防止手术并发症的发生,提高节育手术质量,确保受术者的安全与健康。

四、妇女劳动保护

在职业性有害因素的作用下,妇女的生殖器官和生殖功能可能受到影响,并且可以通过妊娠、哺乳等影响胎儿、婴儿的健康。因此,我国政府十分重视保护劳动妇女的健康。目前已建立较为完善的妇女劳动保护和保健法规,标志着我国妇女劳动保护工作进入了有法可依阶段,对妇女各期的有关规定如下:

1. 月经期　女职工在月经期不得从事装卸、搬运等重体力劳动及高处、低温、冷水、野外作业及用纯苯作为溶剂而无防护措施的作业;不得从事连续负重(每小时负重次数在 6 次以上者)单次负重超过 20kg,间断负重每次负重超过 25kg 的作业。

2. 孕期　妇女怀孕后在劳动时间进行产前检查,可按劳动工时计算;孕期不得加班、加点,妊娠满 7 个月后不得安排夜班劳动,并在劳动时间内安排一定的休息时间;不得从事工作中频繁弯腰、攀高、下蹲的作业;不允许在女职工怀孕期、产期、哺乳期降低基本工资或解除劳动合同;对有两次以上自然流产史,现又无子女的女职工,应暂时调离有可能导致流产的工作岗位。

3. 产期　女职工产假为 98 天,其中产前休息 15 日;难产增加产假 15 日,多胎生育每多生一个婴儿增加产假 15 日。女职工怀孕未满 4 个月流产的,享受 15 日产假;怀孕满 4 个月流产的,享受 42 日产假。女职工执行计划生育可按本地区本部门规定延长产假。

4. 哺乳期 哺乳时间为 1 年,不得安排夜班及加班。用人单位在每日劳动时间内应为哺乳期女职工安排 1 小时哺乳时间;女职工生育多胞胎的,每多哺乳 1 个婴儿每日多增加 1 小时哺乳时间。

5. 绝经过渡期 绝经过渡期女职工应该得到社会广泛的体谅和关怀;经医疗保健机构诊断为绝经综合征者,经治疗效果不佳,已不适应现任工作时,应暂时安排其他适宜的工作。

6. 其他 妇女应遵守国家计划生育法规,但也有不育的自由;各单位对妇女应定期进行以防癌为主的妇女病普查普治;女职工的劳动负荷,单人负荷一般不得超过 25kg,两人抬运不得超过 50kg。

第三节 妇女保健统计

做好妇女保健统计可以客观地反映妇幼保健工作的水平,评价其工作的质量和效果,并为制定妇幼保健工作计划、指导及开展妇幼保健工作和科研工作提供科学依据。

一、妇女病普查普治常用统计指标

1. 妇女病普查率 = 期内(次)实查人数/期内(次)应查人数 $\times 100\%$
2. 妇女病患病率 = 期内患病人数/期内受检查人数 $\times 10$ 万/10 万
3. 妇女病治愈率 = 治愈例数/患妇女病总例数 $\times 100\%$

二、孕产期保健指标

(一)孕产期保健工作统计指标
1. 产前检查覆盖率 = 期内接受一次及以上产前检查的孕妇数/期内孕妇总数 $\times 100\%$
2. 产前检查率 = 期内产前检查总人次数/期内孕妇总数 $\times 100\%$
3. 产后访视率 = 期内产后访视产妇数/期内分娩的产妇总数 $\times 100\%$
4. 住院分娩率 = 期内住院分娩的产妇数/期内分娩产妇总数 $\times 100\%$

(二)孕产期保健质量指标
1. 高危孕妇发生率 = 期内高危孕妇数/期内孕(产)妇总数 $\times 100\%$
2. 妊娠期高血压疾病发病率 = 期内患病人数/期内孕妇总数 $\times 100\%$
3. 产后出血率 = 期内产后出血人数/期内产妇总数 $\times 100\%$
4. 产褥感染率 = 期内产褥感染人数/期内产妇总数 $\times 100\%$
5. 会阴破裂率 = 期内会阴破裂人数/期内产妇总数 $\times 100\%$

(三)孕产期保健效果指标
1. 围生儿死亡率 = (孕 28 足周以上死胎数 + 生后 7 日内新生儿死亡数)/(孕 28 足周以上死胎数 + 活产数) $\times 1000‰$
2. 孕产妇死亡率 = 年内孕产妇死亡数/年内孕产妇总数 $\times 10$ 万/10 万
3. 新生儿死亡率 = 期内生后 28 日内新生儿死亡数/期内活产数 $\times 1000‰$
4. 早期新生儿死亡率 = 期内生后 7 日内新生儿死亡数/期内活产数 $\times 1000‰$

三、计划生育统计指标

1. 人口出生率 = 某年出生人数/该年平均人口数 $\times 1000‰$

笔记

2. 人口死亡率 = 某年死亡人数/该年平均人口数 ×1000‰

3. 人口自然增长率 = 年内人口自然增长数/同年平均人口数 ×1000‰

4. 计划生育率 = 符合计划生育的活胎数/同年活产总数 ×100%

5. 节育率 = 落实节育措施的已婚育龄夫妇任一方人数/已婚育龄妇女数 ×100%

6. 绝育率 = 男和女绝育数/已婚育龄妇女数 ×100%

学习小结

1. 学习内容

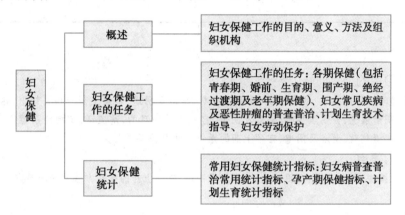

2. 学习方法

本章内容主要是通过自学、讨论及社会实践等方法进行学习。重点掌握妇女的各期保健工作内容、计划生育指导,宣传妇女劳动保健制度,知晓妇女保健的常用统计指标。

（陆旭亚）

复习思考题

试述婚前、围生期、绝经过渡期各期保健内容。

第二十二章

妇产科护理操作技术

学习目的

通过学习会阴擦洗、阴道灌洗、会阴湿热敷、坐浴及阴道、宫颈上药的相关知识,熟悉会阴擦洗、阴道灌洗、会阴湿热敷、坐浴及阴道、宫颈上药的目的、适应证,掌握会阴擦洗、阴道灌洗、会阴湿热敷、坐浴及阴道、宫颈上药的操作方法及护理要点。

学习要点

会阴擦洗、阴道灌洗、会阴湿热敷、坐浴及阴道、宫颈上药的操作方法及护理要点。

第一节 会阴擦洗/冲洗

会阴擦洗/冲洗是利用消毒液对会阴进行擦洗/冲洗的技术。由于女性会阴部的各个孔道彼此相距很近并且局部温暖、潮湿,病菌很容易滋生,因此,会阴擦洗/冲洗是妇产科临床护理工作中常用的护理技术。

（一）目的

保持会阴及肛门部清洁,促进患者舒适和会阴伤口愈合,防止生殖系统、泌尿系统的逆行感染。

（二）适应证

长期卧床,生活不能自理的患者;产后会阴有伤口者;妇科或产科手术后有留置导尿管者;会阴部手术术后患者;急性外阴炎患者。

（三）用物准备

一次性垫巾或一次性中单 1 块,一次性手套 1 副。会阴擦洗盘 1 个,盘内放置消毒弯盘 2 个,卵圆钳 1 把,长镊子 1 把,浸有 0.02%～0.05%聚维酮碘（碘伏）溶液或 1:5000 高锰酸钾溶液的棉球若干个,无菌干纱布 2 块。若行会阴冲洗,则准备内盛消毒溶液（如 1:5000 高锰酸钾溶液、0.02%～0.05%聚维酮碘溶液等）500ml 的冲洗壶 1 个,无菌干棉球若干个,水温计,便盆。

（四）操作方法

1. 核对患者,评估患者会阴及（或）尿管情况,向患者说明实施本操作的目的、意义和方法,以取得配合。注意请房内无关人员暂时回避。

2. 嘱患者排空膀胱,取膀胱截石位,协助其脱去一条裤腿充分暴露外阴。给患者臀下垫一次性中单或一次性垫巾。注意为患者保暖,屏风遮挡。

3. 操作者戴一次性手套,将一个消毒弯盘放置患者会阴部,另一个装有消毒液棉球的消毒弯盘放在床边。用镊子夹取出浸有消毒药液的棉球,用卵圆钳夹持擦洗会阴部。一般擦洗3遍。第1遍顺序为自上而下、由外向内,初步擦去外阴部的血迹、分泌物或其他污垢等。第2遍擦洗顺序为自内向外,或以伤口、阴道口为中心,逐渐向外擦洗,每擦洗一个部位更换一个棉球,以防止伤口、阴道口、尿道被污染,注意最后擦洗肛门。第3遍顺序同第2遍。可根据患者情况增加擦洗次数,直至擦净。最后用干纱布擦干。其顺序同第2、3次擦洗。

4. 擦洗结束后,撤去一次性中单或一次性垫巾,嘱患者更换干净卫生巾或会阴垫,协助其整理衣裤及床单位。

如行会阴冲洗,注意先将便盆放于一次性中单或垫巾上,用无菌干棉球堵住阴道口,防止污水进入阴道,用卵圆钳夹住消毒棉球,一边冲一边擦洗,顺序同会阴擦洗。

(五)护理要点

1. 有留置导尿管者,要将尿道口周围擦洗干净,注意尿管是否通畅。

2. 擦洗或冲洗时应注意会阴部及伤口周围组织有无红肿、分泌物颜色及其性质、伤口的愈合情况。

3. 注意无菌操作,注意最后擦洗有伤口感染的患者,防止交叉感染。

4. 每次擦洗/冲洗前后,护士均需洗净双手,然后再护理下一位患者。

第二节 阴道灌洗/冲洗

阴道灌洗/冲洗是利用消毒液对阴道部进行清洁的技术。该技术需要患者的良好配合,操作时应注意动作轻柔。

(一)目的

促进阴道壁血液循环,减少阴道内分泌物,减轻局部组织充血,达到控制和治疗炎症的作用;使宫颈和阴道保持清洁,是妇科手术前阴道准备的内容之一。

(二)适应证

阴道炎、宫颈炎;子宫切除术或阴道手术前的常规阴道准备。

(三)用物准备

消毒灌洗筒1个,灌洗头1个,带调节开关的橡皮管1根,弯盘1个,便盆1个,阴道窥器1个,输液架1个,卵圆钳1把,水温计1个,干纱布若干,一次性手套1副,一次性中单1块或一次性垫巾1块,灌洗液500~1000ml。

常用灌洗液:1:5000高锰酸钾溶液;2%~4%碳酸氢钠溶液;4%硼酸溶液;生理盐水;0.02%~0.05%聚维酮碘(碘伏)溶液等。如为外阴阴道假丝酵母菌病用碱性冲洗液;滴虫阴道炎用酸性冲洗液;非特异性感染者用生理盐水;术前阴道灌洗可选用碘伏溶液、高锰酸钾溶液。

(四)操作方法

1. 核对患者,告知患者操作的目的、方法、可能的感受,取得患者配合。

2. 嘱患者排空膀胱,协助患者上妇科检查床并取膀胱截石位,臀下放一次性中单或垫巾及便盆。

3. 按需配制灌洗液 500～1000ml，试水温适宜（41～43℃），将装有灌洗液的灌洗筒挂于高于床面 60～70cm 处的输液架上，排出管内空气后备用。

4. 护士戴手套，一手持冲洗头，先用灌洗液冲洗外阴，然后用另一手将小阴唇分开，将灌洗头沿阴道纵侧壁缓缓插入阴道达后穹窿部，灌洗时应将灌洗头围绕宫颈轻轻上下左右移动；也可用阴道窥器暴露宫颈后再冲洗，灌洗时应不停地转动阴道窥器，待整个阴道穹窿及阴道侧壁都冲洗干净后将阴道窥器向下按，使阴道内的残留液体流出。

5. 当灌洗液剩下 100ml 左右时，抽出灌洗头和阴道窥器，再一次冲洗外阴部。然后将患者扶起坐在便盆上，使阴道内残留的液体流出。

6. 撤去便盆、一次性中单或垫巾，用干纱布擦干患者外阴部，协助患者整理衣裤，下妇科检查床。

（五）护理要点

1. 灌洗筒距床沿的距离不得超过 70cm，以免压力过大，使灌洗液、污物进入宫腔或灌洗液与阴道局部作用的时间过短。

2. 灌洗液温度以 41～43℃为宜。温度过低使患者感到不舒服，温度过高可能会烫伤阴道黏膜。

3. 灌洗过程中动作要轻柔，灌洗头不宜插入过深，避免损伤阴道壁或宫颈组织。

4. 对产后、人工流产术后宫颈口未闭者，月经期、不规则阴道流血者及宫颈癌有活动性出血者不宜灌洗，只作外阴擦洗，避免引起上行性感染。

5. 产后 10 天或妇产科手术 2 周后的患者，若合并阴道分泌物混浊、有臭味、阴道伤口愈合不良等，可行低位阴道灌洗，灌洗筒的高度一般不超过床沿 30cm，以避免污物进入宫腔或损伤阴道残端伤口。

6. 未婚妇女可用导尿管进行阴道灌洗，不能使用阴道窥器。

第三节　会阴湿热敷

会阴湿热敷是将热原理和药物化学反应直接应用于患部，促进血液循环并增强局部白细胞的吞噬作用和组织活力。

（一）目的

促进局部血液循环，增强局部白细胞的吞噬功能，加速组织再生和消炎、止痛，促进水肿、血肿的局限和吸收，促进外阴伤口的愈合。

（二）适应证

会阴水肿、血肿；会阴部早期感染及硬结等。

（三）用物准备

会阴擦洗盘一套。一次性中单或一次性垫巾 1 块，棉布垫 1 块，干纱布 2 块，带盖搪瓷缸一个（内有浸泡热敷药品的无菌纱布数块），医用凡士林，无菌棉签若干，热源袋如热水袋、电热宝等，红外线灯。热敷药液为煮沸的 50% 硫酸镁、95% 乙醇等。

（四）操作方法

1. 核对患者，向患者介绍会阴湿热敷的目的、方法、效果及预后，取得患者的配合。

2. 嘱患者排空膀胱,臀下垫一次性中单或一次性垫巾,先行会阴擦洗,清除会阴部污垢。

3. 在会阴病变部位涂一薄层凡士林,盖上无菌纱布,然后轻轻敷上浸有 41~48℃ 热敷溶液的纱布,再盖上棉布垫保温。

4. 一般每 3~5 分钟更换热敷垫 1 次,也可将热源袋置于棉布垫外或用红外线灯照射保温,减少热敷垫的更换次数,热敷时间大约为 15~30 分钟。

5. 热敷结束后,移去热敷垫,观察热敷部位皮肤,用纱布擦净凡士林,更换新的会阴垫,整理好床铺。

（五）护理要点

1. 注意湿热敷的面积为病灶范围的 2 倍。

2. 湿热敷的温度一般为 41~48℃。

3. 湿热敷时注意防止烫伤,定期检查热源袋的完好性,对休克、昏迷、术后感觉障碍及昏迷的患者应更加警惕。

第四节 阴道或宫颈上药

阴道或宫颈上药是一项应用十分广泛的妇产科护理操作技术,即将药物通过阴道涂抹到阴道壁或宫颈黏膜上而达到局部治疗的作用。因其操作简单,故此操作既可以在医院门诊由护士完成,也可教会患者自己在家进行。

（一）目的

治疗各种阴道、宫颈炎症。

（二）适应证

各种阴道炎、宫颈炎。

（三）用物准备

一次性垫巾 1 块、一次性手套 1 副。阴道灌洗用物 1 套、阴道窥器、治疗所需药品、长镊子、干棉球、消毒长棉棍、带尾线的大棉球等。

（四）操作方法

1. 核对患者,向患者介绍阴道或宫颈上药的目的、方法、效果及预后,取得患者的配合。

2. 嘱患者排空膀胱,协助患者上妇科检查床并取膀胱截石位,臀下放一次性垫巾。

3. 上药前先进行阴道灌洗,用阴道窥器暴露阴道、宫颈后,用消毒干棉球拭净。根据病情和药物的不同性状采用以下方法:

（1）阴道后穹窿塞药:滴虫阴道炎、外阴阴道假丝酵母菌病、老年性阴道炎者常用此法。常用药物为甲硝唑、制霉菌素等药片、丸剂或栓剂。护士将药物用长镊子放至阴道后穹窿处。也可教会患者自行放置,用 1:5000 高锰酸钾溶液坐浴后,于临睡前洗净双手或戴上无菌手套,用一手示、中指夹持药品并用示指将药物沿阴道后壁推进至示指完全伸入,将药物放至阴道后穹窿部。

（2）局部用药

1）腐蚀性药物：①20%～50%硝酸银溶液，用于治疗慢性宫颈炎。用长棉棍蘸少许药液涂于宫颈糜烂面，再插入宫颈管内约0.5cm，稍后用生理盐水棉球洗去表面多余的药液，最后用干棉球吸干。每周1次，2～4次为一个疗程；②20%或100%铬酸溶液：适应证和操作方法同硝酸银，每20～30天上药1次。

2）非腐蚀性药物：治疗阴道假丝酵母菌病常用1%甲紫或大蒜液，每天1次，7～10天为一个疗程；治疗急性或亚急性子宫颈炎或阴道炎常用新霉素、氯霉素。非腐蚀性药物给药时可用棉球或长棉棍蘸药液涂擦于阴道壁或子宫颈。

（3）宫颈棉球上药：适用于宫颈急性炎症伴有出血者。常用药物有消炎药粉、止血药粉或抗生素药液等。操作时，用带有线尾的无菌棉球蘸药粉或药液后塞于宫颈处，将线尾置于阴阜侧上方并用胶布固定，让患者在放药12～24小时后牵引棉球线尾自行取出。

（4）喷雾器给药：适用于非特异性阴道炎及老年性阴道炎患者。各种粉剂如土霉素、呋喃西林、己烯雌酚等药均可用喷雾器喷射，使药粉均匀散布于组织表面。

（五）护理要点

1. 上腐蚀性药物时，要注意保护好阴道壁及正常的组织。上药前可将纱布或干棉球垫于阴道后壁以免药液下流灼伤正常组织。

2. 应用非腐蚀性药物时，应转动阴道窥器，使阴道四壁均能涂上药物。

3. 经期或子宫出血者不宜阴道给药。

4. 给未婚女性上药时，可用长棉棍涂抹，不宜用阴道窥器。

5. 用药期间禁止性生活。

6. 用长棉棍涂擦药物时，棉棍上的棉花必须捻紧，涂药时应向同一方向转动，防止棉花落入阴道。

第五节 坐 浴

坐浴可借助水温与药液的作用，促进局部组织的血液循环，增强抵抗力，减轻外阴局部的炎症及疼痛，并使创面清洁，利于组织恢复，是妇产科最常用的护理技术之一。

（一）目的

清洁外阴、促进局部血液循环、减轻局部的炎症及疼痛，促进组织修复。

（二）适应证

外阴、阴道手术，经阴道行子宫切除术的术前准备；外阴炎、阴道非特异性炎症或特异性炎症、子宫脱垂。

（三）用物准备

坐浴盆1个，30cm高的坐浴架1个，坐浴溶液2000ml，消毒毛巾1块。

坐浴溶液有：

1. 滴虫阴道炎　临床上常用1：5000的高锰酸钾溶液、1%乳酸溶液或0.5%醋酸溶液。

2. 外阴阴道假丝酵母菌病　一般用2%～4%碳酸氢钠溶液。

3. 老年性阴道炎 常用 0.5%~1% 乳酸溶液。

4. 外阴炎、非特异性阴道炎、外阴阴道手术前准备 可用 1:5000 的高锰酸钾溶液、0.02% 聚维酮碘（碘伏）溶液、中成药液如洁尔阴等。

（四）操作方法

1. 核对患者,向患者介绍坐浴的目的、方法、效果及预后,取得患者的配合。

2. 根据患者的病情需要在坐浴盆中按比例配制好溶液 2000ml,将坐浴盆置于坐浴架上。

3. 嘱患者排空膀胱后全臀和外阴部浸泡于溶液中,持续 20 分钟左右。结束后用无菌毛巾蘸干外阴部。

坐浴可分为 3 种:①热浴:水温在 41~43℃,适用于渗出性病变及急性炎症,可先熏后坐,持续 20 分钟左右;②温浴:水温在 35~37℃,适用于慢性盆腔炎、手术前准备;③冷浴:水温在 14~15℃,刺激肌肉神经,改善血液循环。适用于膀胱阴道松弛、性无能等,持续 2~5 分钟即可。

（五）护理要点

1. 坐浴溶液严格按比例配制,浓度过高容易造成黏膜烧伤,浓度过低影响治疗效果。

2. 阴道流血者、月经期妇女、孕妇、产后 7 日内的产妇禁止坐浴。

3. 坐浴前应先将外阴及肛门周围擦洗干净。

学习小结

1. 学习内容

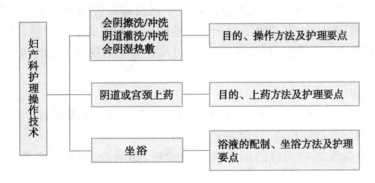

2. 学习方法

通过聆听讲授、观看妇产科护理操作技术视频、实验室示教或临床见习等方法掌握会阴擦洗、阴道灌洗、会阴湿热敷、坐浴及阴道、宫颈上药的操作方法,能为患者提供相应护理。

（康 健）

复习思考题

1. 试述妇产科护理操作技术的名称及其目的。

2. 试述各种妇产科护理操作技术的护理要点。

第二十三章

妇产科特殊诊疗技术及其护理

📖 学习目的

通过学习妇产科特殊诊疗技术的护理,学会其适应证、禁忌证、一般操作流程、其护理方法,以达到正确护理接受妇产科特殊诊疗妇女的目的。

学习要点

生殖道细胞学检查、宫颈活组织检查、会阴切开术、诊断性刮宫术的适应证,禁忌证及护理要点。

第一节　生殖道脱落细胞学检查

女性生殖道细胞通常是指阴道、宫颈管、子宫及输卵管的上皮细胞。生殖道脱落上皮细胞包括阴道上段、宫颈阴道部、子宫、输卵管及腹腔的上皮细胞,其中以阴道上段、宫颈阴道部的上皮细胞为主。临床上通过检查生殖道脱落上皮细胞反映其生理及病理变化。

（一）适应证

1. 女性生殖道肿瘤的筛查,如宫颈癌前病变、早期宫颈癌及子宫内膜癌的筛查。

2. 女性内分泌功能检查,如雌激素水平等。

3. 可由性激素影响而致的妇科疾病的诊断,如闭经,功能失调性子宫出血,流产等。

（二）禁忌证

1. 生殖器急性炎症。

2. 月经期。

（三）物品准备

阴道窥器 1 个,宫颈刮片(木质小刮板)2 个或宫颈取样刷 1 个,载玻片 2 张、无菌干燥棉签及棉球,装有固定液标本瓶 1 个。

（四）操作方法

1. 阴道涂片　主要目的是了解卵巢或胎盘功能。对已婚妇女,一般在阴道侧壁上 1/3 处轻轻刮取黏液及细胞作涂片,薄而均匀地涂于载玻片上,置 95% 乙醇中固定。对未婚阴道分泌物极少的女性,可将消毒棉签先用 0.9% 氯化钠溶液浸湿,然后伸入阴道在其侧壁上 1/3 处轻卷后取出棉签,在载玻片上涂片并固定。

2. 宫颈刮片　是筛查宫颈癌前病变及早期宫颈癌的重要方法。取材应在宫颈外口鳞-柱状上皮交接处,以宫颈外口为圆心,将木质铲形小刮板轻轻刮取一周,避免损伤组织引起出血而影响检查结果。若白带过多,应先用无菌干棉球轻轻擦净黏液,再刮取标本,然后均匀地涂布于载玻片上。该法获取细胞数目不全面,制片也较粗劣,故多推荐宫颈涂片法。

3. 宫颈管涂片　先将宫颈表面分泌物拭净,用小型刮板进入宫颈管内,轻轻刮取一周作涂片。最好使用"宫颈取样刷"刷取宫颈管上皮细胞。将"宫颈取样刷"置于宫颈管内,达宫颈外口上方 10mm 左右,在宫颈管内旋转 360° 后取出,旋转"宫颈取样刷"将附着于小刷子上的标本均匀地涂布于载玻片上或立即固定或洗脱于保存液中。通过液基细胞学(liquid-based cytology)特别是薄层液基细胞学检查(thinprep cytologic test,TCT)所制备的单层细胞涂片效果清晰,容易阅片,与常规制片法相比,增加了细胞收集率且细胞可均匀分布于玻片上,可以提高发现鳞状上皮低度和高度病变的敏感性。此外,该技术可一次取样多次重复制片。

（五）结果评定及临床意义

1. 生殖道脱落细胞在内分泌检查方面的应用

临床上常用 4 种指数代表体内雌激素水平,即成熟指数、致密核细胞指数、嗜伊红细胞指数和角化指数。

（1）成熟指数(maturation index,MI):是阴道细胞学卵巢功能检查最常用的一种。计算阴道上皮 3 层细胞百分比。按底层/中层/表层顺序写出。通常在低倍显微镜下观察计算 300 个鳞状上皮细胞,求得各层细胞的百分率。若底层细胞百分率高称左移,提示不成熟细胞增多,即雌激素水平下降;若表层细胞百分率高称右移,表示雌激素水平升高。一般有雌激素影响的涂片基本上无底层细胞;轻度影响者表层细胞 <20%;高度影响者表层细胞 >60%。

（2）致密核细胞指数(karyopyknotic index,KI):是计算鳞状上皮细胞中表层致密核细胞的百分率。即从视野中数 100 个表层细胞,如其中有 40 个致密核细胞,则 KI 为 40%,指数越高,表示上皮越成熟。

（3）嗜伊红细胞指数(eosinophilic index,EI):是计算鳞状上皮细胞中表层红染细胞的百分率。通常在雌激素影响下出现红染表层细胞。指数越高,提示上皮细胞越成熟。

（4）角化指数(cornification index,CI):是指鳞状上皮细胞中表层(最成熟细胞层)嗜伊红致密核细胞的百分率,用以表示雌激素的水平。

2. 生殖道脱落细胞用于妇科疾病诊断　脱落细胞涂片有助于对闭经、功能失调性子宫出血、流产及生殖道感染性疾病等的诊断。根据细胞有无周期性变化、MI 结果和 EI 数值推断闭经病变部位、功能失调性子宫出血类型以及流产疗效评价,也可根据细胞的形态特征推断生殖道感染的病原体种类。

3. 生殖道脱落细胞用于妇科肿瘤诊断　生殖道脱落细胞学诊断的报告方式主要为分级诊断和描述性诊断两种。以往我国多用分级诊断,常用巴氏 5 级分类法。目前我国正在推广应用 TBS(the Bethesda system)分类法。

（1）巴氏 5 级分类法:①巴氏Ⅰ级:正常;②巴氏Ⅱ级:炎症;③巴氏Ⅲ级:可疑癌;

④巴氏Ⅳ级:高度可疑癌;⑤巴氏Ⅴ级:癌。

（2）TBS分类法及其描述性诊断内容:为使细胞学诊断与组织病理学术语一致且能与临床处理密切结合,1988年美国制订了阴道细胞TBS(the Bethesda system)命名系统。1991年国际癌症协会对子宫颈/阴道细胞学诊断报告正式采用TBS分类法。TBS分类法包括标本满意度的评估、对细胞形态特征的描述性诊断并给予细胞病理学诊断及治疗建议。TBS描述性诊断报告主要内容如下:

1）未见上皮内病变细胞和恶性细胞,包括可能伴随炎症或者良性反应性改变。

2）鳞状上皮细胞异常:①非典型鳞状上皮细胞(typical squamous cells,ASC):包括无明确诊断意义的不典型鳞状细胞(atypical squamous cell of undetermined significance, ASCUS)和不能排除高级别鳞状上皮内病变不典型鳞状细胞(atypical squamous cells-cannot exclude HIS,ASC-H);②低度鳞状上皮内病变(low-grade squamous intraepithelial lesions,LSILs):与CINⅠ术语相符;③高度鳞状上皮内病变(high-grade squamous intraepithelial lesions,HSILs):包括CINⅡ、CINⅢ和原位癌;④鳞状细胞癌:如能明确组织学类型,应报告为:角化型鳞癌,非角化型鳞癌,小细胞型鳞癌。

3）腺上皮细胞改变:①不典型腺上皮细胞(AGC):包括宫颈管细胞AGC和子宫内膜细胞AGC;②腺原位癌(AIS);③腺癌(Adenocarcinoma):若可能则判断来源:子宫颈管、子宫内膜或子宫外。

4）其他恶性肿瘤:原发于子宫颈和子宫体的不常见肿瘤及转移癌。

子宫颈细胞学检查是CIN和早期子宫颈癌筛查的基本方法,也是诊断的必需步骤,相对于高危型HPV检测,细胞学检查特异性高,但敏感性较低。建议在性生活开始后3年或21岁以后开始进行子宫颈细胞学检查,并结合定期HPV DNA检测。

（六）护理要点

1. 向受检者宣讲有关检查生殖道脱落细胞的意义,使其积极配合检查。

2. 准备好检查所需物品,如阴道窥器、宫颈刮片或宫颈取样刷,载玻片2张、无菌干燥棉签及棉球,装有固定液标本瓶等。

3. 受检者于检查前2天内禁止性交、避免行阴道内冲洗及阴道内放置药物治疗。

4. 取标本时动作应轻、稳、准,以免损伤组织引起出血。若阴道分泌物较多,应先用无菌大棉棒轻轻擦拭干净后,再取标本。

5. 涂片必须均匀,向一个方向涂抹,禁忌来回涂抹,以免破坏细胞。

6. 载玻片应做好标记,放入装有95%乙醇固定液标本瓶中并及时送检。如使用固定液标本瓶应在瓶身上注明患者的姓名、年龄、取样时间等相关信息,旋紧瓶盖,避免固定液漏出。

7. 嘱患者按时索取检查结果,如患者未及时索取结果并且发现结果异常时应及时与患者联系,嘱其及时就诊,以免延误诊治。

第二节　宫颈活组织检查

宫颈活组织检查简称宫颈活检,常用取材方法有局部活组织检查和诊断性宫颈锥切术。宫颈活检是自子宫颈病变处或可疑部位取小部分组织进行病理学检查,绝大多数宫颈活检是诊断最可靠的依据。

一、局部活组织检查

（一）适应证

1. 宫颈脱落细胞学涂片检查巴氏Ⅲ级及Ⅲ级以上者；宫颈脱落细胞学涂片检查巴氏Ⅱ级，经抗炎治疗后复查仍为巴氏Ⅱ级者；TBS分类鳞状上皮细胞异常者。

2. 阴道镜检查时反复可疑阳性或阳性者。

3. 疑有宫颈癌或慢性特异性炎症（结核、尖锐湿疣、阿米巴等），需进一步明确诊断者。

（二）禁忌证

1. 生殖道急性或亚急性炎症　如阴道毛滴虫及真菌感染等，应治愈后再取活检。

2. 妊娠期　原则上不做活检，但如临床上高度怀疑宫颈恶性病变者仍应检查。

3. 月经前期及月经期　避免与活检处出血相混淆以及增加子宫内膜于切口种植的机会。

（三）物品准备

阴道窥器1个，宫颈钳1把，宫颈活检钳1把，无齿长镊1把，带尾棉球或带尾纱布卷、棉球、棉签若干，装有固定液（95%乙醇）标本瓶4～6个以及消毒液等。

（四）操作方法

1. 术前排空膀胱，协助患者取膀胱截石位。消毒外阴，铺无菌洞巾。

2. 放置阴道窥器充分暴露宫颈，用干棉球拭净宫颈表面黏液及分泌物后局部消毒。

3. 用活检钳在宫颈外口鳞-柱交接处或特殊病变处取材。可疑宫颈癌者选3点、6点、9点、12点4处取材。临床已明确为宫颈癌，只为明确病理类型或浸润程度时可做单点取材。为提高取材准确性，可在阴道镜检指引下行定位活检，或在宫颈阴道部涂以碘溶液，选择不着色区取材。

4. 手术结束时以带尾棉球或带尾纱布卷局部压迫止血。嘱患者24小时后自己取出。将所取组织分别放在标本瓶内，并做好部位标记。

（五）护理要点

1. 术前护理　应向患者讲解手术的目的、过程、注意事项及组织病理学检查的重要意义，以取得患者的积极配合。准备好手术所需的物品，核对患者的基本情况及有无手术禁忌证。

2. 术中护理　护理人员应积极配合医生进行手术，应陪伴在患者身边，观察术中患者的各种反应，并给患者以心理上的支持。

3. 术后护理　嘱患者24小时后自行取出带尾棉球或带尾纱布卷，保持会阴部清洁，1个月内禁止性生活及盆浴。嘱患者如果出现阴道出血量多或脓性白带伴下腹疼痛等情况随诊。

二、诊断性宫颈锥切术

（一）适应证

1. 宫颈刮片细胞学检查多次找到恶性细胞，而宫颈多处活检及分段诊刮病理检

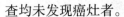

查均未发现癌灶者。

2. 宫颈活检为原位癌或镜下早期浸润癌,而临床可疑为浸润癌,为明确病变累及程度及决定手术范围者。

3. 宫颈活检证实有重度不典型增生者。

（二）禁忌证

1. 阴道、宫颈、子宫及盆腔有急性或亚急性炎症。

2. 有血液病等出血倾向。

（三）物品准备

宫颈扩张器 4~7 号,子宫探针 1 个,尖手术刀 1 把,刮匙 1 把,碘液,余同局部活组织检查。

（四）操作方法

1. 受检者在蛛网膜下腔或硬膜外阻滞麻醉下取膀胱截石位,外阴、阴道消毒,铺无菌巾。

2. 导尿后,用阴道窥器暴露宫颈并消毒阴道、宫颈及宫颈外口。以宫颈钳钳夹宫颈前唇向外牵引,扩张宫颈管并做宫颈管搔刮术。宫颈涂碘液在病灶外或碘不着色区外 0.5cm 处,以尖刀在宫颈表面做环形切口,深约 0.2cm,包括宫颈上皮及少许上皮下组织。按 30°~50° 向内做宫颈锥形切除。根据不同的手术指征,可深入宫颈管 1~2.5cm,呈锥形切除。于切除标本的 12 点处做一标志,以 10% 甲醛溶液固定,送病理检查。创面止血用无菌纱布压迫多可奏效。若有动脉出血,可用肠线缝扎止血,也可加用止血粉、明胶海绵、凝血酶等止血。

3. 将要行子宫切除者,子宫切除手术最好在锥切术后 48 小时内进行,可行宫颈前后唇相对缝合封闭创面止血。若不能在短期内行子宫切除或无需做进一步手术者,则应行宫颈成形缝合术或荷包缝合术,术毕探查宫颈管。

（五）护理要点

1. 术前耐心解答患者提出的问题,向患者说明手术过程,以减轻其内心恐惧。

2. 用于诊断者,不宜用电刀、激光刀。

3. 用于治疗者,应在月经净后 3~7 日内施行。

4. 术中配合医生做好物品准备以及标本标记。

5. 保持会阴部清洁,2 个月内禁止性生活及盆浴。

6. 嘱患者注意观察阴道出血状况,若出血量多超过月经量,应立即就诊。

7. 嘱患者术后 4~6 周到门诊探查宫颈管有无狭窄或肉芽组织增生。

第三节 常用穿刺检查

妇产科常用的穿刺检查有经腹壁腹腔穿刺、经阴道后穹窿穿刺和经腹壁羊膜腔穿刺。

一、经腹壁腹腔穿刺

经腹壁腹腔穿刺术（abdominal paracentesis）既可用于诊断又可用于治疗,可以明确盆、腹腔积液性质或查找肿瘤细胞。经腹壁腹腔穿刺抽出的液体,除观察其颜色、浓度及黏稠度外,还要根据病史决定送检项目,如常规化验检查、细胞学检查、细菌培养、药敏试验等。

（一）适应证

1. 用于协助诊断腹腔积液的性质。

2. 鉴别贴近腹壁的盆腔及下腹部肿物性质。

3. 穿刺放出部分腹水,使呼吸困难等症状暂时缓解,使腹壁松软易于做腹部及盆腔检查。

4. 腹腔穿刺注入化学治疗药物行腹腔化疗。

5. 气腹造影时穿刺注入二氧化碳,拍摄 X 线片,盆腔器官可清晰显影。

（二）禁忌证

1. 疑有腹腔内严重粘连者,特别是卵巢癌晚期广泛盆、腹腔转移致肠梗阻者。

2. 疑为巨大卵巢囊肿者。

3. 大量腹腔积液伴严重电解质紊乱者禁止大量放腹腔积液。

4. 中、晚期妊娠。

5. 弥散性血管内凝血。

（三）物品准备

无菌腹腔穿刺包 1 个,内有洞巾、腰椎穿刺针或长穿刺针 1 个、20ml 注射器 1 支、小圆碗 1 个、纱布,必要时准备无菌导管、橡皮管和利多卡因注射液。腹腔穿刺需抽腹水者,应备引流袋和腹带。腹腔穿刺行化疗者,备好化疗药物。

（四）操作方法

1. 经腹 B 型超声引导下穿刺,需膀胱充盈;经阴道 B 型超声指引下穿刺,则在术前排空膀胱。

2. 腹腔积液量较多及囊内穿刺时,患者取仰卧位;液量较少取半卧位或侧斜卧位。穿刺点一般选择在脐与左髂前上棘连线中外 1/3 交界处,囊内穿刺点宜在囊性感明显部位。

3. 常规消毒穿刺区皮肤,铺无菌孔巾,术者需戴无菌手套。穿刺一般不需麻醉,对于精神过于紧张者,0.5% 利多卡因行局部麻醉,深达腹膜。7 号穿刺针从选定点垂直刺入腹腔,穿透腹膜时针头阻力消失,拔去针芯,见有液体流出,用注射器抽出适量液体送检。

4. 操作结束,拔出穿刺针。局部再次消毒,覆盖无菌纱布,固定。若针眼有腹水溢出可稍加压迫。

（五）护理要点

1. 术前向患者讲解经腹壁腹腔穿刺的目的和操作过程,减轻其心理压力。

2. 术中配合医生,做好无菌操作。

3. 术中严密观察患者的生命体征,注意引流管是否通畅,记录腹水性质及出现的不良反应。

4. 拟大量放液者,针头必须固定好,放液速度不宜过快,每小时不应超过 1000ml,一次放液量不应超过 4000ml,并严密观察患者血压、脉搏、呼吸等生命体征,随时控制放液量及放液速度,若出现休克征象,应立即停止放液。

5. 抽出液体标记后及时送检。

6. 因气腹造影而行穿刺者,X 线摄片完毕需将气体排出。

7. 检查向腹腔内注入的药物,禁止应用不适合腹腔内注入的药物。

8. 术后患者需卧床休息 8～12 小时,医嘱给予抗生素预防感染。

二、经阴道后穹窿穿刺

阴道后穹窿顶端与直肠子宫陷凹贴接,直肠子宫陷凹是腹腔最低部位,故腹腔内的积血、积液、积脓常积聚于此。选择经阴道后穹窿穿刺术(culdocentesis)进行抽出物的肉眼观察、化验、病理检查,是妇产科临床常用的辅助诊断方法。

（一）适应证

1. 疑有腹腔内出血时,如异位妊娠、卵巢黄体破裂等。

2. 疑盆腔内有积液、积脓时,可做穿刺抽液检查以了解积液性质;盆腔脓肿的穿刺引流及局部注射药物。

3. 盆腔肿块位于直肠子宫陷凹内,经后穹窿穿刺直接抽吸肿块内容物做涂片,行细胞学检查以明确性质。

4. B 型超声引导下行卵巢子宫内膜异位囊肿或输卵管妊娠部位注药治疗。

5. 在阴道 B 型超声引导下经阴道后穹窿穿刺取卵,用于辅助生殖技术。

（二）禁忌证

1. 盆腔严重粘连,直肠子宫陷凹被较大肿块完全占据,并已凸向直肠。

2. 疑有肠管与子宫后壁粘连。

3. 临床高度怀疑恶性肿瘤。

4. 异位妊娠准备采用非手术治疗时应避免穿刺,以免引起感染。

（三）物品准备

阴道窥器 1 个,宫颈钳 1 把,腰椎穿刺针或 7 号注射针 1 个,10ml 注射器 1 支,无菌试管,洞巾,纱布,棉签及消毒碘液等。

（四）操作方法

1. 患者排空膀胱,取膀胱截石位,外阴常规消毒,铺巾。行妇科检查了解子宫、附件情况,注意阴道后穹窿是否饱满。

2. 使用阴道窥器充分暴露宫颈及阴道后穹窿并消毒。使用宫颈钳夹持宫颈后唇,向前上提拉,充分暴露阴道后穹窿,再次消毒。用 7 号长针头接 10ml 注射器,检查针头有无堵塞,在后穹窿中央或稍偏病侧,距离阴道后壁与宫颈后唇交界处稍下方平行宫颈管刺入,当针穿过阴道壁,有落空感(进针深约 2cm)后立即抽吸,必要时适当改变方向或深浅度,如无液体抽出,可边退针边抽吸。

3. 针头拔出后,穿刺点如有活动性出血,可用无菌棉球压迫片刻。血止后取出阴道窥器。

4. 观察评估穿刺抽出液,必要时送检。

（五）护理要点

1. 术前、术中及术后应严密观察并记录患者生命体征的变化,尤其是怀疑腹腔内出血的患者。

2. 穿刺时一定要注意进针方向和深度,避免针头刺入宫体及直肠。

3. 若抽出血液,应观察血液是否在短时间内凝集,出现凝集为血管内血液,血液不凝集为腹腔内血液。若未能抽出不凝血,不能完全排除腹腔内出血。

4. 抽出腹腔内积液或积脓应注明标记及时送检。

5. 术后注意观察阴道流血情况,嘱患者保持外阴部清洁。

三、经腹壁羊膜腔穿刺

经腹壁羊膜穿刺术(amniocentesis)是在中晚期妊娠时用穿刺针经腹壁、子宫壁进入羊膜腔抽取羊水供临床分析诊断,或注入药物或生理盐水用于治疗。

（一）适应证

1. 治疗

（1）胎儿异常或死胎需做羊膜腔内注药引产终止妊娠。

（2）胎儿未成熟,但因病情需要,必须在短时间内终止妊娠,需行羊膜腔内注入地塞米松以促进胎肺成熟。

（3）羊水过多,胎儿无畸形,需放出适量羊水以改善症状及延长孕期,提高胎儿存活率。

（4）羊水过少,胎儿无畸形,可间断向羊膜腔内注入适量 0.9% 氯化钠注射液,以预防胎盘和脐带受压,减少胎肺发育不良或胎儿窘迫。

（5）胎儿生长受限者,可向羊膜腔内注入氨基酸等促进胎儿发育。

（6）母儿血型不合需给胎儿输血。

2. 产前诊断

（1）需行羊水细胞染色体核型分析、染色质检查以明确胎儿性别,判断胎儿有无遗传性疾病可能:①孕妇曾生育遗传病患儿;②夫妻或其亲属中患遗传性疾病;③近亲婚配;④孕妇年龄 >35 岁;⑤性连锁遗传病基因携带者等。

（2）需做羊水生化测定:①怀疑胎儿神经管缺陷需测 AFP;②孕 37 周前因高危妊娠引产需了解胎儿成熟度;③疑有母儿血型不合需检测羊水中血型物质、胆红素、雌三醇以判定胎儿血型及预后。

（3）羊膜腔造影可显示胎儿体表有无畸形及消化道是否通畅。

（二）禁忌证

1. 用于产前诊断时,孕妇曾有流产征兆。

2. 术前 24 小时内两次体温在 37.5℃ 以上。

3. 心、肝、肺、肾疾患在活动期或功能严重异常。

4. 各种疾病的急性阶段。

5. 有急性生殖道炎症。

6. 穿刺部位皮肤存在溃破,感染等。

（三）物品准备

无菌腰椎穿刺针 1 枚,20ml 注射器 1 个,标本瓶 1 个,消毒液,2% 利多卡因注射液 1 支,无菌棉签、洞巾及纱布等。

（四）操作方法

孕妇排尿后取仰卧位,腹部皮肤常规消毒,铺无菌孔巾。在选择好的穿刺点用 0.5% 利多卡因行局部浸润麻醉。用 22 号或 20 号腰穿针垂直刺入腹壁,穿刺阻力第一次消失表示进入腹腔。继续进针又有阻力表示进入宫壁,阻力再次消失表示已达羊膜腔。拔出针芯即有羊水溢出。抽取所需羊水量或直接注药。将针芯插入穿刺针内，迅速拔针，敷以无菌干纱布，加压 5 分钟后胶布固定。

（五）护理要点

1. 穿刺前应向患者及家属说明检查目的、过程，缓解其紧张心理，有助于患者积极配合操作。

2. 胎儿异常引产者，宜在妊娠 16～26 周进行；产前诊断者，宜在妊娠 16～22 周进行。

3. 术中严格执行无菌操作规程，避免感染。

4. 穿刺针应细，进针不可过深过猛，尽可能一次成功，避免多次操作。最多不得超过两次。

5. 穿刺前应行 B 型超声定位标记后操作，应尽量避开胎盘、胎儿，在羊水量相对较多的区域进行穿刺，必要时可在 B 型超声引导下穿刺。羊水可能经穿刺孔进入母体血循环而发生羊水栓塞，穿刺与拔针前后应注意孕妇有无呼吸困难、发绀等异常，警惕发生羊水栓塞可能。

6. 抽不出羊水有可能因针被羊水中的有形物质阻塞，用有针芯的穿刺针可避免。有时穿刺方向、深度稍加调整即可抽出羊水。

7. 若抽出血液，出血可来自腹壁、子宫壁、胎盘或刺伤胎儿血管，应立即拔出穿刺针并压迫穿刺点，加压包扎。若胎心无明显改变，一周后再行穿刺。

8. 术后注意观察穿刺点、阴道有无液体溢出或流血，重视胎心率和胎动变化等，若有异常，立即通知医生处理。术后当天孕妇应减少活动，必要时给予安胎处理。

第四节 会阴切开术

会阴切开术（episiotomy）是为阴道手术扩大视野或减轻分娩压力而采用的手术方式。常用术式有会阴后-侧切开（postero-lateral episiotomy）和会阴正中切开（median-episiotomy）两种。因会阴后-侧切开术临床应用较多，故重点介绍此法。

（一）适应证

1. 初产妇需行产钳术、胎头吸引术、臀位助产术。

2. 初产妇会阴体较长或会阴部坚韧，有严重撕裂可能者。

3. 继发性宫缩乏力、胎儿较大导致第二产程延长者。

4. 需缩短第二产程者，如初产妇，宫口开全，胎头拨露，需尽快娩出；妊娠高血压疾病，妊娠合并心脏病，胎儿宫内窘迫等。

5. 预防早产儿因会阴阻力引起颅内出血。

（二）物品准备

无菌会阴切开包 1 个，内有剪刀 1 把、20ml 注射器 1 支、长穿刺针头 1 个、弯血管钳 4 把、巾钳 4 把、持针器 1 把、三角缝合针 2 个、2 号圆针 2 个、治疗巾 4 块、纱布 10 块、1 号丝线 1 团、0 号或 1 号肠线 1 根或 2/0 可吸收缝线 1 根、利多卡因 5ml 等。

（三）麻醉方法

通常采用阴部神经阻滞麻醉及局部皮下浸润麻醉（图 23-1，图 23-2）。

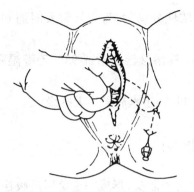

图 23-1　阴部神经阻滞麻醉

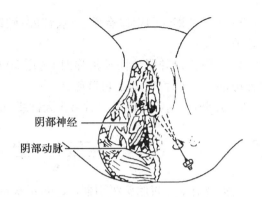

阴部神经

阴部动脉

图 23-2　会阴部皮下浸润麻醉

（四）操作方法

以会阴后-侧切开为例：

1. 会阴切开　多选会阴左后-侧切开。冲洗消毒会阴部并铺巾。麻醉起效后，左手示、中两指伸入胎先露和阴道侧后壁之间，既可保护胎儿又可指示切口的位置，右手持剪刀在会阴后联合正中偏左0.5cm处向左下方，与正中线呈 45°～60°（会阴越膨胀角度越大），子宫收缩时剪开皮肤和黏膜，一般剪开3～4cm。注意阴道黏膜与皮肤切口长度应一致。然后用纱布压迫止血并结扎小动脉（图23-3）。

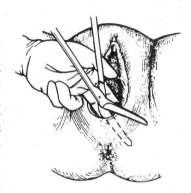

图 23-3　会阴后一侧切开

2. 会阴缝合　胎盘娩出后检查阴道有无其他部位裂伤，阴道内填塞带尾纱布。检查会阴切口，寻找阴道黏膜顶端，用 0 号或 1 号肠线自切口顶端上方 0.5～1cm 处开始连续褥式缝合阴道黏膜及黏膜下组织，至处女膜外缘打结。采用 2/0 可吸收性缝线间断或连续缝合会阴部肌层、皮下组织，常规丝线缝合会阴皮肤（或皮内缝合）。缝合时应注意皮肤对合整齐、松紧适宜，不留死腔。

3. 取出带尾纱布，行肛门指诊，了解有无缝线穿过直肠黏膜及有无阴道后壁血肿。

（五）护理要点

1. 术前向产妇讲清会阴切开术的目的是缩短第二产程，或是避免阴道及会阴裂伤，取得患者的理解与信任，签署知情同意书，取得产妇及家属的积极配合。

2. 密切观察产程进展，给予产妇安慰与关怀，注意舒适护理及心理护理，消除产妇紧张心理。协助医师掌握会阴切开的时机。

3. 术中指导产妇正确运用腹压，利用宫缩时间休息，保证顺利完成胎儿经阴道娩出。

4. 术中做好配合，做好无菌措施及器械清点等工作。

5. 术后为产妇更衣，垫好卫生巾，洗手擦脸。注意保暖，提供消化、营养丰富，热量充足的食物及饮料，查看宫缩及阴道流血情况，观察 2 小时无异常送回休养室。

6. 嘱产妇右侧卧位，保持外阴部清洁、干燥，及时更换会阴垫，每天进行会阴冲洗 2 次，排便后及时清洗会阴。

笔记

7. 注意观察会阴切口有无渗血、红肿、硬结及脓性分泌物,若有异常及时通知医生处理。

8. 会阴切口肿胀伴明显疼痛时,选用 50% 硫酸镁溶液湿热敷或 95% 乙醇湿敷,配合切口局部理疗,有利于切口愈合。

9. 会阴后-侧切伤口于术后第 5 天拆线,正中切开则于术后第 3 天拆线。

第五节　胎头吸引术

胎头吸引术是将胎头吸引器(vacuum extractor)置于胎头,形成一定负压后吸住胎头,通过牵引协助胎儿娩出的一种助产手术。常用的胎头吸引器有直筒状、牛角形或扁圆形的胎头吸引器(图 23-4)。

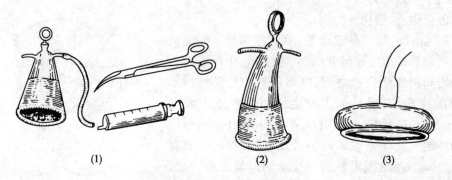

图 23-4　常用胎头吸引器
(1)直形空筒胎头吸引器　(2)牛角形空筒胎头吸引器　(3)金属扁圆形胎头吸引器

(一)适应证
1. 继发性宫缩乏力、胎儿较大导致第二产程延长者。
2. 需缩短第二产程者,如胎头拨露达半小时,需尽快娩出;或妊娠高血压疾病,妊娠合并心脏病,胎儿宫内窘迫等。
3. 有剖宫产史或子宫有瘢痕,不宜过分屏气加压者。

(二)禁忌证
1. 胎儿不能或不宜经阴道分娩者,如有骨盆异常,严重头盆不称、面先露、产道阻塞、尿瘘修补术后等。
2. 宫口未开全或胎膜未破者。
3. 胎头位置高,先露部未达阴道口者。

(三)物品准备
胎头吸引器 1 个,50ml 注射器 1 支,血管钳 2 把,治疗巾 2 张,纱布 4 块,一次性吸引管 1 根,吸氧面罩 1 个,供氧设备,新生儿吸引器,抢救药品等。

(四)操作方法
1. 产妇取膀胱截石位,导尿排空膀胱,冲洗后消毒外阴,铺巾。
2. 阴道检查确认宫口开全,阴道口见胎头,未破膜者要先破膜,明确胎位。如需会阴侧切者宜先行侧切。
3. 放置吸引器,左手分开两侧小阴唇,并以示、中两指撑开阴道后壁,右手持涂以润滑剂的吸引器头端,沿阴道后壁缓慢滑入,再以左手示、中两指掌面向外拨开阴道右侧壁,使吸引器头端侧缘滑入阴道内,继而手指转向上撑起阴道前壁,使吸引器头端上缘滑入阴道,最后右手示、中两指撑开阴道左侧壁,使吸引器头端完全滑入阴道内并与胎头顶端紧贴。用右手示指沿吸引器头端周边检查一周,确认胎头吸引器紧贴头皮,并且宫颈和阴道壁未被夹于胎头吸引器头端内后,调整吸引器横柄与胎头矢状缝相一致,作为旋转胎头方向的标记。抽吸胎头吸引器内空气,使之成为负压,一般以每分钟使负压增加 $0.2kg/m^2$ 为度,最大负压以 $0.6kg/m^2$ 为度。若无负压表,则用注射器抽吸空气 150~180ml,此时用血管钳夹住连接管,等待 2~3 分钟,确认吸引器与胎头紧贴。

4. 根据胎位,在向外牵引过程中,旋转胎头至正枕前位,当胎头枕部达耻骨联合下缘时,保护好会阴,胎头娩出阴道口时,解除负压取下吸引器。

（五）护理要点

1. 术前向产妇讲解胎头吸引术助产目的及方法,取得产妇及家属的积极配合。

2. 使用胎头吸引器前,检查胎头吸引器有无漏气。负压要适当,压力过大容易使胎儿头皮受损,压力不足容易滑脱;避免反复牵拉,牵拉时用力要均匀,按正常分娩机制辅助牵引。发生滑脱,虽可重新放置,但不应超过 2 次,否则改行产钳助产或剖宫产。

3. 牵引时间不应超过 20 分钟。

4. 术后仔细检查软产道,有撕裂伤应立即缝合。

5. 注意加强对产妇及家属的指导与心理护理,指导产妇配合医护人员完成分娩。

6. 产后提供高能量,易消化,富含维生素及微量元素的饮食;注意产后休息,以消除疲劳,恢复体力。

7. 观察宫缩,避免发生产后出血。

8. 每天清洁外阴,观察会阴切口情况,按医嘱使用抗生素,如发现异常,及时汇报医生。

9. 新生儿护理

（1）密切观察新生儿头皮产瘤大小、位置,有无头皮血肿,头皮损伤的发生,以便及时处理。

（2）注意观察新生儿面色、反应、肌张力等,警惕发生颅内出血。

（3）如出现新生儿窒息现象则要及时协助医生进行抢救,包括清理呼吸道,刺激呼吸,按医嘱给药等。

（4）新生儿静卧 24 小时,避免搬动,生后 3 天内禁止洗头。

（5）新生儿给予维生素 K_1 10mg 肌内注射,预防出血。

第六节　产　钳　术

产钳术是用产钳(forceps)牵引胎头,协助胎儿娩出的手术。目前临床仅行出口产钳术及低位产钳术。产钳由左右两叶组成,每叶分为钳叶、钳胫、钳锁扣和钳柄 4 部分(图 23-5)。

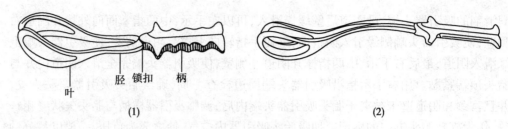

图 23-5　常用产钳及其结构
（1）常用产钳及其结构　（2）臀位后出头产钳

（一）适应证

1. 同胎头吸引术。

2. 胎头吸引术因阻力较大而失败者。

3. 臀先露后出胎头娩出困难者。

（二）禁忌证

1. 同胎头吸引术。

2. 胎头颅骨最低点在坐骨棘水平或在坐骨棘以上，有明显头盆不称者。

3. 确定为死胎、胎儿畸形者，应行穿颅术，避免损伤产妇软产道。

（三）物品准备

会阴切开包 1 个，无菌产钳 1 副，吸氧面罩 1 个、坐凳、灯光、麻醉药、抢救药品，供氧设备，新生儿吸引器等。

（四）操作方法

1. 产妇取膀胱截石位，常规外阴消毒，铺无菌洞巾，导尿，阴道检查明确胎位及施术条件。放置产钳前多行左侧会阴后-侧切开术。

2. 放置产钳　以枕前位为例。术者以右手掌面四指伸入阴道后壁与胎头之间，左手持产钳左叶钳柄，使钳叶垂直，凹面向前，将左叶沿右手掌面伸入手掌与胎头之间，在右手引导下将钳叶缓缓向胎头左侧及深部推进，将钳叶置于胎头左侧，钳叶及钳柄与地面平行，由助手持钳柄固定。然后术者右手持产钳右叶钳柄，左手四指伸入阴道后壁与胎头之间，引导右钳叶至胎头右侧，达左叶产钳对应位置。产钳放置好后，检查钳叶与胎头之间无软组织及脐带夹入，胎头矢状缝在两钳叶正中。合拢产钳，产钳右叶在上，左叶在下，两钳叶柄平行交叉，扣合锁住，钳柄对合。宫缩间隙略微放松钳锁。牵拉产钳，宫缩时术者向外、稍向下缓慢牵拉产钳，然后再平行牵拉。当胎头着冠后，逐渐将钳柄上提，使胎头仰伸娩出。当胎头双顶径越过骨盆出口时，应松开产钳，先取下产钳右叶，再取出产钳左叶，钳叶应顺胎头慢慢滑出，然后按分娩机制娩出胎体。

3. 术后常规检查宫颈、阴道壁，如有裂伤予以缝合并缝合会阴切口。

（五）护理要点

1. 术前明确胎位，检查产钳是否完好。向产妇及家属说明行出口或低位产钳术的目的，指导产妇正确运用腹压，减轻其紧张情绪。

2. 术中注意观察产妇宫缩及胎心变化；为出现下肢麻木和肌肉痉挛的产妇做局部按摩；并根据需要给产妇吸氧或补充能量。

3. 术后注意检查新生儿有无产伤、产妇宫缩、阴道流血、会阴切口及排尿等情况。

产后 2 小时及产后 24 小时为产后出血高发期,应警惕产后出血的发生。如宫缩不好可采用按摩子宫,再用缩宫素的方法。左侧会阴侧切者可取右侧卧位,做好会阴部护理,注意保持外阴干燥清洁。

4. 新生儿护理同胎头吸引术。

第七节　剖宫产术

剖宫产术(cesarean section)是经腹壁切开子宫取出已达成熟的成活胎儿及其附属物的手术。主要术式有子宫下段剖宫产、子宫体部剖宫产和腹膜外剖宫产 3 种。

（一）适应证

1. 产道异常　骨盆狭窄或畸形骨盆,产道阻塞(如子宫下段肌瘤、卵巢囊肿、阴道横隔等)。

2. 胎儿异常　巨大胎儿,胎儿联体畸形、脐带脱垂等,持续性枕后位、枕横位、前不均倾位、持续性颏后位、持续性额先露、臀先露、肩先露等胎位异常。

3. 产力异常　子宫收缩乏力,发生产程延长、滞产经处理产程仍无进展者。

4. 妊娠合并症及并发症　妊娠合并心脏病、重度子痫前期及子痫、胎盘早剥、前置胎盘等。

5. 过期妊娠儿、珍贵儿、早产儿、胎儿窘迫等。

6. 有前次剖宫产史者,此次妊娠前次剖宫产指征仍然存在或又有新的剖宫产指征。

（二）禁忌证

死胎及胎儿畸形,原则上不应行剖宫产术终止妊娠。

（三）物品准备

剖宫产手术包 1 个,内有 25cm 不锈钢盆 1 个,弯盘 1 个,卵圆钳 6 把,1、7 号刀柄各 1 把,解剖镊 2 把,小无齿镊 2 把,大无齿镊 1 把,18cm 弯血管钳 6 把,10cm、12cm、14cm 直血管钳各 4 把,艾力斯钳 4 把,巾钳 4 把,持针器 3 把,吸引器头 1 个,阑尾拉钩 2 个,腹腔双头拉钩 2 个,刀片 3 个,双层剖腹单 1 块,手术衣 6 件,治疗巾 10 块,纱布垫 4 块,纱布 20 块,手套 10 副,1、4、7、10 号丝线团各 1 个,铬制肠线 2 管或可吸收缝线若干根。

（四）操作方法

以子宫下段剖宫产术为例：

消毒手术野、铺巾。下腹正中切口或下腹横切口,打开腹壁及腹膜腔,弧形切开子宫下段的膀胱腹膜反折,分离并下推膀胱,暴露子宫下段。在子宫下段前壁正中做一小横切口,刺破胎膜,吸净前羊水,用两示指向左右两侧钝性撕开延长切口约 10cm,娩出胎儿及胎盘胎膜,擦拭宫腔。可吸收线缝合子宫切口及腹膜反折,清理腹腔,清点敷料及器械无误,缝合腹壁各层直至皮肤。此术式切口愈合好,术后并发症少,临床广泛应用。

（五）护理要点

1. 术前准备　术前记录胎心变化,做好新生儿保暖和抢救工作准备,如氧气、急救药品等。余同腹部手术术前准备(具体见第十八章第二节)。

2. 术中配合

（1）需助产士携带新生儿衣被、抢救器械、药品于手术室候产，完成接生后，及时协助医生抢救新生儿。

（2）密切观察并记录产妇的生命体征。若胎头入盆太深取胎头困难时，助手可在台下戴无菌手套自阴道将胎头向宫腔方向上推。

（3）观察并记录产妇导尿管是否在位通畅、尿量及颜色；当刺破胎膜时，应注意产妇有无咳嗽、呼吸困难等症状，密切观察羊水栓塞的发生。

3. 术后护理　在腹部手术后常规护理及产褥期妇女的护理基础上，还应注意：

（1）观察产妇子宫收缩及阴道流血状况，若宫缩乏力者应按医嘱给予缩宫药物。

（2）产后24小时产妇取半卧位，以利恶露排出。鼓励产妇做深呼吸、勤翻身并尽早下床活动。

（3）留置导尿管24小时，拔管后注意能否自行排尿。

（4）做好外阴、切口及乳房护理。保持外阴清洁，做好会阴擦洗；观察切口情况，保证敷料干洁；保持乳头周围清洁，按需哺乳。

（5）根据肠道功能恢复状况，指导产妇进食。酌情补充液体2～3天。

（6）按医嘱应用药物抗感染或促进子宫复旧等。

4. 出院指导　指导产妇出院后保持外阴部清洁；宣讲计划生育政策，剖宫产术后至少避孕2年；鼓励符合母乳喂养条件的产妇坚持母乳喂养；教会产妇做产后保健操；摄取营养丰富，高热量，高蛋白，高纤维素的食物；产后6周内禁性生活，产后6周去医院做产后健康检查。

第八节　人工剥离胎盘术

人工剥离胎盘术是指胎儿娩出后，术者用手剥离并取出滞留于宫腔内胎盘的手术。

（一）适应证

1. 胎儿娩出后，胎盘部分剥离引起子宫大量出血者。

2. 胎儿娩出后30分钟，胎盘尚未剥离排出者。

（二）操作方法

1. 产妇取膀胱截石位，导尿排空膀胱，术者更换无菌手术衣及手套，重新消毒外阴。当宫颈内口较紧、手不能进入宫腔时，可肌注阿托品0.5mg及哌替啶100mg。

2. 术者一手五指并拢呈圆锥形直接进入子宫腔，手掌面向着胎盘母体面，手指并拢以手掌尺侧缘缓慢将胎盘从边缘开始逐渐自子宫壁分离，另一手在腹部协助按压宫底。待确认胎盘已全部剥离后方可取出胎盘。取出后应立即肌注子宫收缩剂。

（三）护理要点

1. 术前应向产妇说明好人工胎盘剥离术的目的及意义，并做好输液输血准备。

2. 密切观察产妇的生命体征。

3. 严格地行无菌操作规程，动作必须轻柔，避免暴力强行剥离或手指抠挖子宫壁导致穿破子宫。若找不到疏松的剥离面，无法分离，可能是胎盘植入，切不可强行剥离。

4. 取出胎盘应立即检查是否完整。若有缺损,应再次探查宫腔,清除残留胎盘及胎膜。但应尽量减少进入宫腔操作的次数。

5. 剥离胎盘后注意观察子宫收缩及阴道流血,应及时按摩子宫并按医嘱注射子宫收缩剂(如麦角新碱、缩宫素等)。

6. 术后注意观察有无发热、阴道分泌物异常等体征,应用抗生素预防感染。

第九节 诊断性刮宫术

诊断性刮宫(diagnostic curettage)简称诊刮,是刮取子宫内膜和内膜病灶进行活组织检查,做出病理学诊断。怀疑同时有宫颈管病变时,应对颈管和宫腔分别进行诊断性刮宫,简称分段诊刮(fractional curettage)。

(一)适应证

1. 异常子宫出血或阴道排液,需证实或排除子宫内膜癌、子宫颈癌或其他病变(如子宫内膜炎、流产等)。

2. 无排卵性功能失调性子宫出血或怀疑子宫性闭经,需了解子宫内膜改变。

3. 女性不孕症,行诊断性刮宫有助于了解有无排卵,并能发现子宫内膜病变。

4. 功能失调性子宫出血或疑有宫腔内组织残留致长期多量出血时,彻底刮宫有助于诊断并有迅即止血效果。

(二)禁忌证

1. 急性、亚急生生殖道感染。

2. 术前体温>37.5℃。

3. 急性严重全身性疾病。

(三)物品准备

无菌刮宫包1个,内有宫颈钳1把,子宫探针1个,无齿卵圆钳1把,有齿卵圆钳1把,扩张器4~8号,刮匙2把,弯盘1个,纱布2块,棉球、棉签若干,阴道窥器1个,装有固定液的标本瓶2~3个。

(四)操作方法

1. 患者排尿后取膀胱截石位。外阴常规消毒后铺无菌洞巾。双合诊查清子宫位置、大小及附件情况。

2. 阴道窥器暴露宫颈,消毒宫颈及宫颈管后,宫颈钳钳夹宫颈前唇,用子宫探针探测宫腔深度及方向。按子宫屈向,用宫颈扩张器自4号开始逐一扩张宫颈,直到8号能将刮匙深入宫腔内。用刮匙由内向外沿宫腔前壁、侧壁、后壁、宫底和两侧宫角部刮取组织。刮出物高度怀疑为癌组织,不应继续刮宫,以免出血及癌细胞扩散。怀疑子宫内膜结核,应注意刮取两侧宫角部。将刮出的组织装入标本瓶中送检。

3. 为区分子宫内膜癌及宫颈管癌时应做分段诊刮。进行分段诊刮时,先不探测宫腔,用小刮匙自宫颈内口至外口顺序刮宫颈管一周,将所刮取组织置纱布上,然后按一般诊断性刮宫进行宫腔内诊刮。将颈管和宫腔组织分开送检。

(五)护理要点

1. 术前向患者讲解诊断性刮宫的目的和过程,解除其思想顾虑。

2. 出血、穿孔和感染是刮宫的主要并发症,要做好输液、配血的准备,做好无菌措施,避免感染发生。

3. 刮宫前5天禁止性生活。了解卵巢功能时,术前至少1个月停用性激素,以免得出错误结果。

4. 不孕症患者应选择在月经前期或月经来潮12小时内刮宫,以判断有无排卵。功能失调性子宫出血患者,若疑为子宫内膜增生症者,应选择在月经前1~2日或月经来潮24小时内刮宫;若疑为子宫内膜不规则脱落者,应选择在月经第5~6日刮宫。

5. 术中严密观察患者的反应,如出现心动过缓,心律不齐,血压下降,面色苍白,头晕,胸闷,大汗等人工流产综合反应及时停止手术,给予吸氧。严重者可静脉注射阿托品0.5~1mg。术中可让患者学会做深呼吸等一些放松技巧,帮助其转移注意力,以减轻疼痛。

6. 协助医生观察并挑选刮出的可疑病变组织,放入标本瓶中及时送检并做好记录。

7. 术后须观察患者1小时,如无腹痛及阴道出血等征象方可让患者离院。嘱患者保持外阴部清洁,2周内禁止性生活及盆浴。按医嘱服用抗生素3~5天。

8. 1周后到门诊复查并了解病理检查结果。

第十节 妇产科内镜检查

内镜检查(endoscopy)已成为妇产科诊断与治疗的常用技术,是用冷光源探视镜头经人体自然孔道或人造孔道探视人体内管、腔或组织的窥视系统,可利用内镜在直视下对管腔或体腔内组织、器官进行检查和手术。妇产科常用的内镜有阴道镜、宫腔镜和腹腔镜。

一、阴道镜检查

阴道镜检查是将充分暴露的阴道和宫颈光学放大10~40倍后直接观察这些部位的血管形态和上皮结构,对可疑部位行定位活检,以提高宫颈疾病确诊率。

(一)适应证

1. 宫颈刮片细胞学检查巴氏Ⅲ级或Ⅲ级以上,或TBS提示ASCUS以上和(或)高危型HPV-DNA阳性者。

2. 有接触性出血,肉眼观察宫颈无明显病变者。

3. 子宫颈、阴道及外阴病变在治疗前需明确诊断排除恶变者。

4. 肉眼观察可疑癌变,可疑病灶行定位活检者。

5. 患者母亲孕期曾用雌激素而疑有阴道腺病者,下生殖道增生物疑有性传播疾病者。

6. 子宫颈或阴道恶性肿瘤,术前了解阴道内情况,协助拟定手术范围。

7. 随访下生殖道病变的动态变化及治疗后的效果。

(二)物品准备

弯盘1个,阴道窥器1个,宫颈钳1把,卵圆钳1把,宫颈活检钳1把,尖手术刀片及刀柄各1把,标本瓶4个,纱布4块,棉球、大小棉签若干,生理盐水,卢戈氏液,3%醋酸溶液等。

（三）操作方法

患者取膀胱截石位,置阴道窥器暴露宫颈阴道部,用棉球擦净宫颈分泌物。打开照明开关,调整物镜位置及焦距使物像清晰。先用低倍镜观察宫颈外形、颜色、血管及有无白斑。用3%醋酸棉球浸湿宫颈表面,使宫颈表面上皮净化、肿胀,更清楚地观察病变表面的形态和边界。不典型增生或上皮内癌时,涂醋酸后上皮变白。若检查时间超过3~5分钟,应重复涂擦醋酸液。必要时用绿色滤光镜片并放大20倍观察,可使血管图像更清晰。碘试验,成熟鳞状上皮细胞碘试验呈深棕色,称为碘试验阳性;柱状上皮、未成熟化生上皮、角化上皮及不典型增生上皮涂碘后均不着色,称为碘试验阴性。

（四）护理要点

1. 阴道镜检查前应排除阴道毛滴虫、假丝酵母菌、淋病奈瑟菌等感染。急性宫颈炎症及阴道炎患者应先治疗。检查前24小时内避免性交及阴道、宫颈的操作和治疗。

2. 向受检者提供预防保健知识,介绍阴道镜检查的过程及可能出现的不适,减轻其心理压力。

3. 禁止使用涂有润滑剂的阴道窥器,以免影响检查结果。配合医生调整光源,及时递送所需物品。

4. 取出的活检组织应装入标本瓶中,填好病理检查申请单,及时送检。

二、宫腔镜检查与治疗

宫腔镜检查是应用膨宫介质扩张宫腔,通过插入宫腔的光导玻璃纤维窥镜直视观察宫颈管、宫颈内口、子宫内膜及输卵管开口的生理及病理变化,以便针对病变组织直观准确取材并送病理检查;同时也可直接在宫腔镜下手术治疗。

（一）适应证

1. 探查异常子宫出血原因,如子宫内膜息肉,子宫黏膜下肌瘤等。或行子宫内膜切除,宫腔镜辅助下子宫热球内膜凝固剥离以达到治疗效果。

2. 怀疑宫腔粘连者可探查并行宫腔粘连分离术。

3. 超声检查的异常宫腔回声及占位病变。

4. 宫内节育器定位及取出,或其他子宫腔内异物取出等。

5. 子宫造影异常探查,或行子宫纵隔切除术。

6. 原因不明的不孕或复发性流产等。

（二）禁忌证

1. 绝对禁忌证　①急性生殖道感染;②心、肝、肾衰竭急性期及其他不能耐受手术者;③近期(3个月内)有子宫穿孔史或子宫手术史者。

2. 相对禁忌证　①宫颈瘢痕,不能充分扩张者;②宫颈裂伤或松弛,膨宫液大量外漏者。

（三）物品准备

阴道窥器1个,宫颈钳1把,敷料钳1把,卵圆钳1把,子宫探针1根,刮匙1把,宫颈扩张器4~8号,小药杯1个,弯盘1个,纱球2个,纱布2块,5%葡萄糖液500ml,庆大霉素8万U1支,地塞米松5mg1支,宫腔镜检查与治疗系统等。

（四）操作方法

1. 受检者取膀胱截石位,消毒外阴、阴道,铺无菌巾单,阴道窥器暴露宫颈,再次消毒阴道、宫颈,宫颈钳夹持宫颈,探针了解宫腔深度和方向,扩张宫颈至大于镜体外鞘直径半号。接通液体膨宫泵,调整压力至 120～150mmHg,排空灌流管内气体后,以5% 葡萄糖注射液为膨宫介质,宫腔镜直视下按其宫颈管轴径缓缓插入宫腔,冲洗宫腔内血液至液体清净,调整液体流量,使宫腔内压达到所需压力,宫腔扩展即可看清宫腔和宫颈管。

2. 观察宫腔 先观察宫腔全貌,宫底、宫腔前后壁、输卵管开口,在退出过程中观察宫颈内口和宫颈管。将宫腔镜退出宫颈管。

3. 宫内操作 短时间、简单的手术操作可在确诊后立即施行,如节育环嵌顿、易切除的内膜息肉、内膜活检等。需时间较长、较复杂的宫腔镜手术根据宫腔内病变择期在手术室麻醉下进行。

（五）护理要点

1. 术前详细询问病史,糖尿病患者应选用5% 甘露醇液替代5% 葡萄糖液。

2. 术前必须完善各项检查,如妇科检查、宫颈脱落细胞学检查和阴道分泌物检查等。

3. 月经干净后 1 周内检查为宜。

4. 做好无菌消毒措施,预防感染。

5. 术中注意观察受检者的反应,注意可能发生的并发症,如出血,子宫穿孔,过度水化综合征,心脑综合征等。

6. 术后卧床休息 30 分钟,观察并记录受检者的生命体征,有无腹痛等,若出现异常应及时处理。

7. 保持会阴部清洁。2 周内禁止性交及盆浴。

三、腹腔镜检查与治疗

腹腔镜手术是将接有冷光源照明的腹腔镜经腹壁插入腹腔,连接摄像系统,将盆、腹腔内脏器显示于监视屏幕上。通过视屏检查诊断疾病称为诊断腹腔镜;在体外操纵进入盆、腹腔的手术器械,直视屏幕对疾病进行手术治疗称为手术腹腔镜。

（一）适应证

1. 诊断性腹腔镜 ①怀疑子宫内膜异位症;②了解盆腹腔肿块性质、部位或取活检诊断;③不明原因急、慢性腹痛和盆腔痛;④对不孕、不育患者可明确或排除盆腔疾病,判断输卵管通畅情况,明确输卵管阻塞部位,观察排卵状况,判断生殖器有无畸形;⑤计划生育并发症的诊断。

2. 手术性腹腔镜 ①输卵管妊娠行输卵管切开去除胚胎术或输卵管切除术或输卵管部分切除手术;②输卵管系膜囊肿剥除;③输卵管因素的不孕症(输卵管粘连、积水等)行分离粘连整形、输卵管造口术,还可行绝育术后输卵管端-端吻合术;④卵巢良性肿瘤可行肿瘤剥离术、患侧卵巢或附件切除术;⑤多囊卵巢综合征患者行卵巢打孔术;⑥子宫肌瘤行肌瘤切除术,全子宫切除术及腹腔镜辅助的阴式子宫切除术,广泛性子宫切除术加盆腔淋巴结清除术,子宫内膜癌分期手术,卵巢恶性肿瘤减灭术等;⑦盆腔子宫内膜异位症行病灶电凝或切除,切除卵巢巧克力囊肿,分离粘连恢复盆腔

笔记

解剖等;⑧盆腔脓肿引流,增加抗生素疗效,缩短应用抗生素的时间;⑨双侧输卵管结扎术。

（二）禁忌证

1. 绝对禁忌证 ①严重心肺功能不全;②凝血系统功能障碍;③绞窄性肠梗阻;④大的腹壁疝或膈疝;⑤腹腔内广泛粘连;⑥弥漫性腹膜炎;⑦腹腔内大出血。

2. 相对禁忌证 ①既往有下腹部手术史或腹膜炎病史;②过度肥胖或过度消瘦;③盆腔肿块过大,超过脐水平;④妊娠 >16 周。

（三）物品准备

阴道窥器 1 个,宫颈钳 1 把,敷料钳 1 把,卵圆钳 1 把,子宫探针 1 根,细齿镊 2 把,刀柄 1 把,组织镊 1 把,持针器 1 把,小药杯 2 个,缝线、缝针、刀片、棉球、棉签、纱布,内镜,CO_2 气体,举宫器,2ml 注射器 1 支,局麻药,腹腔镜系统等。

（四）操作方法

1. 麻醉选择 诊断性腹腔镜可选用局麻或硬膜外麻醉,手术腹腔镜多采用气管内插管静脉全麻。

2. 常规消毒 腹部及外阴、阴道,放置导尿管和举宫器(无性生活史者不用举宫器)。

3. 人工气腹 患者先取平卧位,根据套管针外鞘直径切开脐孔下缘皮肤 10 ~ 12mm,用布巾钳提起腹壁,与腹部皮肤呈 90°沿切口穿刺气腹针进入腹腔,连接自动 CO_2 气腹机,以 1 ~2L/min 流速进行 CO_2 充气,当充气 1L 后,调整患者体位至头低臀高位(倾斜度为 15° ~25°),继续充气,使腹腔内压力达 12mmHg,拔去气腹针。

4. 放置腹腔镜 用布巾钳提起腹壁,与腹部皮肤呈 90°穿刺 10mm 套管针,当套管针从切口穿过腹壁筋膜层时有突破感,使套管针方向转为 45°,穿过腹膜层进入腹腔,去除套管针针芯,将腹腔镜自套管针鞘进入腹腔,连接好 CO_2 气腹机,以 20 ~30L/min 的气体流量进行持续腹腔内充气,整个手术过程维持腹腔内压在 12mmHg,打开冷光源,即可见盆腔视野。

5. 腹腔镜观察 按顺序常规检查盆腔。检查后根据盆腔疾病进行输卵管通液、卵巢活检或病灶活检等进一步检查。

6. 如需行腹腔镜手术,在腹腔镜的监测下,不同的手术种类选择下腹部不同部位的第 2、3 或 4 穿刺点,根据手术需要分别穿刺 5mm、10mm 套管针,插入必要的腹腔镜手术器械操作。穿刺时应避开下腹壁血管。

7. 手术结束用 0.9% 氯化钠注射液冲洗盆腔,检查无出血,无内脏损伤,停止充入 CO_2 气体,并放尽腹腔内 CO_2,取出腹腔镜及各穿刺点的套管针鞘,缝合穿刺口。

（五）护理要点

详参第十八章妇科手术及放化疗妇女的护理。

第十一节 输卵管通畅检查

输卵管通畅检查的主要目的是检查输卵管是否通畅,了解宫腔和输卵管腔的形态及输卵管的阻塞部位。常用方法有输卵管通液术、子宫输卵管造影术。

（一）适应证

1. 通液术可了解输卵管是否通畅。造影术则可了解输卵管形态、阻塞部位；了解宫腔形态，确定有无子宫畸形及类型，有无宫腔粘连、子宫黏膜下肌瘤、子宫内膜息肉及异物等。

2. 检验和评价输卵管绝育术、输卵管再通术或输卵管成形术的效果；

3. 输卵管黏膜轻度粘连。

（二）禁忌证

1. 内外生殖器急性炎症或慢性炎症急性或亚急性发作。

2. 月经期或有不规则阴道流血。

3. 可疑妊娠。

4. 严重的全身性疾病，如心、肺功能异常等，不能耐受手术。

5. 体温高于 37.5℃。

6. 输卵管造影碘过敏者。

（三）物品准备

阴道窥器 1 个，宫颈导管 1 根，弯盘 1 个，卵圆钳 1 把，宫颈钳 1 把，长弯钳 1 把，子宫探针 1 根，宫颈扩张器 2~4 号，纱布 6 块，治疗巾，孔巾各 1 张、棉签、棉球若干，氧气，抢救用品等。输卵管通液术需：20ml 注射器 1 支、0.9% 氯化钠注射液 20ml，庆大霉素 8 万单位 1 支、地塞米松 5mg 1 支。子宫输卵管造影术需：20ml 注射器 1 支、5ml 注射器 1 支、40% 碘化油造影剂 1 支或 20ml 碘海醇注射液 1 支、宫颈导管或 foley 输卵管通液造影管 1 根等。

（四）操作方法

1. 输卵管通液术

（1）患者取膀胱截石位，双合诊了解子宫位置及大小，外阴、阴道常规消毒后铺无菌巾。

（2）放置阴道窥器充分暴露宫颈，再次消毒阴道穹窿及宫颈，以宫颈钳钳夹宫颈前唇。沿宫腔方向置入宫颈导管，并使其与宫颈外口紧密相贴。

（3）用 Y 形管将宫颈导管与压力表、注射器相连，压力表应高于 Y 形管水平，以免液体进入压力表。

（4）将注射器与宫颈导管相连，并使宫颈导管内充满 0.9% 氯化钠注射液或抗生素溶液。排出空气后沿宫腔方向将其置入宫颈管内，缓慢推注液体；压力不超过 160mmHg。观察推注时阻力大小、经宫颈注入的液体是否回流、患者下腹部是否疼痛等。

（5）术毕取出宫颈导管，再次消毒宫颈、阴道，取出阴道窥器。

2. 子宫输卵管造影术

（1）~（2）同输卵管通液术。如使用 foley 输卵管通液造影管，将其送入宫腔后由气囊注入口注入 0.9% 氯化钠注射液 2~3ml，向外轻轻牵引导管使气囊抵住宫颈内口处。

（3）将 40% 碘化油充满宫颈导管，排出空气，沿宫腔方向将其置入宫颈管内，徐徐注入碘化油，在 X 线透视下观察碘化油流经输卵管及宫腔情况并摄片。24 小时后再拍摄盆腔平片，以观察盆腔内碘化油弥散情况。若用碘海醇注射液造影，由 foley 输卵管通液造影管造影剂注入口注入适量碘海醇注射液,在注射后立即摄片,10~20分钟后第二次摄片,观察碘海醇注射液盆腔内弥散情况。

（五）护理要点

1. 月经干净3~7天进行检查为宜,术前3天禁止性生活。

2. 术前向受检者讲解输卵管通畅术的目的、步骤,消除其紧张恐惧心理。

3. 行输卵管造影术前,应询问其过敏史,并做碘过敏试验。

4. 术前半小时可肌内注射阿托品0.5mg解痉;术前嘱患者排空膀胱;便秘者应行清洁灌肠,以保持子宫正常位置。

5. 通液术检查时所需0.9%氯化钠溶液应加温至接近体温,以免引起输卵管痉挛。

6. 碘化油充盈宫颈导管时必须排尽空气,以免空气进入宫腔造成充盈缺损,引起误诊。

7. 术中宫颈导管必须紧贴宫颈外口,以免液体外漏;推注液体时速度不可过快,防止输卵管受损伤。

8. 术中注意观察受检者反应,发现异常,立即处理。透视下发现造影剂进入异常通道,同时患者出现咳嗽,应警惕发生油栓,立即停止操作,取头低脚高位,严密观察。

9. 宫颈导管不要插入太深,以免损伤子宫或引起子宫穿孔。

10. 术后安置患者休息,观察1小时无异常方可让患者离院。嘱患者2周内禁止性生活及盆浴。按医嘱应用抗生素预防感染。

学习小结

1. 学习内容

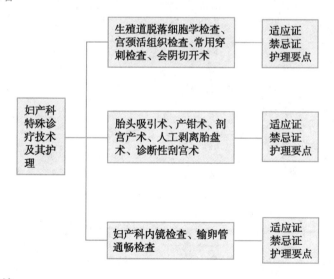

2. 学习方法

本章内容采取聆听讲授、观看视频与操作演示、病例讨论及临床见习等方法掌握生殖道脱落细胞学检查、宫颈活组织检查、会阴切开术、诊断性刮宫术适应证、禁忌证及护理要点,并熟悉常用穿刺术检查、剖宫产术、人工剥离胎盘术、输卵管通畅检查等有关内容。

（王　炯）

复习思考题

1. 试述生殖道细胞学检查与宫颈活组织检查的异同。
2. 试述常见的会阴切开术种类及其适应证。
3. 试述准备实施剖宫产术孕妇的整体护理内容。

主要参考书目

1. 单伟颖. 妇产科护理学[M]. 北京:人民卫生出版社,2012.

2. 谢幸,苟文丽. 妇产科学[M]. 8 版. 北京:人民卫生出版社,2013.

3. 郑修霞. 妇产科护理学[M]. 5 版. 北京:人民卫生出版社,2012.

4. 卡本尼托·莫耶特. 护理诊断手册[M]. 11 版. 西安:世界图书出版公司,2008.

5. 罗颂平,谈勇. 中医妇科学[M]. 2 版. 北京:人民卫生出版社,2012.

6. 许虹. 急救护理学[M]. 北京:人民卫生出版社,2012.

7. 王卫平. 儿科学[M]. 8 版. 北京:人民卫生出版社,2013.

8. 张学红,何方方. 辅助生殖护理技术[M]. 北京:人民卫生出版社,2015.

9. 黄荷凤. 临床诊疗指南·辅助生殖技术与精子库分册[M]. 北京:人民卫生出版社,2009.

10. Richard P. Dickey,Peter R. Brinsden,Roman Pyrak. Manual of Intrauterine Insemnination and Ovulation Induction. 全松,陈雷宁主译. 宫腔内人工授精与促排卵[M]. 北京:人民卫生出版社,2011.

11. 李京枝. 妇产科护理学[M]. 9 版. 北京:中国中医药出版社,2012.

全国中医药高等教育教学辅导用书推荐书目

一、中医经典白话解系列

黄帝内经素问白话解(第2版)	王洪图　贺娟
黄帝内经灵枢白话解(第2版)	王洪图　贺娟
汤头歌诀白话解(第6版)	李庆业　高琳等
药性歌括四百味白话解(第7版)	高学敏等
药性赋白话解(第4版)	高学敏等
长沙方歌括白话解(第3版)	聂惠民　傅延龄等
医学三字经白话解(第4版)	高学敏等
濒湖脉学白话解(第5版)	刘文龙等
金匮方歌括白话解(第3版)	尉中民等
针灸经络腧穴歌诀白话解(第3版)	谷世喆等
温病条辨白话解	浙江中医药大学
医宗金鉴·外科心法要诀白话解	陈培丰
医宗金鉴·杂病心法要诀白话解	史亦谦
医宗金鉴·妇科心法要诀白话解	钱俊华
医宗金鉴·四诊心法要诀白话解	何任等
医宗金鉴·幼科心法要诀白话解	刘弼臣
医宗金鉴·伤寒心法要诀白话解	郝万山

二、中医基础临床学科图表解丛书

中医基础理论图表解(第3版)	周学胜
中医诊断学图表解(第2版)	陈家旭
中药学图表解(第2版)	钟赣生
方剂学图表解(第2版)	李庆业等
针灸学图表解(第2版)	赵吉平
伤寒论图表解(第2版)	李心机
温病学图表解(第2版)	杨进
内经选读图表解(第2版)	孙桐等
中医儿科学图表解	郁晓微
中医伤科学图表解	周临东
中医妇科学图表解	谈勇
中医内科学图表解	汪悦

三、中医名家名师讲稿系列

张伯讷中医学基础讲稿	李其忠
印会河中医学基础讲稿	印会河
李德新中医基础理论讲稿	李德新
程士德中医基础学讲稿	郭霞珍
刘燕池中医基础理论讲稿	刘燕池
任应秋《内经》研习拓导讲稿	任廷革
王洪图内经讲稿	王洪图
凌耀星内经讲稿	凌耀星
孟景春内经讲稿	吴颢昕
王庆其内经讲稿	王庆其
刘渡舟伤寒论讲稿	王庆国
陈亦人伤寒论讲稿	王兴华等
李培生伤寒论讲稿	李家庚
郝万山伤寒论讲稿	郝万山
张家礼金匮要略讲稿	张家礼
连建伟金匮要略方论讲稿	连建伟

李今庸金匮要略讲稿	李今庸
金寿山温病学讲稿	李其忠
孟澍江温病学讲稿	杨进
张之文温病学讲稿	张之文
王灿晖温病学讲稿	王灿晖
刘景源温病学讲稿	刘景源
颜正华中药学讲稿	颜正华　张济中
张廷模临床中药学讲稿	张廷模
常章富临床中药学讲稿	常章富
邓中甲方剂学讲稿	邓中甲
费兆馥中医诊断学讲稿	费兆馥
杨长森针灸学讲稿	杨长森
罗元恺妇科学讲稿	罗颂平
任应秋中医各家学说讲稿	任廷革

四、中医药学高级丛书

中医药学高级丛书——中药学(上下)(第2版)	高学敏　钟赣生
中医药学高级丛书——中医急诊学	姜良铎
中医药学高级丛书——金匮要略(第2版)	陈纪藩
中医药学高级丛书——医古文(第2版)	段逸山
中医药学高级丛书——针灸治疗学(第2版)	石学敏
中医药学高级丛书——温病学(第2版)	彭胜权等
中医药学高级丛书——中医妇产科学(上下)(第2版)	刘敏如等
中医药学高级丛书——伤寒论(第2版)	熊曼琪
中医药学高级丛书——针灸学(第2版)	孙国杰
中医药学高级丛书——中医外科学(第2版)	谭新华
中医药学高级丛书——内经(第2版)	王洪图
中医药学高级丛书——方剂学(上下)(第2版)	李飞
中医药学高级丛书——中医基础理论(第2版)	李德新　刘燕池
中医药学高级丛书——中医眼科学(第2版)	李传课
中医药学高级丛书——中医诊断学(第2版)	朱文锋等
中医药学高级丛书——中医儿科学(第2版)	汪受传
中医药学高级丛书——中药炮制学(第2版)	叶定江等
中医药学高级丛书——中药药理学(第2版)	沈映君
中医药学高级丛书——中医耳鼻咽喉口腔科学(第2版)	王永钦
中医药学高级丛书——中医内科学(第2版)	王永炎等